DIE GROSSEN
ENTDECKUNGEN
IN DER
MEDIZIN

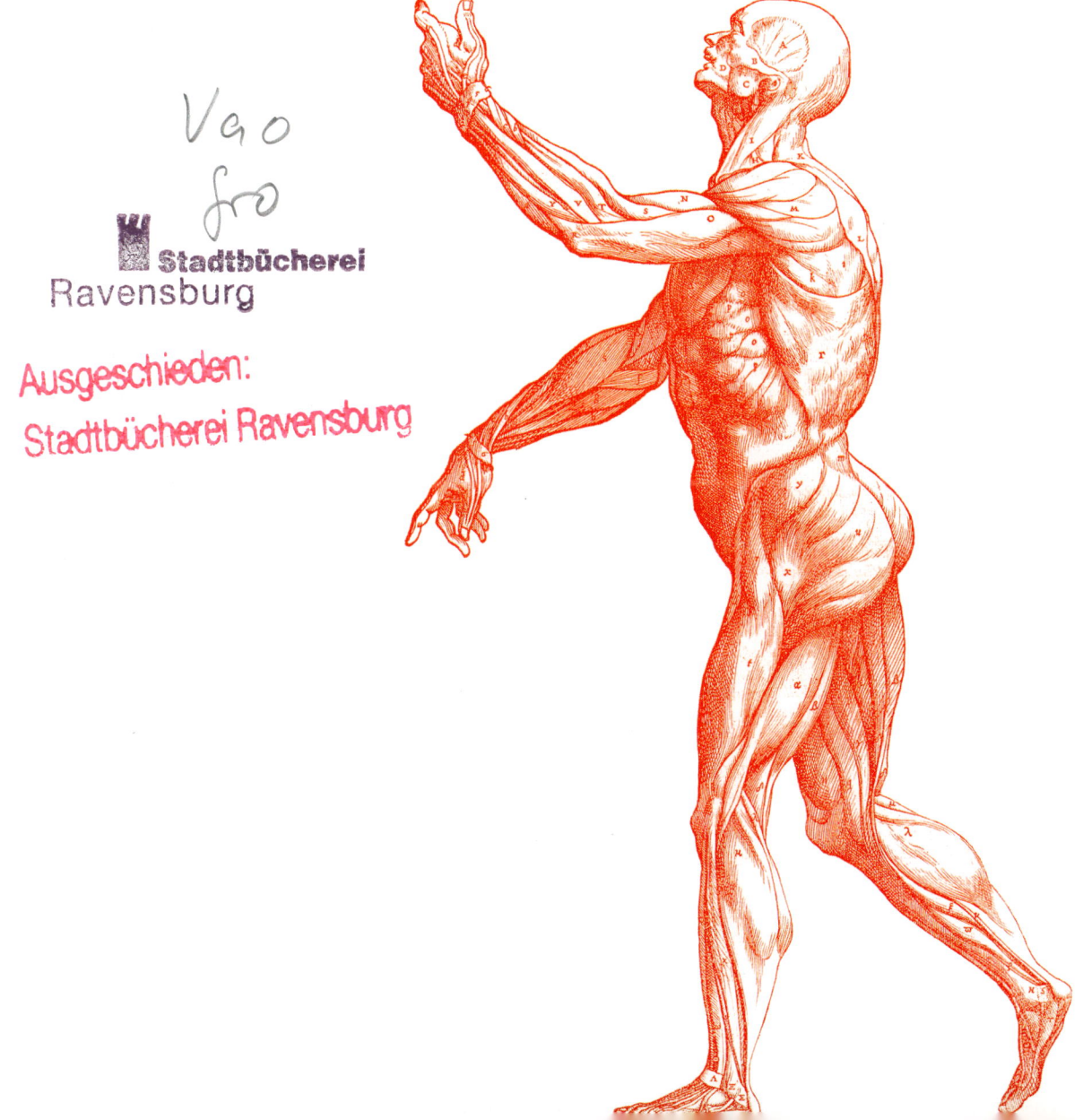

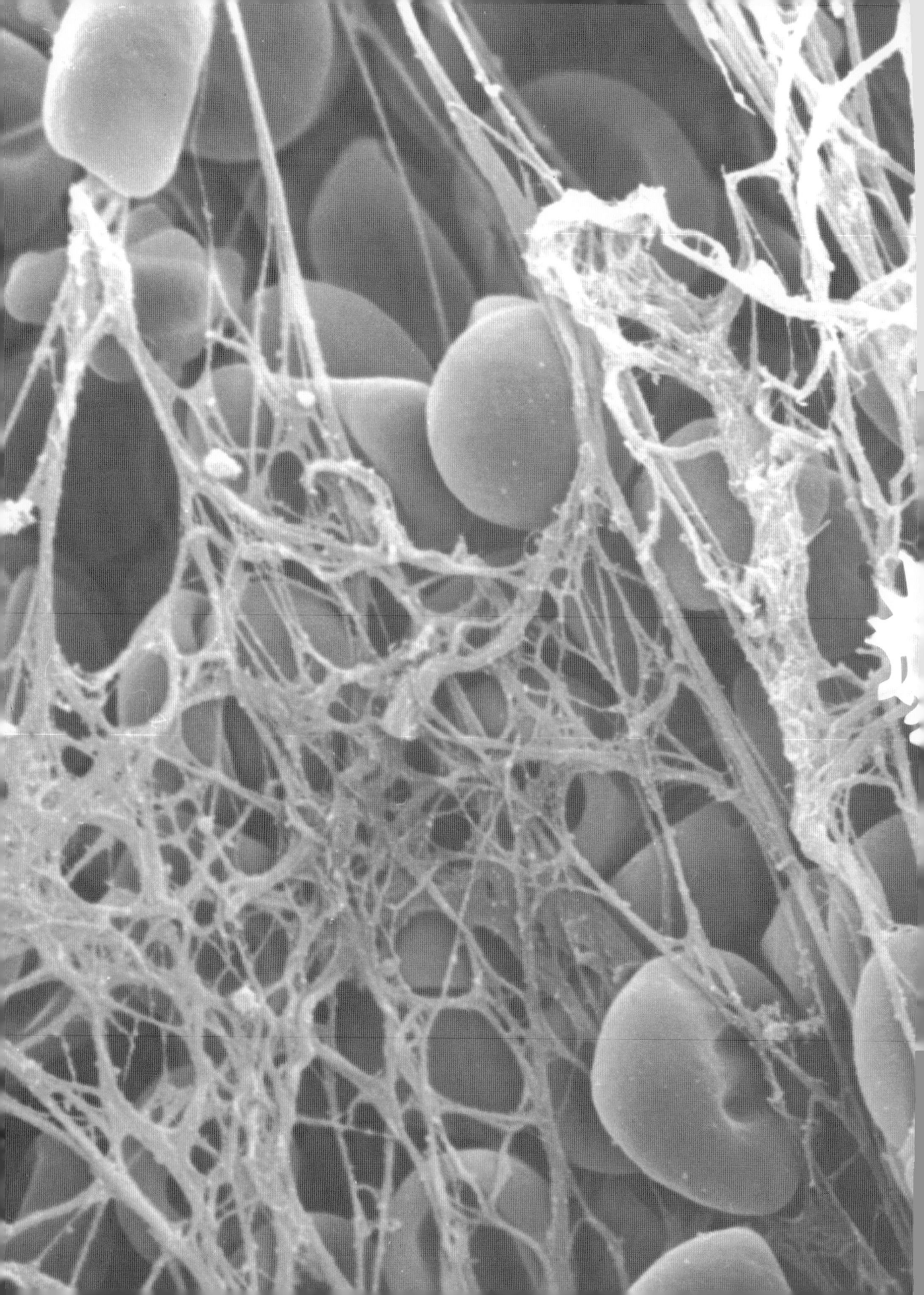

DIE GROSSEN
ENTDECKUNGEN
IN DER
MEDIZIN

Herausgegeben von
William & Helen Bynum

DUMONT

Seite 1: Illustration aus Andreas Vesalius' Schrift *De humani corporis fabrica libri septem (Sieben Bücher über den Aufbau des menschlichen Körpers)* von 1543.
Seite 2–3: Blutgerinnsel unter dem Elektronenmikroskop.
Seite 4: Blutgefäße der Ohr- und Schläfenpartie nach Duverney, Valsalva und Ruysch, Kupferstich von Prévost, 1762; handkolorierte Holzschnitt-illustration der Heilpflanze *Pollia japonica*, die in der chinesischen Medizin Verwendung findet, 1655; Elektronenrasteraufnahme einer Brustkrebszelle.
Seite 6: Anatomisches Modell aus Elfenbein mit herausnehmbaren Teilen, Deutschland, 17. Jh.; Arzt in Seuchen-Schutzkleidung, 17. Jh.; moderne Tablettenform; menschliches Herz, Illustration aus Matthew Baillies Kupferstichfolge zu seiner Schrift *Morbid Anatomy of Some of the Most Important Parts of the Human Body* von 1793.
Seite 7: Illustration eines chirurgischen Instruments aus der Zeit des Amerikanischen Bürgerkriegs; von Thomas Graham genutzte Vorrichtung zur Bestimmung der Gesetze der Diffusion; Wurzelpartie der Tabakpflanze, Ausschnitt einer Illustration zu Edward Brailsfords Schrift *An Experimental Dissertation on the Chemical and Medical Properties of the Nicotiana Tabacum* [...], Philadelphia 1799.

© 2012 der deutschen Ausgabe DuMont Buchverlag, Köln
Alle Rechte vorbehalten

Die Originalausgabe erschien 2011 bei Thames & Hudson Ltd., London
© 2011 Thames & Hudson Ltd.

Verlagskoordination: Susanne Philippi
Übersetzung: Julia Fuchs (Kapitel 3–7),
    Achim Wurm (Einleitung, Kapitel 1 und 2)
Lektorat: Julia Frohnhoff
Satz: Angelika Kudella

Druck: Toppan Printing

Printed in China

ISBN 978-3-8321-9437-6
www.dumont-buchverlag.de

INHALT

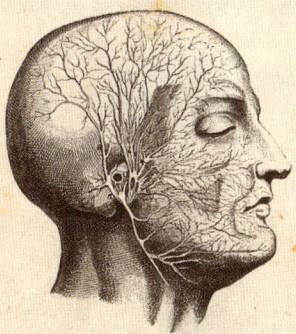
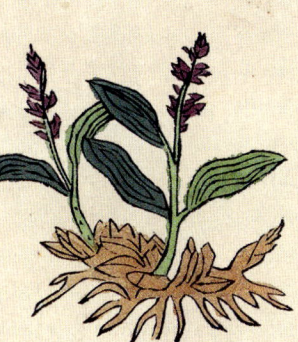
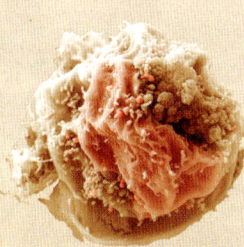 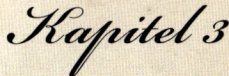

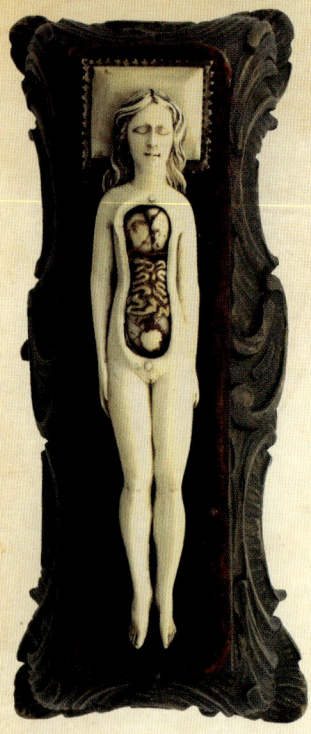

Kapitel 4

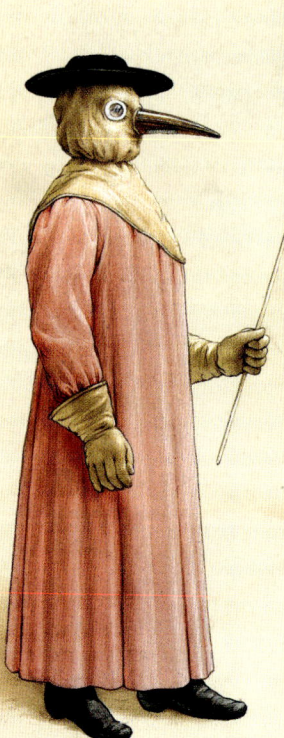

Kapitel 5

Kapitel 6

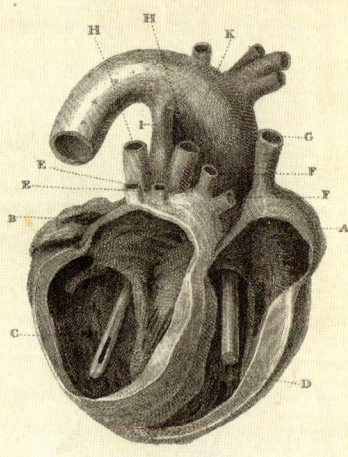

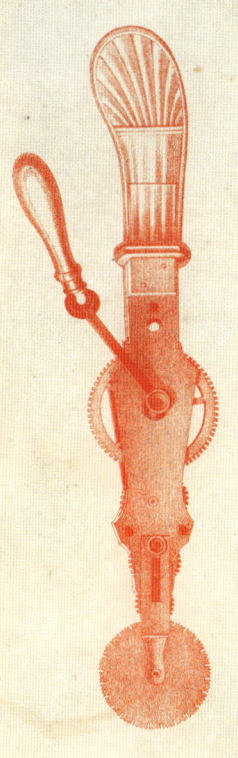

Kapitel 7

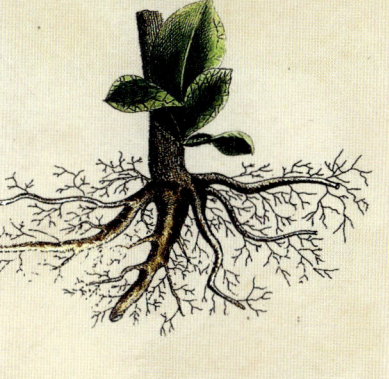

MEDIZINISCHE DURCHBRÜCHE 258

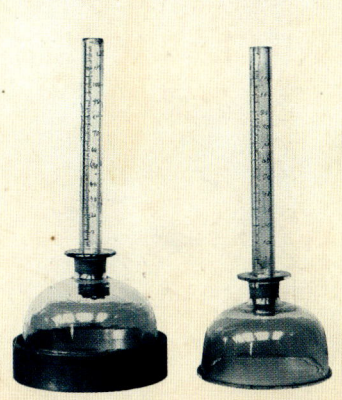

Einleitung

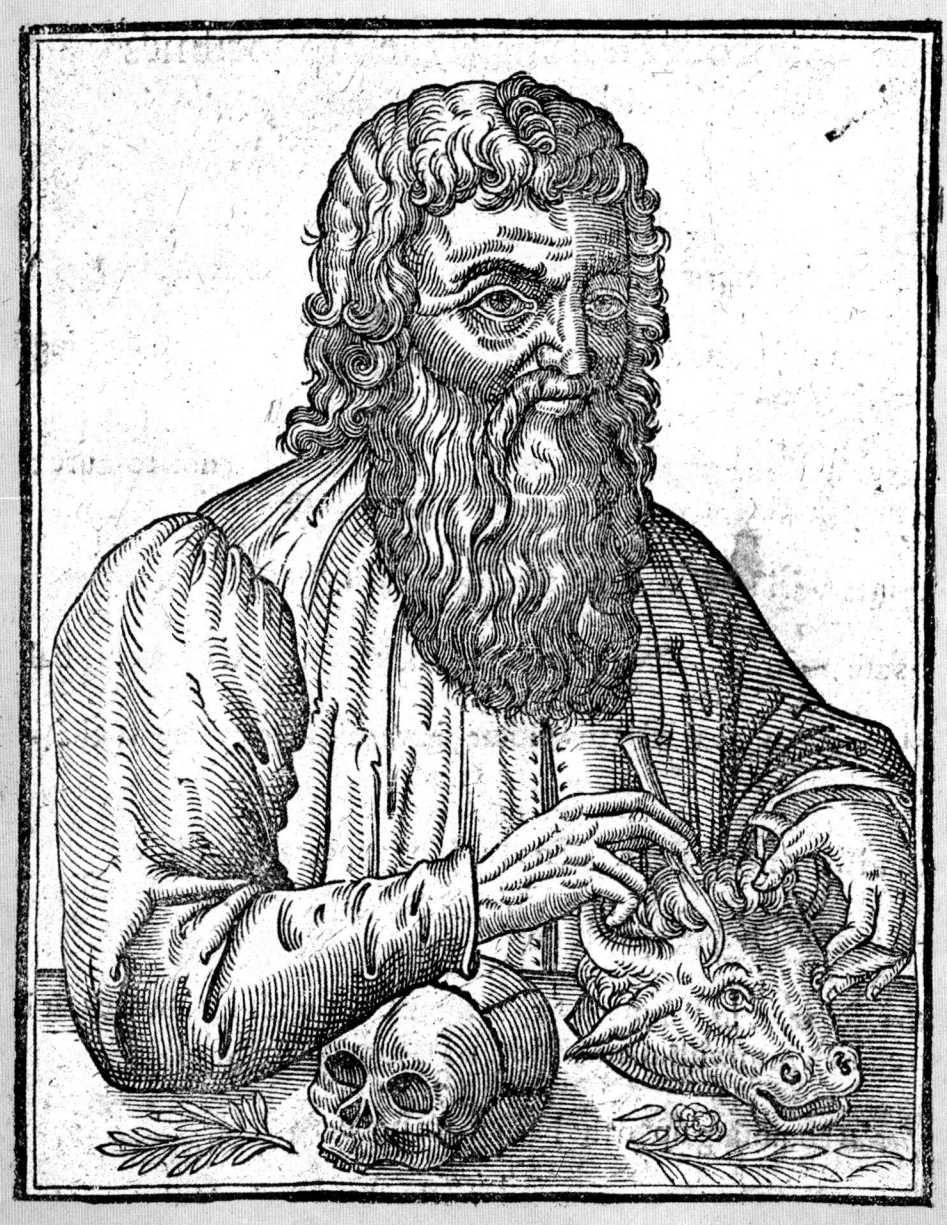

Nichts ist so wichtig wie Gesundheit! Wer krank ist, sucht Trost, Rat und Hilfe bei Familie, Freunden oder heilkundigen Menschen, gleich welcher Richtung. So war es immer schon. Der Beruf des Arztes gehört zu den ältesten der Welt.

Lange Zeit war die Heilkunde eng mit Religion und Kult verflochten. Die frühesten Krankheitsbeschreibungen, wie wir sie von den Assyrern, Babyloniern, aus dem alten Ägypten und dem Vorderen Orient kennen, sehen Ursache und Abhilfe für eine Krankheit in erster Linie im Bereich des Übernatürlichen. Lange vor den Griechen besaßen schon die Ägypter Heiltempel, und die Personalunion von Priester und Arzt ist aus allen frühen Schriftkulturen belegt.

Im 5. Jahrhundert v. Chr. setzte sich im antiken Griechenland jedoch eine neue Betrachtungsweise von Gesundheit und Krankheit durch, die mit Hippokrates und seinen Schülern verbunden wird. Sie lehnten die Religion nicht ab, aber sie entwickelten ein rein innerweltliches Verständnis der Medizin, das allein auf natürlichen Erklärungen basierte. Damit wurde Hippokrates so etwas wie der »Vater der abendländischen Medizin«. Er und seine Nachfolger widmeten sich ausschließlich der Diagnose und Behandlung von Krankheiten, und wie moderne Ärzte erteilten sie Ratschläge für eine gesunde Lebensführung.

Die meisten modernen Mediziner betrachten die Beschwerden, unter denen ihre Patienten leiden, nach streng wissenschaftlichen Gesichtspunkten. Ihnen steht ein ausgefeiltes Arsenal von technischen Geräten zur Diagnose und Behandlung zur Verfügung. Im Rahmen ihrer Ausbildung studieren sie die Anatomie, Physiologie, Biochemie, Mikro- und Molekularbiologie des Menschen, um dieses Wissen in der klinischen Praxis zum Wohle ihrer Patienten einzusetzen. Die moderne Medizin ist eine komplexe Wissenschaft. Die Grundlagen für die Entstehung dieser Disziplin, die großen Persönlichkeiten und Entdeckungen, die ihre Geschichte geprägt haben, sind Thema dieses Buches.

Aber die wissenschaftliche Seite der Medizin ist nicht die ganze Geschichte. Wie schon Hippokrates wusste, gibt es daneben eine Kunst des Heilens. Mehr denn je sind Ärzte heute dazu aufgerufen, ihren Patienten mit scharfem medizinischem Sachverstand, zugleich aber auch mit großem Einfühlungsvermögen zu begegnen, und ihnen – wie es im Hippokratischen Eid heißt – »zu helfen, soweit es in ihrer Macht steht, zumindest aber keinen Schaden zuzufügen« (eine Verpflichtung, die in der Geschichte der Medizin nicht immer ausreichend beachtet wurde, wie wir in diesem Buch zuweilen feststellen werden, wenn wir Ärzten und Forschern bei ihrer medizinischen Arbeit zusehen).

In modernen Gesellschaften fallen immer mehr Lebensbereiche in die Zuständigkeit der Medizin. Ärzte übernehmen viele Funktionen, die ursprünglich zu den Aufgaben heilkundiger Priester und Seelenhirten zählten. Tempel der Heilkunst gibt es auch in unserer Kultur, nur dass wir sie Kliniken nennen.

Hippokrates von Kos war einer der bedeutendsten Ärzte der antiken Welt. Der nach ihm benannte Hippokratische Eid enthält eine frühe Ethik des ärztlichen Berufs, die bis heute fortwirkt. Ein Abbild aus Lebenszeiten ist nicht überliefert, dafür gibt es zeitgenössische Beschreibungen seines Äußeren und nachempfundene Bildnisse aus allen Epochen.

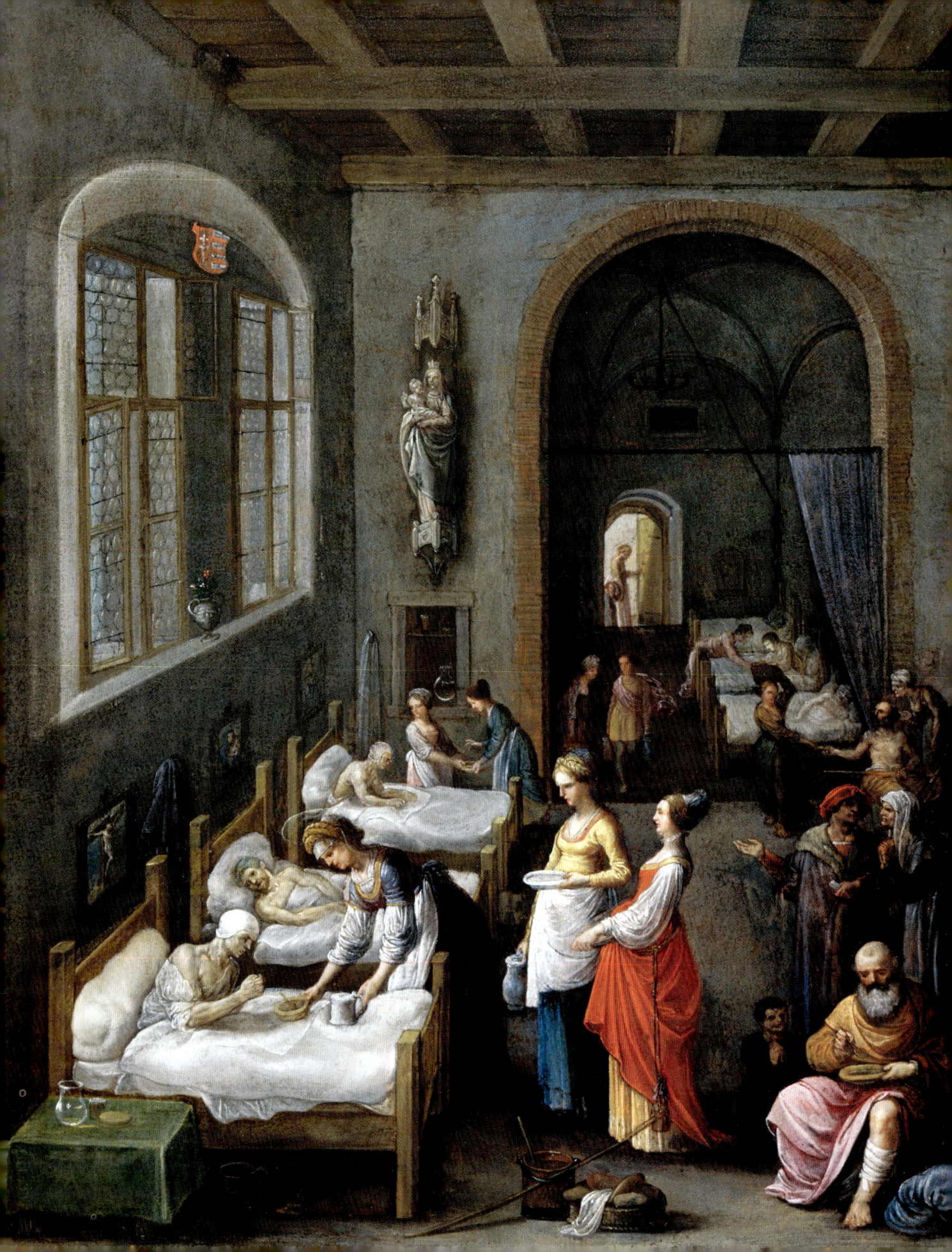

DIE ÄRZTLICHE KUNST UND IHRE HILFSMITTEL

Zu den Grundlagen der Medizin gehörte stets das Wissen um die Funktionsweise des menschlichen Organismus sowie die Kenntnis der Ursachen und Formen seiner Beeinträchtigung. Auch die Erhaltung von Gesundheit und langem Leben sind Gegenstand der Medizin. Die ersten beiden Kapitel dieses Buches, **Die Entdeckung des Körpers** und **Gesundheit und Krankheit**, beschäftigen sich damit, wie der gesunde respektive der kranke menschliche Körper und Geist in unterschiedlichen Kulturen und Epochen begriffen wurden. In vielen außereuropäischen Traditionen überwiegt bis heute ein ganzheitliches Betrachtungsmuster. In der westlichen Welt dagegen rückten immer kleinere Bereiche des Organismus in den Fokus: Einzelne Organe, Zellen, schließlich Molekülstrukturen. Die Erforschung von Störungen dieser kleinsten Einheiten und ihres Zusammenwirkens führte zu einem tieferen Verständnis vieler Erkrankungen und zur Entwicklung erfolgreicher Behandlungsformen. Vielleicht geriet der einzelne Patient dabei manchmal jedoch aus dem Blickfeld.

Medizinische Instrumente, mit deren Hilfe wir heute so viel mehr wissen und tun können als früher, und die mit ihnen verbundenen, so wunderbar einfachen und gleichzeitig erstaunlich komplexen Diagnose- und Therapieverfahren sind Gegenstand des dritten Kapitels. In dem Abschnitt **Die großen Seuchen** begegnen wir einem Kaleidoskop mikroskopisch kleiner Organismen, mit denen wir das Leben auf diesem Planeten teilen und die seit Jahrtausenden nicht locker lassen in dem Versuch, unsere Spezies zu dezimieren. Der Schwelbrand endemischer Krankheiten kann immer wieder in großen Epidemien, in Form der Seuchen vergangener und heutiger Tage aufflammen, kann unzählige Menschenleben fordern und den Zusammenhalt einer Gesellschaft auf eine harte Probe stellen.

Das Kapitel **Medikamente und ihre Wirkung** widmet sich den unzähligen Heilmitteln und Pharmazeutika, mit deren Hilfe sich heute Schmerzen lindern, psychische Störungen korrigieren, das Herz stärken oder ungewollte Schwangerschaften verhüten lassen. Buchstäblich »einschneidenden« Eingriffen geht das Kapitel **Meilensteine in der Chirurgie** nach, in dem die Chancen (und Grenzen) dieser Fachrichtung ausgelotet sowie die Techniken zur Aufrechterhaltung der Lebensfunktionen vorgeführt werden, die Operationen erst möglich machen. Das Kapitel **Medizinische Durchbrüche** erzählt von den wichtigen Etappen der modernen Medizin. Es schließt mit einem Beitrag des Nobelpreisträgers Barry Marshall, der mit eigenen Worten schildert, wie er einem Bakterium auf die Spur kam, das Magengeschwüre und schlimmstenfalls Krebs verursacht. Marshall erinnert daran, wie wichtig es ist, überkommene Ansichten infrage zu stellen und sich durch Widerstände nicht beirren zu lassen. Es ist die Fähigkeit zu klarem, vorurteilsfreiem Denken, die neben den Errungenschaften der Wissenschaft und Technik das Wesen der Medizin bis heute kennzeichnet – dies und der Wille zu heilen.

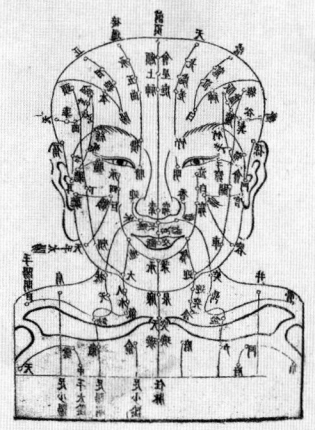

Oben
Akupunkturkarte von Gesicht und Brust, chinesischer Holzschnitt, 17. Jh. Die Linien stehen für die Meridiane und die Kreise für die Punkte, an denen eine Nadel gesetzt oder Moxa abgebrannt werden soll, um den Energiefluss in die richtigen Bahnen zu lenken. Dieses Heilverfahren beruht auf dem ganzheitlichen Verständnis der chinesischen Medizin vom menschlichen Körper.

Gegenüber
Die heilige Elisabeth reicht einem Kranken im Marburger Siechenhaus zu essen und zu trinken. Ölgemälde von Adam Elsheimer, um 1597. Frühneuzeitliche Krankenhäuser und Hospitäler gingen oft auf kirchliche Einrichtungen zurück, die sich der Armen- und Krankenpflege verschrieben hatten.

Die Entdeckung des *Körpers*

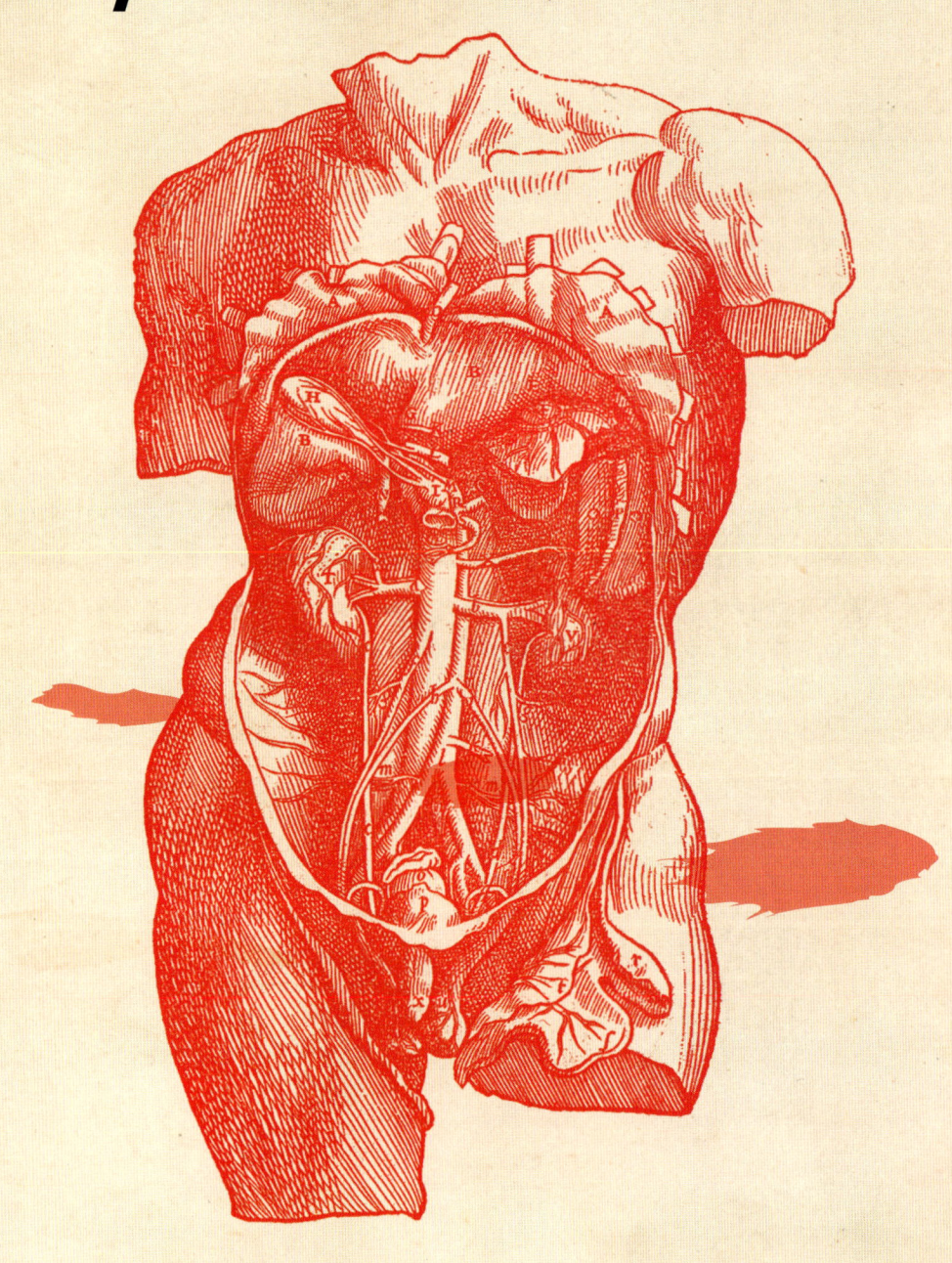

Die antike Welt kannte mehr als eine medizinische Tradition. Während viele von ihnen, darunter die des alten Ägypten, wieder in Vergessenheit gerieten, konnten sich die medizinischen Systeme Chinas, Indiens und Griechenlands erstaunlich lange behaupten, auch wenn sie im Laufe der Jahrhunderte Veränderungen unterworfen waren. Die chinesische Medizin, die auf den Grundbegriffen von *Yin* und *Yang* fußt, wird bis heute praktiziert, in China und weit darüber hinaus.

Auch die ayurvedische Medizin erfreut sich in ihrem Entstehungsgebiet, dem indischen Subkontinent, nach wie vor großer Beliebtheit. Daneben kennt die traditionelle indische Kultur ebenso wie die gesamte muslimische Welt bis heute die Variante des *Unani*. Sie geht auf die antike griechische Medizin zurück und zählt somit ebenfalls zu den Erben des Hippokrates. Die hippokratische Tradition war es auch, die im Westen die Grundlagen für die Entwicklung der modernen medizinischen Wissenschaften schuf. In ihrer Ursprungsform haben chinesische, indische und griechische Medizin vieles gemeinsam: den hohen Stellenwert, den sie den Körpersäften bei der Erklärung von Gesundheit und Krankheit einräumen; die holistische Betrachtungsweise, in der sie Krankheit als Geschehen begreifen, das den ganzen Menschen betrifft; schließlich die Bedeutung, die in allen drei Traditionen der Bewahrung des richtigen Gleichgewichts beigemessen wird.

Im europäischen Spätmittelalter und vor allem in der Renaissance begann sich das Verständnis der auf Hippokrates und Galen zurückgehenden Lehren schrittweise zu verändern. Am Anfang stand die systematische Vertiefung des anatomischen Wissens. Mit Andreas Vesalius' Werk *De humani corporis fabrica libri septem (Sieben Bücher über den Aufbau des menschlichen Körpers)* von 1543 erreichte die Erforschung der menschlichen Anatomie eine neue Qualität. Die Möglichkeiten des Buchdrucks und neuartige Formen der Illustration verhalfen der Anatomie zu einer kulturellen Bedeutung, die weit über den Bereich der medizinischen Wissenschaften hinausging.

Der Titel von Vesalius' Hauptwerk zeigt den Wandel in der Betrachtungsweise der westlichen Medizin: Von den Körpersäften (Blut, Schleim, gelbe und schwarze Galle) wandte man sich den festen Bestandteilen des menschlichen Organismus wie Herz, Leber, Milz und Gehirn zu. Während Vesalius sich hauptsächlich mit dem gesunden Organismus beschäftigt hatte, bekamen es die praktizierenden Ärzte bei der Leichenöffnung mit dem zu tun, was der englische Philosoph Francis Bacon die »Fußspuren der Krankheit« genannt hat, und entdeckten, dass Krankheiten Veränderungen in den inneren Organen zur Folge hatten. Diese in der Fachsprache als »Läsionen« bezeichneten Störungen wurden nach und nach mit unterschiedlichen Krankheitsbildern – etwa verschiedenen Fieberarten, Krebs, Entzündungen oder Abszessen – in Verbindung gebracht und erlaubten so neue Einblicke in das Krankheitsgeschehen im menschlichen Organismus.

Zu Beginn des 19. Jahrhunderts drang die Medizin in noch tiefer liegende Schichten vor. Sie richtete den Blick vom Organ auf das Gewebe und schließlich von der Zell- auf die Molekülebene. Medizinische Forschung und ärztliche Praxis gingen eine immer engere Verbindung mit Naturwissenschaft und Technik ein. Gleichzeitig bleiben die Ärzte aufgerufen, den Patienten in seiner Ganzheit nicht aus dem Blick zu verlieren, und den holistischen Ansatz, der für die antike Heilkunst eine so entscheidende Rolle spielte, nicht völlig auszublenden.

1543 gab der Begründer der modernen Anatomie, der in Padua lehrende Andreas Vesalius, seine Schrift *De humani corporis fabrica libri septem* in Druck. Die Holzschnittillustrationen – hier ein geöffneter Torso mit den Organen der Bauchhöhle – machen es zu einem Werk, in dem sich Kunst und Wissenschaft der Renaissance auf einzigartige Weise verbinden.

MEDIZIN IM ALTEN ÄGYPTEN

Kunst, Archäologie, Papyri und Mumien

A. Rosalie David

Legt ein Arzt, ein Sachmet-Priester oder ein Magier seine beiden Hände oder Finger auf [...]
so misst er das Herz mittels der Gefäße, die bis in alle Gliedmaßen reichen.
Papyrus Ebers (854a)

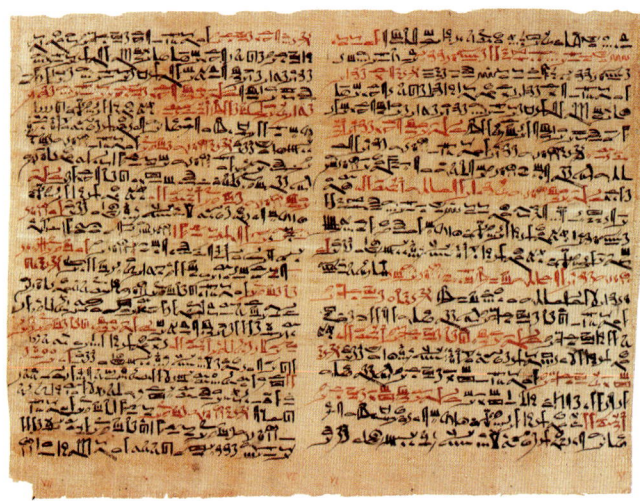

Seite aus dem Papyrus Edwin Smith (um 1570 v.Chr.), benannt nach einem amerikanischen Antikenhändler, der ihn im 19. Jh. in Ägypten erwarb. Der in hieratischer Schrift von rechts nach links abgefasste Papyrus enthält den ersten bekannten Bericht über einen chirurgischen Eingriff.

In der Heilkunst der alten Ägypter verbanden sich rationale und irrationale Elemente, wissenschaftliche Methoden und magische Praktiken. Führten sichtbare Faktoren zu einer Krankheit oder Verletzung, griff man zu rationalen Behandlungsmethoden. Im Verborgenen liegenden Ursachen, die möglicherweise auf das Einwirken der Götter oder die Rache der Toten zurückzuführen waren, begegnete man mit Zaubersprüchen, Amuletten und Beschwörungsriten. Beides wurde als gleichermaßen Erfolg versprechend angesehen, auch wenn moderne Untersuchungen ergeben haben, dass die Ägypter häufiger zu pragmatischen Mitteln griffen als zunächst angenommen.

Unser Wissen über die ägyptische Medizin stützt sich auf künstlerische Darstellungen, archäologische Funde, Papyrustexte und die Untersuchung von Mumien. Die Malereien in den Gräbern der Oberschicht etwa zeigen die Verstorbenen stets in idealisierter Gestalt, ohne Anzeichen von Krankheit oder Alter. Boden- und Inschriftenfunde sind begrenzt, während die Untersuchung der gut erhaltenen Mumien objektive

Erkenntnisse über Krankheiten, Ernährungsweisen und ärztliche Behandlungen der Verstorbenen zulassen.

MEDIZINISCHE HANDBÜCHER

Eine weitere wichtige Quelle sind seltene Papyri mit medizinischen Texten, von denen bis heute insgesamt zwölf bekannt sind. Sie spiegeln wohl nur einen Bruchteil der medizinischen Literatur wider, geben aber wichtige Aufschlüsse über die Vorstellungen der Ägypter zur menschlichen Physiologie und beinhalten Symptombeschreibungen, Diagnosen und Therapievorschriften für eine ganze Bandbreite von Erkrankungen. Der genaue Sinn vieler Textstellen und Ausdrücke ist jedoch schwer zu bestimmen und bleibt oft unklar.

Der Papyrus Kahun (um 1825 v.Chr.) enthält den ältesten Traktat zur Frauenheilkunde, darunter Hinweise zur Empfängnisverhütung und zur Feststellung einer Schwangerschaft. Aus dem Papyrus Edwin Smith (um 1570 v.Chr.), der frühesten erhaltenen Schrift zur Chirurgie, geht hervor, dass einige bedeutende medizinische Errungenschaften, die gewöhnlich den

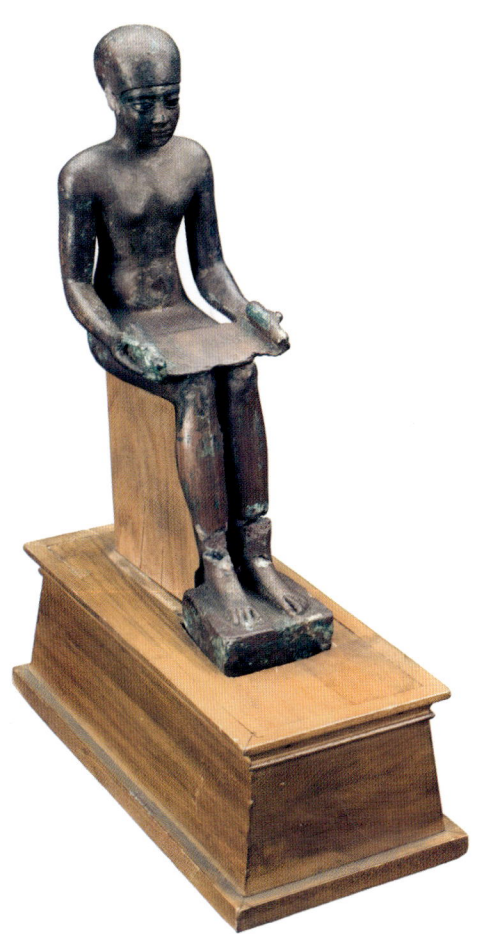

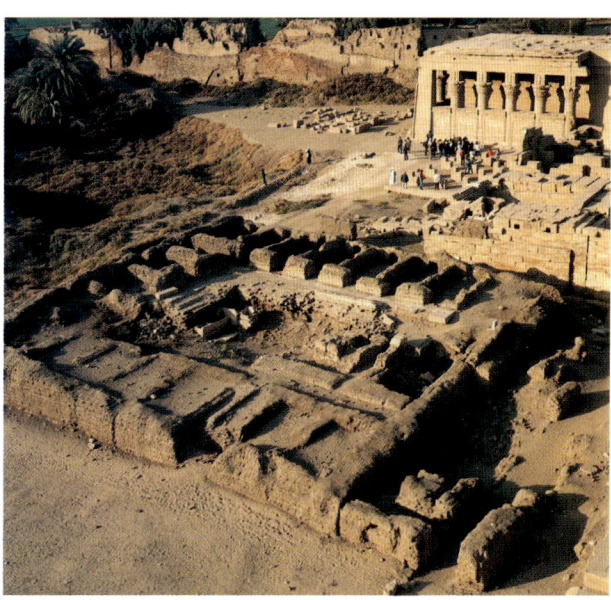

Griechen zugeschrieben werden, schon im alten Ägypten bekannt waren. So wurden einzelne Symptome
bereits zu Krankheitsbildern zusammengefasst; einiges
weist darauf hin, dass ägyptische Ärzte den Pulsschlag
messen konnten und um die Lokalisierung bestimmter
Funktionen im Gehirn wussten.

DIE KULTISCHE DIMENSION

Die ägyptischen Ärzte wandten Mittel der Arzneikunde,
Chirurgie und Magie an. Einige praktizierten vor Ort,
andere, etwa die Priester der Sachmet, der Göttin der
Medizin, wirkten zugleich als Kultdiener und Ärzte im
Tempel. Es gab verschiedene Götter der Heilkunst, darunter Imhotep, Baumeister und Leibarzt des Pharao,
der als Begründer der Medizin verehrt wurde und den
man später mit Asklepios gleichsetzte, dem griechischen
Gott der Heilkunst. Eine wichtige Rolle spielten die Tem-
pelanlagen. Sie waren Orte der medizinischen Ausbildung und einige weithin bekannt als Behandlungszen-
tren. Dort wurden unter anderem Reinigungsrituale
mit heiligem Wasser und der sogenannte Tempelschlaf

praktiziert. Dabei schloss man die Patienten in einen
dunklen Raum ein und versetzte ihn in eine Art Trance,
die ihn eine Begegnung mit den Göttern und den an-
schließenden Heilungsprozess erleben ließ. Obschon
Inschriften belegen, dass die alten Ägypter diese The-
rapieform lange vor den Griechen praktizierten, konnten die Archäologen bisher nur ein einziges hierfür
vorgesehenes Bauwerk in Dendera identifizieren. Es
stammt wohl aus ptolemäischer Zeit (332–30 v. Chr.).

DAS ERBE DES ALTEN ÄGYPTEN

Vermittelt durch griechische und arabische Quellen
ging das Erbe der altägyptischen Heilkunst in die medizinische und pharmazeutische Überlieferung Europas und des Nahen Ostens ein. Die Ägypter besaßen
anatomische und chirurgische Kenntnisse und setzten
wirksame Arzneimittel ein; sie benutzten Schienen,
Bandagen und Prothesen und bauten Sanatorien. Dennoch verhinderte das Festhalten an irrationalen Vorstellungen und Praktiken eine weitere Entwicklung
ihrer medizinischen Fähigkeiten.

CHINESISCHE MEDIZIN
Das Ganze verstehen

Linda L. Barnes

Wer seinen Herz-Geist ganz zur Entfaltung bringt, der kennt seine Natur,
und wer seine Natur kennt, kennt den Himmel.
Mencius, 4. Jahrhundert v.Chr.

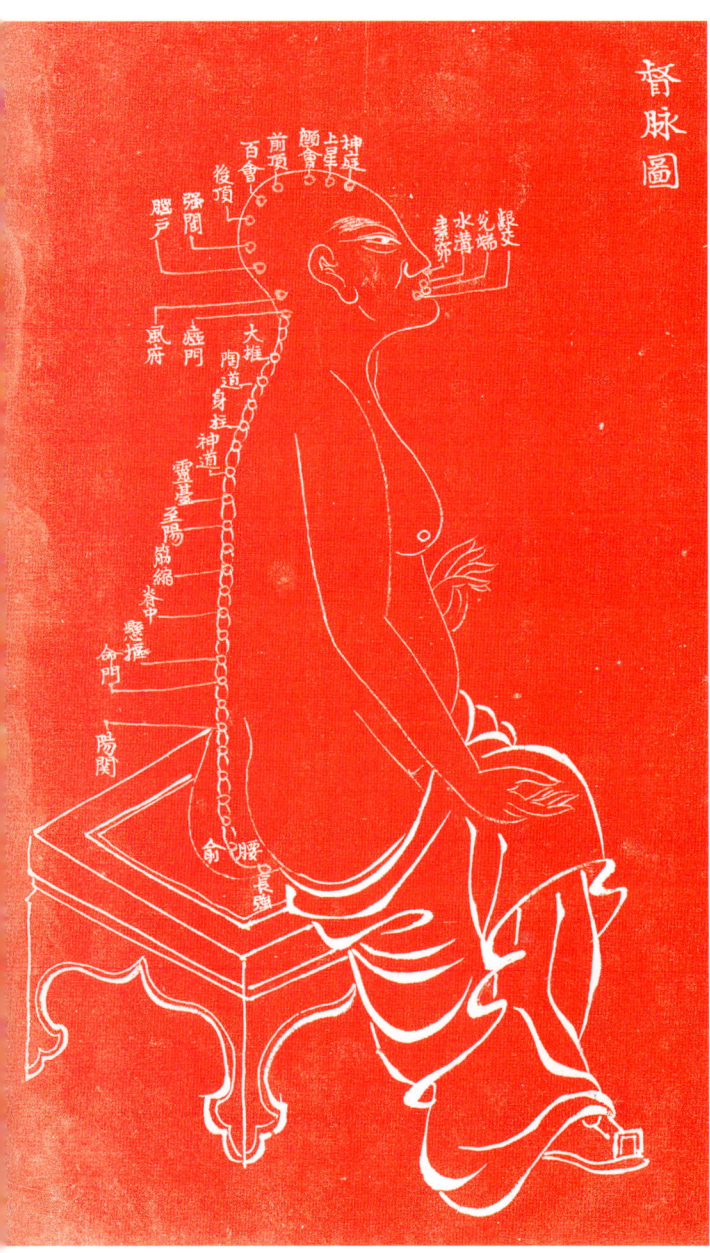

Von Beginn an haben chinesische Naturphilosophen und Ärzte dem Wesen der Wandlung nachgespürt. Allen Dingen – so der Ausgangspunkt ihres Forschens – wohnt die Anlage inne, sich nach bestimmten Mustern zu wandeln. Diese Beobachtung übertrugen sie in den Bereich der Heilkunst und entwickelten daraus ein Rahmenkonzept, das im Laufe der Geschichte mal in die eine, mal in die andere Richtung weiterverfolgt und vertieft wurde.

QI, YIN UND YANG UND WU-XING

Im Neolithikum (um 10000 – um 2000 v.Chr.) kannte man in China keine strenge Trennung zwischen Lebenden und Toten. Vielmehr wurde der kosmische Dunst, *Qi*, als Urstoff alles Existierenden angesehen. Gesundheit, Krankheit und Tod galten als Wandlungsform des *Qi*. Möglich war dies, weil das *Qi* fein und leicht sein konnte wie der Dampf, der aus einem Kessel Reis aufsteigt, oder so hart und fest wie ein Felsen, und weil alles *Qi* ist, stellt jede Wandlung, ob auf der Ebene des Individuums, der Natur oder des Kosmos, einen Ausdruck der unendlichen, von festen Mustern bestimmten Metamorphose des einen *Qi* dar.

Eines dieser Muster ist das Wechselspiel von *Yin* und *Yang*. Ursprünglich wurde mit *Yin* die im Schatten liegende, kältere und feuchte Flanke eines Berges bezeichnet, mit *Yang* die helle, warme und trockene. Wandert die Sonne über den Horizont, verwandelt sich die verschattete Seite in die besonnte: ein Verhältnis komplementärer Gegensätze, hier Licht und Finsternis, die durch ein Kontinuum von Wandlungsformen ineinander übergehen. Deshalb enthalten *Yin* und *Yang* in schematischen Darstellungen immer auch den Keim des jeweils anderen Prinzips in sich.

Ein zweites Muster, dem das *Qi* folgt, ist in der Fünf-Phasen-Lehre, dem *Wu-Xing* enthalten. Sie wird auch

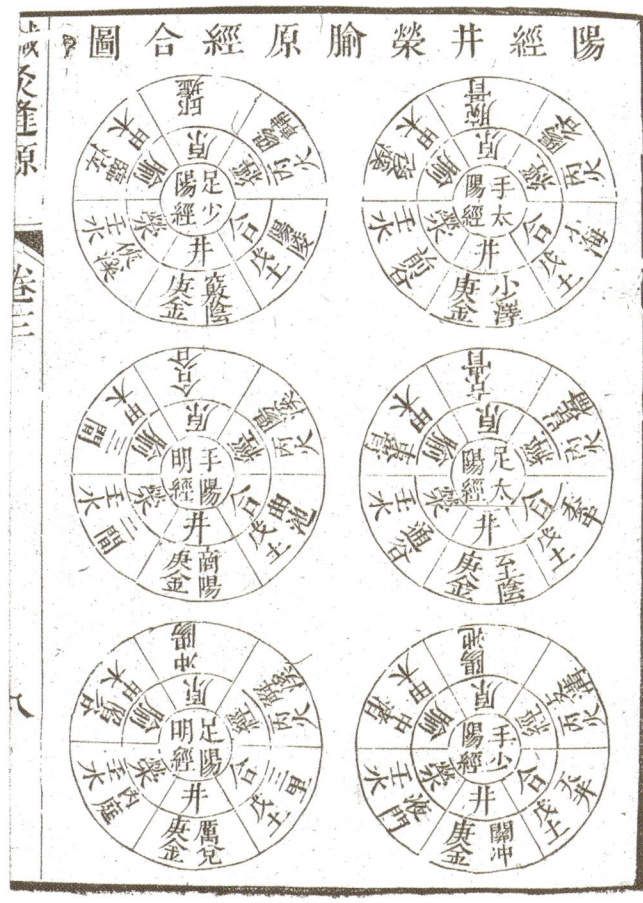

Links
Diese Holzschnittillustration aus dem Jahr 1817 zeigt Kreisdiagramme mit den verschiedenen Bezeichnungen und Positionen von *Yang*-Meridianen. Da es zugleich *Yin*-Kanäle gibt, ist das Wandlungsmodell von *Yin* und *Yang* auch hier enthalten.

Gegenüber
Darstellung des Lenkergefäßes *(du mai)* aus der Qing-Dynastie (1644–1911). Entlang der Verlaufslinie des *du mai,* der zu den »Acht außerordentlichen Gefäßen« zählt, sind Meridianpunkte für Akupunktur und Moxibustion eingezeichnet.

als Fünf-Elemente-Lehre bezeichnet, da die Phasen mit den chinesischen Begriffen für Feuer *(huo)*, Erde *(tu)*, Metall *(jin)*, Wasser *(shui)* und Holz *(mu)* umschrieben werden, denen das Wesen der jeweiligen Wandlungsstufen entspricht. Die eine geht in die nächste über, und jede vermag nach einem festgelegten Muster die anderen zu beeinflussen und deren Einfluss aufzunehmen.

DAS DAO

Chinesische Denker und Heilkundige identifizierten das Prinzip, das diesen fortwährenden Wandel und seine Muster bestimmt, mit dem *Dao*. Auch als »Weg« oder »Pfad« übersetzt, wird das *Dao* dennoch als »namenlos« bezeichnet, da kein Wort in der Lage ist, sein Wesen vollständig zu beschreiben. Das *Dao* geht allem anderen voraus und findet zugleich seinen Ausdruck in allen Erscheinungsformen der Natur. Als allem innewohnendes Prinzip bringt es ein Netz von miteinander verwobenen spiegelbildlichen Mustern und Wand-

lungsvorgängen hervor. Ihm sind auch Phänomene unterworfen, die auf den ersten Blick keine Beziehung zueinander besitzen. Auf dieser Grundlage entwickelte Mengzi (lat. Mencius, um 370 – um 290 v.Chr.), die Lehre, durch Selbststärkung lasse sich ein tiefes Wissen von den eigenen Fähigkeiten, sinnlich wahrzunehmen, zu denken und zu erkennen, erreichen. Vor allem aber könne der Mensch auf diese Weise im eigenen Leben und in den Entfaltungsprozessen der Natur die Dynamik des *Dao* erfahren und eine Lebensführung in Harmonie mit diesen Faktoren erreichen, da der Körper in einem Resonanzverhältnis mit dem Kosmos stehe.

DIE MERIDIANE

Zu den Resonanzbahnen des Körpers gehören die Verbindungskanäle *(jing luo)* des *Qi*, die sogenannten Meridiane. Mit der Zeit haben 20 von ihnen allgemeine Anerkennung erlangt. Zwölf werden den Organen zugerechnet (Lunge, Dick- und Dünndarm, Magen, Milz,

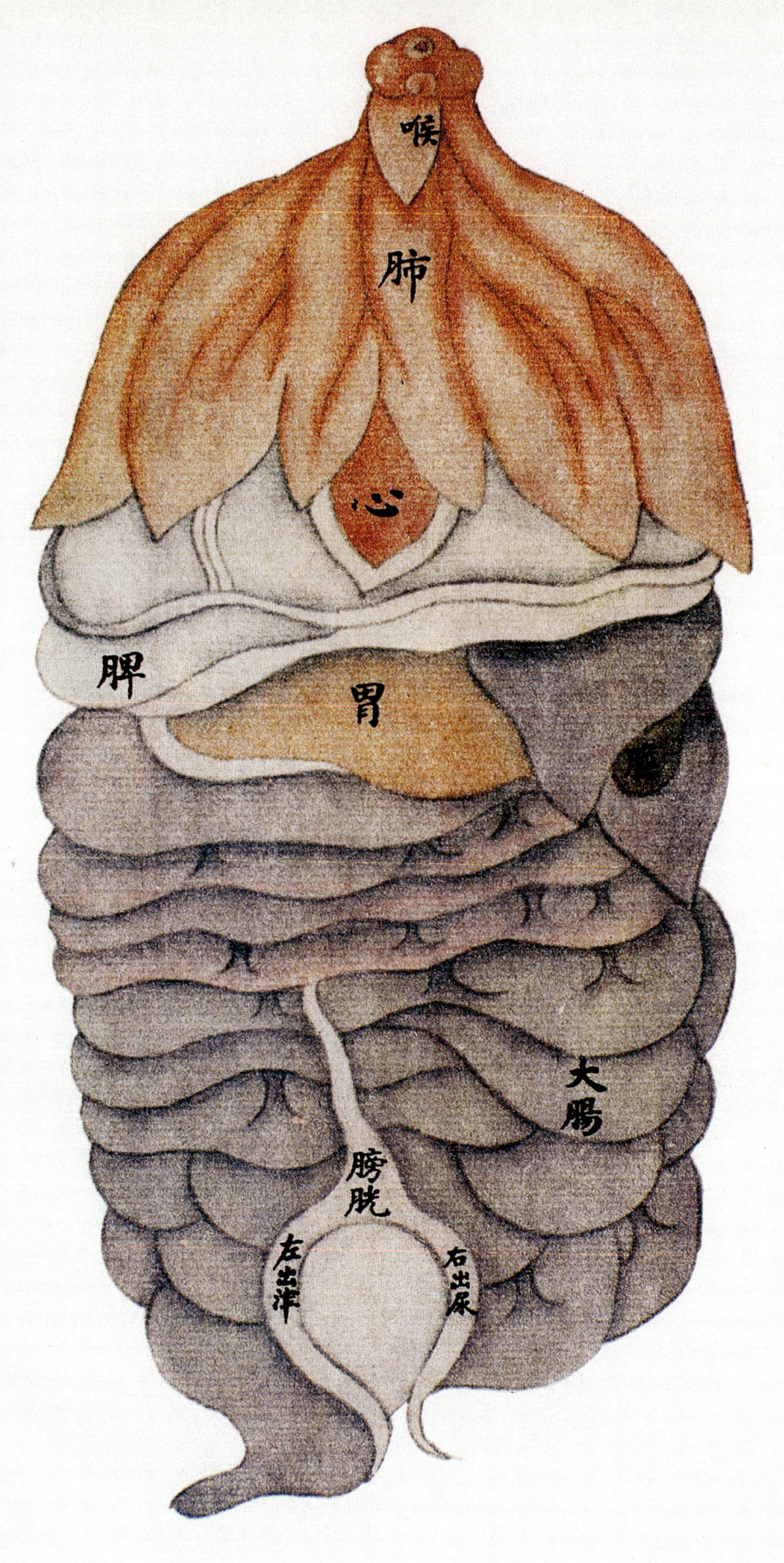

Herz, Blase, Nieren, Herzbeutel, Gallenblase, Leber und der sogenannte Dreifache Erwärmer, *san jiao*). Die übrigen »Acht außerordentlichen Gefäße« verbinden, grob gesagt, Punkte auf den zwölf Meridianen. Wie der Begriff der Elemente nicht auf konkrete Stoffe, sondern auf Wandlungsphasen bezogen wird, sind mit den zwölf Organen beziehungsweise Eingeweiden Vorgänge in bestimmten Körperregionen gemeint. Ein »Organ« ist also der Vollzug bestimmter Prozesse und deren wechselseitige Beziehung. So wird dem Dreifachen Erwärmer das Strömen von Wärme und Flüssigkeiten im gesamten Körper zugeordnet. Jeder Organfunktion wird zudem eine bestimmte Gefühlsregung zugeschrieben sowie ein einzigartiger Geist mit eigenen Formen und Attributen.

Bedeutet das *Dao* Ausgewogenheit in den Dingen und zwischen den Dingen und zugleich das freie Fließen der Lebensströme, so führen Unausgewogenheit und Unterbrechungen des Flusses zu Unwohlsein und Krankheit. Dies gilt gleichermaßen für die Toten: Auch sie sind eine Wandlungsform des universellen *Qi* und stehen mit der Welt der Lebenden in Verbindung. Versäumen die Lebenden es, ihren Respekt für die verstorbenen Ahnen angemessen zum Ausdruck zu bringen, wird diese Verbindung unterbrochen. Dann fügen die Geister der Toten – sei es der eigenen, sei es einer fremden Familie – den Lebenden Leiden zu, um deren Beachtung wiederzuerlangen. Heilung ist in solchen Fällen durch Opfer, symbolische Wiedergutmachung und als Ultima Ratio durch eine Geisteraustreibung zu erlangen.

AUSWIRKUNGEN AUF DAS GANZE

Äußere Gegebenheiten wie Hitze, Kälte, Feuchtigkeit und Trockenheit, Wind und Feuer können sich einzeln oder in Kombination negativ auf den Körper auswirken. Daraus resultierende Störungen des Gleichgewichts des individuellen *Qi* können durch so banale Dinge wie den Verzehr bestimmter Speisen oder die Ausführung gewisser Tätigkeiten verschärft werden. Zu den inneren Faktoren gehören eine verminderte oder gesteigerte Organfunktion und eine Zunahme der ihnen zugeschriebenen Gefühlsregungen. So werden der Lunge Kummer und Traurigkeit zugeordnet, der Leber Zorn und Groll, den Nieren Angst und Unsicherheit, der Milz übertriebene Sorge.

Verschiedene Zweige der chinesischen Heilkunde befassten sich im Laufe der Jahrhunderte mit ganz unterschiedlichen Problemfeldern, etwa den Auswir-

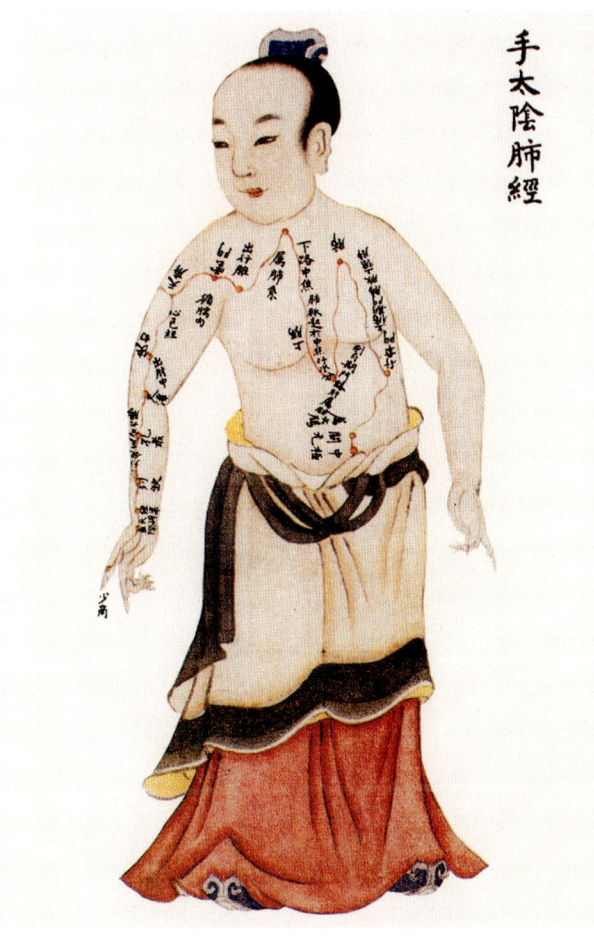

Oben
Verlauf und Punkte des Lungenmeridians *(tai yin)* im Arm. Illustration aus: *Renti jingmai tu (Darstellung der Energiegefäße des menschlichen Körpers)*, einer Handschrift der frühen Qing-Dynastie.

Gegenüber
Anatomische Zeichnung der Eingeweide der Bauchhöhle von vorn. Abbildung aus derselben Handschrift, die insgesamt 24 farbige Illustrationen enthält.

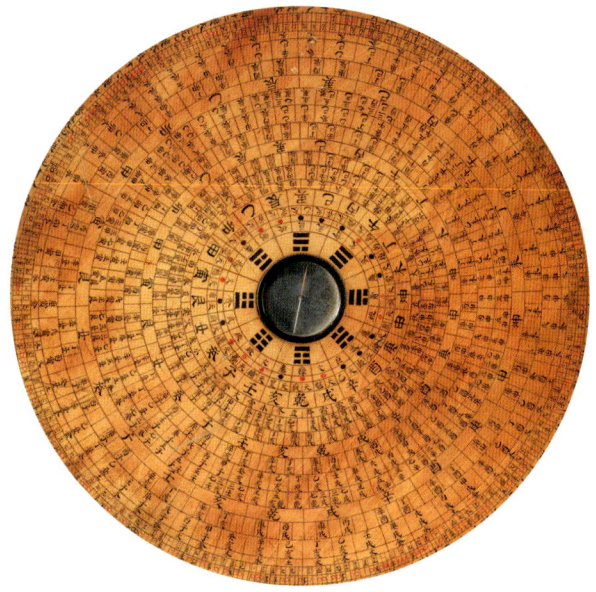

kungen unausgewogener Ernährung, der Auslösung von Krankheiten durch innere und äußere Faktoren, den Folgen einer Unterbrechung des *Qi*-Flusses, Prellungen und Knochenbrüchen, den Folgen des Alterns und dem Einfluss der Umgebung auf die Gesundheit des Einzelnen. Sie entwickelten Ernährungs- und Diättherapien, Rezepturen für Kräuterarzneien, Bewegungstherapien wie *Taiji*, Knochenrichten und Massagebehandlungen *(tuina)*. Dazu kommen Formen der körperlich-geistigen Selbststärkung wie das *Qigong*, aber auch Gesichtsdiagnose und die Bestimmung der Energieflüsse zwischen einzelnen im Raum verteilten Objekten im Rahmen des *Feng-Shui*. Eine wichtige Rolle spielen die Moxibustion, das Abbrennen von getrockneten Beifußfasern (Moxa) auf beziehungsweise über dem Körper, und die Akupunktur, die ursprünglich nicht nur das Stechen mit Nadeln, sondern auch kleinere chirurgische Eingriffe umfasste. Die Anrufung des Medizin-Buddhas oder anderer Geistwesen kann traditionell ebenfalls Teil der Therapie sein.

Bei der Behandlung und Auflösung von Blockaden des *Qi*-Flusses wurden Diagnosetechniken entwickelt, die sich in erster Linie auf die direkte Sinneswahrnehmung stützen – beobachten, riechen, abtasten, abhören, aber auch auf die Befragung des Patienten, um die Art der Störung festzustellen. Besonders im Bereich der Pulsmessung wurden ausgefeilte Methoden entwickelt, während bei der Ermittlung von Störfaktoren innerhalb des sozialen und kosmischen Gefüges eigens hierfür bestimmte Verfahren und Hilfsmittel zum Einsatz

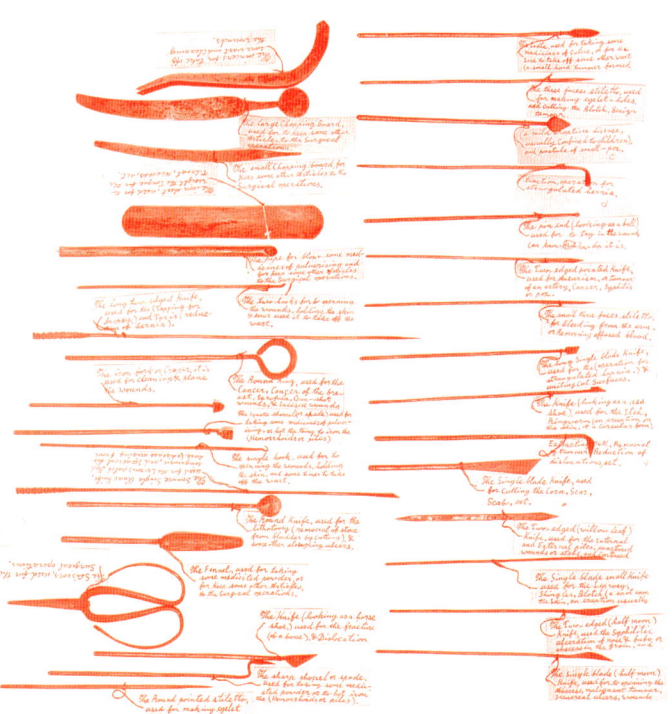

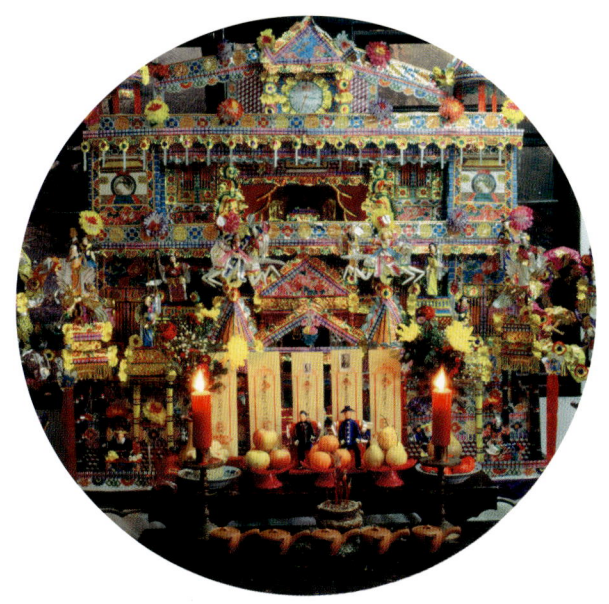

Rechts
Papieraltar mit Gaben für die Verstorbenen in Xiamen, Südostchina.
Die Lebenden müssen den Toten ihren Respekt erweisen, wollen
sie nicht Gefahr laufen, von deren Geistern heimgesucht zu werden,
die nachlässigen Verwandten Leid zufügen können.

Unten
Anleitung zur korrekten Messung des Pulsschlags durch Dritte (oben)
oder sich selbst (unten). Die chinesische Medizin hat ein komplexes
System von Hand- und Fingerhaltungen zum Fühlen des Pulsschlags
entwickelt.

kommen, wie etwa ein Kompass zur Sondierung der
Energieströme im Erdreich.

LEBENDIGE TRADITIONEN

Heute werden all diese Verfahren weltweit auch außerhalb von China, Taiwan, Hongkong und der chinesischen Diaspora angewendet. Dabei haben fast alle Formen im Laufe der Zeit Veränderungen erlebt, und es
haben sich auch ohne die Errichtung eines einheitlichen
Systems bestimmte Überlieferungen und Schulrichtungen etabliert. Seit den 1970er-Jahren ist vor allem die
Akupunktur weitverbreitet [vgl. 21], die in ihrer in der
Volksrepublik China entwickelten, standardisierten
Form als »Traditionelle Chinesische Medizin« (TCM)
bezeichnet wird. Im Rahmen der Öffnung des Gesund-
heitsmarktes in Festlandchina sind dort jedoch auch
ältere Formen wiederbelebt worden, die andere Seiten
des universellen *Dao* und seiner sich wechselseitig er-
hellenden Äußerungsformen in den Blick nehmen. Mögen einzelne Schulen auch nur begrenzte Aspekte be-
tonen, liegt das unverfälschte Wesen der traditionellen
chinesischen Anschauungen in der Gesamtheit ihrer
Überlieferung.

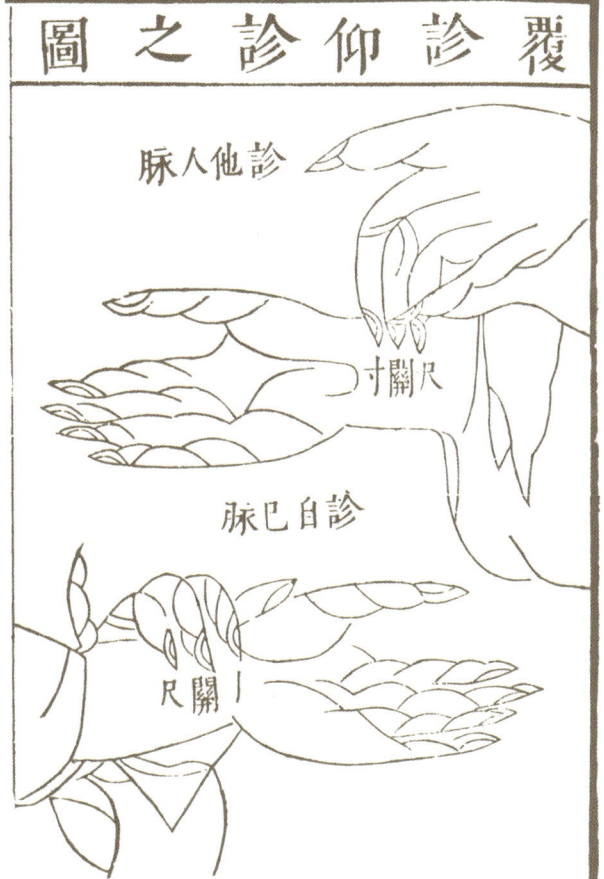

03. INDISCHES HEILWISSEN
Ayurveda im Zusammenhang

Guy Attewell

»Ayurveda« wird es genannt, weil es uns lehrt, welche Stoffe, Eigenschaften und Handlungen die Lebenskraft steigern, und welche nicht.
Charaka-Samhita 1,30.23

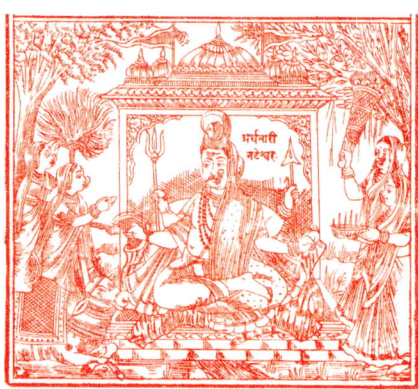

Links
Dhanvantari, der vierhändige Schutzgott der ayurvedischen Heilkunst, ist ein *Avatar,* eine Verkörperung des Gottes Vishnu, der in den Sanskrittexten Erwähnung findet. Statuen oder Bilder von ihm werden oft an den Türen ayurvedischer Krankenhäuser und Heilmittelläden angebracht.

Gegenüber
Schaubild der Anatomie des Menschen, Nepal, um 1800. Die Darstellung folgt weniger der anatomischen Empirie als der ayurvedischen Lehre. Die Gefäße sind ebenso zu erkennen wie die inneren Organe, die als Sitz der verschiedenen Körpersäfte angesehen wurden. Die Beischriften stammen aus Sanskrittexten des 16. Jahrhunderts und sind mit Verbesserungen in Nepalesisch versehen.

Der indische Subkontinent hat das Erbe einer ganzen Reihe von Heilkulturen in sich aufgenommen, die sowohl regional als auch historisch deutliche Unterschiede aufweisen. Bedingt durch die Zirkulation von Menschen, Gütern und Texten durchdringen sich diese Traditionen gegenseitig. Von den staatlich geförderten Heilpraktiken Ayurveda, Unani, Siddha und Yoga, hat sich Ayurveda als Inbegriff der indischen Medizin durchgesetzt. Den Ursprung sieht man in der Überlieferung von Texten in Sanskrit, insbesondere dreier medizinischer Handbücher aus der Zeit zwischen 200 v. Chr. und 600 n. Chr.: die *Susruta-Samhita,* die *Charaka-Samhita* und die *Astanga-Hridaya-Samhita,* die von Vagbhata (vermutlich um 600 n. Chr. tätig) zusammengestellt wurde. Über Entstehungszeitpunkt und Autorschaft der *Astanga-Hridaya-Samhita* herrscht keine Einigkeit. Ihr hohes Vorkommen in Handschriftensammlungen der Zeit um 1400 in ganz Indien deutet indes auf die große Bedeutung der Schrift hin, die verschiedene Lehrstränge zu einer Einheit zusammenfasst. Regionale heilkundliche Traditionen, die in volkssprachlichen Schriften (teils Übersetzungen aus dem Sanskrit) und mündlich überliefert wurden, haben dagegen bisher weniger Beachtung gefunden.

DER ORGANISMUS IM UNGLEICHGEWICHT

Ungeachtet der komplexen Quellenlage lässt sich festhalten, dass für große Teile der ayurdvedischen Überlieferung die Dreiheit der Körpersäfte *Vata, Pitta* und *Kapha,* das sogenannte *Tridosha,* grundlegend ist. Das *Tridosha* entspricht der Säftelehre, wie sie aus indisch-muslimischen Heiltraditionen bekannt war und unter Rückgriff auf arabische Vorläufer seit dem 14. Jahrhundert weiterentwickelt wurde [vgl. 04 und 05].

In den Sanskrittexten werden die drei *Doshas* in ihrer stofflichen Gestalt und Eigenart beschrieben. Die *Charaka-Samhita* klassifiziert *Vata* als trocken, kalt und leicht; *Pitta* als warm, bitter und scharf; *Kapha* als kalt, ölig, schwer und süß. Zu Krankheiten führen die *Doshas* dann, wenn sie außerhalb ihres angestammten Ortes im Körper oder in Übermaß oder Mangel vorkommen. In der *Astanga-Hridaya-Samhita* werden die *Doshas* neben dem Gewebe *(Dhatus)* und den Ausscheidungen *(Mala)* als eines von drei Grundbestandteilen des Körpers angesehen. Im ausgeglichenen Zustand gewährleisten die *Doshas* den störungsfreien Ablauf der Körperfunktionen: *Vata* stärkt die Bewegung; *Pitta* unterstützt Verdauung, Geisteskraft und gutes Aussehen; *Kapha* verleiht Geschmeidigkeit, Beständigkeit, Geduld. Umgekehrt lässt ein Übermaß an *Vata* abmagern, führt

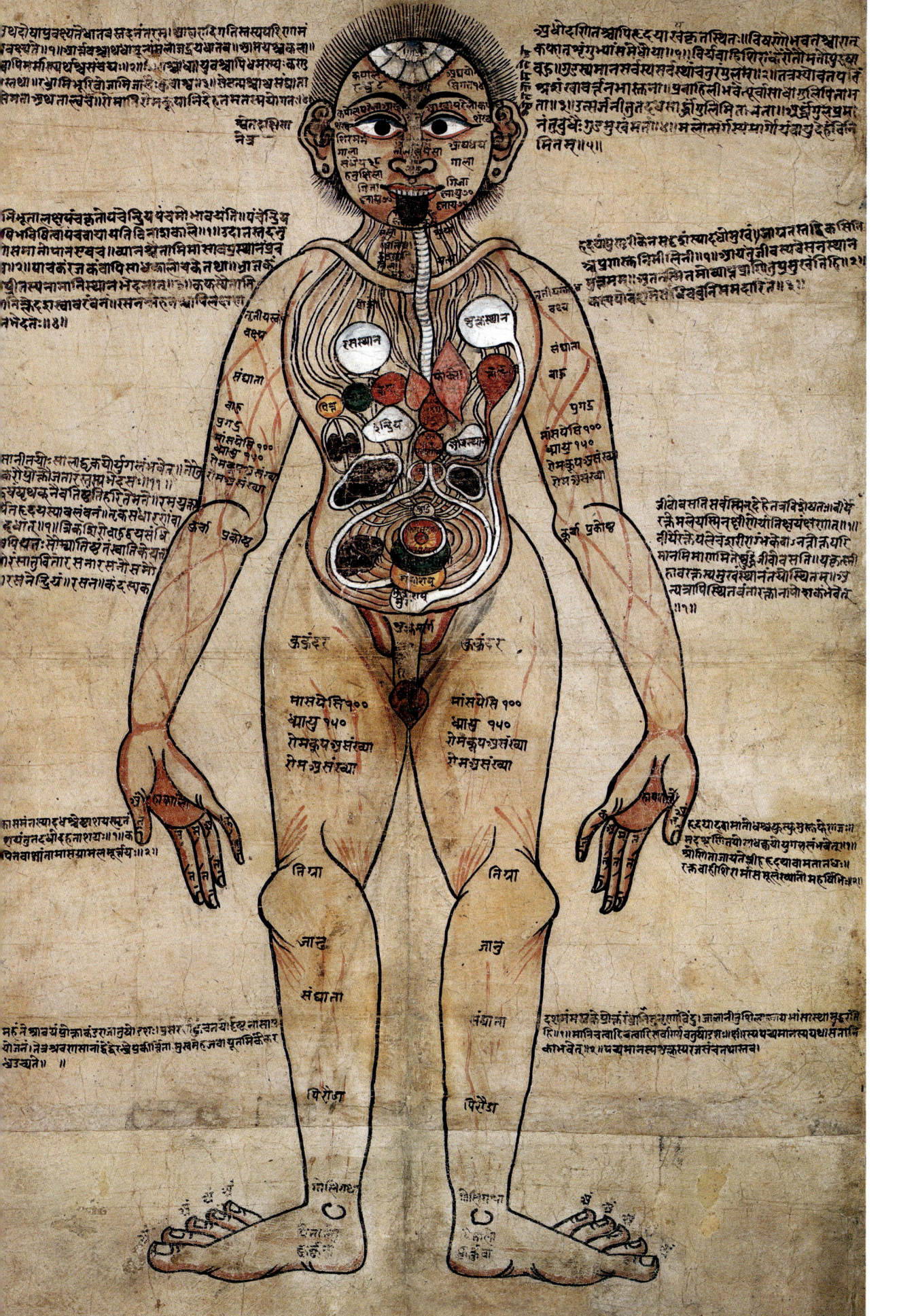

zu Verstopfung, Schwarzfärbung der Haut und Nach-
lassen der Sinneskräfte; zu viel *Pitta* ruft Gelbfärbung,
Hunger, Durst und Schlaflosigkeit hervor, während
Kapha Verdauungsstörungen, Stumpfsinn, Erschlaf-
fung, Schwerfälligkeit und bleiche Haut verursacht.

Vagbhata betont in seiner Schrift, dass erst ein Ungleichgewicht der *Doshas* diese zu schädlichen Faktoren macht. Dazu kommt es etwa durch »Vergehen gegen
die Weisheit«, den Wechsel der Jahreszeiten, quanti-
tativ oder qualitativ falsche Ernährung, übermäßige
sexuelle Aktivität oder schädliche Gewohnheiten im
Alltag. Spätere Texte enthalten ähnliche Einschätzun-
gen, dennoch schwankt die genaue Bedeutung des Be-
griffs *Dosha* je nach Zusammenhang. Mit Beginn des
20. Jahrhunderts werden sie in der ayurvedischen Theorie vornehmlich als biomedizinische Größen gefasst.

UNTERSUCHUNGSMETHODEN

Die Diagnose- und Prognoseverfahren der ayurvedischen Medizin haben sich im Laufe der Jahrhunderte
stark verändert. Die *Astanga-Hridaya-Samhita* setzt
drei Indikatoren fest (die jedoch in der Praxis nicht
immer Berücksichtigung fanden): *Darsana*, die Inau-
genscheinnahme des gesamten Körpers, besonders der
Zunge; *Sparsana*, das Abtasten mit den Händen; *Prasna*,
die Befragung des Kranken. Die im 14. Jahrhundert
verfasste *Sarnagadhara-Samhita* schließt eine systematische Anleitung zur Pulsmessung mit ein, die in früheren Texten so nicht enthalten war und in der Folge zu
einem Herzstück der ayurvedischen Medizin wurde.
Möglicherweise wurden diese Verfahren aus dem *Tibb*,
der galenischen Tradition Persiens, übernommen, gelangten durch den jahrhundertelangen Kontakt mit
China oder durch Vermittlungsformen der tantrischen
Alchemie nach Indien. Andere Forscher wollen darin
eine alte ayurvedische Praxis erkennen, die vor Entstehung der oben genannten Schriften in Vergessenheit
geraten war und später wiederbelebt wurde.

BEHANDLUNGSFORMEN

Ayurveda kennt eine große Bandbreite von Therapieformen. Die *Susruta-Samhita* legt großen Wert auf chirurgische Verfahren, die in späteren Sanskrittexten
allerdings keine bedeutende Rolle spielen. Sie waren
vermutlich eine Domäne derjenigen Heilberufe, die von
Angehörigen niederer Kasten ausgeübt wurden. Das
Wissen der Hebammen, Starstecher [57], Knochensetzer,
Aderlasser, Schlangenbissheiler, reisenden Kräuterhei-
ler, Tierärzte, Geisterbeschwörer und anderer Heilkun-

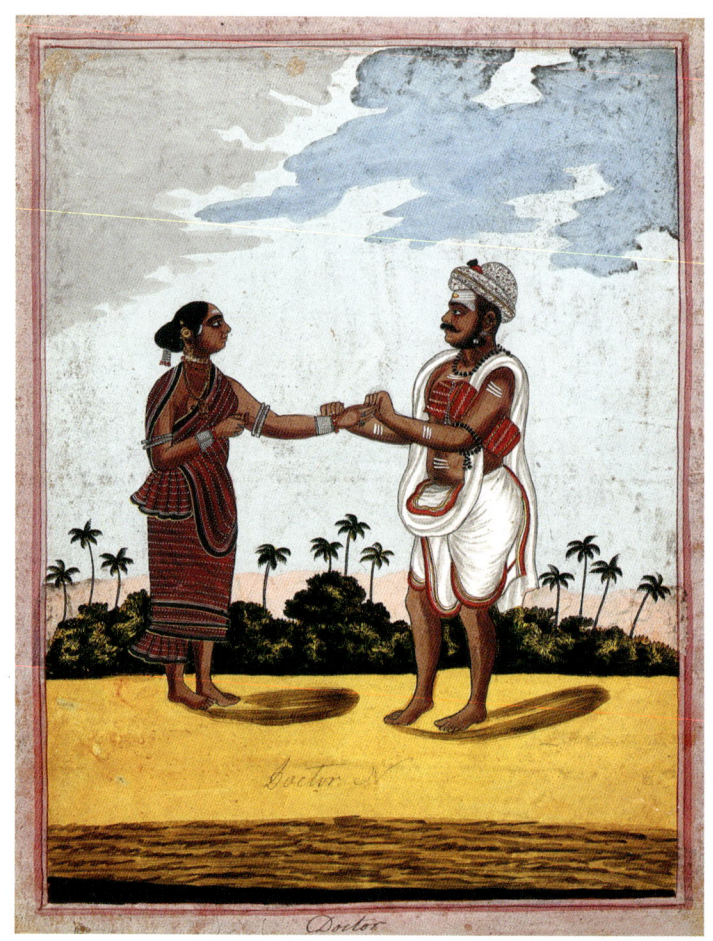

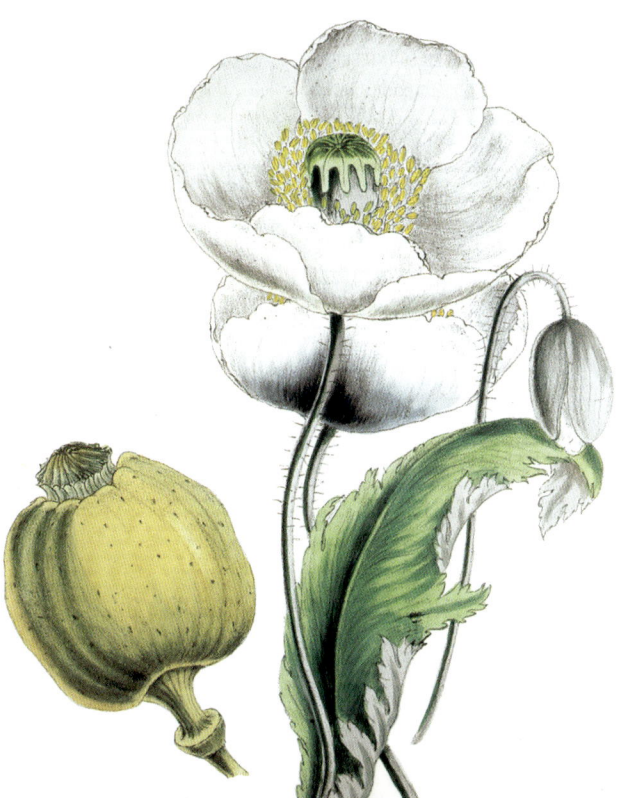

diger verband sich vermutlich mit dem Überlieferungs-
gut der Eliten.

Zu den Standardthemen der Sanskrithandbücher
gehörte das *Bhuta Vidya*, das Wissen von den Geistern.
Große Beachtung galt indes auch Heilmitteln pflanzlichen, mineralischen oder tierischen Ursprungs und
der Systematisierung des pharmazeutischen Wissens
(Dravyaguna). Hierzu gehört *Prabhava*, das darauf
abzielt, die unmittelbare Wirkung eingenommener Substanzen auf den Körper empirisch zu untersuchen. Ab
dem 10. Jahrhundert erwähnen die Pharmaziebücher –
ungeachtet der verschiedenen Traditionen Ayurveda,
Unani oder Siddha – vermehrt kalzinierte Metalle, insbesondere Quecksilber, als Bestandteil von Rezepturen.

Obgleich viele Arzneien nur für die Reichen er-
schwinglich waren, deutet die Zunahme des Handels
und der Beschäftigung mit Zutaten für Heilmittel auf
überregionalen Austausch durch Handel und Verkehr
hin. Der Gebrauch von Opium [43], Stechwinde und
Chinawurzel, seit dem 16. Jahrhundert zur Behandlung
von Syphilis empfohlen, ist ein Beweis für innerasia-
tische Verbindungen und sogar Handel mit dem amerikanischen Kontinent. Es scheint fraglich, ob vor diesem
Hintergrund von abgeschlossenen medizinischen »Systemen« die Rede sein kann.

Oben
Seite aus einer Handschrift der *Susruta-Samhita*, einem der drei wichtigsten medizinischen Handbücher der ayurvedischen Tradition. Die
darin enthaltenen Lehren werden dem Heilgott Dhanvantari in den Mund
gelegt, der sie seinem Schüler Susruta mitteilt. Darunter finden sich
Anleitungen für chirurgische Eingriffe, unter anderem die Wiederher-
stellung der Nase durch Hautverpflanzung.

Gegenüber unten
Ein ayurvedischer Arzt fühlt einer Frau den Puls. Gouache-Illustration,
um 1850. Systematische Pulsmessungen werden seit dem 14. Jh. in den
ayurvedischen Texten erwähnt und gehörten vermutlich zum gesamt-
asiatischen heilkundlichen Wissensschatz.

Links
Papaver somniferum – Weißer Schlafmohn. Die Aufnahme von Mohnsaft zur Gewinnung von Opium in den Heilmittelkatalog der ayurvedischen Medizin ist ein weiterer Beleg für den Austausch medizinischen
Wissens mit anderen Regionen Asiens.

04. KÖRPERSÄFTE UND TEMPERAMENTE
Die hippokratische Tradition

Vivian Nutton

Die Ursach' aller Krankheit war ihm wohl bekannt
Ob sie nun heiß, ob kalt, ob feucht ob trocken auch
Und wo ihr Sitz und welchen Saftes Ursprung sie –
Ein ganz vortrefflich' Medicus war dieser Mann.
Geoffrey Chaucer, *Canterbury Tales*, Prolog, 14. Jahrhundert

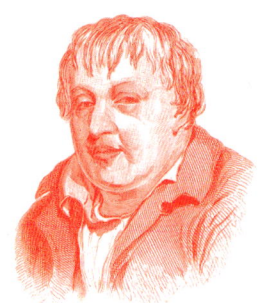 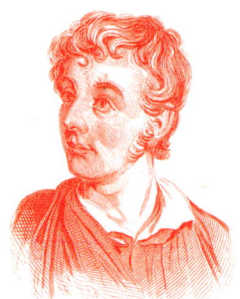 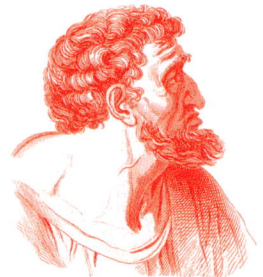 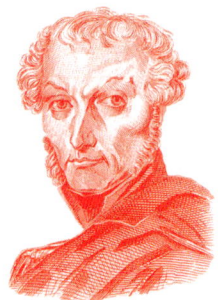

Die Vorstellung, dass Gesundheit und Krankheit aus dem Gleich- beziehungsweise Ungleichgewicht der Körperflüssigkeiten, der *humores*, resultieren, ist weitverbreitet. Man begegnet ihr bei den Babyloniern ebenso wie in Indien [03], aber es sind die Griechen, bei denen sich die Lehre von den Körpersäften zuerst findet.

GALEN UND DIE VORLÄUFER

Schon um 450 v. Chr. schrieben griechische Autoren über die Bedeutung von Galle und Schleim für den menschlichen Säftehaushalt. Andere zählten noch Wasser, Blut und weitere Flüssigkeiten dazu und diskutierten die Frage, ob Galle und Schleim von Natur aus im Körper vorkommen oder durch schädliche Veränderungen des Blutes entstehen. Obschon die Viersäftelehre meist Hippokrates von Kos (um 460 – um 370 v. Chr.) zugeschrieben wird, war es dessen Schwiegersohn Polybos (tätig um 400 v. Chr.), der in seiner Schrift *Über die Natur des Menschen* neben Blut, Galle und Schleim als vierten Körpersaft die schwarze Galle anführte. Auf Polybos geht auch die Korrelation der vier *humores* mit den vier Jahreszeiten, den vier Grundeigenschaften heiß, kalt, nass und trocken und den vier Lebensaltern

zurück. Das Gleichgewicht der Säfte, so glaubte man, wird vom Wechsel des Klimas und der Jahreszeiten oder Wandel in Ernährung und Lebensweise ständig bedroht. Ein guter Arzt jedoch vermag mithilfe des Viersäfteschemas mögliche Schwankungen vorherzusagen und Gegenmaßnahmen zu empfehlen.

Die Säftelehre der hippokratischen Tradition wurde bald um die Beobachtung weiterer Wechselwirkungen ergänzt. Der einflussreiche griechische Arzt und Theoretiker Galen von Pergamon (um 129/131 – um 199/216) begründete schließlich die Lehre von den vier Temperamenten. Demnach ist Gesundheit nicht einfach als reines Gleichgewicht der Körpersäfte zu verstehen. Vielmehr prädisponiert eine leichte Verschiebung dieses Gleichgewichts zugunsten eines der vier Körpersäfte, die an sich nicht krankhaft ist, das Individuum für bestimmte Krankheiten. Galens Schriften wurden später ins Syrische (die Sprache der mehrheitlich christlichen Ärzte des Nahen Ostens), dann ins Arabische, Hebräische und Armenische, schließlich auch ins Lateinische übersetzt und bildeten die Grundlage der medizinischen Wissenschaften, wie sie seit etwa 1250 an den europäischen Universitäten gelehrt wurden.

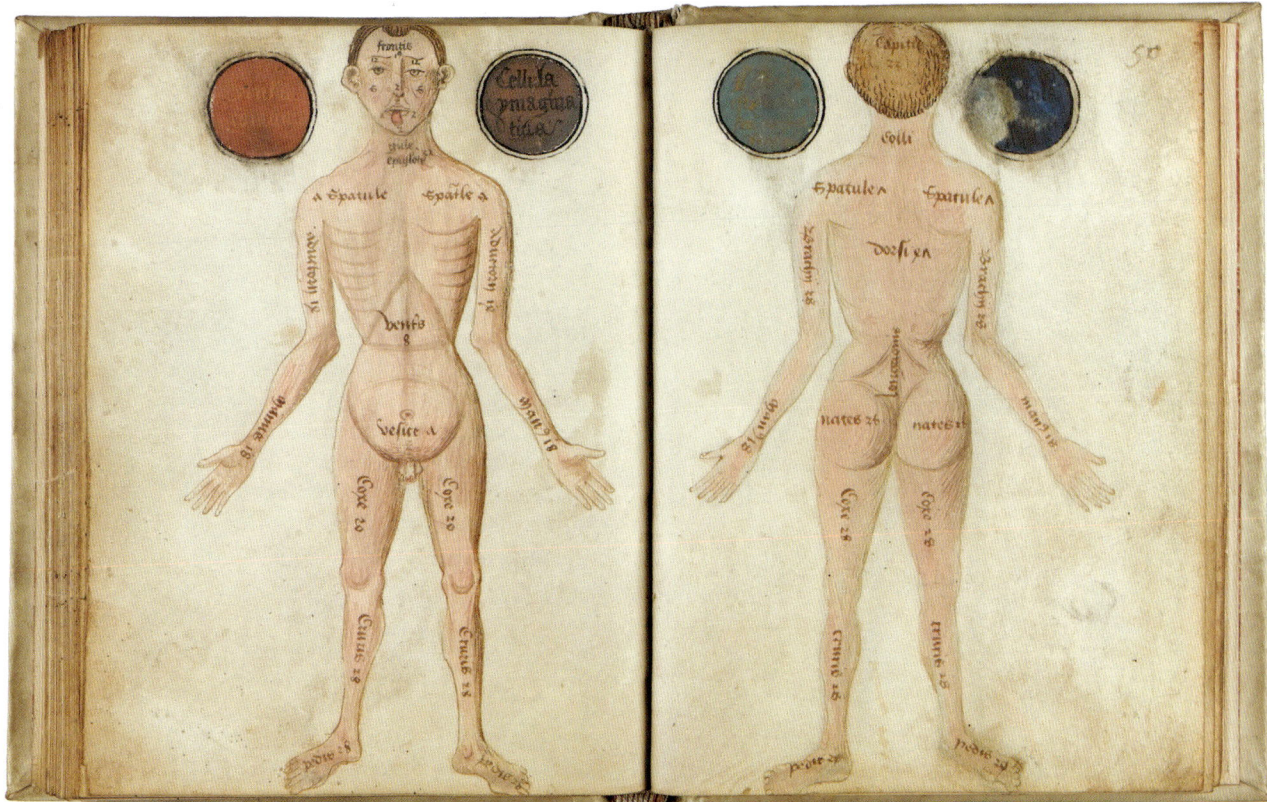

Galen war nicht nur Mediziner und Anatom, sondern auch Platoniker. Wie Platon (428–347 v. Chr.) glaubte er, dass der Körper von den drei Hauptorganen Gehirn, Herz und Leber bestimmt wird, die mit dem übrigen Organismus über eigene Kanäle, Nerven, Arterien und Venen in Verbindung stehen. Laut Galen wird das venöse Blut der Leber, desjenigen Organs, aus dem der Körper seine Nahrung bezieht, im Herzen mit arteriellem Blut und mit *Pneuma* (Geist) vermischt und bildet somit, was man als Lebensenergie bezeichnen könnte. Daraus entsteht dann im Wundernetz *(Rete mirabile)*, einem Arteriengeflecht (das beim Menschen indes nicht vorkommt), das Seelenpneuma, von dem Galen glaubte, dass es in den Nerven fließt und am Wahrnehmungs- und Denkvorgang beteiligt ist. Diese enge Verflechtung körperlicher mit geistig-seelischen Vorgängen erlaubte es Galen wie auch vielen seiner Vorläufer, psychische Befindlichkeiten durch Wechsel im Säftehaushalt zu erklären. Melancholie, ein Überfluss an schwarzer Galle (heute würde man von Depression sprechen), galt zugleich als Auslöser genialer Kreativität; Verwegenheit und Fröhlichkeit sah man als Folgen des Überwiegens von Blut an. Die Wirkung

Oben

Dieses mit insgesamt acht farbigen Illustrationen versehene Exemplar einer Galen zugeschriebenen *Anatomia* in mittelenglischer Sprache aus dem 15. Jh. belegt den Einfluss des Galenismus bis weit ins Mittelalter. Galens Schriften wurden zunächst in der arabischen Welt gelesen und übersetzt, gelangten so in den lateinischen Westen und wurden schließlich in die Nationalsprachen übertragen. Die anatomischen Zeichnungen gehen nicht unmittelbar auf den Autor zurück, sondern dienen der Erklärung des Textes. Die vier Kreise stellen die Hirnkammern dar.

Gegenüber

Die Darstellung der vier Temperamente aus dem frühen 19. Jh. zeigt von links nach rechts den phlegmatischen (Schleim), sanguinischen (Blut), cholerischen (gelbe Galle) und melancholischen Typus (schwarze Galle). Das Überwiegen eines der vier Körpersäfte wurde als ausschlaggebend für die Physiognomie, Wesensart und körperliche Konstitution angesehen. Das im 18. Jh. erworbene anatomische und physiologische Wissen, insbesondere über die Nervenbahnen, geht hier eine Synthese mit der traditionellen Viersäftetheorie ein.

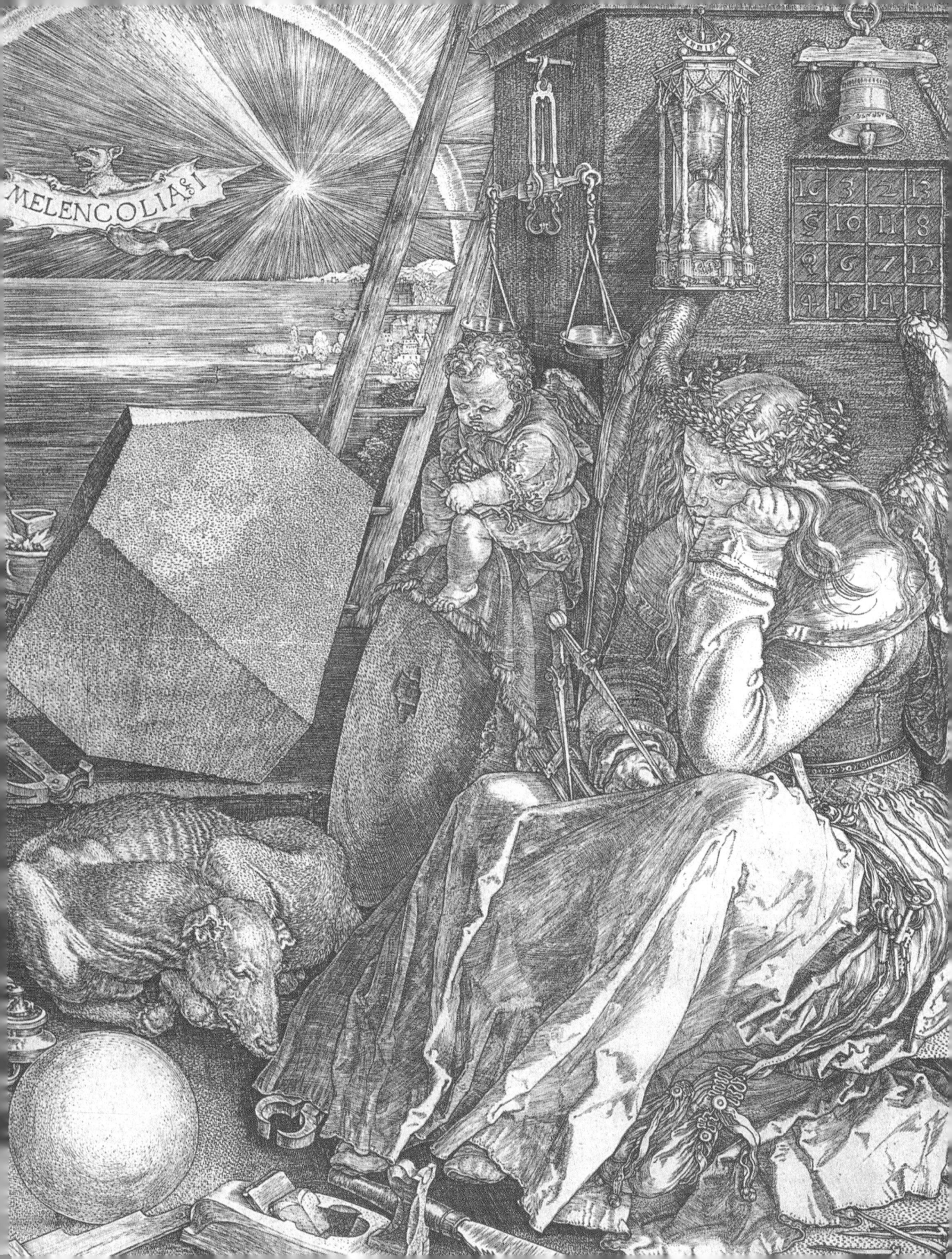

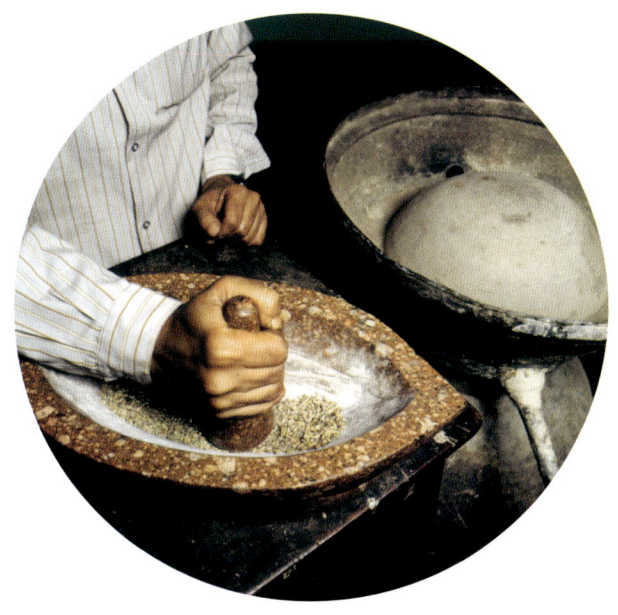

war wechselseitig: Die Empfindung von Zorn oder Furcht konnte ihrerseits Auswirkungen auf das Gleichgewicht der Säfte haben und Krankheiten auslösen.

GALEN UND DIE FOLGEN

Aufbauend auf Galen entwickelten erst in nachantiker Zeit alexandrinische Gelehrte und Heilkundige des Vorderen Orients, wie Ibn Sina (lat. Avicenna [vgl. 05]) und dessen lateinische Kommentatoren, ein Schema, in dem drei verschiedene Organgruppen mit ihren dazugehörigen »Geistern« definiert wurden. Auf der Grundlage des Säftehaushalts eines Patienten konnte jede Form der Bestimmung und Behandlung von Krankheiten durchgeführt werden. Dieses Modell bezog den Einfluss der Gestirne ebenso mit ein wie den musikalischer Intervalle. Die Temperamententheorie erfuhr durch die Wiederentdeckung der griechischen Originalschriften Galens in der Renaissance weite Verbreitung und erfreute sich unter klassisch gebildeten Medizinern noch bis ins 19. Jahrhundert hinein – als sich das Verständnis der menschlichen Anatomie und Physiologie bereits grundlegend gewandelt hatte – großer Beliebtheit.

MODERNE FORMEN

Noch im 20. Jahrhundert entwickelten Endokrinologen eine Theorie, nach der das natürliche Gleichgewicht eines Organismus nicht mit mechanischen Mitteln messbar ist. Auch volksmedizinische Ansichten führen Krankheiten häufig auf eine Störung des körperlichen Gleichgewichts zurück. In der islamischen Welt, vor allem in Indien und Pakistan, wird die Humoralmedizin unter der Bezeichnung Unani (griechische Medizin) bis heute praktiziert und staatlich gefördert [vgl. 03]. Im Westen ist von den vier Temperamenten (Sanguiniker, Phlegmatiker, Choleriker, Melancholiker) meist nur noch im übertragenen Sinne die Rede, um die Wesensart oder die äußere Erscheinung eines Menschen zu charakterisieren. In einem sehr viel konkreteren Sinne haben dagegen moderne Psychologen den somatischen Ansatz Galens zur Erklärung der frühkindlichen Entwicklung und der Ausbildung verschiedener Charaktertypen aufgegriffen.

05. ISLAMISCHE MEDIZIN
Überlieferung und Innovation

Cristina Álvarez Millán

Die Heilkunst beruht auf der Auswertung praktischer Erfahrung.
Abu Marwan Ibn Zuhr, 12. Jahrhundert

Was wir als islamische beziehungsweise arabische Medizin bezeichnen, ist in erster Linie eine Systematisierung antiker heilkundlicher Quellen aus griechisch-römischer Zeit. Die Expansion bis nach Indien im Osten, über Byzanz bis nach Nordafrika und Spanien im Westen erschloss der islamischen Welt fremde Wissenskulturen. Die Aneignung dieses Wissens, aber auch die Bedeutung der Volksmedizin und Magie in der islamischen Medizin des Mittelalters ändert nichts an der Tatsache, dass es die Überlieferung des klassischen Griechenland und der hellenistischen Welt war, die ihr die Fragestellungen vorgab. Zwischen 750 und dem Jahr 1000 wurde in einer noch nie da gewesenen Übersetzungsleistung nahezu der gesamte Bestand an wissenschaftlicher und philosophischer Literatur, der in Byzanz und im Vorderen Orient erreichbar war, ins Arabische übertragen. Die islamische Medizin verdankt ihre Entwicklung nicht allein arabischen oder muslimischen Ärzten. Juden, Christen und Moslems anderer ethnischer Herkunft waren ebenso daran beteiligt, allen gemein war das Arabische als Lingua franca. Dennoch verloren die Theorien der antiken Medizin nie ihre Inspirationskraft.

SYSTEMATISIERUNG

Der Krankheitsbegriff der islamischen Schulmedizin gründet auf der von Hippokrates und Galen formulierten Säftelehre [04]. Auch die anatomischen und physiologischen Vorstellungen spiegelten antike Lehren wider. Die Bedeutung der islamischen heilkundlichen Autoren des Mittelalters liegt vor allem darin, dass sie das verstreute Wissen ihrer Vorgänger, namentlich Galens, in eine systematische Form gossen. Diese Synthetisierungsleistung macht ihre Schriften zu medizinischen Meisterwerken eigener Art. Die auch an europäischen Universitäten und Ärzteschulen meistgelesene und ein-

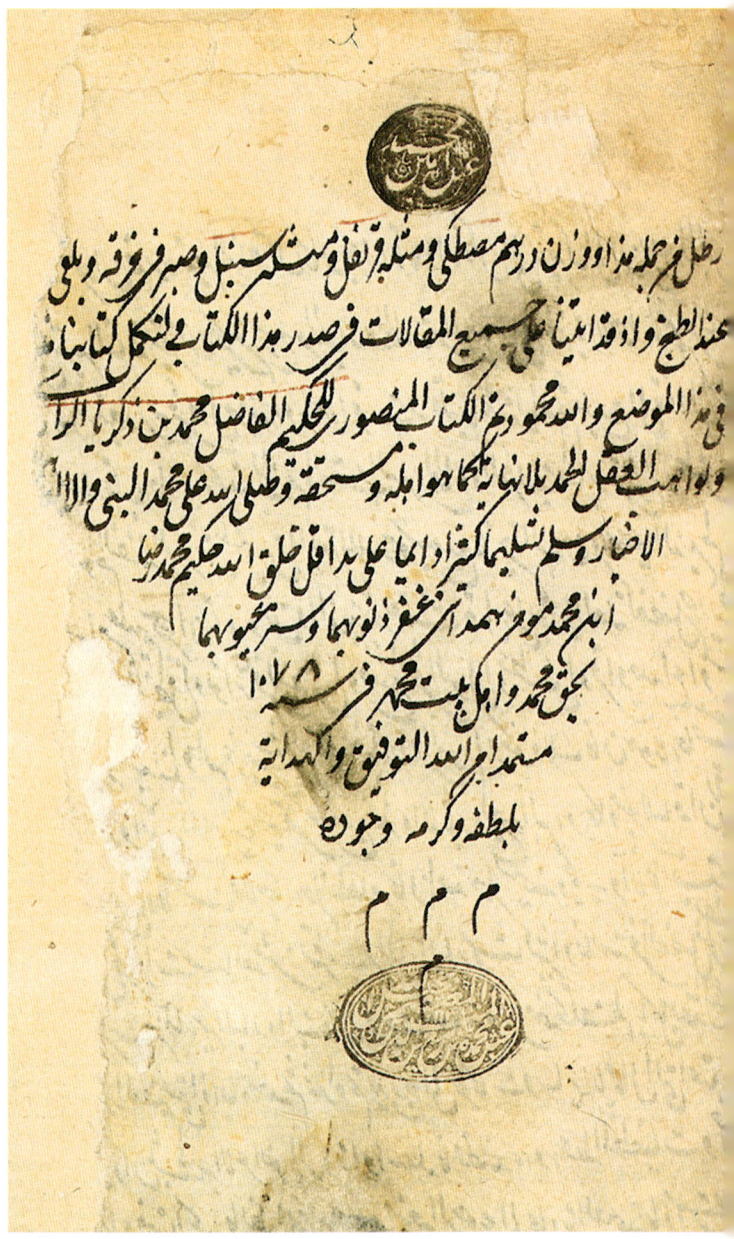

flussreichste dieser Schriften war der *Qanun at-Tibb (Kanon der Medizin)* des Universalgelehrten Ibn Sina (lat. Avicenna, um 980–1037).

INNOVATION

Auch wenn einige Errungenschaften, die der islamischen Medizin des Mittelalters zugeschrieben werden, eine kritische Neubewertung erfordern, hat sie ohne jeden Zweifel wichtige Neuerungen hervorgebracht. Durch sorgfältige, logisch schlussfolgernde Symptombeobachtung konnten bekannte Krankheitsbilder genauer erforscht und andere erstmals beschrieben werden. So lieferte Ibn Masawayh (um 777–um 857) eine genaue Schilderung des Pannus, einer Hornhautwucherung, die in den verfügbaren griechischen Quellen nicht vorkam. Bei al-Razi (lat. Rhazes, um 865–um 925) – und noch vor ihm bei Thabit ibn Qurra (um 836–901) – findet sich eine detaillierte Beschreibung von Pocken und Masern.

Obgleich im Islam das Sezieren von Leichen nicht ausdrücklich verboten ist, wurde es von den muslimischen Ärzten des Mittelalters offenbar nicht praktiziert. Dennoch gelangten sie durch Beobachtungen und Überlegungen zu neuen anatomischen Erkenntnissen. In seinem umfangreichen Kommentar zu Ibn Sinas *Kanon der Medizin* beschreibt Ibn an-Nafis (um 1213–1288) als Erster den Lungen- beziehungsweise Kleinen Kreislauf, dessen Vorhandensein er einzig aus der bereits bekannten Undurchlässigkeit der Herzscheidewand ableitete. Zuvor konnte Abd al-Latif al-Baghdadi (1162–1231) zahlreiche nach einer Hungersnot in Ägypten aufgefundene Skelette untersuchen und so eine genaue Beschreibung des Unterkiefers und des Kreuzbeins liefern. Während diese Beiträge zur Anatomie weitgehend in Vergessenheit gerieten, übten die Entdeckungen islamischer Gelehrter auf dem Gebiet der Arzneikunde größeren Einfluss auf die Nachwelt aus. Sie bereicherten das pharmakologische Wissen der Antike, wie es vor allem von Dioskurides (tätig um 40–80) aufgezeichnet worden war, durch die Aufnahme neuer Heilpflanzen aus der gesamten islamischen Welt in den Wirkstoffkatalog, darunter Schwertlilien, Sandelholz, Pfeffer und Gewürznelken, Kampfer, Moschus, Nenuphar (Weiße Wasserlilien), Salmiak und Tamarinden. Zahlreiche Heilpflanzen und Rezepturen gelangten auf diese Weise auch in den lateinischen Kulturkreis, der die arabischen Bezeichnungen übernahm (die ihrerseits oft auf griechische, indische oder persische Termini zurückgehen).

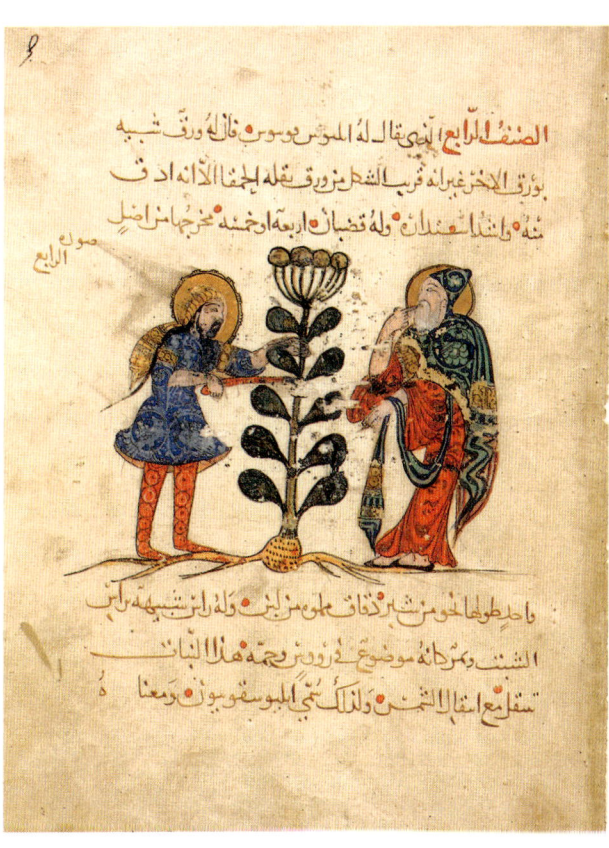

Gegenüber
Schlussseite des *Buches der Medizin für al-Mansur*, dessen Autor al-Razi (lat. Rhazes) einer der meistgelesenen mittelalterlichen Ärzte und Gelehrten der islamischen Welt war.

Oben
Der antike Arzneikundler Dioskurides (rechts) mit einem Gehilfen beim Kräutersammeln. Illustration zu einer arabischen Übersetzung von Dioskurides' *De materia medica (Arzneimittellehre)* aus dem 13. Jh. Die Schrift bildete den Grundstein für die islamische Arzneikunde bis zur Einführung exotischer Heilpflanzen im Zuge der islamischen Expansion.

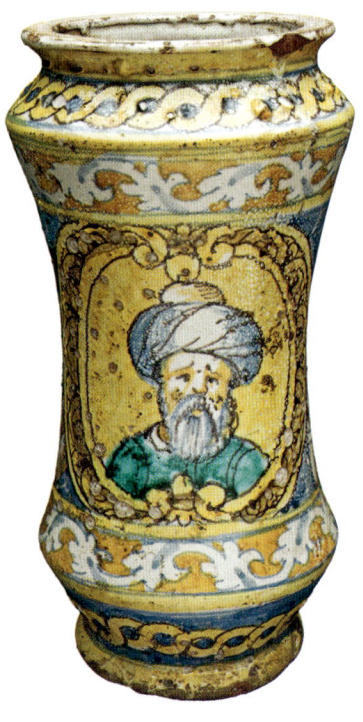

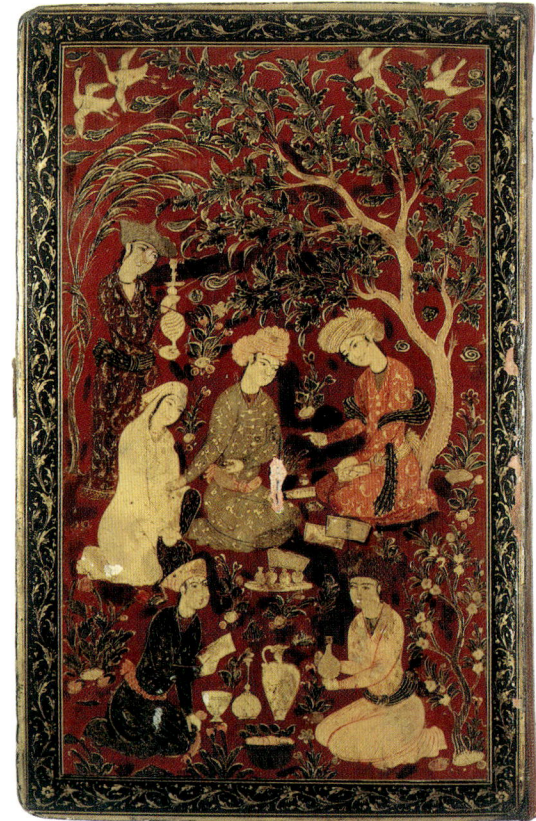

Islamische Ärzte trugen ebenso zur Entwicklung der Chirurgie bei. Die auch im Westen viel gelesene Schrift des Wundarztes az-Zahrawi (um 936 – um 1013) aus Córdoba enthält eingehende Beschreibungen und Darstellungen sowohl zahlreicher traditioneller als auch einiger neuartiger chirurgischer Instrumente. Dennoch ging das chirurgische Wissen vornehmlich auf griechische Quellen zurück. Es gibt kaum Hinweise darauf, dass islamische Medizingelehrte selbst derartige Eingriffe vornahmen. Die chirurgische Praxis beschränkte sich offenbar auf Knochensetzen, Aderlass, Schröpfen, Mandelentfernungen, Beschneidungen, Wundbrennen sowie das Entfernen von Hämorrhoiden und Wucherungen. Obschon die Arzneibücher entsprechende Rezepturen enthalten, findet sich keine explizite Erwähnung des Gebrauchs von Betäubungsmitteln wie Opium [43] oder Schwarzem Bilsenkraut.

Eine bemerkenswerte Errungenschaft war die Einrichtung von Krankenhäusern *(bimaristan)* und der Erlass von Gesetzen gegen medizinische und pharmazeutische Scharlatanerie. Auch wurden die Ärzte gelegentlich einer allgemeinen Prüfung unterzogen.

LEBENDIGES ERBE
Die Geschichte der westlichen Medizin lässt sich nur unter Einbeziehung der islamischen Medizin des Mittelalters verstehen. Indem ihre Vertreter die Texte der griechischen und hellenistischen Mediziner übersetzten, kommentierten, kritisch prüften und neu formulierten, wurde die islamische Kultur zur Hüterin und Vermittlerin des antiken medizinischen Erbes für das mittelalterliche Europa. Ihre heilkundliche Überlieferung, im Westen durch lateinische Übersetzungen verbreitet, bot den philosophischen und methodischen Rahmen für die ärztliche Praxis und schließlich für das Entstehen der modernen Medizin.

Die medizinische Literatur aus osmanischer Zeit nach 1600 berücksichtigt zwar auch westliches Wissen, etwa über die Syphilis, ist aber weiterhin von der Tradition der islamischen heilkundlichen Gelehrsamkeit dominiert. Als Unani (griechische Medizin) wird die islamische Heilkunde in einigen asiatischen Ländern, vor allem in Indien und in Pakistan, bis heute neben der ayurvedischen [03] und der westlichen Schulmedizin praktiziert.

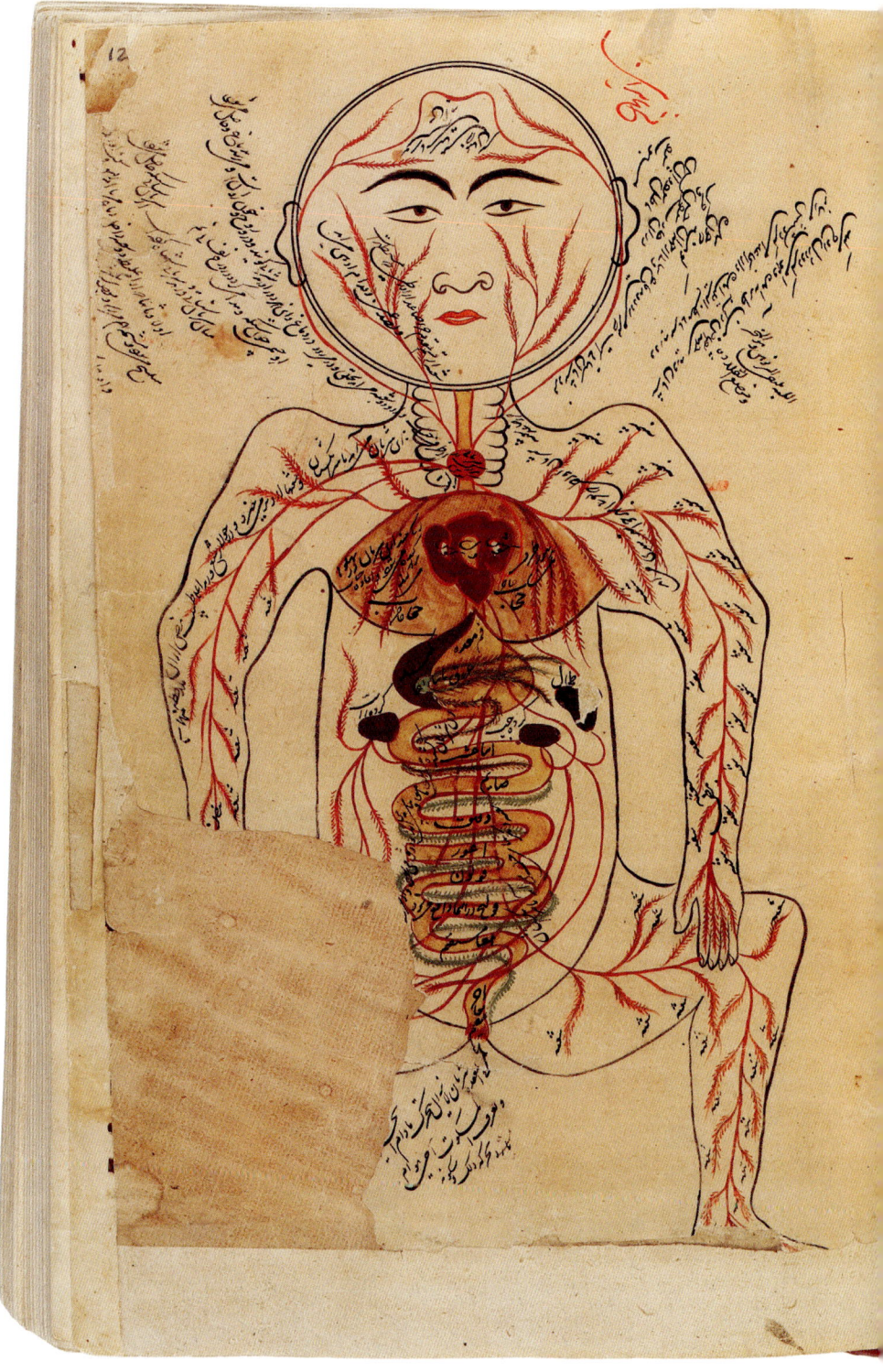

Gegenüber links

Majolikaverziertes Apothekergefäß, sogenannter *albarello*, Steingut, 1640. Diese Behältnisse wurden zur Aufbewahrung öliger und trockener Arzneien verwendet.

Gegenüber rechts

Dieser Einbanddeckel aus Persien gehört zu einem Exemplar von Ibn Sinas *Kanon der Medizin* aus dem frühen 17. Jh. und zeigt einen Arzt im Gespräch mit einer Patientin.

Oben

Darstellung der Gefäßkammern und Arterien nach Tashrih-i Mansuri in einer Handschrift von Ibn Sinas *Kanon der Medizin* von 1632. Die froschähnliche, stark stilisierte Wiedergabe der menschlichen Gestalt ist charakteristisch für frühe anatomische Zeichnungen, die sich mehr auf den zu illustrierenden Text als auf direkte Beobachtung stützen.

06. ANATOMIE UND WISSENSCHAFT
Die Bloßlegung des Fleisches

Simon Chaplin

Ich halte es für meine Pflicht, Sie anzuhalten, so viel zu sezieren wie möglich.
William Hunter, 1784

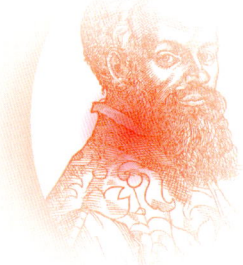

Oben
Andreas Vesalius studierte in Paris, Löwen und Padua, wo er 1537 seinen Doktorgrad erwarb und einen Tag später zum Professor für Chirurgie und Anatomie ernannt wurde. Vesalius' epochemachendes Werk *Sieben Bücher über den Aufbau des menschlichen Körpers* erschien 1543.

Gegenüber
Das anatomische Theater in Leiden, Kupferstich, Anfang 17. Jh. Auf den kreisförmig angeordneten Rängen waren Menschen- und Tierskelette aufgestellt, die Flaggen trugen mit lateinischen Sinnsprüchen wie »Kenne Dich selbst« oder »Wir sind geboren, um zu sterben«.

Die anatomische Leichenöffnung dient der Erkundung des menschlichen Körpers in seiner materiellen Struktur. War das Sezieren anfangs eine seltene, stark ritualisierte und wenigen Eingeweihten vorbehaltene Praxis, bildete sie seit Beginn des 15. Jahrhunderts mehr und mehr einen routinemäßigen Bestandteil im Werdegang vieler, wenn nicht aller Mediziner. Sei es auf dem Sektionstisch, als Präparat oder Abbildung in anatomischen Handbüchern – der in seinen Muskeln und Organen offengelegte Körper wurde, gleichermaßen anziehend und abstoßend, zu einem Emblem der ärztlichen Autorität.

SEZIEREN ALS RITUAL
Frühneuzeitliche Leichenöffnungen dienten dem Spektakel nicht weniger als der Wissenschaft. Vor zahlreichen Zuschauern oft in Kirchen durchgeführt, sollten sie nicht nur das Wunder der Schöpfung preisen, sondern auch das Renommee des Anatomen fördern. Andreas Vesalius (1514–1564) kritisierte öffentlich die anatomischen Vorstellungen Galens (um 129/131– um 199/216 [04]) und wurde so selbst zum ebenso gefeierten wie angefeindeten Begründer der modernen Anatomie. In sei-

nem Gefolge geriet der sezierte Leichnam zum Schlachtfeld des medizinischen Meinungsstreites, etwa bei Gabriele Falloppio (1523–1562) und Bartolomeo Eustachi (gest. 1574).

An den großen Universitäten Italiens, Frankreichs und der Niederlande wurde das Sezieren eher als Form naturphilosophischer Spekulation denn zum unmittelbaren medizinischen oder chirurgischen Nutzen betrieben. Eigens zu diesem Zweck errichtete Bauten wie die anatomischen Theater von Padua und Leiden, beide 1594 eingeweiht, spiegeln die Bedeutung der Anatomie. In England stand stärker das ärztliche Interesse im Vordergrund. In den 1580er-Jahren hielt der Wundarzt John Banister (1532/33–1599?) in der Barber-Surgeon's Company, der Gesellschaft der Bader und Wundärzte, anatomische Lehrsektionen für seine Standesgenossen ab und stieg dadurch wie etliche andere Anatomen in den Rang eines akademisch anerkannten Mediziners auf.

EMPIRISCHE ANATOMIE
Zu Beginn des 17. Jahrhunderts entwickelten sich Leiden, Amsterdam, Paris und Kopenhagen zu den bedeu-

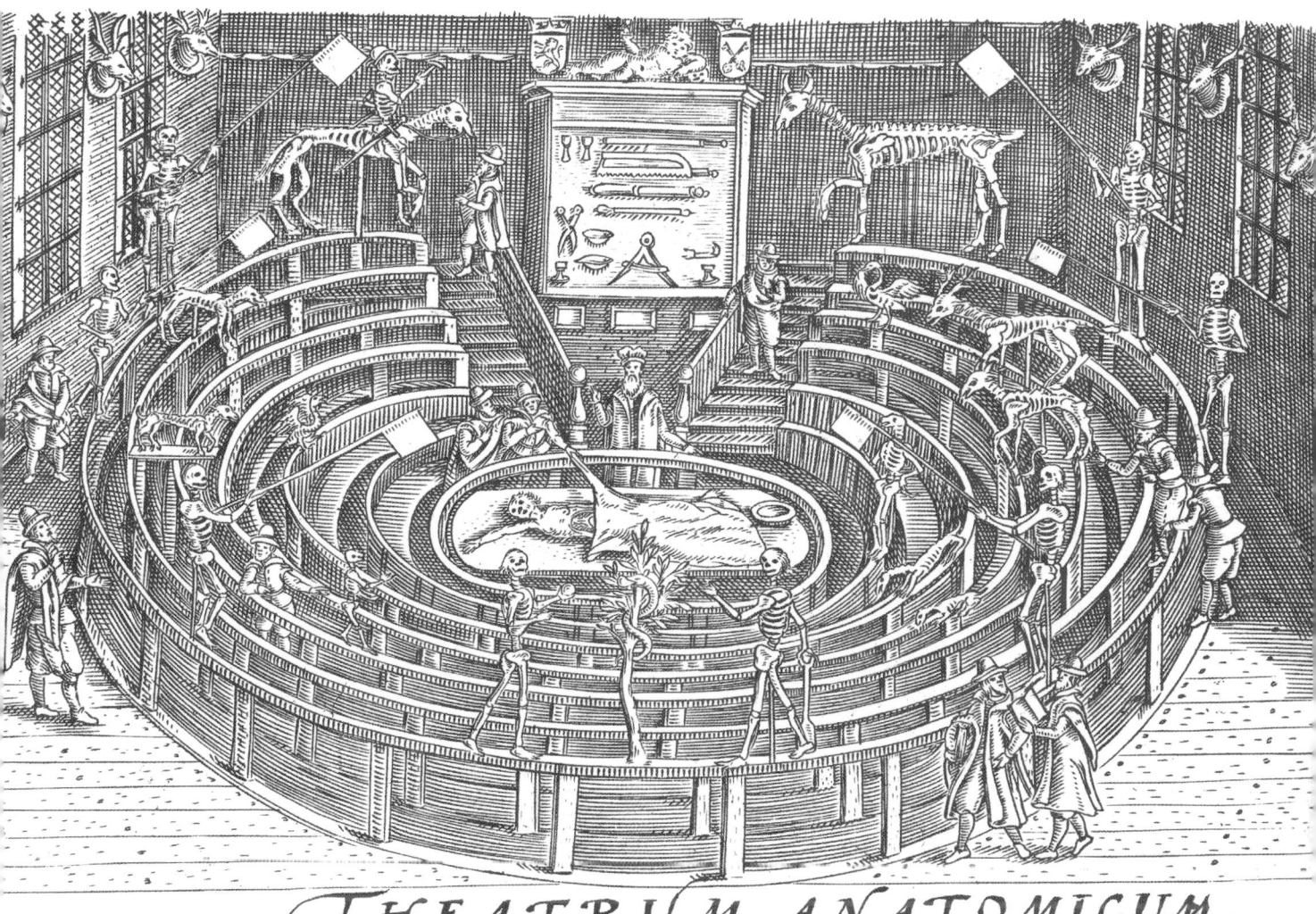

THEATRVM ANATOMICVM.

tendsten Zentren der anatomischen Forschung. Das Seziermesser wurde zu einem Hauptinstrument des empirisch arbeitenden Naturphilosophen, der mit seiner Hilfe die Maschinerie des menschlichen Körpers zu verstehen suchte. Der Londoner Arzt William Harvey (1578–1657) obduzierte nicht nur menschliche Leichname, sondern nahm auch Vivisektionen, Eingriffe an lebenden Tieren, vor, um über die reine Anatomie hinaus zu neuen Erkenntnissen über die Funktionsweise des Körpers zu gelangen. Niederländische Anatomen wie Jan Swammerdam (1637–1680) und Frederik Ruysch (1638–1731) entwickelten Methoden zur Herstellung von Präparaten, indem sie Quecksilber und farbiges Wachs in die Kapillaren spritzten, um deren Verlauf sichtbar zu machen und die Organe anschließend in Alkohol oder Terpentin einzulegen.

Kritiker der Sektionsmethoden wie der englische Arzt Thomas Sydenham (1624–1689) führten ins Feld, dass anatomische Erkenntnisse auf diese Weise vor allem von »Männern mit begrenztem Geist« einfach zu erwerben seien. Die Gegenseite schmähte ihre Gegner

als zartbesaitete Sensibelchen, die den Anblick von Blut nicht ertragen könnten.

ANATOMISCHE AUSBILDUNG

Der Rückgang von Leichenöffnungen vor Publikum ging mit der Zunahme des Sezierens als Bestandteil des medizinischen Unterrichts einher. Ein guter Anatom und Arzt musste selbst eine Sektion vornehmen können. Im Paris der 1720er-Jahre führten Studenten der Chirurgie Leichenöffnungen an verstorbenen Patienten des Hôtel-Dieu und der Charité durch. Anatomen wie Jacques-Bénigne Winslow (1669–1760) und Antoine Ferrein (1693–1769) boten Anatomiekurse in privaten Räumlichkeiten an. Während die Londoner Barber-Surgeon's Company 1745 aufgelöst wurde, nahm die Zahl von anatomischen Übungen, bei denen die Studenten selbst Hand anlegten, stetig zu. Der in Schottland geborene und in Paris ausgebildete Wundarzt und Geburtshelfer William Hunter (1718–1783) war einer der Ersten, der die Gunst der Stunde nutzte und solche Kurse anbot (wie Banister stieg er später zum Mediziner auf). Von

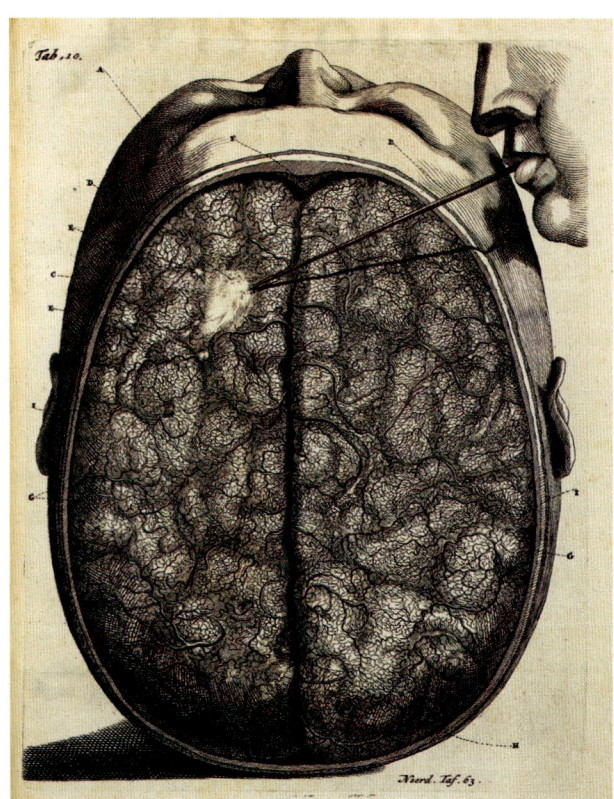

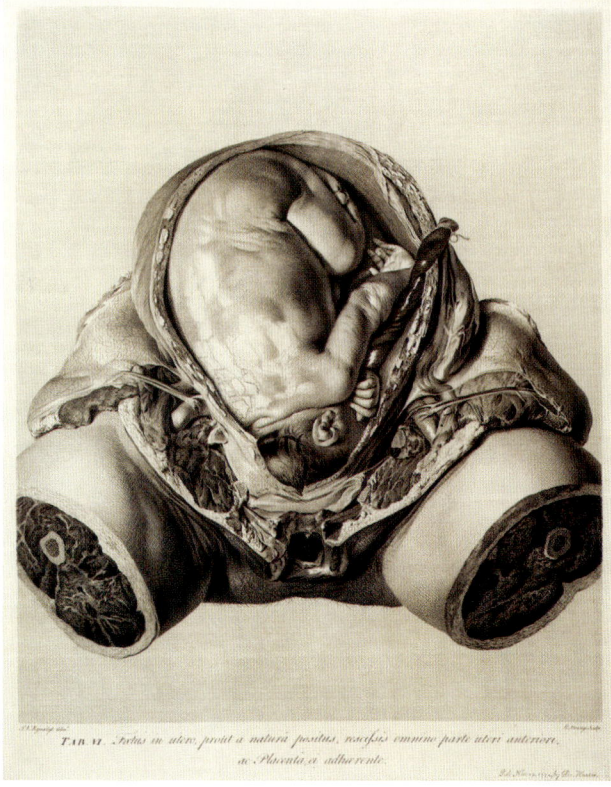

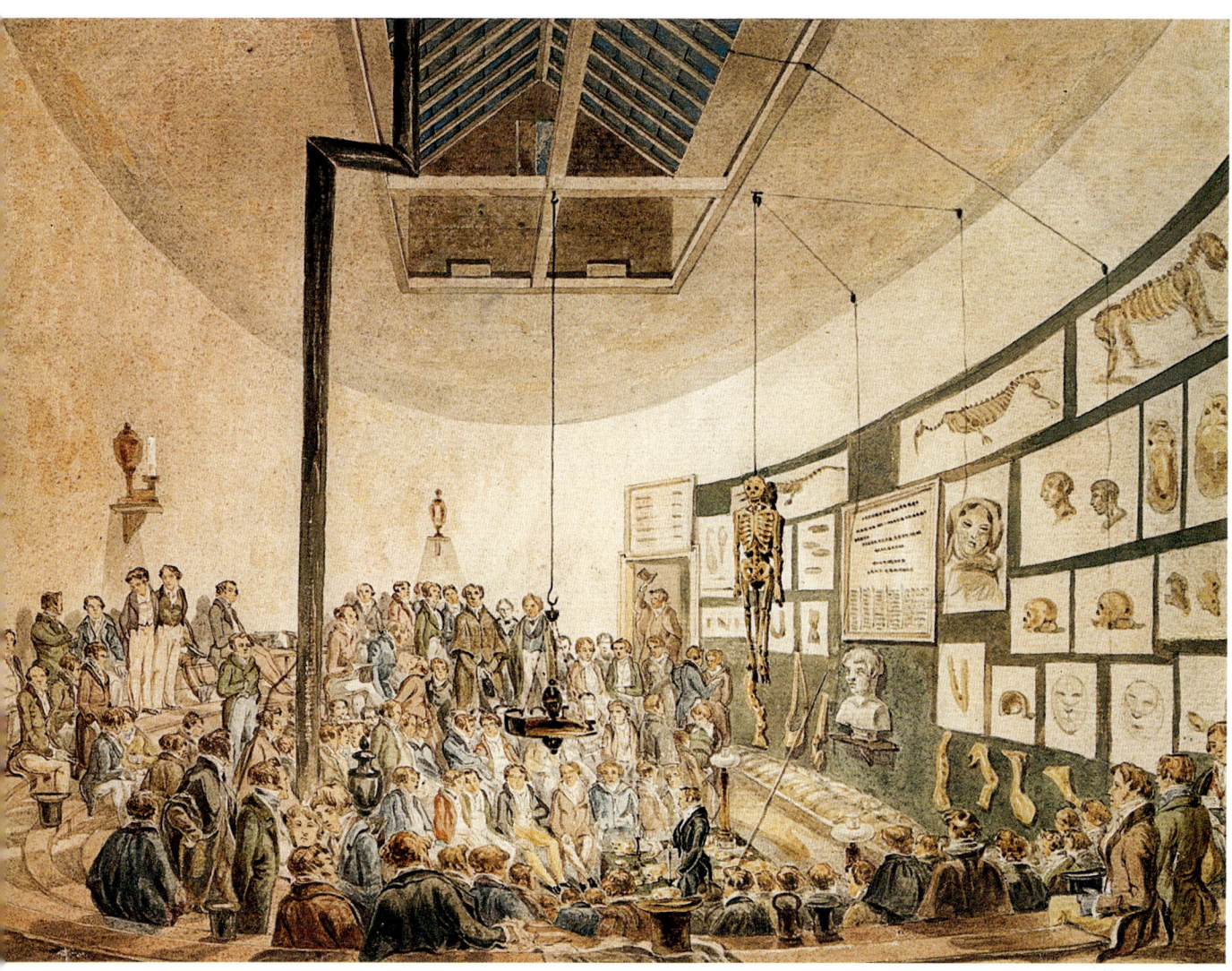

Gegenüber links

Kupferstich aus Frederik Ruyschs *Epistolae anatomicae*, 1744. Dargestellt ist das vom Autor entwickelte Wachseinspritzverfahren zur Herstellung von Gefäßpräparaten, hier der mittleren Hirnhaut oder Spinnwebshaut (Arachnoidea), und der Pia Mater, die unmittelbar auf der Hirnmasse aufliegt.

Gegenüber rechts

Der Fetus im Mutterleibe in natürlicher Lage, Kupferstich von Jan van Riemsdyk aus William Hunters *Anatomia uteri humani gravidi* von 1774. Hunter gibt im posthum veröffentlichen Text der Ausgabe von 1794 eine ausführliche Darstellung der Anatomie des menschlichen Uterus während der Schwangerschaft.

Oben

Vorlesung in der von William Hunter gegründeten anatomischen Lehranstalt in der Great Windmill Street in London. Die Rückwand zeugt von Hunters Interesse an vergleichender Anatomie. Aquarell von Robert Blemmel Schnebbelie, 1830.

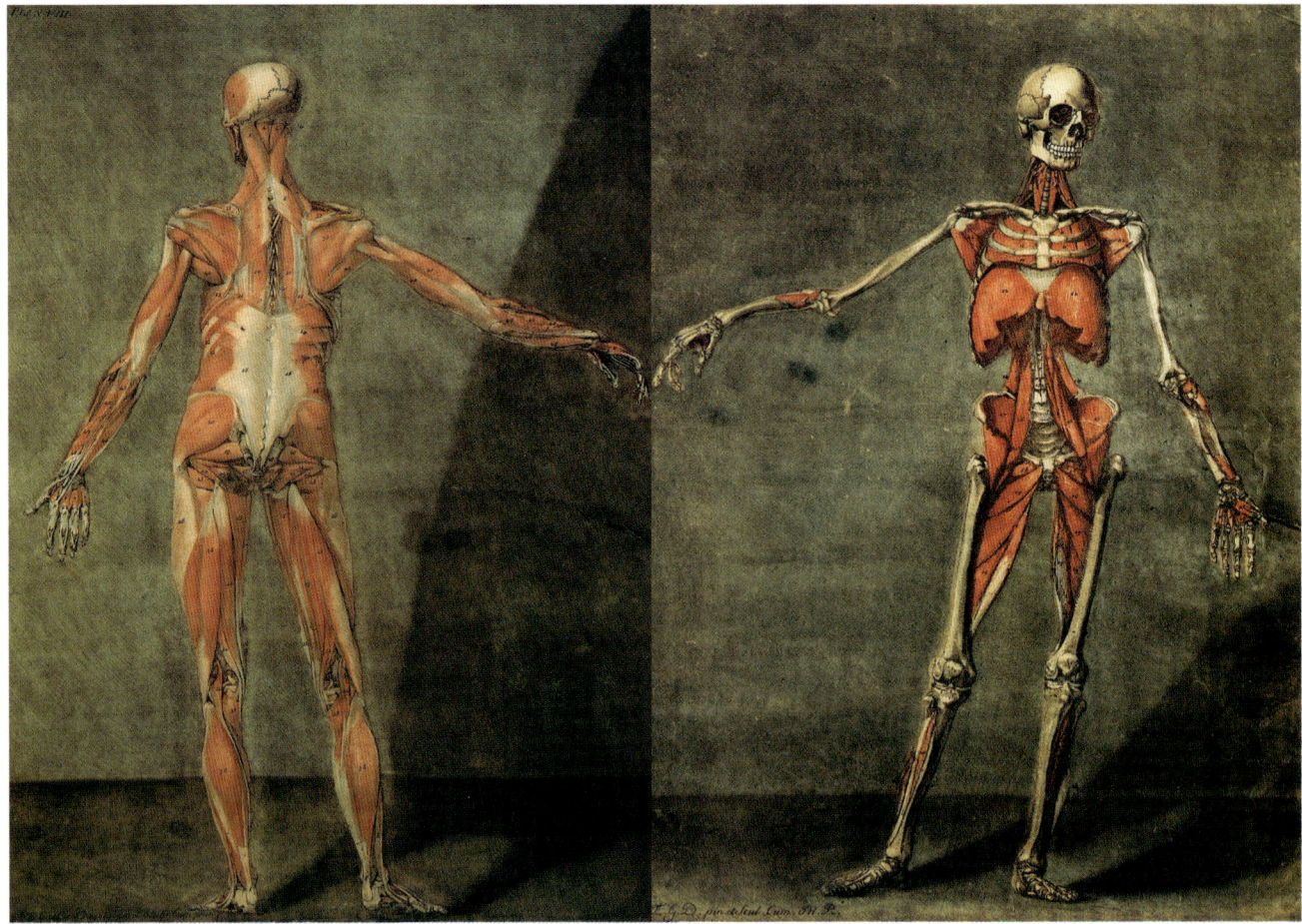

ihm und anderen zunächst als »Pariser Verfahren«
gepriesen, wurde diese Lehrmethode seit Mitte des
18. Jahrhunderts vor allem in London praktiziert.
In den nächsten Jahrzehnten sollte es für Mediziner
wie für Wundärzte Standard werden, mindestens einen Sezierkurs zu absolvieren. Sie erwarben dort nicht
nur Wissen, sondern auch eine gemeinsame Erfahrung:
Der Vorgang der Leichenöffnung war unschön und
überdies gefährlich, da unachtsamer Umgang mit dem
Seziermesser zu Infektionen führen konnte. Wer sich
dieser Übung unterzog, erwarb die Fähigkeit, als Arzt
das Skalpell selbstbewusst und emotionslos zu führen.

Aus Hunters Sezierschule hervorgegangene Ärzte
wie William Shippen Jr. (1736–1808) verbreiteten die
Praxis jenseits des Atlantiks, die Monro-Familie pflegte
sie in Edinburgh weiter. Mit der Zahl der Sezierkurse
wuchs der Bedarf an Leichen. Sowohl in England als
auch in Amerika kam es wiederholt zu Protesten gegen
die Plünderung von Gräbern. Dennoch scheinen die Behörden Hunters Argument, das Sezieren sei eine »not-

Oben
Die Muskeln des menschlichen Körpers, zweite Schicht, Rückansicht
und *Die Muskeln des menschlichen Körpers, vierte Schicht, Vorder-
ansicht.* Farbige Schabkunstblätter von Arnaud-Éloi Gautier d'Agoty,
einem der Söhne von Jacques Gautier d'Agoty, der diese druckgrafi-
sche Technik bei anatomischen Darstellungen einführte. Die Figuren
sind nach Art von Malermodellen in Positur wiedergegeben, um das
Werk für Künstler und Mediziner gleichermaßen interessant zu machen.

Gegenüber
Illustration aus der *Anatomie des parties de la génération de l'homme
et de la femme (Vergleichende Anatomie der Zeugungsorgane bei Mann
und Frau)* von 1775. Jacques Gautier d'Agotys Werk, das ungefähr zur
selben Zeit wie William Hunters *Anatomie des menschlichen Uterus
während der Schwangerschaft* gedruckt wurde, verdeutlicht die unterschiedlichen Varianten anatomischer Darstellungen im 18. Jh.

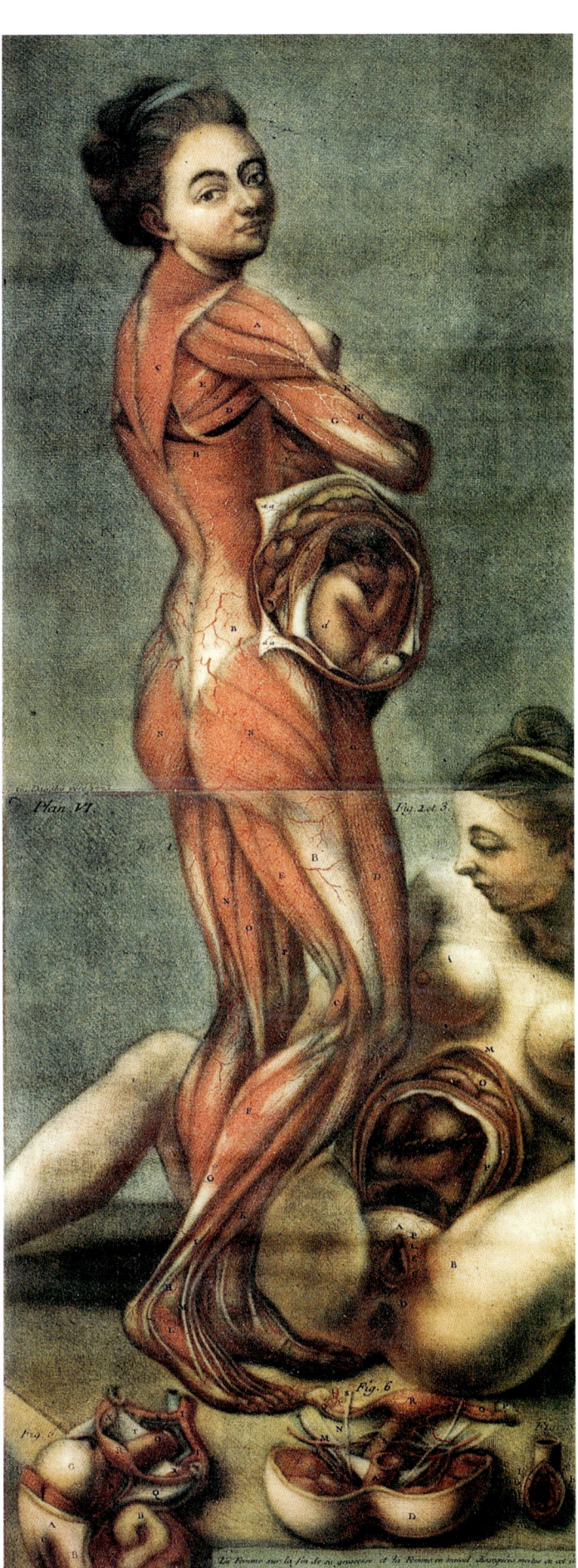

wendige Unmenschlichkeit«, gefolgt zu sein: Die gesetzlichen Regelungen zur Bereitstellung von Leichen für die Sektion wie das Anatomie-Gesetz, das 1831 in Massachusetts erlassen wurde, oder das britische Pendant von 1832 tragen sowohl dem Problem des Leichenraubs als auch den Anforderungen der medizinischen Ausbildung Rechnung.

ANATOMIE IM BILD

Ähnlich wie das Sezieren vor Publikum trugen auch aufwendig illustrierte Tafelwerke – angefangen bei Vesalius' epochemachender Schrift *De humani corporis fabrica libri septem* [vgl. S. 13] von 1543 bis zu William Hunters *Anatomia uteri humani gravidi (Die Anatomie des menschlichen Uterus während der Schwangerschaft)* von 1774 – zur Verbreitung anatomischen Wissens und zum Ruhm der Verfasser bei. Die Herstellung und der Erwerb solcher Folianten waren äußerst kostspielig. Insbesondere die Anfertigung der Illustrationen war mit großem Aufwand verbunden. Vesalius' Standardwerk war mit Holzschnitten versehen, die für Jahrhunderte Maßstäbe setzten. Später griff man auch auf Kupferstiche und Radierungen zurück. In England ließ William Cheselden (1688–1752) anatomische Zeichnungen mithilfe einer Camera obscura anfertigen. Für den in Leiden tätigen Anatom Bernhard Siegfried Albinus (1697–1770) schuf Jan Wandelaar (1690–1759) Illustrationen, auf denen noch kleinste anatomische Details perspektivisch genau wiedergegeben sind. Jacques Gautier d'Agoty (1716/17–1785) schließlich verwendete Farben, um eine malerische Wirkung zu erzielen. Nach und nach verschwanden allegorische und moralisierende Zutaten aus den anatomischen Darstellungen und machten einem sachlichen, aber dafür nicht weniger kunstvollen Naturalismus Platz.

Die isolierte Darstellung anatomischer Details ging mit der Entwicklung neuer Präsentationsformen einher: der Einrichtung von anatomischen Sammlungen. In London trug William Hunters Bruder John (1728–1793) über 13 000 Präparate von normal und krankhaft entwickelten Organen in einem eigens zu diesem Zweck errichteten Museum zusammen. Während das eigentliche Sezieren nunmehr hinter verschlossenen Türen stattfand, wurden die Lehrsammlungen zu einem öffentlich zugänglichen Ort, der an die zentrale Rolle der Anatomie für die Entwicklung der Medizin erinnerte.

07. PATHOLOGISCHE ANATOMIE
Leichenschau als Erkenntnismittel

Malcolm Nicolson

Öffnen Sie nur einige wenige Leichen, und auf einen Schlag werden Sie die Dunkelheit vertreiben, welche äußere Beobachtung allein zu vertreiben nicht imstande war.
Marie François Xavier Bichat, 1801

ORGANISCHE PATHOLOGIE

Seit dem 15. Jahrhundert machte das Studium der Anatomie immer größere Fortschritte [06]. Meist richtete sich das Augenmerk auf den gesunden menschlichen Körper, doch es war unvermeidlich, dass bei Leichenöffnungen auch pathologische Befunde zutage traten und dokumentiert wurden. So diagnostizierte Andreas Vesalius (1514–1564) ein Aortenaneurysma, indem er die Symptome beschrieb, die er an einem lebenden Patienten beobachtet hatte, und diese in Bezug setzte zu den krankhaften Veränderungen, die er an dessen Leiche feststellte. In seinem *Prodromus anatomiae practicae* (1675) und einem umfangreichen, *Sepulchretum anatomicum* betitelten Buch (1679) stellte der Genfer Arzt Théophile Bonet (1620–1689) diese Beobachtungen erstmals systematisch zusammen. Bonet sezierte auch selbst, doch der überwiegende Teil der Obduktionsberichte in seinen Schriften stammte von anderen. Als versierter Gelehrter hatte Bonet die Werke von mehr als 400 Autoren gesichtet und dabei insgesamt 2934 Fälle ausgewertet, die eine Beziehung von Beschwerden zu Lebzeiten und pathologischen Befunden bei der Autopsie erkennen ließen. Als erfahrener Arzt konnte Bonet aus vielen Einzelfällen grundsätzliche Erkenntnisse für die klinische Praxis ableiten.

Bereits 1707 wies der damals in Bologna tätige Anatom Giovanni Battista Morgagni (1682–1771) darauf hin, dass sich durch die Obduktion der Leichen vormals kranker Menschen Krankheitsbilder diagnostizieren ließen. Die Entwicklung des klinisch-pathologischen Verfahrens, wie es später genannt wurde, stand im Mittelpunkt von Morgagnis Forschung, die er mit der Veröffentlichung der Schrift *Sitz und Ursachen der Krankheiten, aufgespürt durch die Kunst der Anatomie* im Jahr 1761 krönte, in der mehr als 600 Sektionsbefunde detailliert beschrieben werden, die zum größten Teil

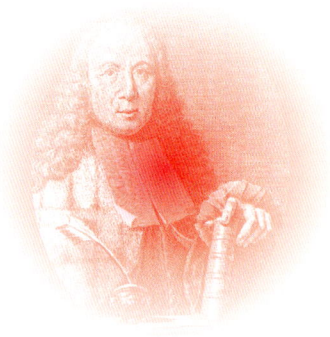

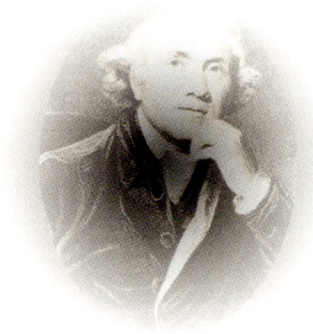

Oben
Porträt Giovanni Morgagnis vom Frontispiz seiner 1761 gedruckten Schrift *Sitz und Ursachen der Krankheiten*. Es ist die einzige Abbildung in dem umfangreichen, überaus gelehrten frühen Standardwerk der pathologischen Anatomie.

Unten
Kupferstichporträt des englischen Anatomen John Hunter nach einem Gemälde von Joshua Reynolds (1723–1792). Dass Hunter von einem der führenden englischen Porträtisten des 18. Jahrhunderts gemalt wurde, bezeugt das gesellschaftliche Ansehen, das der Anatom trotz seines blutigen Handwerks genoss.

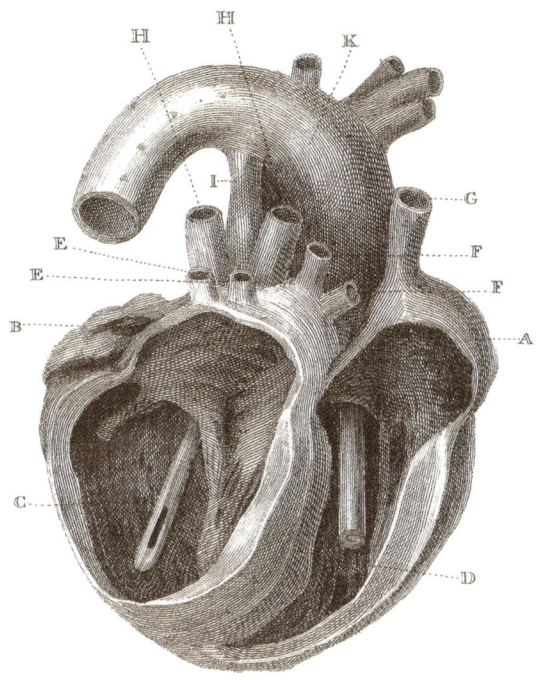

Oben
Matthew Baillies *Anatomie des krankhaften Baues von einigen der wichtigsten Teile im menschlichen Körper* markiert einen Wendepunkt in der Geschichte der pathologischen Anatomie. Zahlreiche Organdarstellungen – hier des menschlichen Herzens mit geöffneten Herzkammern – illustrieren die von Baillie beschriebenen neuen Erkenntnisse.

Unten
Baillies Autopsie der Leiche des Schriftstellers und Lexikografen Samuel Johnson (1709–1784) ergab bei der Untersuchung des Lungengewebes die charakteristischen Symptome eines Emphysems.

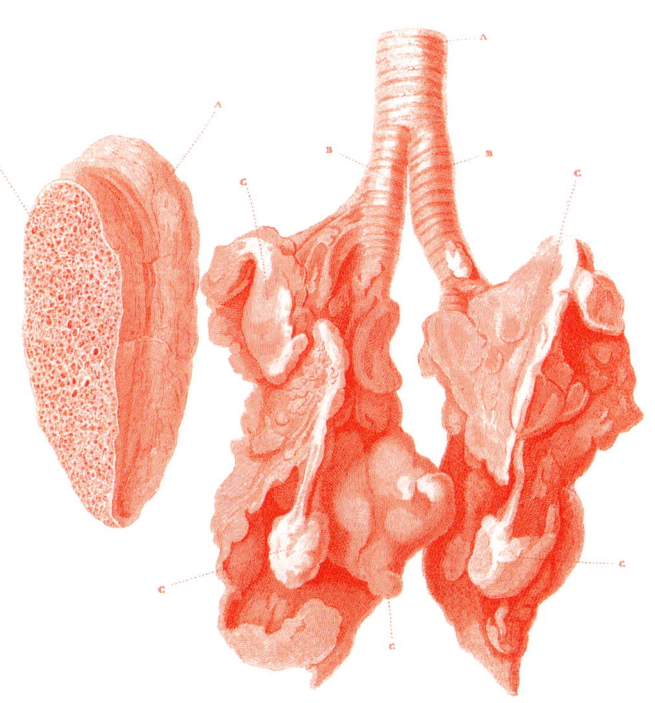

aus Morgagnis eigener Praxis stammen, zum Teil auf seinen Lehrer Antonio Maria Valsalva (1666–1723) zurückgehen.

Morgagnis Bestreben war es, den organischen Schaden, der die zu Lebzeiten beobachteten Beschwerden verursacht hatte, möglichst exakt zu bestimmen. Er beschäftigte sich mit Fehlfunktionen aller wichtigen Organgruppen, und seine Beschreibungen der Krankheitsbilder erlangten bleibende Bedeutung. Morgagnis Feststellung, dass die meisten Hirnerkrankungen ihren Ursprung im Mittelohr hatten, lieferte zum Beispiel einen eindringlichen Beleg dafür, dass anatomische Erkenntnisse für das Verständnis einer Krankheit unerlässlich waren. Morgagni gelang auch der Nachweis, dass die Beobachtung Valsalvas zutraf, nach der infolge eines Schlaganfalls die Funktionen der jeweils anderen Körperhälfte beeinträchtigt sind. Angesichts solcher Ergebnisse konnte nach Morgagni niemand mehr die Bedeutung der pathologischen Anatomie ernsthaft in Zweifel ziehen.

VON DER GEWEBE- ZUR ZELLPATHOLOGIE

Ende des 18. Jahrhunderts nahm der Kenntnisstand über die Feinstruktur des gesunden wie des kranken Organismus immer mehr zu. Pathologische Sammlungen wurden zu einem wesentlichen Bestandteil medizinischer Forschung und Lehre. Das von John Hunter (1728–1793) eingerichtete anatomische Museum enthielt Tausende von Organpräparaten, an denen sich nicht nur Krankheitszustände, sondern auch Heilungsprozesse ablesen ließen [vgl. 06]. Hunter war davon überzeugt, dass die Kenntnis der Pathologie für jeden Chirurgen hilfreich sei. In seiner *Abhandlung über Blut, Entzündung und Schusswunden* (1794) vertrat er die Ansicht, dass krankhafte Prozesse nicht das gesamte Organ betrafen, sondern nur bestimmte »Oberflächen« beziehungsweise »Texturen«, die später als Gewebe bezeichnet wurden.

1793 veröffentlichte Hunters Neffe Matthew Baillie (1761–1823) seine Schrift *Anatomie des krankhaften Baues von einigen der wichtigsten Teile im menschlichen Körper*, die auf den Erkenntnissen Morgagnis fußte, aber auch den Forschungen seines Onkels zur vergleichenden Anatomie viel verdankte. Während Morgagni detaillierte Schilderungen von Krankheitsverläufen, Therapieversuchen und postmortalen Befunden gab, lieferte Baillie genaue Beschreibungen der häufigsten krankhaften Veränderungen der Organstruktur. Sein Werk war Ausdruck einer neuen Auffas-

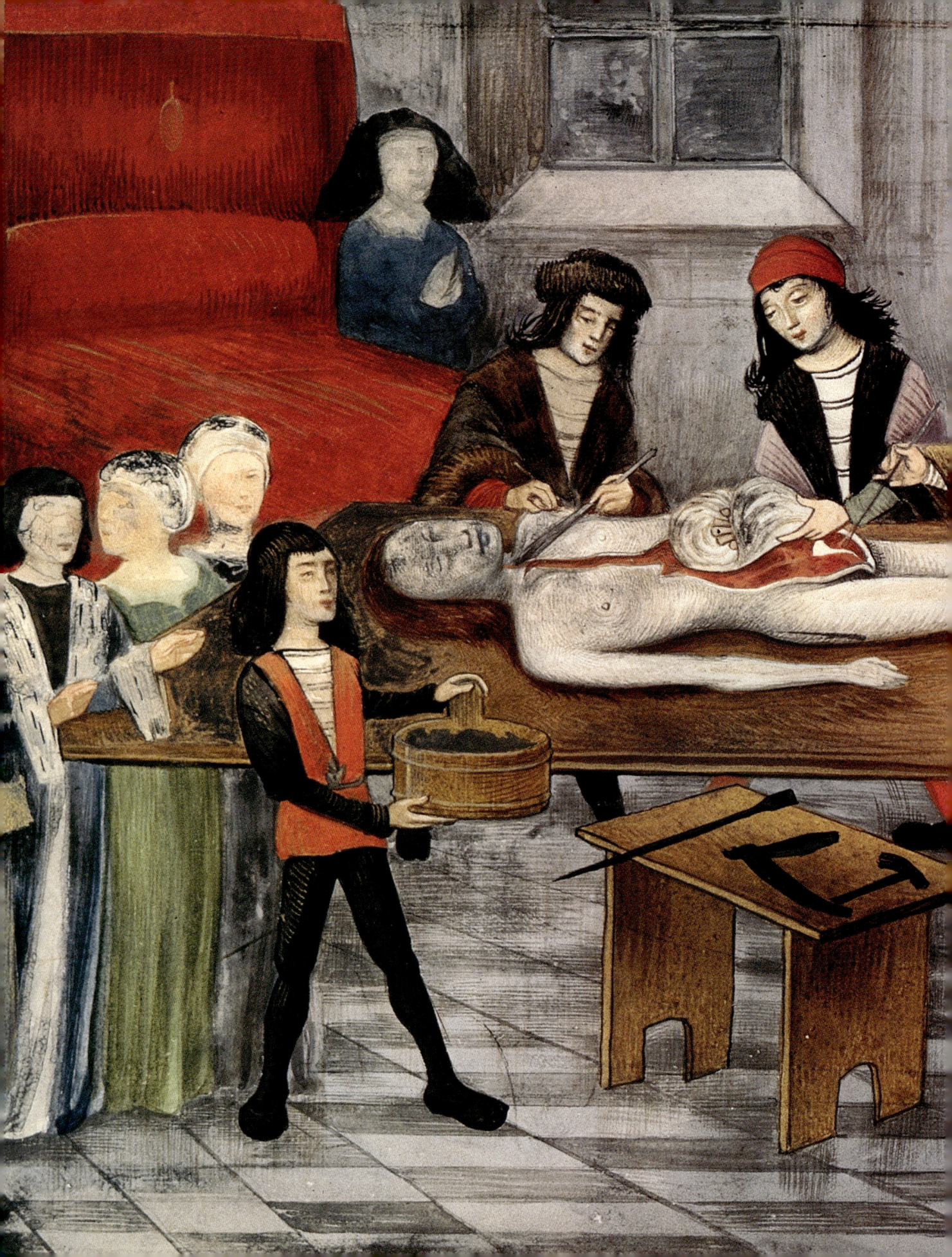

sung der Rolle der pathologischen Anatomie als eigenen Wissenszweigs unabhängig von der klinischen Anwendbarkeit. Baillie verfügte über genug praktische Erfahrung als Arzt, um klinisch relevante Organveränderungen gegenüber Schwankungen innerhalb der Norm zu identifizieren. Ebenso war er in der Lage, Prozesse, die zu Lebzeiten des Patienten begonnen hatten, von Veränderungen zu unterscheiden, die sich nach Eintritt des Todes ergaben, etwa die Bildung von Blutgerinnseln in den Herzkammern.

Hunters und Baillies Beispiel fand in England, besonders aber in Frankreich zahlreiche Nachahmer. Marie François Xavier Bichat (1771–1802) baute die Gewebetheorie zu einer umfassenden Vorstellung vom Krankheitsprozess aus. Der systematische Abgleich von klinischem und postmortalem Befund wurde in französischen Hospitälern bald zur Regel. Die Erfindung des Stethoskops [22] durch René Laënnec (1781–1826), der sich in seinem Hauptwerk *Die mittelbare Auskultation* (1819) stark auf Sektionsergebnisse und Gewebeuntersuchungen stützte, ermöglichte es, krankhafte Organveränderungen im Thoraxbereich durch Abhören zu bestimmen. Der Wiener Pathologe Carl von Rokitansky (1804–1878) schließlich konnte den Wert genauer Untersuchungen am lebenden Patienten für Erforschung und Diagnose von Krankheitsbildern in der klinischen Praxis unter Beweis stellen.

Seit Ende des 19. Jahrhunderts ist das Mikroskop [23] unverzichtbares Hilfsmittel bei der Untersuchung pathologischer Phänomene auf Zell-Ebene. Die Biopsie, die Entnahme von Gewebeproben am lebenden Patienten und deren Analyse, ermöglicht genauere und schnellere Diagnosen: Die Ergebnisse des Pathologen können dem Operateur Aufschluss über die Gut- oder Bösartigkeit einer Gewebeveränderung geben, noch während der Patient auf dem Operationstisch liegt. Genauso spielt die pathologische Diagnose im Rahmen einer Obduktion noch immer eine zentrale Rolle im klinischen Alltag und in der medizinischen Ausbildung an vielen Universitätskrankenhäusern.

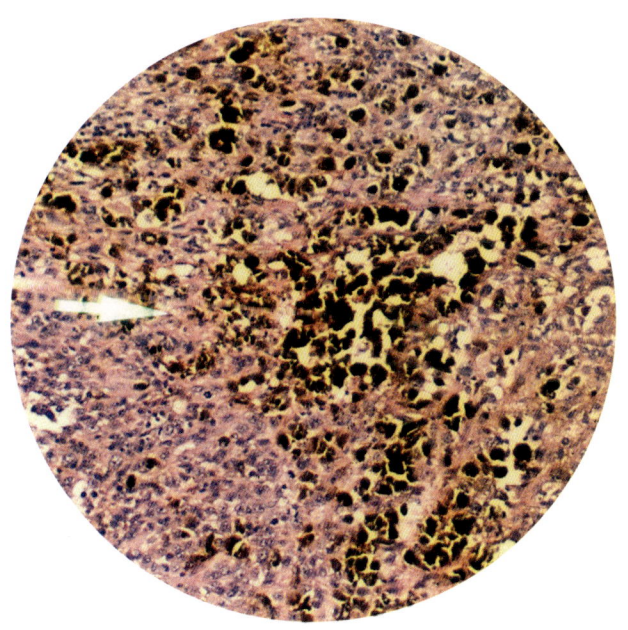

Gegenüber
Darstellung einer mittelalterlichen Leichenschau aus einer illustrierten Handschrift, 15. Jh. Obduktionen wurden bei Verdacht auf Verbrechen oder Seuchen vorgenommen und fanden oft vor zahlreichen Zuschauern statt.

Rechts
Vergrößerte Aufnahme einer Gewebeprobe, die im Rahmen einer Feinnadel-Aspirationsbiopsie aus den Halslymphknoten entnommen wurde. Die Schwarzfärbung verrät das Vorliegen bösartiger Melanommetastasen, einer Tumorvariante, von der die Pigmentzellen der Haut (Melanozyten) befallen werden. Pathologische Untersuchungen dieser Art sind eine Hilfe bei der Diagnose am lebenden Patienten und geben Aufschluss über den Erfolg von Behandlungsmethoden.

08. ZELLTHEORIE
Grundbausteine des Lebens

Ariane Dröscher

Mit größter Deutlichkeit konnte ich feststellen, dass [das Stück Kork] gänzlich durchlöchert und porös war, ganz wie eine Honigwabe. Aber ich sah auch, dass die Poren nicht regelmäßig waren.
Robert Hooke, 1665

Längs- (B) und Querschnitt (A) eines Flaschenkorkens unter dem Mikroskop. Illustration aus Robert Hookes *Micrographia* von 1665, einem der wichtigsten wissenschaftlichen Bücher des 17. Jahrhunderts. Hooke bezeichnet darin die Gefäße der Pflanzen als »Zellen« oder »Kästchen«.

Die Zelltheorie war die erste umfassende Theorie der modernen Biowissenschaften. Ihre Entstehung ist eng mit dem Mikroskop [23] verknüpft, doch erst im 19. Jahrhundert rückte die Zelle ins Zentrum physiologischer und pathologischer Erklärungsansätze. Schon bald nach der Erfindung des Mikroskops richtete sich das »bewaffnete Auge« auf anatomische Feinstrukturen. Es verwundert nicht, dass zunächst Pflanzenzellen beobachtet wurden, auch wenn es sich dabei nicht um Zellen im heutigen Sinne handelte. Die Zellen und »Kästchen«, die Robert Hooke (1635–1703) beschrieb, die »Bläschen« von denen Nehemiah Grew (1641–1712) sprach, und die *utriculi* und *sacculi*, »Schläuchlein« und »Beutelchen«, wie Marcello Malpighi (1628–1694) sie nannte, waren in Wahrheit von Zellwänden umgebene Hohlräume oder mit Flüssigkeit gefüllte Zwischenräume. Kurze Zeit später beschrieben Malpighi, Antoni van Leeuwenhoek (1632–1723) und andere unabhängig voneinander tierische Blutkörperchen und Samenzellen, allerdings ohne Analogien zu pflanzlichen Zellen aufzustellen.

Erst als man im 19. Jahrhundert begann, nach dem Ablauf der embryonalen Gewebeentwicklung zu forschen und biochemische Prozesse genauer zu lokalisieren, wurden Aufbau und Struktur der Zelle Gegenstand eigener Untersuchungen. 1759 wies Johann Christian Wolff (1734–1794) nach, dass die Zellentwicklung mit einer unförmigen Ansammlung mikroskopisch kleiner »Kügelchen« ihren Anfang nimmt. 1792 sprach der Physiologe Stefano Gallini (1756–1836) als Erster von einer einzelnen »Zelle«. 1807 machte Heinrich Friedrich Link (1767–1851) bei der Untersuchung von Pflanzenmark die Entdeckung einer zweifachen Linie zwischen benachbarten Zellen. 1812 gelang es Johann Jakob Paul Moldenhawer (1766–1827) schließlich, einzelne Zellen aus frisch entnommenem pflanzlichem Gewebe zu isolieren, von denen jede mit einer eigenen Membran umgeben war.

ZYTOLOGIE

Von den verschiedenen in den folgenden Jahren aufgestellten Theorien zur Rolle der Zelle im Organismus fand die von Matthias Jacob Schleiden (1804–1881) und

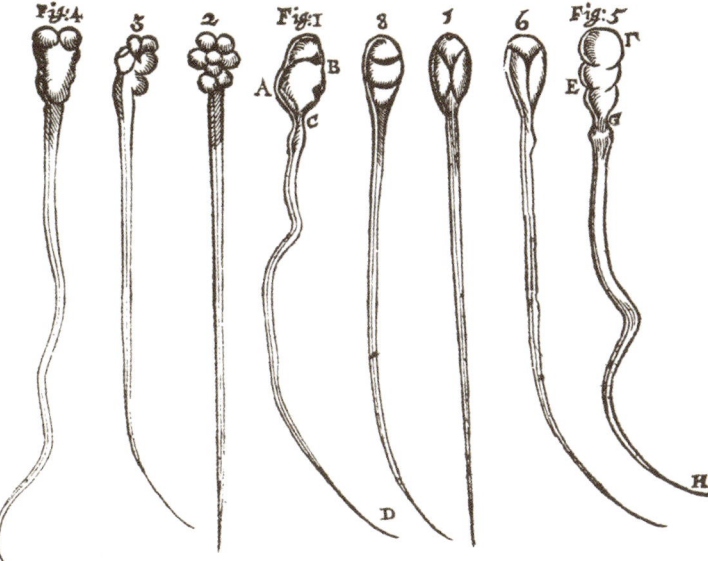

Oben

Der niederländische Tuchhändler Antoni van Leeuwenhoek, im Nebenberuf Linsenschleifer und Mikroskopiker, veröffentlichte 1677 in den *Philosophical Transactions* der Royal Society in London seine Beobachtungen von tierischem Zellmaterial. Die Abbildung zeigt links vier Samenzellen des Kaninchens, rechts des Hundes.

Links

Längsschnitt eines Rebstocks unter dem Mikroskop aus der reich bebilderten *Anatomie der Pflanzen* Nehemiah Grews von 1682. Die anatomische Struktur entsteht aus einer komplexen Zellanordnung, dennoch sah Grew wie Robert Hooke die Zellen als »leere Kästchen« an, ohne ihre eigentliche Funktion als Grundbausteine des Lebens bereits zu erkennen.

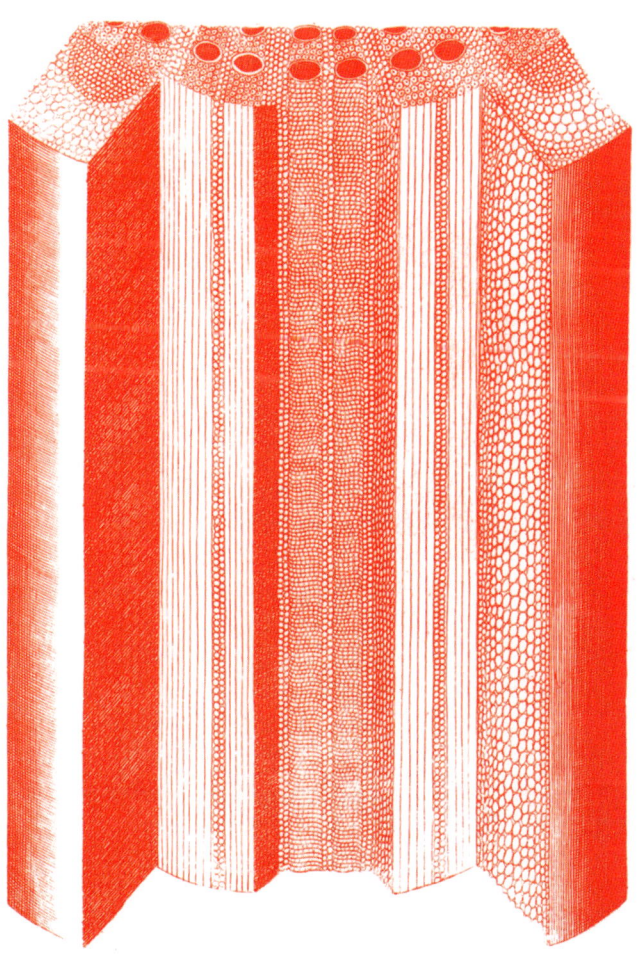

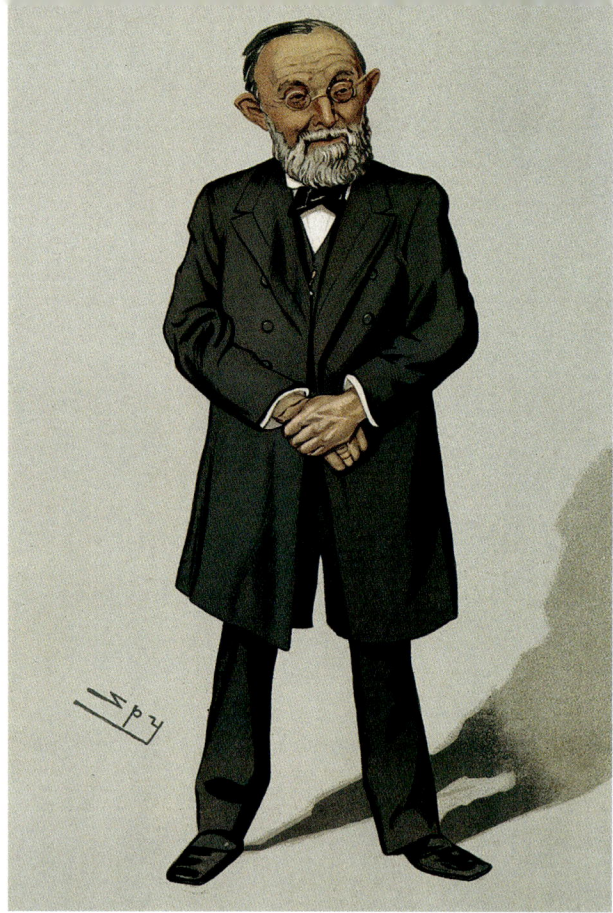

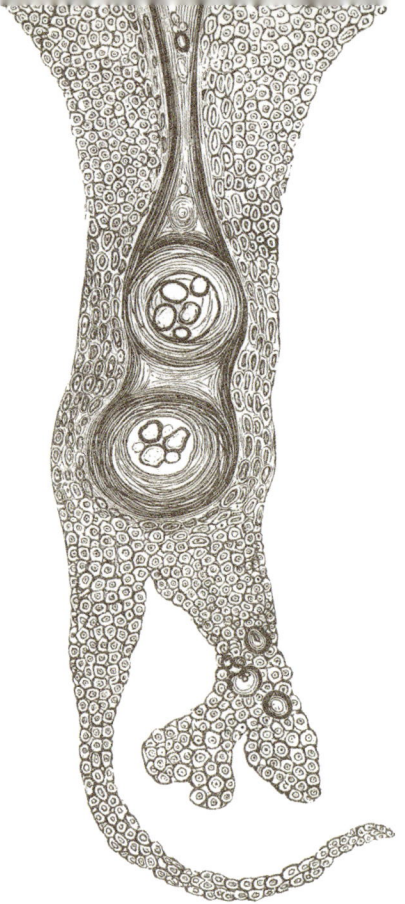

Theodor Schwann (1810–1882) 1838 beziehungsweise 1839 formulierte »Zellenlehre« den größten Zuspruch innerhalb der Fachwelt. Von nun an konzentrierte sich die Forschung auf die Funktion von Zelle und Zellkern, ihre anatomische und physiologische Eigenständigkeit und ihre Rolle als Grundbaustein jedes lebenden Organismus. Binnen weniger Jahre machte die Zytologie beachtliche Fortschritte. Viele Forscher legten von nun an ihren Studien in den Bereichen der Histologie und Physiologie, der Embryologie, der Mikrobiologie, aber auch der zoologischen Systematik und der Evolutionslehre Zelluntersuchungen zugrunde. So entwickelte Rudolf Virchow (1821–1902) in den 1850er-Jahren eine neue Vorstellung vom Wesen der Krankheit, die etwa die Ursache von Tumorerkrankungen nicht auf den Zustand des gesamten Organismus, sondern auf den einzelner Zellen zurückführte.

1836 gelang Robert Brown (1773–1858) der Nachweis des Zellkerns als konstituierendes Element der Zelle. 1839 bezeichnete Johann Evangelist Purkinje (1787–1869) den übrigen Zellkörper erstmals als »Protoplasma«. Hugo von Mohl (1805–1872) führte den Begriff 1846

in die zytologische Forschung ein. Mit Thomas Henry Huxleys (1825–1895) Behauptung im Jahr 1861, es sei die »physische Grundlage des Lebens«, rückte die Erforschung des Protoplasmas in den Mittelpunkt. In den folgenden Jahrzehnten wurden verschiedene Zellorganellen identifiziert und beschrieben, darunter die Chloroplasten (1883), jene Teile der pflanzlichen Zelle, in denen durch Fotosynthese Sonnenlicht in chemische Energie umgewandelt wird. 1886 wurden die Mitochondrien entdeckt, die innerhalb der Zellen die Energieproduktion vornehmen. Die erste exakte Beschreibung der Chromosomen erfolgte 1873 durch Anton Schneider (1831–1890).

Noch bevor Virchow mit seinem Diktum »omnis cellula e cellula« die Entstehung jeder einzelnen Zelle aus einer anderen zum Grundsatz erhob, hatten in den 1840er-Jahren Robert Remak (1815–1865), John Goodsir (1814–1867) und andere die Zellteilung als alleinige Entstehungsform neuer Zellen erkannt. 1883 schließlich beschrieb Édouard van Beneden (1846–1910) das Verhalten der Chromosomen während der Zellteilung.

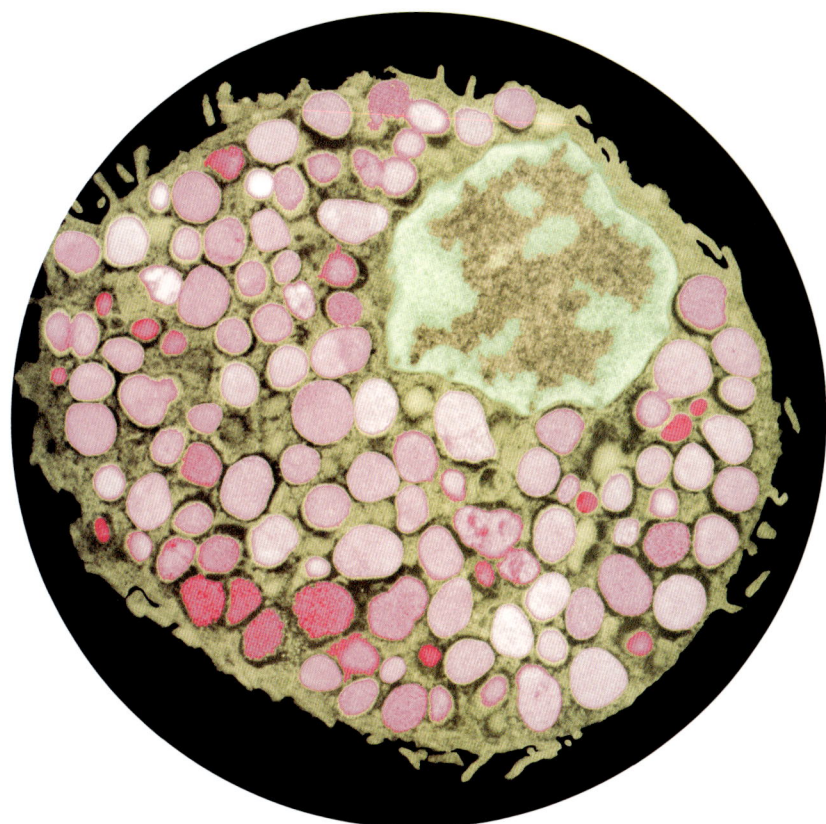

KRISE UND RENAISSANCE DER ZELLTHEORIE

Aller neuen Entdeckungen zum Trotz geriet die Zell-
forschung Mitte des 20. Jahrhunderts in eine Krise
und mit ihr die Vorstellung, dass die Erklärung für alle
wichtigen Lebensfunktionen in der Zelle zu suchen
sei. Das Interesse verlagerte sich nun auf die Ebene
unterhalb der Zelle, in den molekularen Bereich. Die
Differenzielle Zentrifugation ermöglichte in den 1940er-
Jahren die genaue chemische Analyse der einzelnen
Zellbestandteile. Parallel dazu schuf George Emil Pa-
lade (1912–2008) mit der Erfindung eines neuen Fixier-
verfahrens in den frühen 50ern die Voraussetzungen
für die Erkundung feinster Zellstrukturen mithilfe des
Elektronenmikroskops.

Schon 1895 hatte Ernest Overton (1865–1933) drei
Grundtheorien über die Struktur und Funktionsweise
der Zellmembran eingeführt, die jedoch erst Jahrzehnte später gewürdigt wurden, als elektronenmikroskopische Aufnahmen eine Vielzahl von Zellwänden
innerhalb des Zellkörpers zeigten. Eine Neubewertung
der Zelle als komplexes Membransystem war die Folge.
1961 gelang Peter D. Mitchell (1920–1992) die Lokalisierung verschiedener Stufen der Adenosintriphosphat-,
kurz ATP-Synthese [vgl. S. 51] in den Membranen der
Mitochondrien. Seit den 80ern steht der Informations-
austausch innerhalb der Zelle über die Membrangren-
zen hinweg im Zentrum der Forschung. Zellstudien
erlebten eine Renaissance unter der Schirmherrschaft
der Zellbiologie.

Gegenüber links
Rudolf Virchow – hier in einer Karikatur des unter dem Pseudonym »Spy«
tätigen Leslie Ward im Magazin *Vanity Fair* aus dem Jahr 1893 – gehörte
zu den prominentesten Vertretern der Zelltheorie.

Gegenüber rechts
Darstellung eines Hautkarzinoms auf Zellebene aus Rudolf Virchows
bahnbrechender *Cellularpathologie* aus dem Jahr 1858, die schon ein
Jahr später ins Englische übersetzt wurde.

Oben
Farbverstärkte Elektronenmikroskopaufnahme einer sogenannten
Mastzelle mit Histaminvesikeln (rosa). Die grünliche Blase rechts oben
ist der Zellkern. Mastozyten sind Teil des Immunsystems und spielen
bei allergischen Reaktionen eine wichtige Rolle: Histamin wird freige-
setzt und ruft eine Abwehrreaktion hervor.

NEURONENTHEORIE
Das letzte Geheimnis der Zelle

Ariane Dröscher

*Es existiert somit ein Nerven-Element, eine »Nerven-Einheit« oder »Neuron«,
wie ich beschlossen habe, es zu nennen.*
Wilhelm von Waldeyer-Hartz, 1891

Ungeachtet der Fortschritte der Zelltheorie [08] ließ sich
die Frage, ob Gehirn und Nervensystem Zellcharakter
besitzen und wie sie miteinander vernetzt sind, nicht
beantworten. Aufgrund seiner weichen Beschaffenheit
und seines komplexen Aufbaus blieb das Gehirn der
anatomischen Analyse lange verschlossen. Erst Ende der
1880er-Jahre ebneten neue Untersuchungen den Weg
zu einer Theorie der Nervenzellen und zur Entwicklung der modernen Neurowissenschaften.

DIE RETIKULARTHEORIE

Pionierleistungen auf dem Gebiet der Nervenzellenfor-
schung leisteten Johann Evangelist Purkinje (1787–
1869) in den 30er- und Otto Deiters (1834–1863) mit der
von ihm eingeführten Technik der Mikrodissektion in
den 60er-Jahren des 19. Jahrhunderts. Doch gelang es
noch nicht, die Bestandteile der Nervenzelle genau zu
unterscheiden und ihre jeweilige Funktion zu benen-
nen: Zellkörper, Zellfasern (1896 erstmals als »Axone«
erwähnt) und die baumartig verzweigten Zellfortsätze
(1889 als »Dendriten« bezeichnet). Einige der führenden
Neuroanatomen vertraten die Retikulartheorie, nach
der das Nervensystem als zusammenhängendes Netz
von Nervenzellen zu betrachten sei. Albert von Kölliker
(1817–1905) und Joseph von Gerlach (1820–1896) etwa
waren der Ansicht, dass die Nerven eines Organismus
als anatomisches und funktionales Kontinuum den
gesamten Körper durchziehen.

GOLGI UND DIE »SCHWARZE REAKTION«

1873 verhalf ein Zufall zu einer völlig neuen Betrachtungsweise der Nervenzellen. Während er mit verschiedenen Färbe- und Fixiermitteln experimentierte,
goss Camillo Golgi (1843–1926) aus Versehen etwas
Silbernitrat über ein Stück Hirngewebe, das er zuvor
mit Kaliumdichromat fixiert hatte. Bevor er die verun-

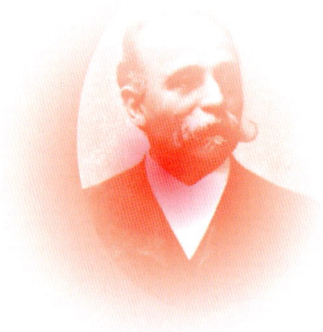

Oben
Fotografie von Camillo Golgi, dem Erfinder der sogenannten »Schwarzen
Reaktion«, eines Kontrastmittelverfahrens zur Sichtbarmachung von
Nervenzellen.

Unten
Zeichnung einer einzelnen Nervenzelle von Santiago Ramón y Cajal,
erkennbar sind Zellkörper, Axon und Dendriten.

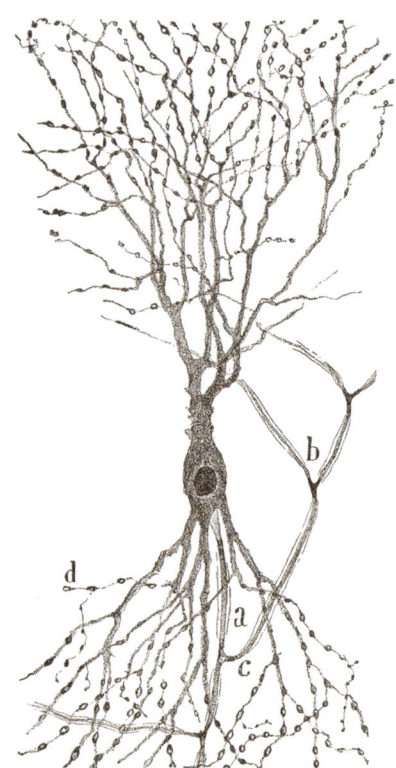

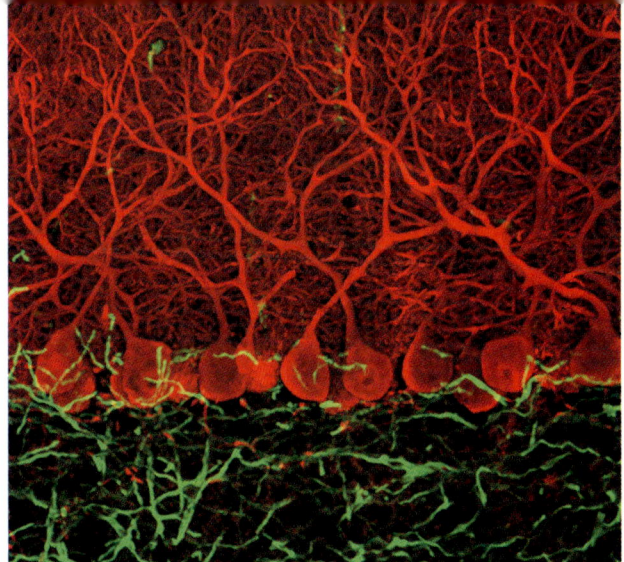

Oben
Purkinjezellen (rot) im Kleinhirn, der Hirnregion im hinteren Schädelbereich von Wirbeltieren, die für die Steuerung von Bewegungsabläufen, motorische Fähigkeiten und Orientierung zuständig ist. Purkinjezellen sind durch eine Unzahl von Nervenenden mit anderen Zellen des Kleinhirns verbunden.

Unten
Sensorische Nervenzelle des Hinterwurzelganglions eines Erwachsenen. Der auch Spinalganglion genannte Nervenknoten ist der Teil des Nervensystems, der mit dem Rückenmark in Verbindung steht. Die Zelle wächst hier in einer Petrischale, wo sie von einem Protein namens Nervenwachstumsfaktor am Leben gehalten wird. Mit einem fluoreszierenden Kontrastmittel eingefärbt, ist sie unter dem Fluoreszenzmikroskop sichtbar.

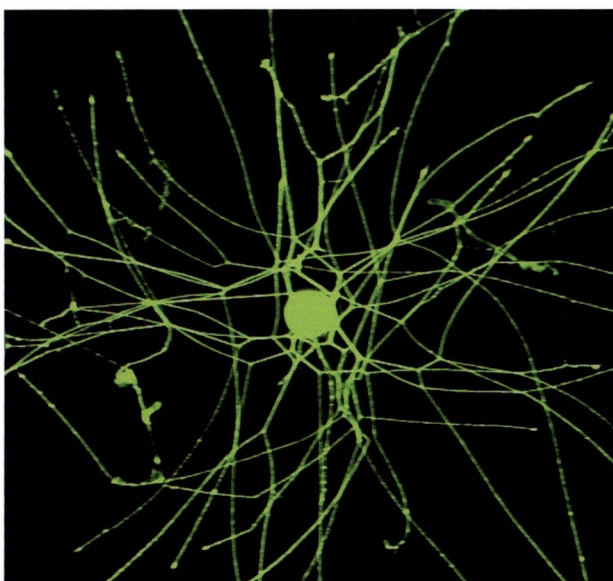

reinigte Probe wegwarf, legte er sie unter das Mikroskop und stellte erstaunt fest, dass die »Schwarze Reaktion« zu einer Ablagerung geführt hatte, die einige Nervenzellen ebenfalls schwarz färbte, während die übrigen davon unberührt blieben. Auf diese Weise war es endlich möglich, den Umriss und Verlauf einer Nervenzelle in allen Verästelungen und in ihrer genauen Lage innerhalb des Gewebes sichtbar zu machen. In seinen zahlreichen Veröffentlichungen auf dem Gebiet der Neurohistologie verwarf Golgi in den folgenden Jahren zwar von Gerlachs Retikulartheorie der miteinander verbundenen Dendriten, behielt aber die Vorstellung von einem Axon-Geflecht bei, das er als Übermittler nervlicher Informationen ansah.

DIE NEURONENTHEORIE

Aufbauend auf Golgis Methode definierten der Embryologe Wilhelm His (1831–1904) und der Nervenarzt Auguste Forel (1848–1931) Ende der 1880er-Jahre den Zellkörper und die Fortsätze der Nervenzelle als in sich geschlossenes Ganzes. Diese Ansicht erfuhr durch die Arbeit Santiago Ramón y Cajals (1852–1934) entscheidende Bestätigung. Der künstlerisch begabte spanische Neurologe wandelte Golgis Verfahren leicht ab, um detailreichere Bilder der Nervenzellen zu erhalten, die er bereits als individuelle Einheiten verstand. Zusammen mit Arthur van Gehuchten (1861–1914) formulierte er das Gesetz der dynamischen Polarisation, demzufolge der Impuls von den Dendriten über den Zellkörper zu den Axonen fließt. 1906 erhielt er gemeinsam mit Golgi den Nobelpreis für Physiologie oder Medizin.

Es war der Anatom Wilhelm von Waldeyer-Hartz (1836–1921), der die Befunde in Einklang mit der Zelltheorie brachte und 1891 den Begriff »Neuron« für die einzelne Nervenzelle prägte. Sechs Jahre später lieferte Charles Scott Sherrington (1857–1952) mit der Beschreibung der Synapsen die Erklärung, auf welche Weise benachbarte Neuronen, obwohl sie durch einen Spalt getrennt sind, einen Impuls weitergeben können (vgl. S. 210).

Um 1900 war die Theorie der Nervenzellen abgeschlossen. Dennoch weiß man heute, dass die Anatomie und Funktionsweise des Nervensystems komplexer sind als ursprünglich angenommen. Unter dem Elektronenmikroskop zeigte sich außerdem, dass Nervenzellen nicht nur chemische, sondern auch elektrische Synapsen besitzen.

10. MOLEKÜLE
Die Chemie des Lebens

David Weatherall

Ein lebender Organismus ist nichts anderes als eine wunderbare Maschine.
Claude Bernard, 1865

Die Biochemie, die Lehre von den chemischen Prozessen im lebenden Organismus, hat viele historische Wurzeln, wurde jedoch erst im frühen 20. Jahrhundert als eigenständige Wissenschaft anerkannt. Schon im alten Ägypten und noch bis ins 16. Jahrhundert hinein war die Ansicht verbreitet, Feuer, Wasser, Luft und Erde seien die Grundelemente des Kosmos. In Analogie dazu sah man Gesundheit und Krankheit als Folge eines intakten oder gestörten Gleichgewichts der Körpersäfte an [04]. Theophrast von Hohenheim, gen. Paracelsus (1493–1541), wies diese Theorie zurück. Beeinflusst von der Alchemie behauptete er, dass der lebende Organismus dem Kosmos nicht nur ähnlich, sondern aus denselben Stoffen aufgebaut sei. Paracelsus legte deshalb besonderen Wert auf die Bedeutung chemischer Prozesse für das Verständnis der Lebensfunktionen und ihrer Störungen.

Obschon die Naturphilosophie hartnäckig an der Annahme festhielt, dass die Lebenskraft eine eigene, von einem göttlichen Wesen geschaffene Entität sei, eroberte die Forschung auch in den folgenden Jahrhunderten neue Gebiete. Bis zum Ende des 18. Jahrhunderts hatten Antoine Lavoisier (1743–1794) und Joseph Priestley (1733–1804) die Bedeutung des Sauerstoffs im Zusammenwirken mit Kohlenstoff bei der Freisetzung von Energie erkannt. Die chemischen Grundbestandteile einiger Nahrungsmittel waren analysiert und durch die Untersuchung der Hefe auch die ersten Enzyme (Stoffe, die eine chemische Reaktion beschleunigen, ohne selbst dabei verwandelt zu werden) entdeckt worden. Das 19. Jahrhundert brachte mit der Erkenntnis,

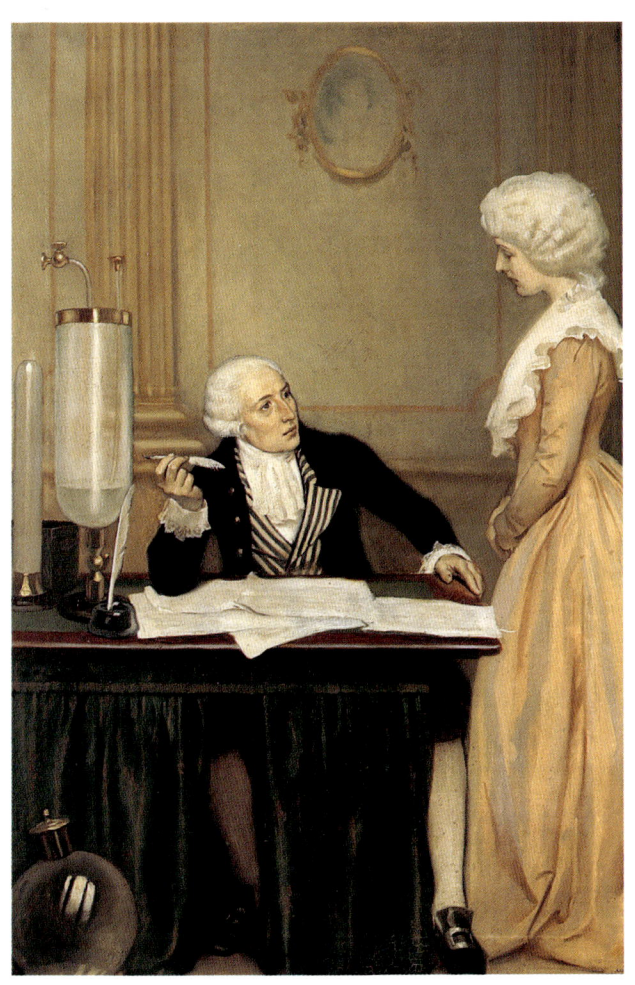

Oben
Antoine Lavoisier mit Marie-Antoinette Pierrette Paulze auf einem Gemälde von Ernest Board. Lavoisiers Ehefrau assistierte ihrem Mann, indem sie sich unter anderem die englische Sprache aneignete, der er nicht mächtig war, und seine Texte illustrierte.

Gegenüber links
Frontispiz aus Joseph Priestleys *Versuche und Beobachtungen über verschiedene Gattungen der Luft* aus dem Jahr 1775. Darin weist er die Bedeutung des Sauerstoffs für Atmungs- und Verbrennungsprozesse nach.

Gegenüber rechts
Linus Pauling ging von einer dreisträngigen Grundstruktur der DNA aus. James Watson und Francis Crick konnten jedoch nachweisen, dass die von ihnen favorisierte Doppelstrangtheorie zutrifft.

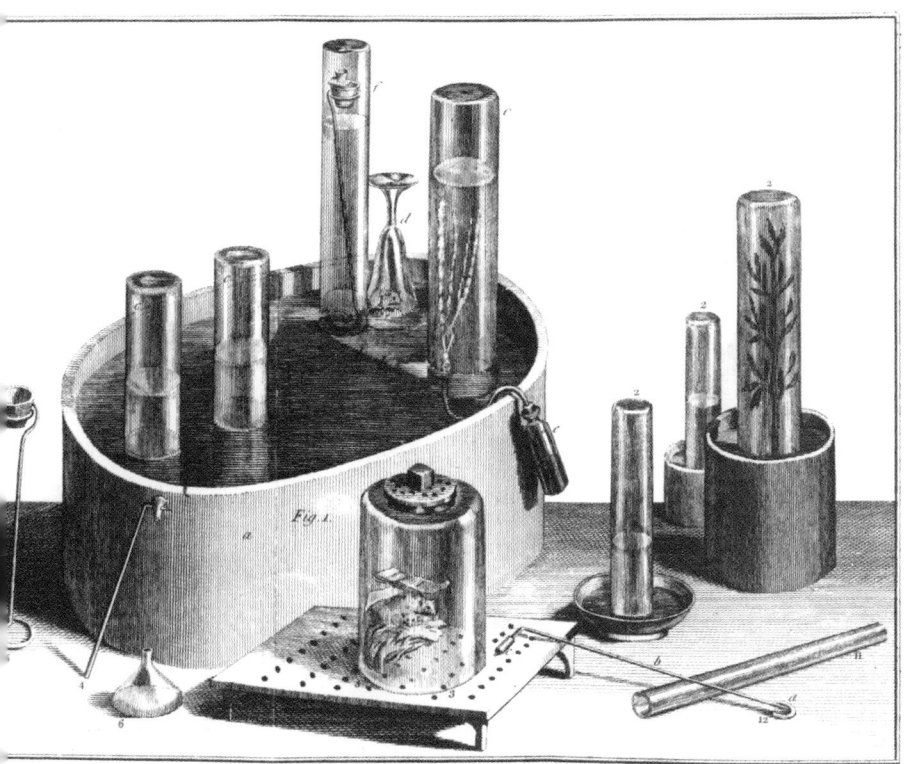

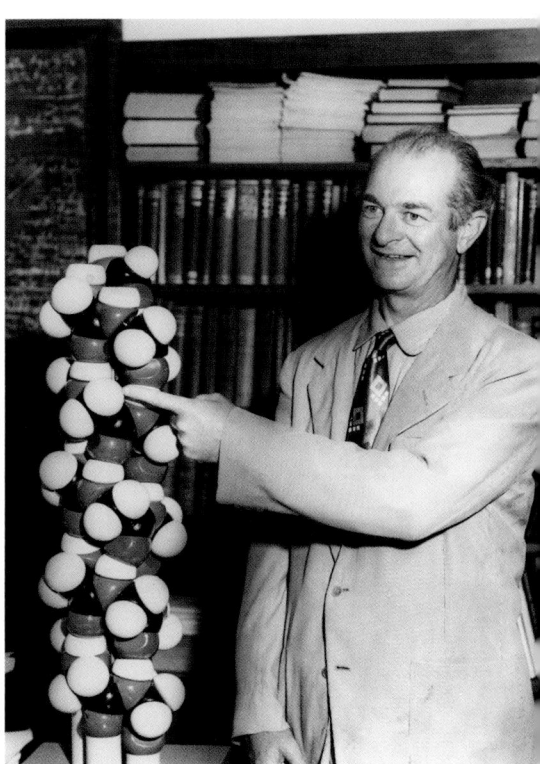

dass die Zelle [08] den Mittelpunkt jedes biologischen Systems bildet, und der von Claude Bernard (1813–1878) aufgestellten Lehre vom Milieu intérieur [13] richtungweisende Wissenszuwächse für die physiologische und biochemische Forschung.

BIOCHEMIE ALS EINHEITSWISSENSCHAFT

Anfang des 20. Jahrhunderts setzte eine Auffächerung der biochemischen Wissenschaften ein. Man fand heraus, dass der Energietransfer im Organismus durch Verbindungen transferiert wird, die Adenosintriphosphat (ATP) erfordern. Er vollzieht sich in den Mitochondrien, den »Kraftwerken« der Zelle, und durch enzymgesteuerte Stoffwechselprozesse, in deren Verlauf Zucker, Fette und Aminosäuren zu ATP abgebaut oder lebenswichtige Wirkstoffe wie Glucose, Glykogen, Fette oder Proteine hergestellt werden. Die Entschlüsselung komplexer Stoffwechselvorgänge, etwa des Citrat- oder Krebs-Zyklus, benannt nach seinem Entdecker Hans Adolf Krebs (1900–1981), sollte entscheidende Auswirkungen auf die Medizin haben. Zwischen 1920 und 1935 gelang Otto Warburg (1883–1970), Gustav Embden (1874–1933) und Otto Meyerhof (1884–1951) die

Dokumentation sämtlicher Stadien des Glucosestoffwechsels in den roten Blutkörperchen. Sie konnten außerdem die Frage klären, wie sich die Zelle gegen die bei der Energieproduktion anfallenden Schadstoffe schützt. Dies ermöglichte die Identifizierung einiger Enzymfehler, die für verschiedene Varianten der erblichen Anämie verantwortlich sind.

AUFBAU UND FUNKTION VON PROTEINEN

Die Erforschung der Struktur sowie der Funktion der Proteine und der Mechanismen, die ihre Produktion steuern, ermöglichte der Medizin des 19. Jahrhunderts einige ihrer spektakulärsten Erfolge. Emil Fischer (1852–1919) fand heraus, dass Proteine aus Strängen von Aminosäuren aufgebaut sind, die man später »Peptidketten« taufte. Es gibt Hunderte Aminosäuren, jedoch begnügen sich erstaunlicherweise die meisten Organismen mit rund 20. Die Unterschiede der einzelnen Proteine spiegeln die Abfolge der Aminosäuren innerhalb der Kette wider.

In den 1930er-Jahren bestimmten Linus Pauling (1901–1994) und andere die Bindungsformen und Strukturen der Peptidketten, von denen der Aufbau der Pro-

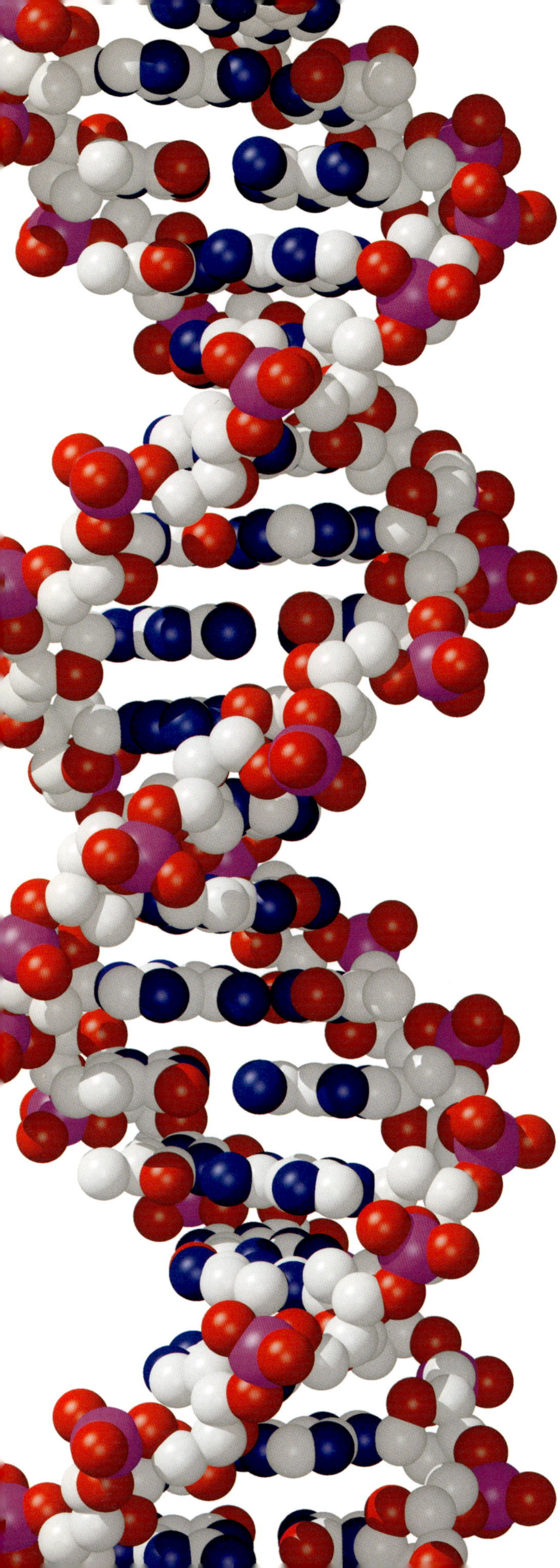

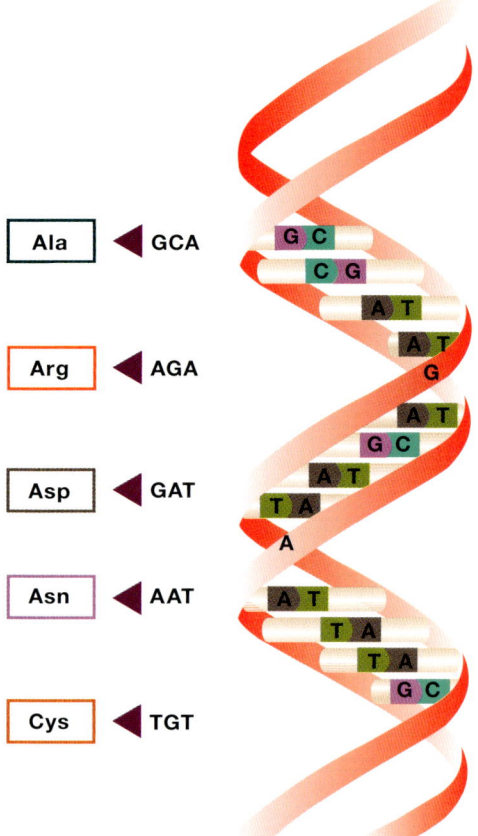

Ala	◀ GCA
Arg	◀ AGA
Asp	◀ GAT
Asn	◀ AAT
Cys	◀ TGT

Links

Molekülmodell eines ungefähr zwölf Basenpaare umfassenden Abschnitts der DNA-Doppelhelix. Die Sauerstoffatome sind rot, Stickstoff ist blau, Phosphor violett und Kohlenstoff weiß wiedergegeben. Ein DNA-Strang kann mehrere Millionen Basenpaare lang sein.

Oben

Die DNA besitzt die Struktur einer Doppelhelix, zweier spiralförmig umeinander gewickelter Molekülstränge, die aus den vier Basen Adenin (A), Thymin (T), Guanin (G) und Cytosin (C) bestehen. Die aus A und T beziehungsweise G und C gebildeten Basenpaare verbinden die beiden Stränge wie die Sprossen einer Leiter. Aus einer Abfolge von drei Basen, den sogenannten Codons (mittlere Spalte), entstehen Aminosäuren (linke Spalte), die sich wiederum zu Proteinen zusammenschließen.

Gegenüber links

Bleistiftskizze der DNA-Doppelhelix von Francis Crick aus dem Jahr 1953, als er und James Watson die Entdeckung der DNA bekanntgaben. Sie zeigt die nach rechts drehende Spirale und die Nukleotidbasen der beiden gegenläufigen Stränge.

Gegenüber rechts

Aufzeichnung aus Cricks Notizbuch vom 19. Januar 1954. Crick und seinen Kollegen gelang schließlich die Identifizierung der Basentripletts, die den genetischen Code bilden.

teine abhängt. Mittels Röntgenbeugung konnten diese dreidimensional dargestellt und analysiert werden. Anfang der 50er-Jahre beschrieb Frederick Sanger (geb. 1918) den Aufbau des Insulin [65] und Max Perutz (1914–2002) den des Hämoglobin, dafür wurden sie mit dem Nobelpreis ausgezeichnet. Pauling gehörte auch zu den Forschern, die 1949 Ergebnisse bekanntgaben, nach denen die weltweit verbreitete, erbliche Sichelzellenanämie auf eine Abweichung in der Hämoglobinstruktur zurückzuführen sei. In der Folge wurden weitere Hämoglobinveränderungen ausfindig gemacht, die für verschiedene Varianten von Anämie und andere Störungen verantwortlich sind, genauso wurden zahlreiche abnorme Enzymstrukturen als Auslöser für unterschiedliche Erbkrankheiten aufgedeckt.

Die moderne Medizin verdankt der Biochemie auch in anderen Bereichen wichtige Aufschlüsse. Hierzu zählt die Entdeckung der Vitamine [64] und ihrer Bedeutung für eine gesunde Ernährung oder die Kenntnis der Hormone sowie deren Struktur und Funktion im Bereich der Endokrinologie [17]. Auch bei der Erklärung einer ganzen Reihe von Stoffwechselkrankheiten wie Diabetes [65] und Nierenversagen spielte die biochemische Grundlagenforschung eine entscheidende Rolle.

DNA-FORSCHUNG UND MOLEKULARBIOLOGIE

Die moderne Genetik [19] entwickelte sich Hand in Hand mit den Fortschritten der Biochemie. So zeigten etwa Forschungen an Fruchtfliegen, wie Gene mutieren und wiesen darauf hin, dass zwischen Genen und Enzymstrukturen ein direkter Zusammenhang besteht. Ursprünglich nahm man an, die genetische Information werde von Individuum zu Individuum und von Zelle zu Zelle durch besondere Proteine weitergegeben. 1944 wiesen Oswald Avery (1877–1955) und andere aber nach, dass das Erbgut aus Nukleinsäuren besteht, die Friedrich Miescher (1844–1895) 1869 als Erster entdeckt hatte. Eine Form, die Desoxyribonukleinsäure (DNA), besteht aus dem Zucker Desoxyribose in Verbindung mit vier Basen.

1953 beschrieben James Watson (geb. 1928) und Francis Crick (1916–2004) erstmals die DNA-Struktur: eine Doppelhelix aus zwei spiralförmig umeinander gewundenen Basensträngen. Werden die beiden aus vier Basenarten zusammengesetzten Stränge bei der Zellteilung getrennt, fungiert jede Seite durch Selbstergänzung als Muster für die Synthese identischer DNA-Moleküle. Später fand man heraus, dass die Reihenfolge der Basenpaare ausschlaggebend für die Anordnung der Aminosäuren einzelner Peptidketten ist, sprich dass die DNA den Bauplan für die Proteine eines Organismus enthält.

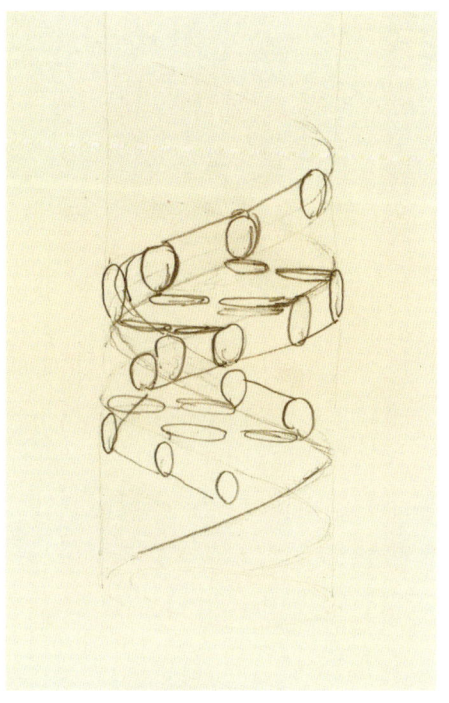

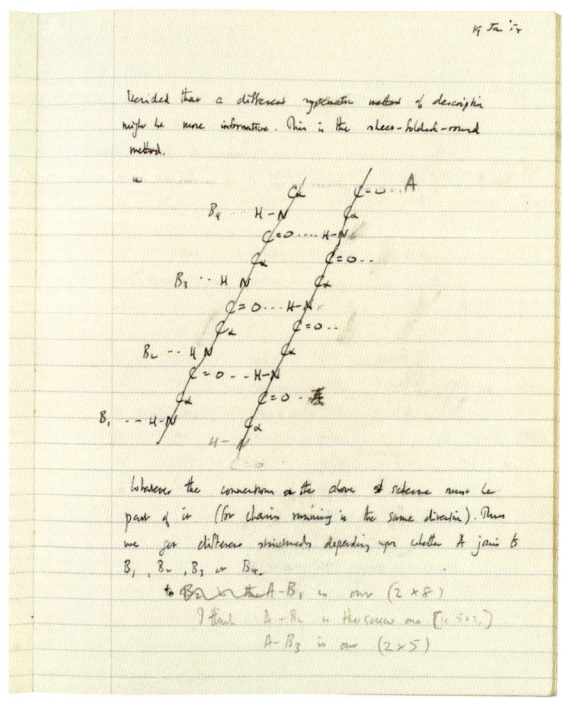

Gesundheit und *Krankheit*

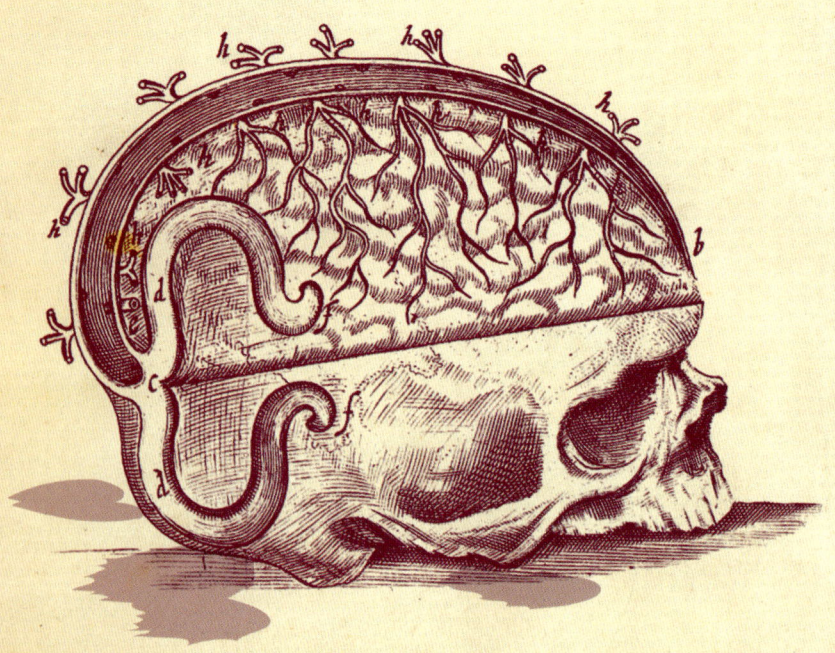

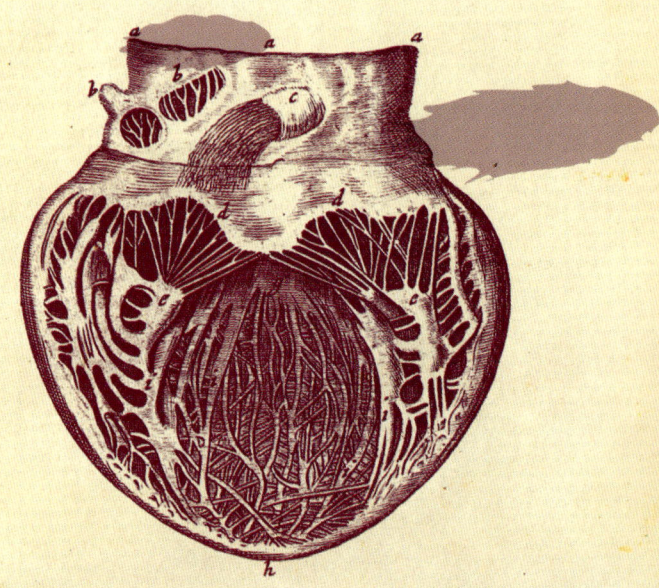

Kapitel 2

In allen Kulturen setzt der Begriff der Krankheit den der Gesundheit voraus. Was Gesundheit ist, darüber denken wir oft erst dann nach, wenn es uns schlecht geht: Gesund ist, wie es vorher war! Nach dieser Logik richtet sich auch die Ausbildung angehender Mediziner. Zunächst studieren sie das normale Funktionieren des intakten Organismus und erst dann die Abweichung von dieser Norm und ihre Ursachen.

Im folgenden Kapitel geht es um das Begriffspaar von Gesundheit und Krankheit, wie es in den westlichen Gesellschaften ausformuliert wurde. Dabei liegt das Augenmerk in einigen Kapiteln in erster Linie auf dem Normalzustand. Heute ist es selbstverständlich, vom Blutkreislauf und seinem Funktionieren zu sprechen. Doch angefangen bei Hippokrates und der antiken Medizin gab es mehr als zwei Jahrtausende lang ganz andere Erklärungen für die Funktion des Herzens. Erst im 19. Jahrhundert wurden auch die Mechanismen der Selbstregulierung des Organismus – Claude Bernards *milieu intérieur* – entdeckt, und noch länger dauerte es, bis man die Bedeutung der Hormone erkannte. Das Verständnis von Gesundheit und Krankheit als Einhaltung beziehungsweise Überschreitung des physiologischen Normalbereichs ist zu einem der Grundpfeiler des modernen medizinischen Denkens geworden.

Eine ganz andere Vorstellung steckt hinter der Keimtheorie. Sie versteht Krankheit als Invasion durch fremde Organismen, die sich mit den Abwehrkräften des Körpers eine Art Schlacht liefern. Schon immer benutzten Mediziner die Sprache des Krieges (»um sein Leben ringen«), aber erst die Keimtheorie führte dazu, die Schutzmechanismen des Körpers zu untersuchen, die ihn dazu befähigen, sich gegen Bakterien, Viren und andere lästige Eindringlinge zur Wehr zu setzen. Im Abschnitt über Parasiten und Vektoren sowie über das Immunsystem wird dieser Aspekt vertieft.

Das Rätsel, warum verschiedene Individuen so unterschiedlich auf dieselben Krankheitsfaktoren reagieren, findet oft in der genetischen Ausstattung des Einzelnen seine Erklärung. Das »Genom« macht Schlagzeilen, ständig werden neue Krankheitsgene lokalisiert. Doch wir stehen erst am Beginn der »genetischen Revolution«, die so viel mehr verspricht als sie bislang an konkretem therapeutischem Nutzen gebracht hat. Schon heute ist absehbar, dass die Medizin der Zukunft sehr viel stärker auf das Erbgut des Patienten abgestimmt sein wird. Das genetische Wissen wird ganz sicher auch unsere Kenntnisse über Krebs und wie er sich im Körper entwickelt und ausbreitet, wesentlich erweitern. So werden neue Vorsorge- und Behandlungsmethoden gegen diese vielleicht am meisten gefürchtete Krankheit gefunden werden, an denen die medizinische Forschung schon heute intensiv arbeitet.

Medizin besteht zu 50 Prozent aus Psychologie. Viele Menschen gehen aus psychischen Gründen zum Arzt: weil sie niedergeschlagen sind, schlecht schlafen, unerklärliche Schmerzen verspüren oder unter Verfolgungswahn und Angstzuständen leiden. »Neurosen« dieser Art können mit Psychotherapie geheilt werden. Schwere Fälle regelrechter »Psychosen« erfordern eine intensive stationäre Behandlung.

Neben der Schulmedizin existieren auch alternative Konzepte von Gesundheit und Krankheit wie Homöopathie, Chiropraktik, Osteopathie und Naturheilkunde. Im Sinne der »integrativen Medizin« werden sie heute als Ergänzung herkömmlicher Verfahren von vielen Medizinern anerkannt und geschätzt.

Blutgefäße im Schädel und Längsschnitt durch das menschliche Herz. Abbildungen aus Richard Lowers 1669 gedrucktem *Tractatus de corde (Abhandlung über das Herz)*, in dem er William Harveys Beobachtungen über den menschlichen Blutkreislauf aufgreift und weiterführt. Kenntnisse der normalen Körperfunktionen wie diese bilden die entscheidende Grundlage des modernen Krankheitsbegriffs.

11

BLUTKREISLAUF
Pulsschlag, Herz und Lunge

John Ford

Gott allein sollte die Bewegung des Herzens verstehen.
William Harvey, 1628

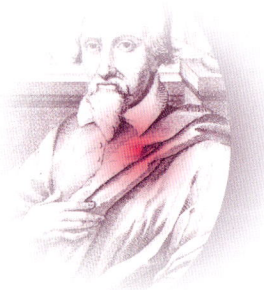

Oben
Michael Servetus gehörte zu den Gelehrten und Forschern der Renaissance, die erste Zweifel an den antiken Lehren über die Bewegung des Blutes im Körper formulierten.

Rechts
William Harvey bei der Sektion des Leichnams von Thomas Parr, der zum Zeitpunkt seines Todes angeblich 152 Jahre alt war. Harvey stellte als Erster die These auf, das Blut werde vom Herzen durch den Körper gepumpt.

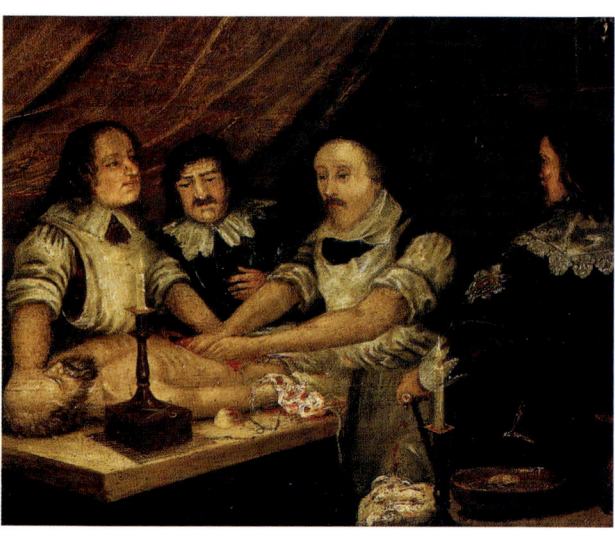

Die Vorstellung, nach der das Herz wie eine Pumpe funktioniert, die durch ihre Bewegung das Blut im Körper kreisen lässt, ist verhältnismäßig neu. In der Antike wurde Blut als Nährflüssigkeit betrachtet, die manchen Theorien zufolge Lebenspneuma enthielt [04]. Galen (um 129/131–um 199/216), der etliche Tierleichen seziert hatte, nahm an, Blut werde in der Leber gebildet, gleichsam »zusammengebraut« und bewege sich in einem Rhythmus von Ebbe und Flut durch die Organe, die von ihm ernährt würden. Demnach existierten zwei Blutströme: Der eine führe zu den Lungen, wo er mit Luft vermischt werde. Der andere fließe durch Öffnungen in der Herzscheidewand von einer Herzhälfte in die andere und werde von dort durch die Ausdehnung von Herz und Blutgefäßen über die Hauptarterien im Körper verteilt und anschließend verbraucht. Von der Pumptätigkeit des Herzens wusste man nichts, und Galens Hypothese lehrte auch noch die mittelalterliche Medizin.

DAS RÄTSEL DES PULSSCHLAGS

Erst während der Renaissance wurden die antiken Theorien infrage gestellt. Man überlegte, was es mit dem Pulsschlag auf sich hatte, den die Ärzte seit Jahrhunderten bei ihren Patienten fühlten. Man wusste, dass aus einer arteriellen Verletzung das Blut geradezu herausschoss, während es aus einer Vene langsam hervorsickerte. Michael Servetus (1511–1553) stellte die Behauptung auf, das Blut ströme aus der rechten Herzhälfte durch die Lunge in die linke, eine Vermutung, der sich Matteo Realdo Colombo (1516–1559) anschloss, indem er nachwies, dass die Wand zwischen den Herzkammern keine Öffnungen aufwies. Galens Ansicht war damit widerlegt.

Auch die genauen anatomischen Befunde, die Andreas Vesalius in seinem prachtvoll illustrierten Werk 1543 veröffentlichte [06], wiesen in diese Richtung. Fabrizio d'Acquapendente (1533/37–1619) konnte zeigen, dass Venen über Klappen verfügen, die wie Ventile funktionieren und den Blutfluss nur in Herzrichtung zulassen. Doch obwohl er mit der Anatomie des Herzens und der Blutgefäße vertraut war, gelangte er nicht zu einer Theorie des Blutkreislaufs.

DAS HERZ ALS PUMPE

William Harvey (1578–1657) studierte von 1600 bis 1602 bei Fabrizio in Padua. Zurück in London eröffnete er eine Praxis und setzte seine Erforschung des Herzens mithilfe der Sektion von Tieren fort. Schon 1619 hatte er eine klare Vorstellung vom Kreislauf des Blutes im Kör-

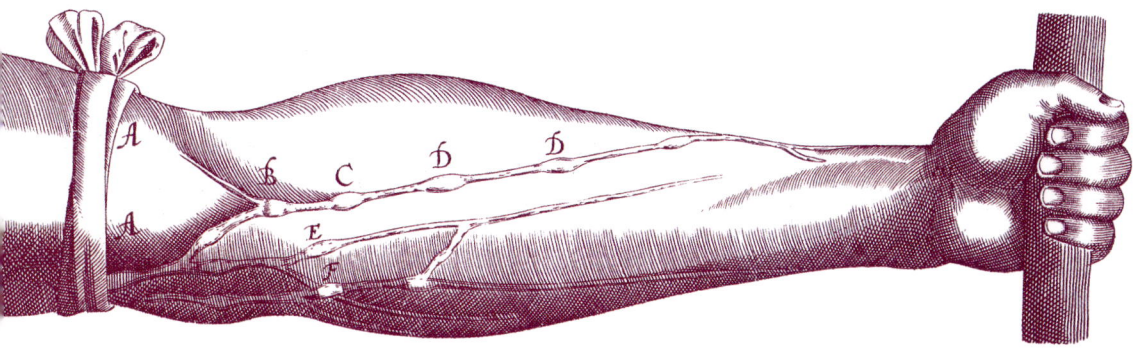

Oben und unten
Um seine Ansichten über den Blutkreislauf zu belegen, arbeitete Harvey mit experimentellen Beweisen und logischen Schlussfolgerungen. Diese Abbildungen aus seiner Abhandlung von 1628 zeigen, dass durch das Abbinden des Oberarms die Blutzirkulation in und aus dem Unterarm vollständig unterbrochen werden kann (oben). Die Gefäßklappen in den Venen lassen das Blut nur in Richtung des Herzens strömen (unten).

per durch die Bewegung des Herzens gewonnen. Da er aber zunächst noch mehr Experimente durchführen wollte, um weitere Belege für seine These zu sammeln, verzögerte sich die Veröffentlichung seiner *Exercitatio anatomica de motu cordis et sanguinis in animalibus (Anatomische Studie über die Bewegung des Herzens und des Blutes bei Tieren)* bis 1628. Hierin vertrat Harvey die radikale Ansicht, das Herz und nicht die Leber sei das entscheidende Organ für den Blutstrom und pumpe diesen im Kreislauf – abgehend durch die Arterien und

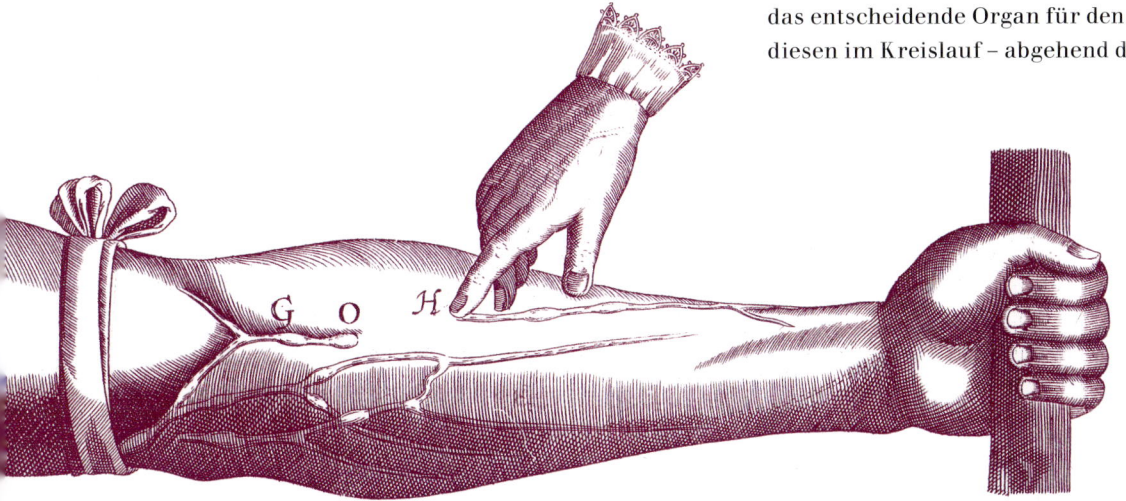

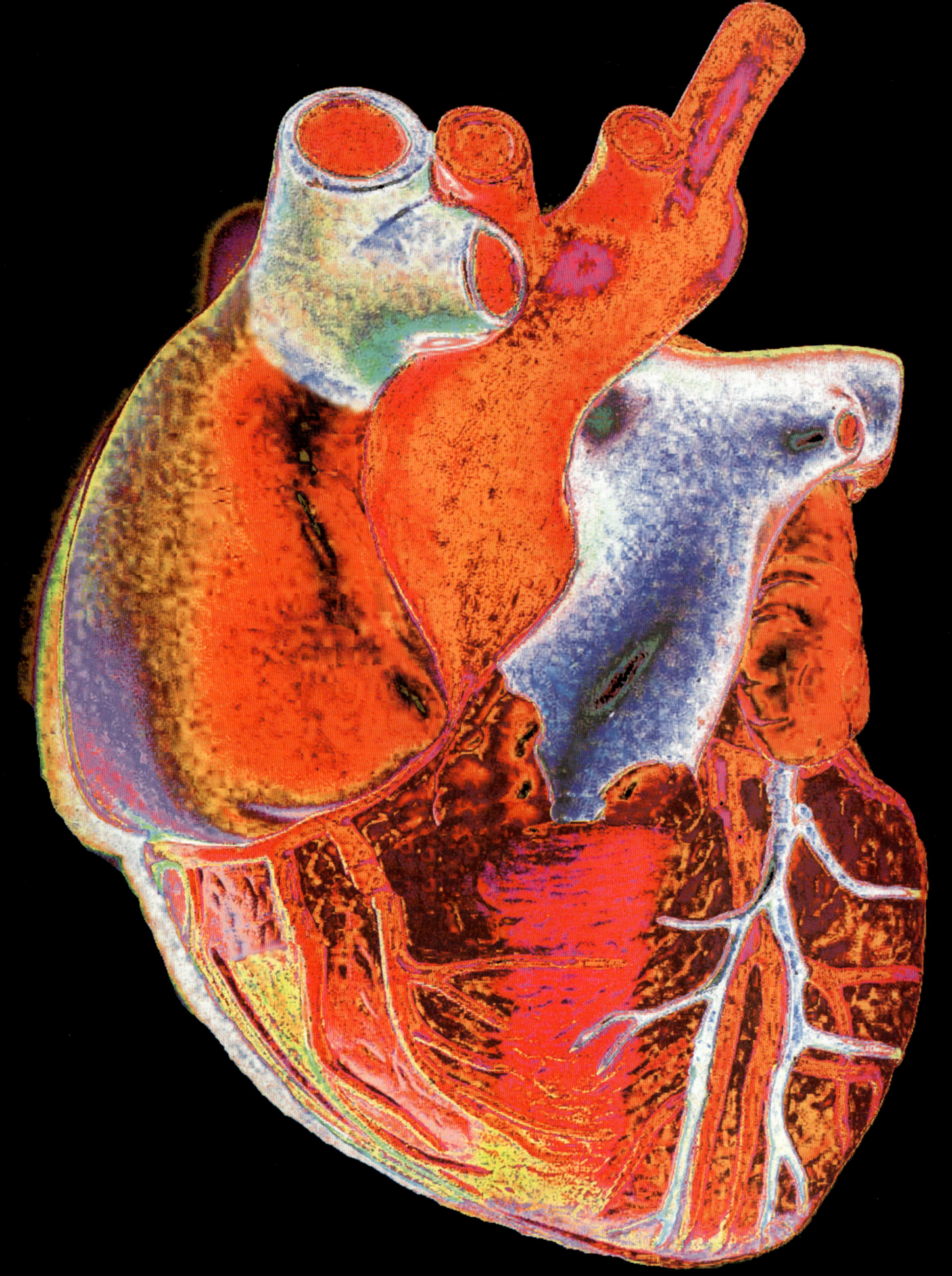

in den Venen zurückströmend – durch den Körper. Als Leibarzt von König Charles I., dem er seine Schrift widmete, hatte Harvey Zugang zum englischen Hof, wo er seine Entdeckungen vorführte.

Seine Versuche hatten bewiesen, dass jede der beiden Herzkammern zwei Unzen (56,7 g) Blut fasste und das Herz etwa 72-mal in der Minute schlug. In einer Stunde pumpte es also 8640 Unzen (244,9 kg) Blut in die Arterien – dreimal so viel wie das durchschnittliche Gewicht eines erwachsenen Mannes: Keine Leber konnte eine solche Menge Blut produzieren und keine Organperipherie sie in so kurzer Zeit verbrauchen. Es blieb nur die Folgerung, dass eine gleichbleibende Menge Blut im Körper vom Herzen weg durch die Arterien und zu ihm zurück durch die mit Klappen versehenen Venen zirkulierte. Doch erkannte Harvey nicht, wo die Schnittstelle zwischen beiden Systemen lag. Erst als Marcello Malpighi (1628–1694) im Jahr 1661 mithilfe des Mikroskops [23] die peripheren Kapillaren im Lungengewebe fand, ließ sich diese Frage beantworten. Harvey hatte zwar den Blutkreislauf entdeckt, war sich der Tragweite dieser Entdeckung jedoch nicht bewusst, wenn er schrieb, es sei nicht klar, ob die Blutzirkulation dem Nährstofftransport oder der Wärmeverteilung diene.

VOM HERZSCHLAG ZUM KUNSTHERZ
Richard Lower (1631–1691) und Robert Hooke (1635–1703) konnten zeigen, dass im Kleinen Kreislauf dunkles venöses Blut aus der rechten Herzhälfte in die Lunge strömt und diese hellrot gefärbt wie arterielles Blut wieder verlässt. Erst im nächsten Jahrhundert erkannte man, dass der Grund dafür in der Sauerstoffanreicherung des Blutes durch die Lungen liegt, ohne die der Stoffwechsel des Organismus zum Erliegen käme.

Obschon Harvey die Ergebnisse seiner Versuche und die logischen Schlussfolgerungen in aller Klarheit formuliert hatte, dauerte es mehrere Jahre, bis die Existenz des Blutkreislaufs allgemein akzeptiert wurde. Vor allem die Pariser Ärzteschule unter Jean Riolan d. J. (1577/80–1657) hielt unverrückbar an den überholten Vorstellungen Galens fest. Andere erforschten die Mechanik des Kreislaufsystems: Stephen Hales (1677–1761) verband ein Glasgefäß mit der Arterie eines Pferdes und konnte auf diese Weise sowohl den Druck [27] wie das Herzvolumen und die Fließgeschwindigkeit des Blutes messen. John Floyer (1649–1734) erfand eine Uhr zur Bestimmung des Pulsschlags und René Laënnec (1781–1826) begann 1819, die Herzgeräusche mit dem von ihm entwickelten Stethoskop [22] zu untersuchen.

Nachdem die Wirkungsweise des Herzens als Blutpumpe und die lebenswichtige Funktion des Blutkreislaufs einmal erkannt waren, wurden im 20. Jahrhundert die ersten künstlichen Herzen konstruiert. Herz-Lungen-Maschinen halten bei Herzoperationen [59] die Kreislauffunktion aufrecht, und die Forschung arbeitet intensiv an der Entwicklung eines Kunstherzens, welches das menschliche dauerhaft zu ersetzen vermag.

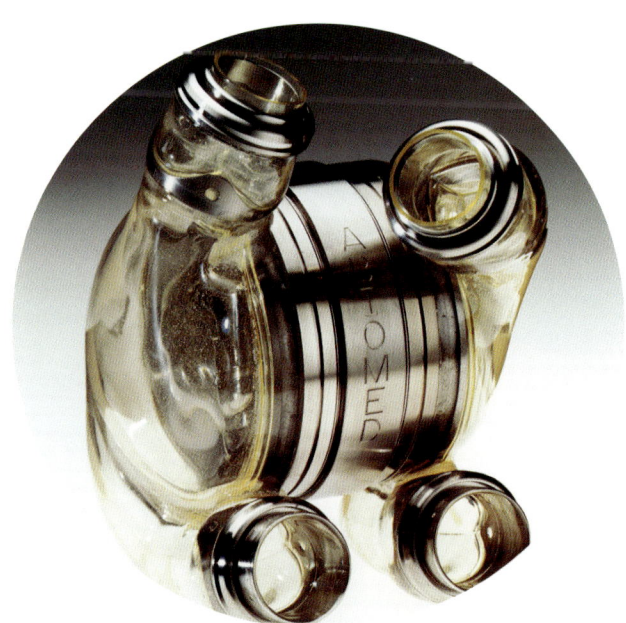

Gegenüber
Modell des menschlichen Herzens in digitaler Farbverstärkung. Das Bild dieses lebenswichtigen Organs hat sich in unserem kollektiven Bewusstsein verankert.

Links
Apparate, die den Blutkreislauf bei Herzoperationen aufrechterhalten, haben die Herzchirurgie seit etwa 1950 extrem erleichtert. Künstliche Herzen wie dieses fungieren zur Überbrückung vor Organtransplantationen. Die Entwicklung eines Herzimplantats, welches das kranke Herz dauerhaft ersetzt, liegt bisher aber außerhalb der Reichweite der medizinischen Technik.

12

DIE ANFÄNGE DER PSYCHIATRIE
Vom Irrenhaus zur Heilanstalt

Andrew Scull

Man könnte meinen, dass an den meisten Orten, die zu ihrer Genesung bestimmt waren,
Geisteskranke dazu dienten, andere Geisteskranke zu quälen.
Samuel Tuke, 1813

Der Wahnsinn beschäftigte die Menschen schon in der Antike: Er konnte als Strafe der Götter, aber auch als Zeichen von Auserwähltsein gedeutet werden. Die antike Medizin führte Gemütsstörungen auf ein Ungleichgewicht im Säftehaushalt [04] zurück und empfahl entsprechende Therapien. Unter dem Einfluss des Christentums wurden geistig oder seelisch kranke Menschen nicht selten als vom Teufel oder von Dämonen besessen angesehen und nach biblischem Vorbild einem Exorzismus unterzogen. Lange begegnete man dem als bedrohlich empfundenen Phänomen geistiger Verwirrung und abweichenden Verhaltens mit sozialer Ausgrenzung und dem Wegsperren der Betroffenen.

DAS GESCHÄFT MIT DEM WAHNSINN
In England war vom 14. bis ins 17. Jahrhundert das Londoner Bethlem Hospital nahezu die einzige Einrichtung, die auf die Pflege geistig gestörter Menschen spezialisiert war (in der verschliffenen Form »bedlam« wurde der Name in der englischen Sprache zum Synonym für »Tollhaus«). Später öffneten im Rahmen der Kommerzialisierung der britischen Gesellschaft andere »Irrenhäuser« ihre Pforten, und manche nun wirtschaftlich

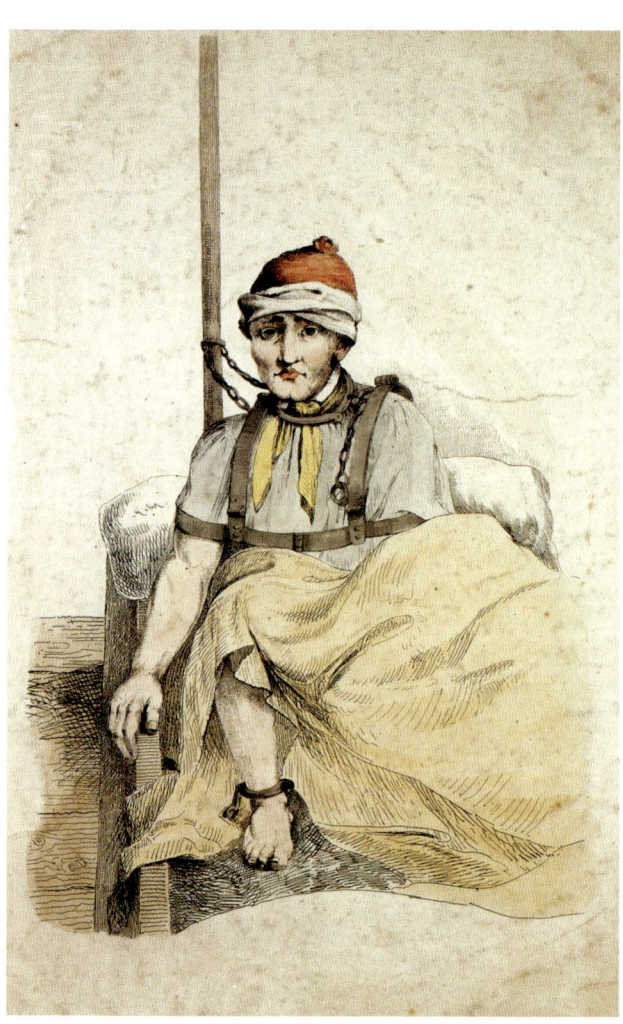

Oben
Dem amerikanischen Seemann James Norris wurde im Bethlem Hospital ein eisernes Geschirr angelegt, mit dem er an einen Pfosten gekettet werden konnte. Kolorierte Radierung von George Arnald, 1815.

Gegenüber
William Hogarths Bilderfolge *Werdegang eines Wüstlings* (1733–35) endet im Irrenhaus. Zum schaudernden Amüsement einer Dame der feinen Gesellschaft und ihrer Zofe präsentieren die Insassen ein Kaleidoskop ihres Wahnsinns.

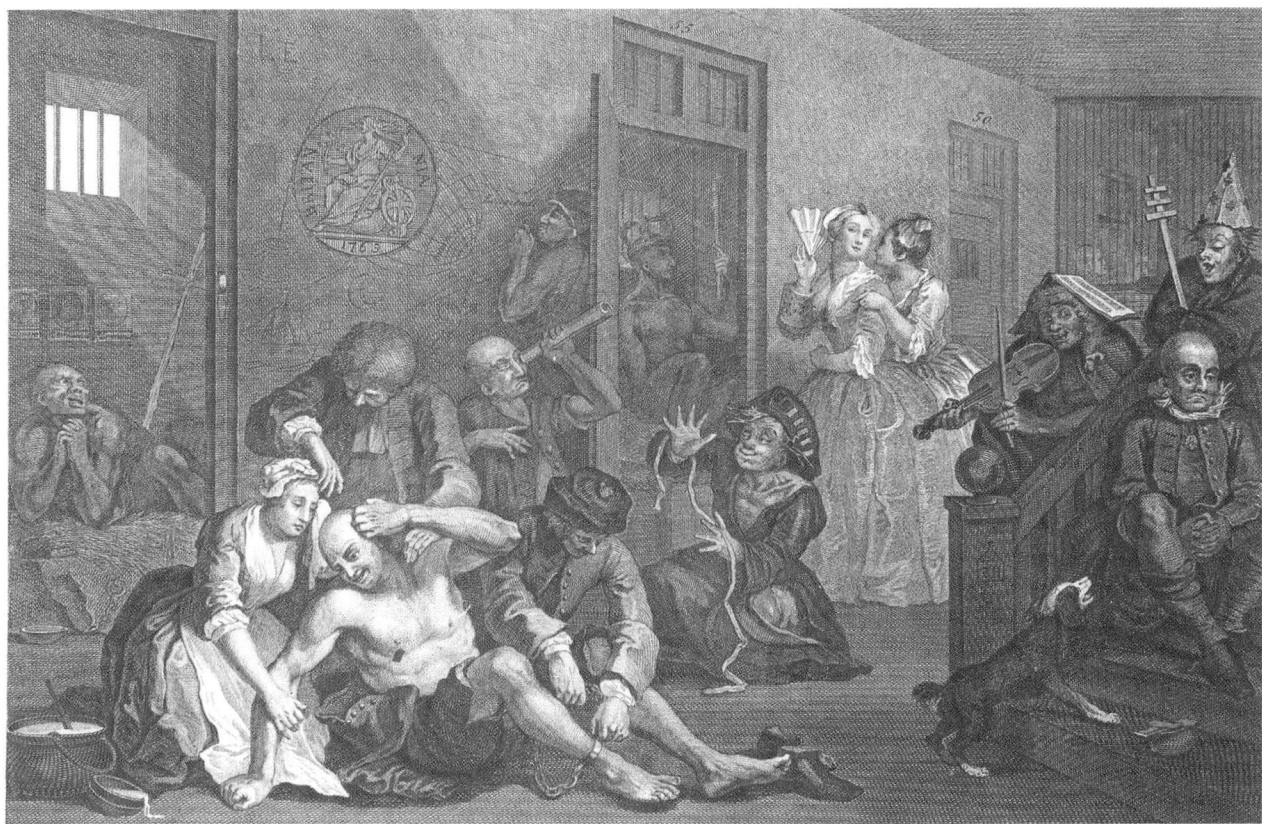

bessergestellte Familie bezahlte dafür, sich die Belastung abnehmen zu lassen, welche die Pflege eines schwer psychisch erkrankten Angehörigen mit sich brachte. Im Verlauf des 18. Jahrhunderts weitete sich dieses »Geschäft mit dem Wahnsinn« weiter aus, und in Europa und Nordamerika wurden zahlreiche »Irrenanstalten«, teils auf karitativer Basis, gegründet. Viele von ihnen galten als trostlose Orte. Was hinter hohen Mauern und vergitterten Fenstern vor sich ging, gab Anlass zu düsteren Spekulationen.

Tatsächlich wurden Patienten nicht selten Ketten angelegt, sie erfuhren eine grausame oder gleichgültige Behandlung, und die »Therapie«, die man ihnen angedeihen ließ, bestand aus regelmäßigen Aderlässen, Brech-, Abführ- und Abmagerungskuren, mit denen im 18. Jahrhundert viele Krankheiten behandelt wurden. Dennoch begünstigte die große Zahl der Anstalten und das Fehlen eindeutiger Vorschriften bis zu einem gewissen Grad therapeutische Experimente. Die neuen Einrichtungen boten einen gesellschaftlichen Freiraum, in dem mancher Anstaltsleiter, ob medizinischer Laie oder Arzt, Erfahrungen im Umgang mit den Insassen, aber auch mit empirisch erprobten Methoden sammeln

konnte, um das Verhalten und den Geisteszustand dieser Menschen positiv zu beeinflussen.

DIE MORALISCHE BEHANDLUNG

Beinah zur selben Zeit und anscheinend unabhängig voneinander entwickelten sich im ausgehenden 18. Jahrhundert in Frankreich, England und Italien neue Formen des Umgangs mit Geisteskranken. Ihre Vertreter sprachen in Abgrenzung zum herkömmlichen körperlich-medizinischen Ansatz von »moralischer Behandlung«. Eine neue Generation von Anstaltsleitern hegte große Skepsis, wenn nicht schroffe Ablehnung gegenüber den konventionellen brachialen Kuren, denen man Geistesgestörte bisher unterzogen hatte. Sie setzten vielmehr auf den psychosozialen Aspekt der Behandlung und beharrten darauf, dass die »Verrückten«, wie sie immer noch genannt wurden, am besten in reformierten Anstalten aufgehoben seien, die nach menschlich-moralischen Grundsätzen geführt wurden. Dieses Konzept nahm in den einzelnen Ländern unterschiedliche Erscheinungsformen an, die aber vieles gemeinsam hatten. So herrschte Einigkeit darüber, dass der Gestaltung des räumlichen Umfelds, in dem die Erkrankten

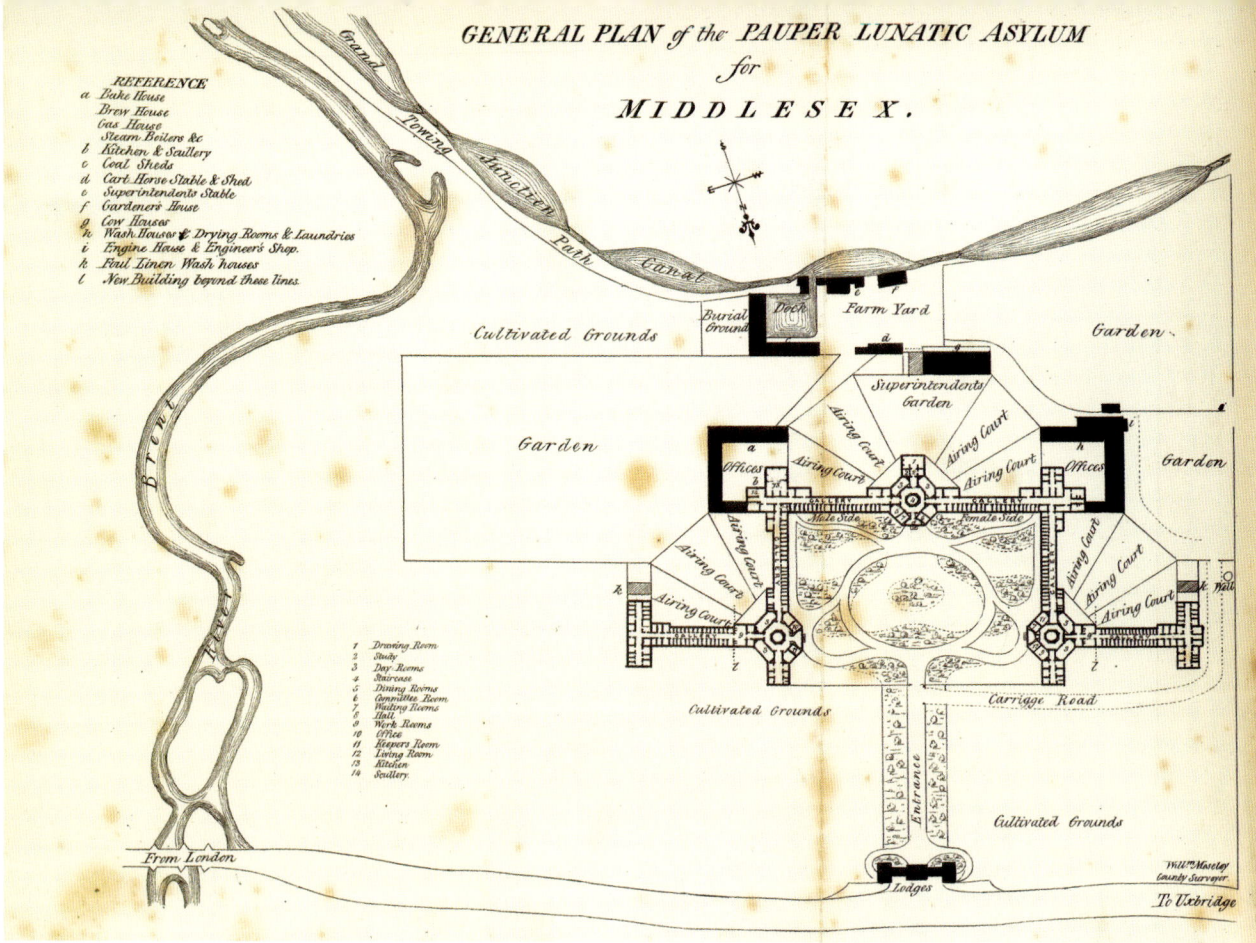

lebten, eine große Bedeutung für ihre Heilung zukam. Dies bezog auch die Bauweise mit ein, denn man war überzeugt davon, dass die Architektur direkt und indirekt Einfluss auf den geistigen Zustand der Insassen haben konnte. Gitter vermittelten die falsche Botschaft. Deshalb wurden etwa die eisernen Trennstäbe zwischen den Fensterscheiben in einer der Pionieranstalten der Bewegung, dem York Retreat in Nordengland, so bemalt, dass sie aussahen, als wären es hölzerne Sprossen. Auch gab es keine Mauer, die das Retreat von der Straße trennte, um den Ankommenden – Patienten, Angehörigen und Passanten – nicht den Eindruck zu vermitteln, es handle sich um einen Ort des Ausgeschlossenseins, sondern vielmehr um ein echtes Heim im Sinne eines Zufluchtsortes. Um frische Luft und eine reizvolle Aussicht zu gewähren, wurden die Gebäude auf einem Hügel errichtet, vor dem sich, soweit das Auge reichte, das Anwesen der Anstalt erstreckte. Keine sichtbare Barriere trennte die Insassen von der Außenwelt (allerdings verhinderte ein den Blicken verborgener Graben Fluchtversuche). Getrennte Stationen erlaubten es, die ruhigeren Patienten von den aggressiveren abzusondern, ebenso wie die auf dem Wege

der Besserung befindlichen von den unheilbaren. Zugleich war den Betreuern damit ein wirkungsvolles Mittel an die Hand gegeben, die Patienten zur Selbstkontrolle anzuleiten. Diese stellte in den Augen der Verfechter der moralischen Behandlung die wesentliche Voraussetzung einer Heilung dar. Fehlverhalten hatte dagegen die Verlegung auf eine strenger geführte Station zur Folge und umgekehrt.

Moralische Behandlung bedeutete auch den weitestmöglichen Verzicht auf äußere Kontrolle und Zwangsmaßnahmen. Gegenüber den Patienten tätlich zu werden, sie zu schlagen, wie es früher an der Tagesordnung war, wurde verboten, physischer Zwang auf ein Mindestmaß reduziert. Das Personal hatte die Insassen als Individuen zu behandeln. Wurde es provoziert, sollte es mit Gleichmut reagieren und die Aggression als Symptom geistiger Verwirrung ansehen, »vernünftiges« Verhalten dagegen loben und fördern. Denn das unkontrollierte Verhalten vieler Patienten, so die Grundüberzeugung, war nicht weniger das Resultat falscher Behandlung denn Anzeichen einer psychischen Störung.

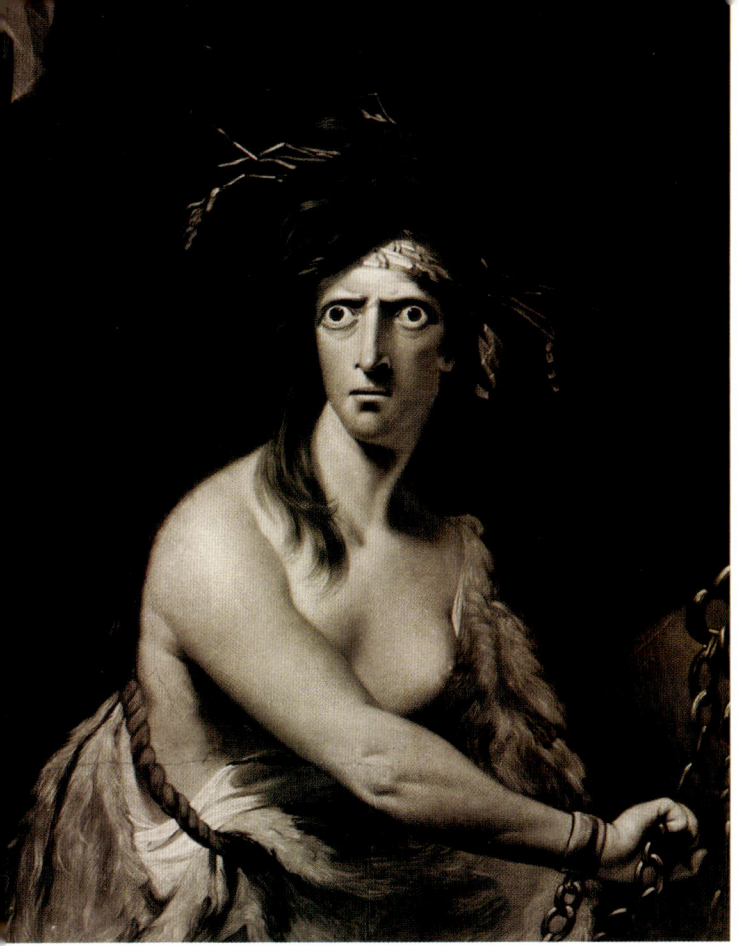

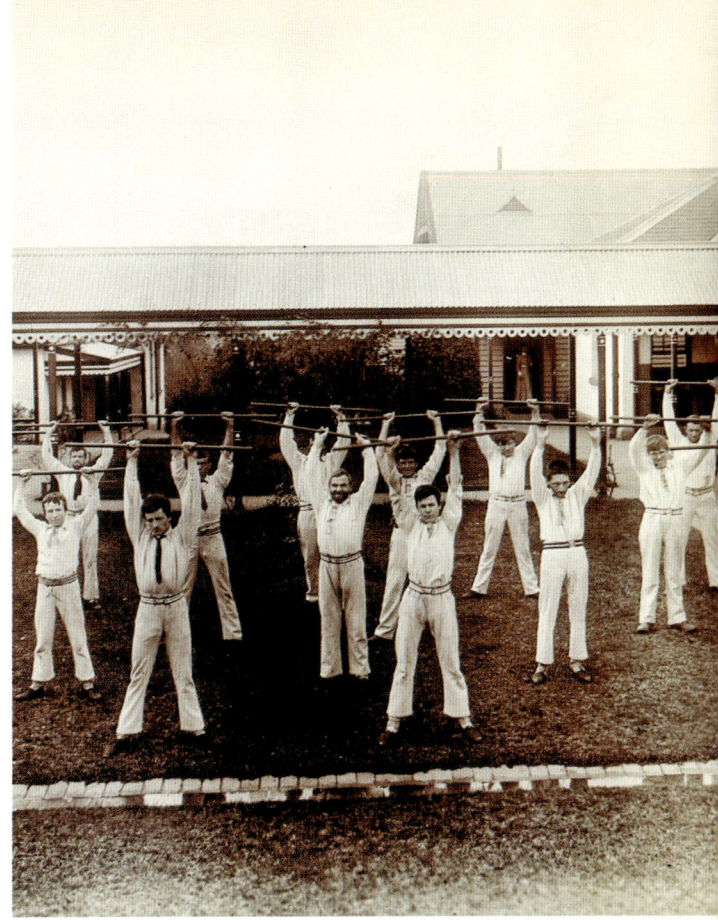

DAS ENDE DER ANSTALT

Anfangs scheinen die Patienten gut auf die neuartigen Methoden angesprochen zu haben. Es konnten offenbar zahlreiche Heilungserfolge verzeichnet werden, auch wenn viele Vertreter der neuen Richtung lieber von »Erholung« als von »Behandlung« sprachen. Sie waren überzeugt davon, dass ihre Therapie die Heilungskräfte der Natur freisetzte, während die herkömmlichen Verfahren diese Kräfte unterdrückten. Der starke Kontrast zwischen dem neuen, humanen Ansatz im Umgang mit den

Patienten und den alten, brachialen Methoden, ließ geradezu utopische Erwartungen aufkommen. Geisteskrankheiten, so hieß es, seien besser heilbar als physische Erkrankungen. Besonders in den Vereinigten Staaten nahm dieser Heilungsoptimismus erstaunliche Ausmaße an: 70, 80, wenn nicht gar 90 Prozent aller Neuerkrankten seien heilbar – vorausgesetzt, sie würden prompt zu den Anstalten verbracht.

Das Aufkommen der moralischen Behandlung war eng verbunden mit der Faszination der viktorianischen Gesellschaft für die Anstalt als den Ort, an dem sich alle Probleme lösen ließen. Heilanstalten schossen wie Pilze aus dem Boden, viele mit öffentlichen Mitteln errichtet. Doch der Optimismus ließ bald nach. An die Stelle der moralischen Behandlung der Betroffenen trat deren bloße Verwaltung. Die Therapieerfolge erwiesen sich als ephemer, und die weitläufigen, über die Landschaft verstreuten Anstalten waren bald nur noch grotesk überdimensionierte Museen des Wahnsinns. In der zweiten Hälfte des 20. Jahrhunderts verloren viele von ihnen im Zuge der Deinstitutionalisierung ihre Funktion und bald auch den Großteil der Insassen, denen nun innerhalb des Gemeinwesens ein selbstbestimmtes Leben jenseits der Anstalt ermöglicht werden sollte.

Gegenüber
John Conolly (1794–1866), Leiter des Middlesex County Asylum, schaffte als einer der ersten Direktoren Mauern und Gitter ab. Nichtsdestotrotz entwickelten sich auch solcherart reformierte Anstalten zu »totalen Institutionen«, wie sie in der Soziologie bezeichnet werden.

Oben links
Der personifizierte Wahnsinn, 1775. Das Bild einer halbnackten, seltsam kostümierten Frau in Ketten, die mit weit aufgerissenen Augen den Betrachter anstarrt, entsprach der Vorstellung, die sich das 18. Jh. von Geisteskranken und den entsprechenden Zwangsmaßnahmen machte.

Oben rechts
Körperliche Ertüchtigung für männliche Insassen des Metropolitan Lunatic Asylum in Kew, frühes 20. Jh. Getrennt von den Männern unterzogen sich die weiblichen Patienten dem gleichen Training – nur ohne Stöcke. Kew war mit über 1000 Betten eine der größten Anstalten für Geistesgestörte in Australien.

13. DAS MILIEU INTÉRIEUR
Gleichgewicht ist alles

Ana Cecilia Rodríguez de Romo

Die Selbstregulierung des Organismus
ist das Kernthema der Physiologie.
Walter B. Cannon, 1929

Im Jahr 1850 stellte der französische Physiologe Claude Bernard (1813–1878) die These auf, das Überleben eines Vielzellers hänge von dessen Fähigkeit ab, ungeachtet äußerer Umgebungsschwankungen ein mehr oder weniger stabiles inneres Flüssigkeitsmilieu aufrechtzuerhalten. Bernard zufolge musste das Gewebe eines Lebewesens deshalb bis zu einem gewissen Grad von unmittelbaren äußeren Einflüssen abgeschirmt sein. Er fasste das Ergebnis seiner Untersuchungen an höheren Organismen in dem berühmten Diktum zusammen, wonach die »Stabilität des inneren Milieus die Voraussetzung freien und unabhängigen Lebens« sei. Bernard benutzte den Ausdruck »inneres Milieu« (auch als »inneres physiologisches Medium« oder »innere Sekretion« bezeichnet), um damit eine Reihe von chemischen Stoffen und Vorgängen zu beschreiben, die einen Organismus bilden und deren Wechselbeziehungen unabhängig von Veränderungen der äußeren Umgebung gleich bleiben.

Der Aspekt der Selbstregulierung wird als einer der wichtigsten biologischen Grundsätze überhaupt angesehen. Überdies hat das Prinzip der Stabilität des inneren Milieus wie kaum ein anderes die Richtung der physiologischen Forschung bestimmt. Ihre Aufgabe besteht demnach nicht einfach nur darin, die Funktion einzelner Organe und deren Zusammenwirken zu beschreiben. Vielmehr müssen all diese Faktoren vor dem Hintergrund ihres Beitrags zur Bewahrung des inneren Gleichgewichts des gesamten Organismus analysiert werden.

DIE HOMÖOSTASE
Walter B. Cannon (1871–1945) griff Bernards Ansatz auf und führte ihn noch einen Schritt weiter: In seinem 1932 veröffentlichten Meisterwerk *The Wisdom of the Body* beschreibt er die Mechanismen, die an der Erhaltung des physiologischen Gleichgewichts des Körpers

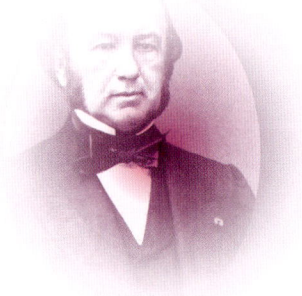

Oben
Claude Bernard war ein vielseitiger Wissenschaftler. Eines seiner wichtigsten Forschungsgebiete bildete die innere Sekretion von vielzelligen Tieren, die der französische Mediziner und Physiologe als »milieu intérieur« bezeichnete.

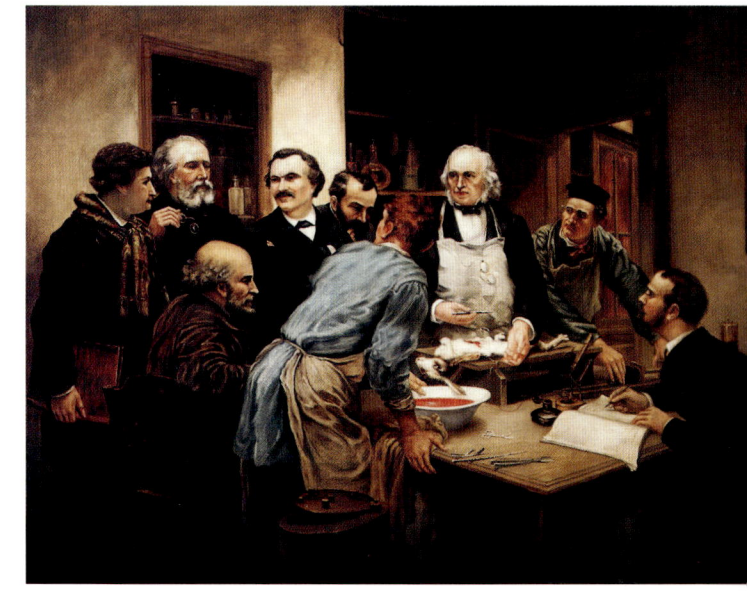

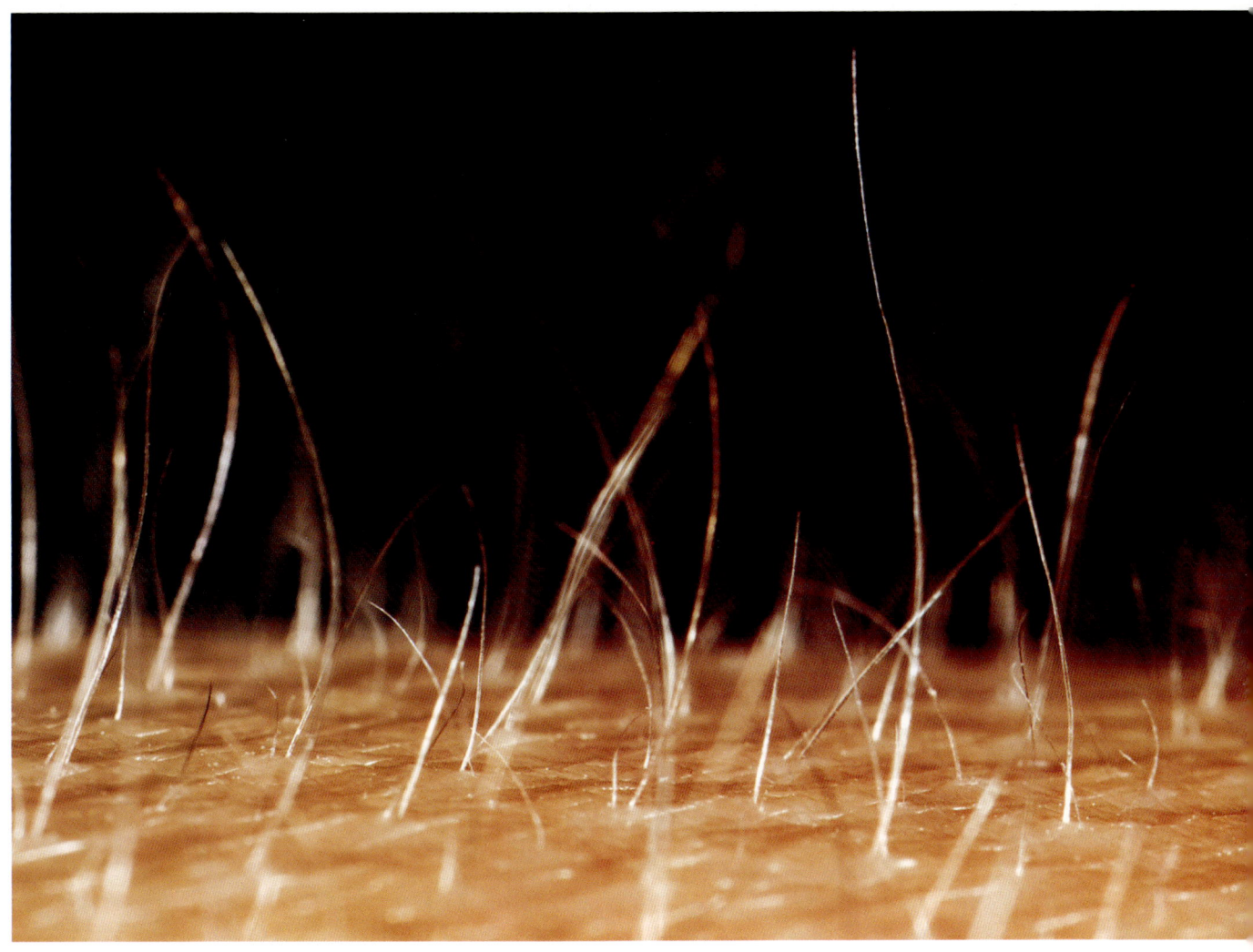

Gegenüber unten

Claude Bernard, umgeben von Kollegen und Schülern im Labor. Ein Sekretär führt Protokoll, Gehilfen in blauen Kitteln erledigen den schmutzigeren Teil der Arbeit. Bernard stützte seine Forschung vor allem auf die Untersuchung von Säugetieren. Gemälde nach Léon Augustin Lhermitte (1844–1925).

Oben

Die Aufrichtung der Körperbehaarung gehört zu den Homöostasemechanismen zur Selbstregulierung des Wärmehaushalts. Melden die Nerven einen Rückgang der Umgebungstemperatur, werden die Haarfollikel stimuliert und ziehen sich zusammen. Das aufgerichtete Körperhaar hält die warme Luft oberhalb der Haut und bildet so eine Isolationsschicht, um die Körpertemperatur zu bewahren. Aufgrund geringerer Körperbehaarung profitieren wir heutzutage allerdings nicht mehr allzu sehr von diesem Effekt.

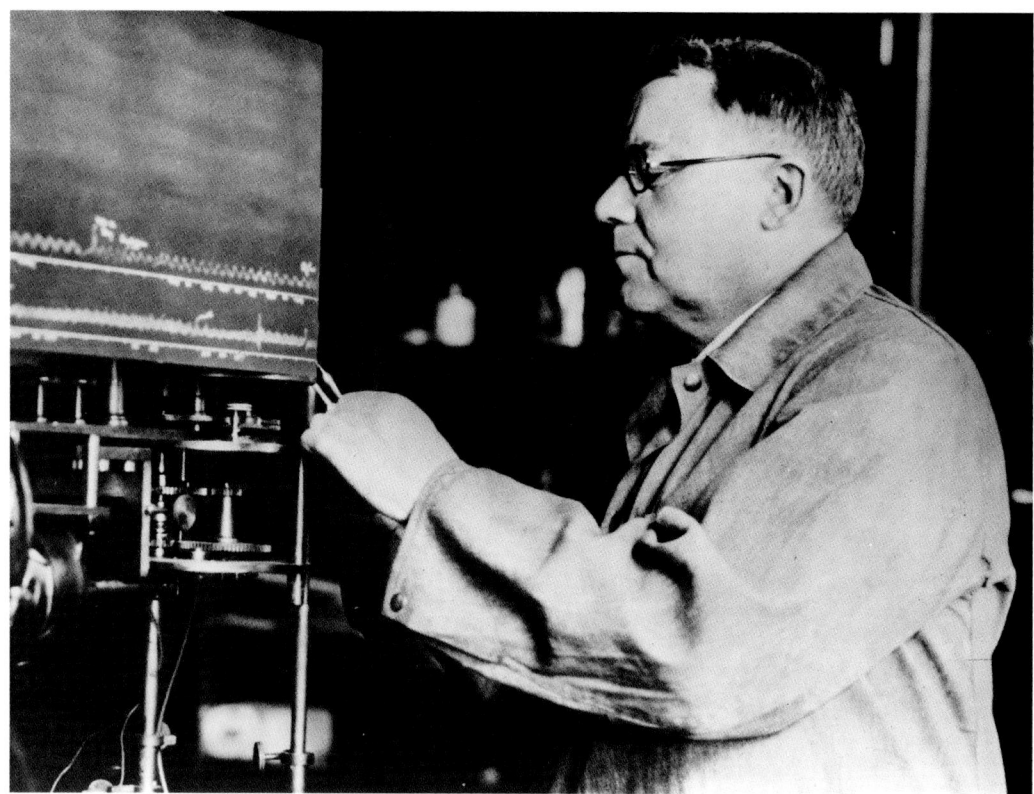

beteiligt sind. Schon 1929 führte Cannon den Begriff der Homöostase (von griech. *homoios*, gleich, und *stasis*, Zustand) ein. Damit bezeichnete er den »Zustand des Gleichgewichts, in dem das innere Milieu des Körpers durch die ständige Wechselwirkung aller Steuerungsprozesse des Organismus gehalten wird.«

So wie Cannon den Terminus verwendete, bezog er sich auf die Summe der inneren, strukturellen und funktionalen Konstanterhaltung des Körpers. Gemeint war also nicht nur das Gleichgewicht selbst, sondern die unzähligen physiologischen Vorgänge, die notwendig sind, um es zu bewahren. Cannon zufolge enthielt die Homöostase den Schlüssel zum Verständnis aller höheren Lebensformen, denn deren Entwicklungsgrad sei das Ergebnis ihrer Fähigkeit, den eigenen Homöostasegrad zu steigern.

Die Homöostase reagiert dynamisch auf veränderte Bedingungen. Allerdings lässt das organische Gleichgewicht Schwankungen nur innerhalb enger Grenzen zu. Beispielsweise sinkt die Glucosekonzentration im Blut normalerweise nicht unter einen Wert von 70 mg pro 100 ml, ebenso wenig überschreitet sie die Marke von 110 mg. Alle Körperstrukturen, von der Ebene der

Zelle bis zu der des Gesamtorganismus, tragen ihren Teil dazu bei, das innere Milieu im normalen Bereich zu halten. Dafür ist eine Vielzahl komplexer Vorgänge erforderlich, die als homöostatische Mechanismen bezeichnet werden und als Reaktion auf das Einsetzen bestimmter Veränderungen des inneren Mediums ablaufen. Diese Abläufe nennt man Anpassungsreaktionen. Durch sie kann sich der Organismus auf wechselnde Umgebungsbedingungen einstellen und die Homöostase aufrechterhalten.

Schauplätze der Homöostase sind die Körperflüssigkeiten innerhalb und außerhalb der Zelle, in denen alle lebenserhaltenden Substanzen gelöst sind, darunter Sauerstoff, Nährstoffe, Proteine und eine ganze Reihe von elektrisch geladenen chemischen Teilchen, die sogenannten Ionen. Die Extrazellulärflüssigkeit umgibt die Zellen. Bestehend aus interstitieller Flüssigkeit (Gewebsflüssigkeit) sowie Blutplasma und Lymphe beträgt sie ein Drittel der Körperflüssigkeit. Sie bildet das innere Medium des Organismus und dient einerseits zur Versorgung der Zelle mit den in ihr gelösten Substanzen, andererseits bietet sie dieser eine relativ stabile Umgebung. Die restlichen zwei Drittel der Körperflüssigkeit

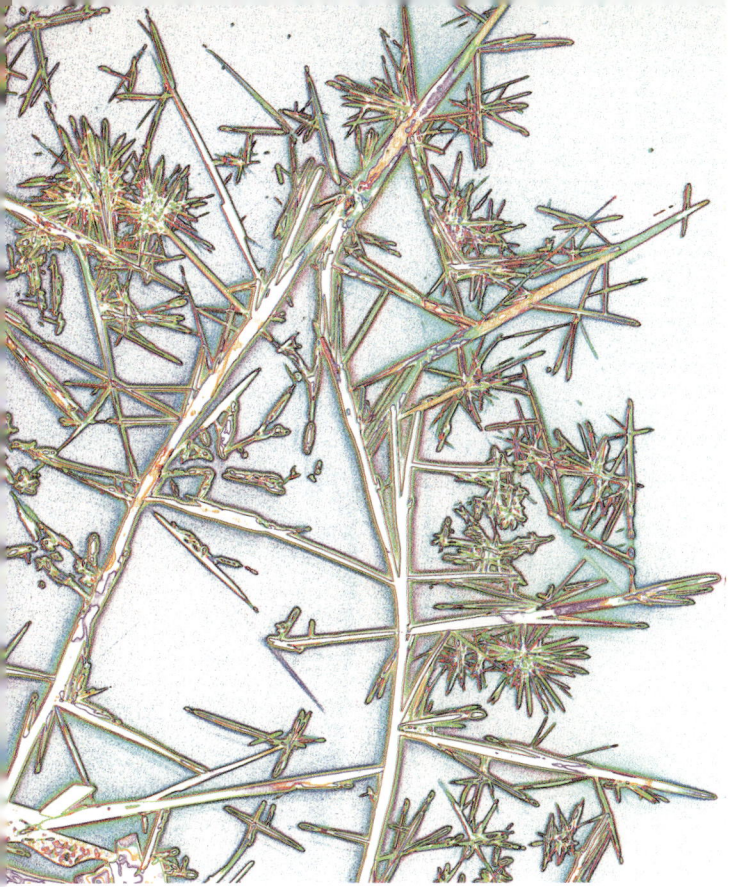

macht die intrazelluläre Flüssigkeit aus, die so zusam-
mengesetzt ist, dass in ihr die zum Erhalt der Lebensfunktionen wesentlichen chemischen Prozesse optimal
ablaufen können.

EIN UNIVERSELLES PRINZIP

Die von Bernard und Cannon formulierten Grundsätze
hatten und haben bis heute einen enormen Einfluss
auf die Biologie. Allerdings sind viele Biologen der Ansicht, dass sie gelegentlich überstrapaziert wurden.
Bernard forschte wie Cannon lebenslang vor allem an
Säugetieren, Lebewesen also, bei denen die Stabilität
des inneren Mediums besonders hoch ist. Die meisten
Fische und Amphibien dagegen halten ihre Körpertemperatur nicht durch physiologische Mechanismen
konstant, sondern sie passt sich den Außenbedingun-
gen an. Wendet man Bernards und Cannons Modell auf
diese Tierarten an (wie Cannon es später getan hat),
muss dies als Mangel erscheinen. Tatsächlich aber profitieren Fische und Amphibien davon, da ihre Körpertemperatur es ihnen vielmehr erlaubt, in Einklang mit
der Umgebungstemperatur zu kommen als in Konflikt
mit dem natürlichen Streben nach Ausgeglichenheit zu
geraten. Auf diese Weise sparen sie Energie, da sie keine
Eigenwärme erzeugen müssen, und können deshalb
längere Zeit ohne Nahrung auskommen. Um dennoch
die für den Stoffwechsel notwendige Temperatur zu
erreichen, liegen Reptilien lange Zeit in der Sonne.

Die Behandlung von akuter Dehydrierung, von Blutungen, Stoffwechselerkrankungen wie Diabetes [65]
und vielen anderen Fällen, mit denen es Ärzte in Notauf-
nahmen, Intensivstationen oder Behandlungsräumen
zu tun bekommen, wäre ohne eine genaue Kenntnis
der Bedingungen des physiologischen Gleichgewichts
unmöglich. Die Bedeutung des Modells der organischen
Selbstregulierung reicht so weit, dass es auch auf die
Gleichgewichtssteuerung ganzer Ökosysteme und –
unter dem Stichwort Gaia-Hypothese – sogar auf die des
gesamten Planeten Erde angewendet wurde. Demnach
kommt die Homöostase des globalen Ökosystems durch
die Feedbackmechanismen der Gesamtheit aller Lebensformen zustande.

14. KEIME
Die wichtigste Entdeckung in der Geschichte der Medizin?

Michael Worboys

*Die bemerkenswerten medizinischen Erfolge in der zweiten Hälfte
des 19. Jahrhunderts gründen auf der Durchsetzung der Lehre
von den Keimen als Krankheitserreger.*
Charles Singer, 1950

Die Entdeckung, dass übertragbare Krankheiten von
Keimen ausgelöst werden, kann als eine der wichtigsten Entdeckungen in der Geschichte der Medizin, wenn
nicht als die wichtigste überhaupt bezeichnet werden.
Mit ihr war das Geheimnis gelüftet, wie tödliche Infektionskrankheiten entstanden und sich ausbreiteten,
und durch sie war die Medizin in der Lage, zielgerich-
tete Therapie- und Vorsorgemaßnahmen zu entwickeln.
Auch änderte sie die Wahrnehmungsweise beinahe
aller Krankheiten und lenkte die Aufmerksamkeit von
den Symptomen auf die Ursachen.

Die Keimtheorie konnte sich durchsetzen, weil sie
verschiedene Vorstellungen miteinbezog, und vermutlich wäre es richtiger, von mehreren Krankheitserre-
gertheorien zu sprechen. Aus den Annahmen wurden
Tatsachen, als man Mikroorganismen als Auslöser
zahlreicher Infektionen identifizieren konnte. Oft liest
man, die Entdeckung der Keime Ende des 19. Jahrhunderts habe die Medizin grundlegend revolutioniert.
Man sollte indes daran erinnern, dass diejenigen, die
der Keimtheorie zum Durchbruch verhalfen, auf ältere
Hypothesen aufbauten, und dass viele Ärzte an beste-
henden Konzepten festhielten und die Keimtheorie so
abwandelten, dass sie zu diesen Lehren passte.

WIE ALLES BEGANN
Die Stammtafel der Keime kann bis zu Ibn Sina (lat.
Avicenna, um 980–1037 [vgl. 05]), vor allem aber bis zu
Girolamo Fracastoro (1478–1553) zurückverfolgt werden.
Fracastoro nahm an, Krankheiten könnten sich auf
vielen verschiedenen Wegen ausbreiten, direkt, indirekt
oder verzögert. Als Auslöser kamen seiner Ansicht nach
belebte oder unbelebte Substanzen infrage, die von
kranken Körpern ausgingen und von selbst oder durch
den Verwesungsprozess in die Luft gerieten. Bevor er
rückblickend zum Vorläufer der Keimtheorie des späten

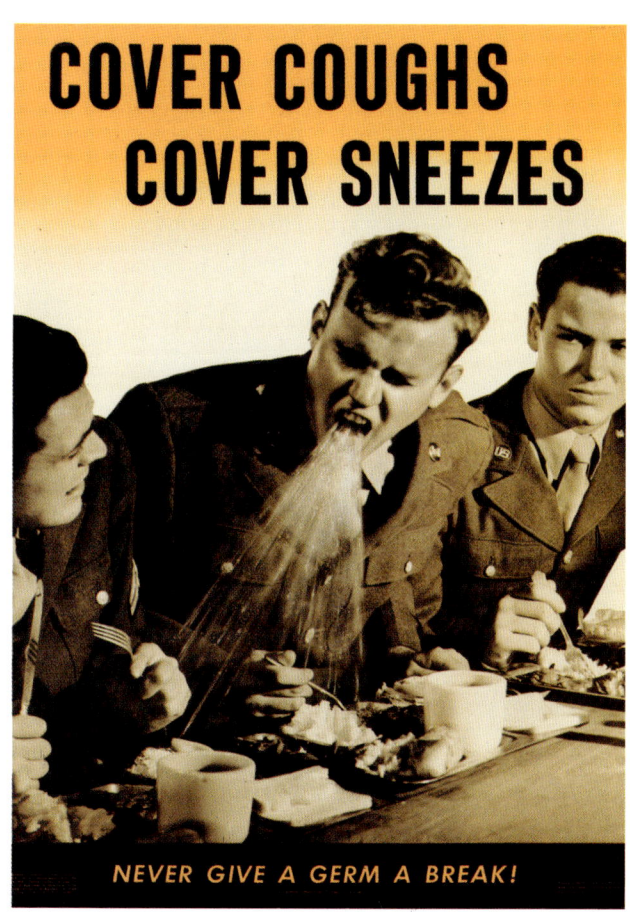

Oben
Mit diesem Plakat wurden amerikanische Soldaten im Zweiten Weltkrieg dazu aufgerufen, beim Husten und Niesen die Hand vor Mund und
Nase zu halten, um der Ausbreitung von Husten und Schnupfen entgegenzuwirken.

Gegenüber oben
Pasteur, Lister und andere Pioniere der Keimforschung nahmen an,
dass die Luft voller Erreger sei. Hier eine Zeichnung solcher Luftkeime
aus einem Artikel von John Hughes Bennett (1812–1875) aus dem Jahr
1868.

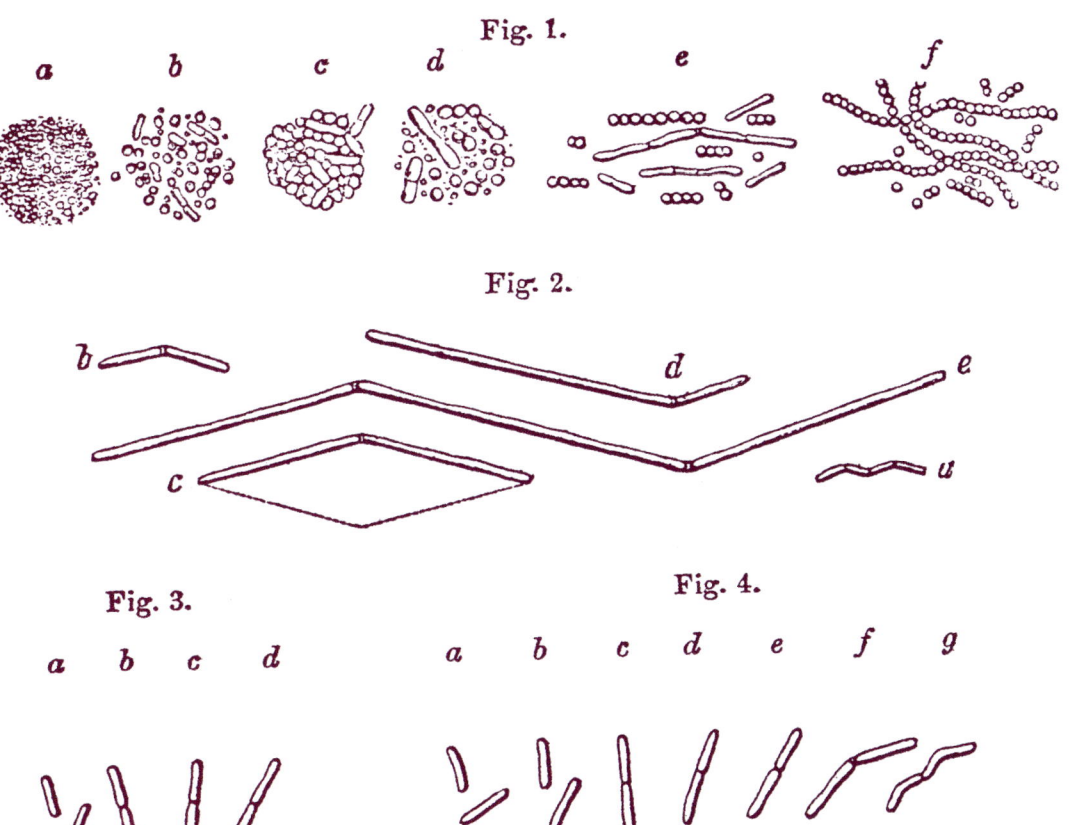

Fig. 1.

a   b   c   d   e   f

Fig. 2.

b   d   e

c   a

Fig. 3.   **Fig. 4.**

a   b   c   d   a   b   c   d   e   f   g

19. Jahrhunderts erklärt wurde, fanden Fracastoros Thesen allerdings wenig Beachtung.

Antoni van Leeuwenhoek (1632–1723), einer der Pioniere der Mikroskopie [23], wurde ebenfalls als Vater der Keimtheorie gehandelt, auch wenn es andere waren, die unter dem Mikroskop Würmer und ähnliche Organismen in totem, sich zersetzendem Gewebe beobachtet hatten. Doch niemand konnte zu diesem Zeitpunkt sagen, ob sie Ursache, Folge oder Begleiterscheinung einer Krankheit waren. Als Begründer der Keimtheorie kam auch Agostino Bassi (1773–1856) infrage, und zwar aufgrund seiner Entdeckung eines mikroskopischen Pilzes, der bei Seidenraupen Muscardine (Kalksucht) auslöst. Allerdings stellte Bassi, der zu einer Zeit forschte, als unter dem Eindruck der großen Choleraepidemien chemischen Erklärungsansätzen gegenüber Ansteckungstheorien der Vorzug gegeben wurde, keine direkte Verbindung zwischen dieser Beobachtung und Infizierungen beim Menschen her.

PASTEUR

Anfang des 19. Jahrhunderts wurden übertragbare Erkrankungen als »zymotisch« bezeichnet, um ihre

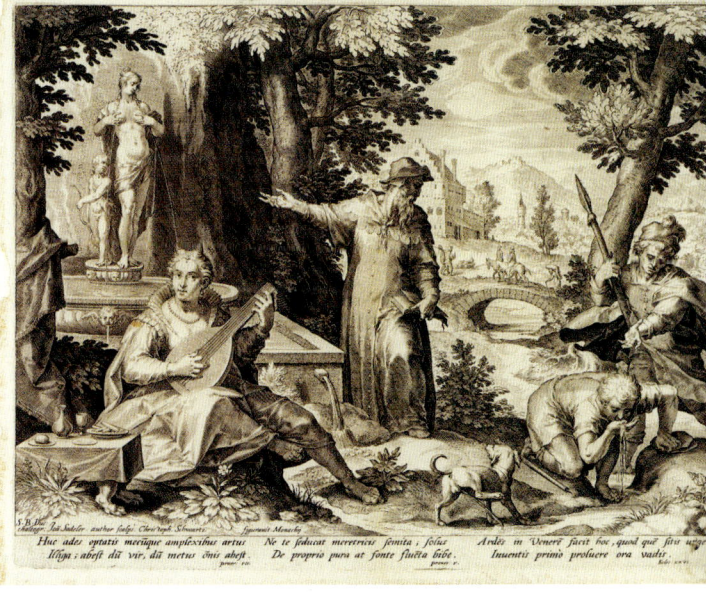

Kupferstich von Jan Sadeler I. aus Girolamo Fracastoros Lehrgedicht mit dem Titel *Syphilis*, dem die Krankheit ihren Namen verdankt. Der Hirt Syphilus wird darin gewarnt, zufälligen Geschlechtsverkehr zu vermeiden, um Ansteckungen zu verhindern. Fracastoro hielt samenähnliche *contagia* für die Überträger ansteckender Krankheiten.

Ähnlichkeit mit der Gärung hervorzuheben. Man ging davon aus, dass eine Zymose von chemischen Katalysatoren oder Fermenten in Form von komplexen Molekülen ausgelöst wurde. Eine andere Parallele sah man zur Vergiftung. Bei hochansteckenden Krankheiten wie den Pocken [40] sprachen die Mediziner von einem Virus, womit ein besonders wirksames Gift gemeint war. Auch die Sepsis wurde als Gärungsvorgang begriffen, das heißt als Verwesung von geschädigtem oder totem Gewebe (Putrefaktion).

Unter dem Einfluss der Forschungen Louis Pasteurs (1822–1895) begann sich diese Ansicht um 1860 zu ändern. Pasteur sah Gärung und Verwesung nicht als chemische Reaktionsprozesse, sondern als biologische Vorgänge an, die von Mikroorganismen ausgelöst werden. Um seine Kollegen zu überzeugen, führte Pasteur nicht nur Laborversuche durch, sondern entwickelte auch Anwendungsverfahren. Bei dem nach ihm benannten Pasteurisieren wird Milch kurzzeitig erhitzt, was das Sauerwerden verhindert. Auf Wein übertragen bewirkt ein Erhitzen auf über 50°C das Absterben der Hefezellen.

VON DER DURCHSETZUNG DER THEORIE

Der britische Chirurg Joseph Lister (1827–1912) machte als Erster Gebrauch von Pasteurs Keimtheorie zu medizinischen Zwecken. Er versuchte den Verwesungsvorgang in Wunden zu unterbinden, indem er Sepsiskeime in der Umgebungsluft und direkt im erkrankten oder abgestorbenen Gewebe abtötete [54]. Bereits die Vorstellung, dass Keime imstande sein sollten, Fäulnis in totem Gewebe zu verursachen, war für viele Mediziner ungewohnt. Noch schwieriger zu akzeptieren war der Gedanke, dass von denselben winzigen Organismen schwere Infektionen ausgelöst werden konnten, wenn sie in lebendes Gewebe eindrangen und sich dort vermehrten. Vollends unglaubwürdig schien vielen aber die These, dass es sich bei diesen unter dem Mikroskop kaum zu unterscheidenden Mikroben um verschiedene Arten handelte, von denen jede eine andere Krankheit auslöste. Die Frage, wie es zu den typischen Begleiterscheinungen kam, war das größte Rätsel. Einige Mediziner zogen in Zweifel, dass derart wirkungsvolle Krankheitsauslöser von außerhalb des Körpers kommen und stellten die Hypothese auf, dass nur geschädigte Körperzellen oder im Körper entstandene Organismen dafür verantwortlich sein könnten.

1876 gelang Robert Koch (1843–1910) anhand des Milzbranderregers der erste allgemein anerkannte

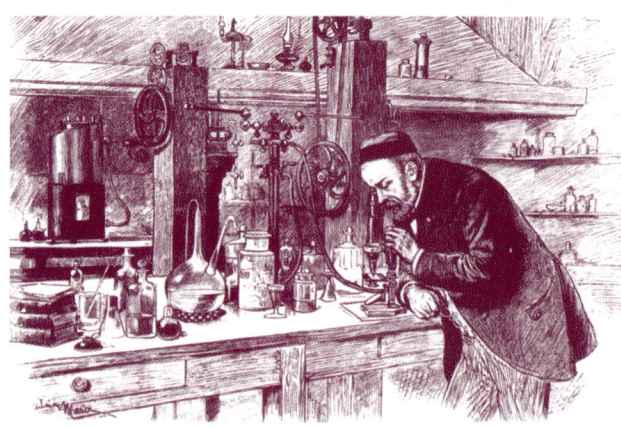

Oben
Louis Pasteur bei der Arbeit mit dem Mikroskop. Pasteur, selbst Chemiker, war einer der ersten Vertreter des neuen Forschertyps in der Medizin, der seine Erkenntnisse im Labor und nicht in der Klinik gewann.

Gegenüber
Andrew Pringle veröffentlichte 1890 sein Buch *Practical Photomicrography (Handbuch der Mikrofotografie)*. Hier Aufnahmen der Tuberkulose- (oben) und Milzbrand-Bazillen (Mitte) sowie von Actinomyces-Bakterien (unten links) und Mikrokokken (unten rechts). Mit dem Aufkommen der Keimtheorie trat die Frage in den Mittelpunkt, ob es nur eine oder mehrere Arten von Bakterien gab, ob diese wandelbar waren und ob ein bestimmter Erreger für ein spezifisches Krankheitsbild verantwortlich zeichnete.

Unten
Von Joseph Lister entwickelte Sprühvorrichtung für Karbolsäure (Phenol). Um eine keimfreie Umgebung bei Operationen zu schaffen, wurden der Körper des Patienten und die Hände des Chirurgen mit dem antiseptischen Mittel besprüht [vgl. S. 222].

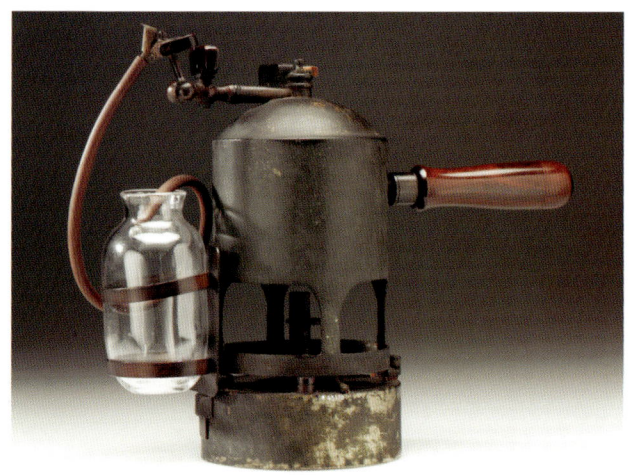

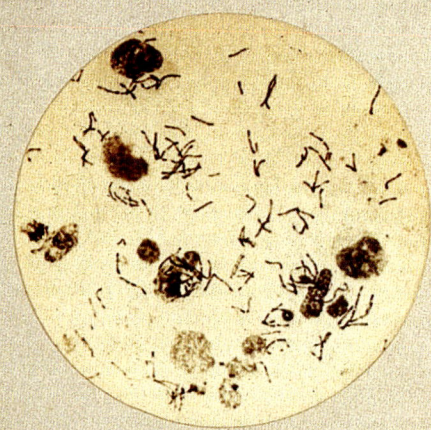

B. Tuberculosis. × 750.

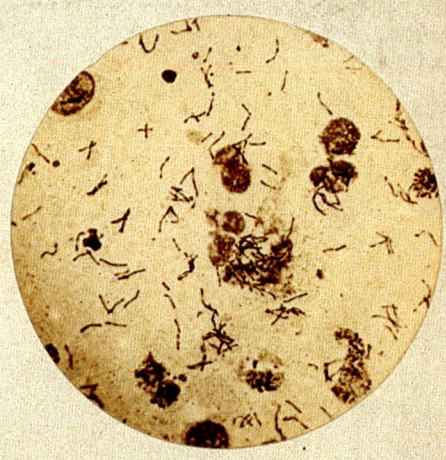

B. Tuberculosis. × 750.

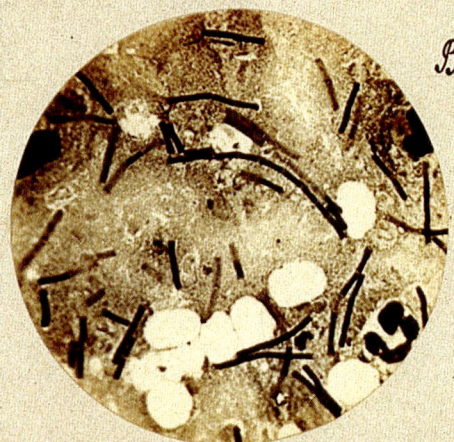

B. Anthracis. × 750.

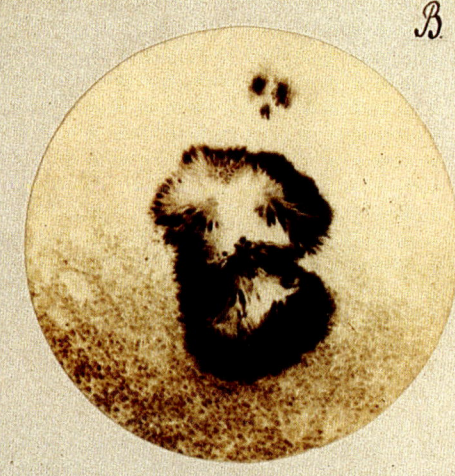

Actinomyces. × 150.

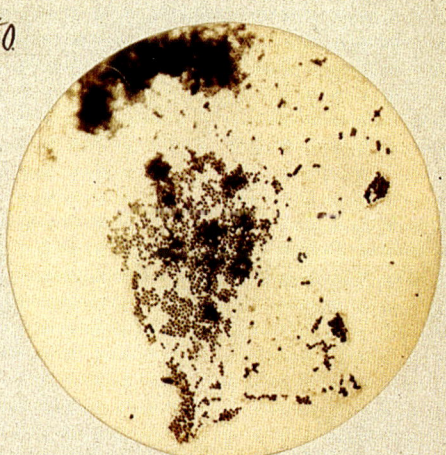

Micrococci, &c. × 750.

Micro organisms.

Nachweis, dass ein bestimmter Mikroorganismus ein spezifisches Krankheitsbild auslöst. Koch, damals noch praktischer Arzt im ostpreußischen Wollstein, veröffentlichte eine minutiöse Beschreibung des Lebenszyklus eines Anthraxbazillus: wie er in den Körper gelangt, sich im Blut vermehrt, den Blutfluss blockiert, Giftstoffe absondert und so die Erkrankung auslöst. Aufgrund seiner Größe und vergleichsweise leichten Handhabbarkeit bot sich der Milzbranderreger an. Doch Koch hatte auch neuartige Labortechniken zur Beobachtung, Zucht und Manipulation von Bakterien entwickelt, die zur Entdeckung zahlreicher bisher unbekannter Krankheitskeime führten. Er selbst identifizierte 1882 den Tuberkulose- [38] und 1883 den Choleraerreger [36].

Dennoch blieb die Keimtheorie umstritten. Die Laborentdeckungen wurden infrage gestellt, denn oft verhielten sich die Keime im klinischen Alltag und in der Umwelt anders als unter dem Mikroskop. Zudem handelte es sich bei den Erregern vieler verbreiteter Infektionskrankheiten augenscheinlich nicht um Bakterien. Dennoch hielten die Forscher daran fest, in solchen Krankheitsauslösern ebenfalls Keime beziehungsweise Viren zu vermuten, auch wenn sie unter dem Mikroskop nicht sichtbar waren.

KEIME UND ÖFFENTLICHE GESUNDHEIT

Man begann die Labormethoden zu individueller Diagnose sowie zur Aufzeichnung endemischer und epidemischer Infektionen ganzer Bevölkerungsgruppen zu nutzen. Die Quarantänevorschriften wurden verschärft, Isolierstationen eingerichtet, Desinfektionsmaßnahmen durchgeführt. Doch die wichtigsten Mittel im Kampf gegen Infektionen waren neu entwickelte Impfstoffe, Immunsera und Antitoxine [63]. Sie alle basierten auf Veränderungen eines Keims oder seiner Stoffwechselprodukte und ihre Entdeckung ließ auf die Entwicklung ähnlicher Medikamente gegen andere Infektionen hoffen.

1881 verkündete Pasteur, er habe einen Impfstoff gegen Milzbrand gefunden. Nach dem Prinzip der Pockenimpfung hatte er eine schwächere Erregervariante erzeugt, um damit eine schwerwiegendere Infektion abzuwehren. Die Virulenz des Bazillus reduzierte Pasteur, indem er ihn erst dem Einfluss von Luft aussetzte und dann Schafen verabreichte, damit sie Antikörper produzierten. Die Entwicklung eines Tollwutimpfstoffes nach derselben Methode im Jahr 1885 bescherte Pasteur seinen größten Triumph [siehe S. 260]. Die aus resistenten Tierorganismen gewonnenen Gegenmittel

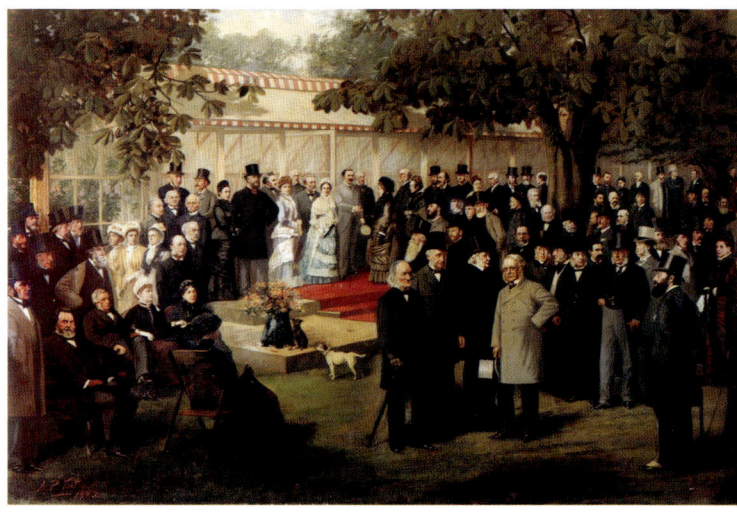

Oben
Empfang im Garten der Baroness Burdett-Coutts für die Teilnehmer des Internationalen Medizinerkongresses in London im Jahr 1881. Unter den 3000 Delegierten aus 70 Ländern waren auch die Begründer der modernen Keimtheorie Louis Pasteur, Robert Koch und Joseph Lister.

Gegenüber
Reklame für das in Frankreich hergestellte *Papier d'Armenie* von 1890. Das mit Benzoesäure getränkte »Armenische Papier« sollte bei Verbrennen Stoffe mit keimtötender Wirkung freisetzen und die Erreger all jener Krankheiten vertreiben, deren Personifikationen hier dargestellt sind: Cholera, Typhus, Diphtherie und Pocken.

wurden den Patienten verabreicht, die daraufhin eine zeitweilige Resistenz gegenüber dem jeweiligen Krankheitserreger entwickelten – ein medizinischer Durchbruch, der vor allem vielen Kindern das Leben rettete.

Wurde seit Ende des 19. Jahrhunderts in der Forschung konkret von Bakterien, Viren, Pilzen oder Zellparasiten gesprochen, hielt sich der Begriff »Keim« im öffentlichen Sprachgebrauch indes als Oberbegriff für alle Arten von Krankheitserregern. Die Gesundheitsbehörden warnten vor Keimen, die im Wasser, in der Luft und im Essen lauerten, und riefen zur Einhaltung von Hygienevorschriften auf. Das Wissen um die Keime hatte Auswirkungen auf das persönliche Verhalten: Ausspucken auf der Straße wurde untersagt; die Rocksäume wurden kürzer, damit sie keine Keime vom Boden aufsammelten; man schlief bei offenem Fenster, um die Keimkonzentration in der Luft zu verringern; harmlose Küchenfliegen wurden zu todbringenden Keimträgern erklärt. Die frühen medizinischen Vorstellungen von den Keimen als unsichtbaren Erregern, die sich jedem Zugriff entzogen, aber umso dramatischere Folgen haben konnten, erlebten so eine andauernde Renaissance.

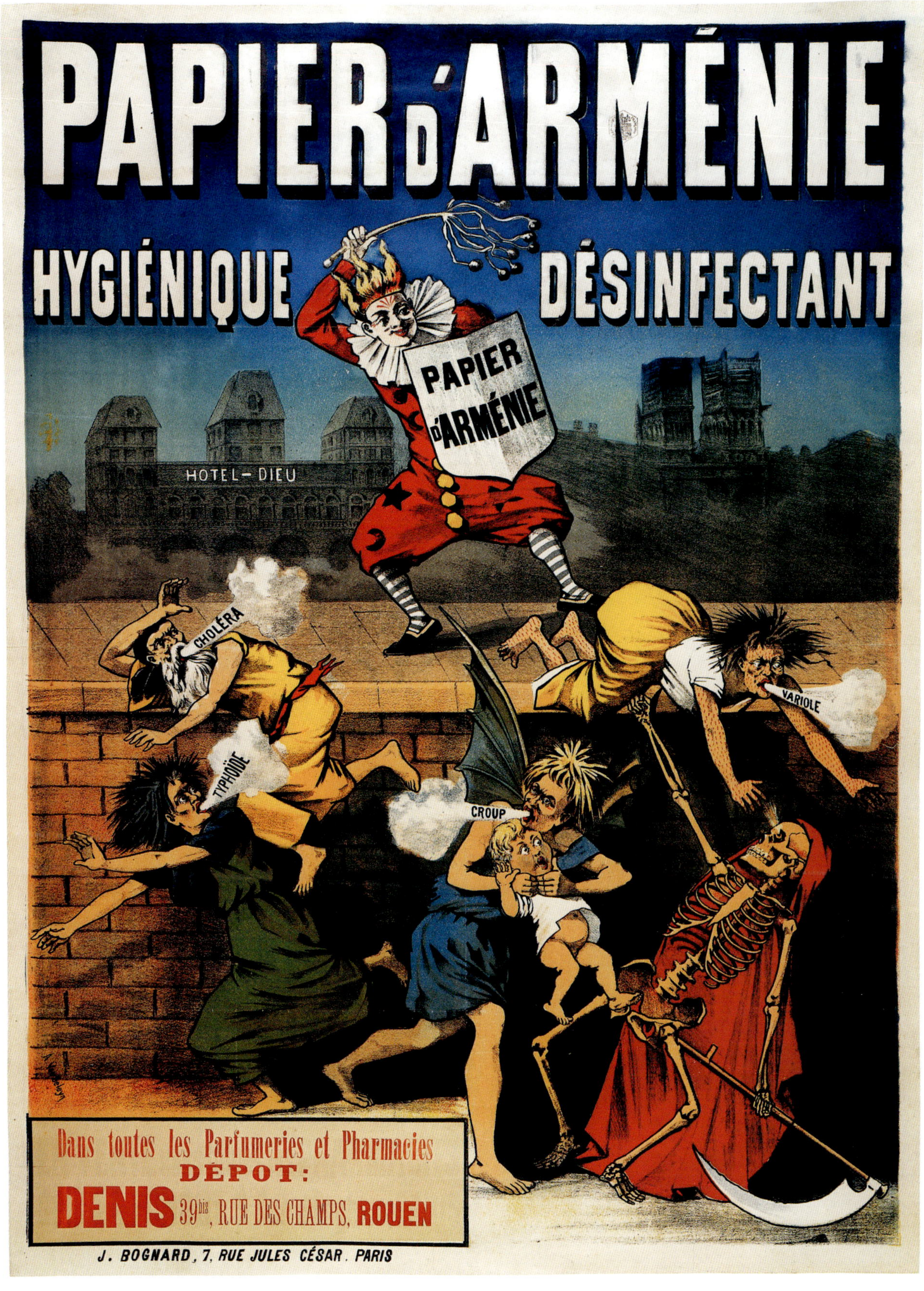

PAPIER D'ARMÉNIE
HYGIÉNIQUE
DÉSINFECTANT
PAPIER D'ARMÉNIE
HOTEL-DIEU
CHOLÉRA
VARIOLE
TYPHOÏDE
CROUP
Dans toutes les Parfumeries et Pharmacies
DÉPOT:
DENIS 39bis, RUE DES CHAMPS, ROUEN
J. BOGNARD, 7, RUE JULES CÉSAR, PARIS

15. PARASITEN UND VEKTOREN
Insekten als Krankheitsüberträger

Gilberto Corbellini

Unser heutiges Wissen über Insekten als Träger von Krankheiten wurde in den letzten 15 oder 20 Jahren erworben. Es markiert eine Epoche in der Geschichte der Medizin, die nicht weniger glanzvoll ist als die phänomenale Entwicklung der Bakteriologie in den Jahren unmittelbar zuvor.
Charles Chapin, 1910

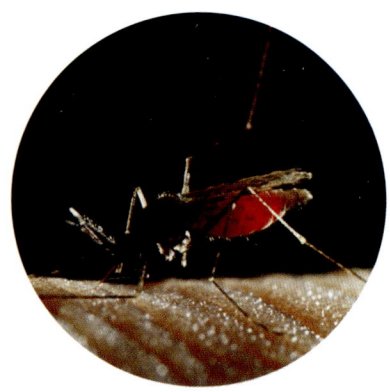

Links
Weibliche Anophelesmücke. Da sich nur die Weibchen neben Pflanzensäften zusätzlich von Blut ernähren, übertragen auch nur sie die verschiedenen Erregerparasiten der Malaria von Mensch zu Mensch.

Gegenüber links
Alphonse Laveran beschrieb als Erster den Malariaparasiten. Auf dieser Karikatur von B. Moloch (Alphonse Hector Colomb) aus dem Jahr 1909 reitet er mit der Lanze im Anschlag in den Kampf gegen ganze Horden des tückischen Insekts.

Gegenüber rechts
Illustration aus Giovanni Battista Grassis *Studi di un zoologo sulla malaria (Die Malaria – Studien eines Zoologen)* von 1901, die eine zusammenfassende Darstellung von Grassis Forschungen bis zu diesem Zeitpunkt enthalten.

Nachdem die Medizin erkannt hatte, dass Infektionskrankheiten durch mikrobiologische Erreger beziehungsweise Keime übertragen werden [14], wendete sie sich den Ursprüngen und Arten der Übertragung zu. Damit gerieten sogenannte gesunde (asymptomatische) Träger, außerdem Wirte und Vektorinsekten ins Blickfeld, denn die Keimtheorie konnte nicht erklären, warum Individuen, die keinen Kontakt mit Erkrankten gehabt hatten, dennoch befallen wurden und andererseits in Gruppen, die Umgang mit Infizierten gepflegt hatten, keine Neuerkrankungen auftraten.

DIE WELT DER ÜBERTRÄGER
1884 wies Friedrich Loeffler (1852–1915) im Rachen eines Gesunden den Diphtherie-Bazillus nach. Fünf Jahre später fand man heraus, dass er auch bei Rekonvaleszenten noch vorkam. Die entscheidende Rolle von nicht erkrankten Übertragern bei der Verbreitung der Diphtherie wurde 1893 anhand epidemiologischer Studien der Bevölkerung von New York durch Hermann M. Biggs (1859–1923) und William H. Parks (1863–1939) aufgezeigt. Genauso erkannte Robert Koch (1843–1910) 1893, dass bereits gesundete Cholerapatienten einen Ansteckungsherd für Neuinfektionen darstellten; Ähnliches, so fand man heraus, galt für Typhus-Bazillen und Meningokokken.

Da bis auf wenige Ausnahmen kein Krankheitserreger außerhalb des Körpers lange überleben kann, mussten sie durch direkten oder indirekten Kontakt, Lebensmittel oder Insekten übertragen werden. 1869 wies Nikolai Melnikow nach, dass sich der Gurkenkernbandwurm *(Dipylidium caninum)* im Hundehaarling *(Trichodectes canis)* entwickelt und lieferte damit die erste Beschreibung eines Insekts als Wirt für einen Erregerparasiten. 1878 entdeckte Patrick Manson (1844–1922) Fadenwürmer namens *Wuchereria bancrofti*, Auslöser einer Lymphinfektion, in Stechmücken, die menschliches Blut gesaugt hatten. Er beobachtete, dass der Parasit sich bis zum Larvenstadium im Wirt entwickelte, nahm aber irrtümlich an, die Mücken hätten nur ein einziges Mal gestochen und die Infektion beim Menschen rühre vom Wasser her, in dem die Mücken ihre Eier abgelegt und von dem die Infizierten getrunken hatten. George Carmichael Low (1872–1952) wies im Jahr 1900 nach, dass Mücken der Gattung *Culex* den Fadenwurm von Mensch zu Mensch weitertragen.

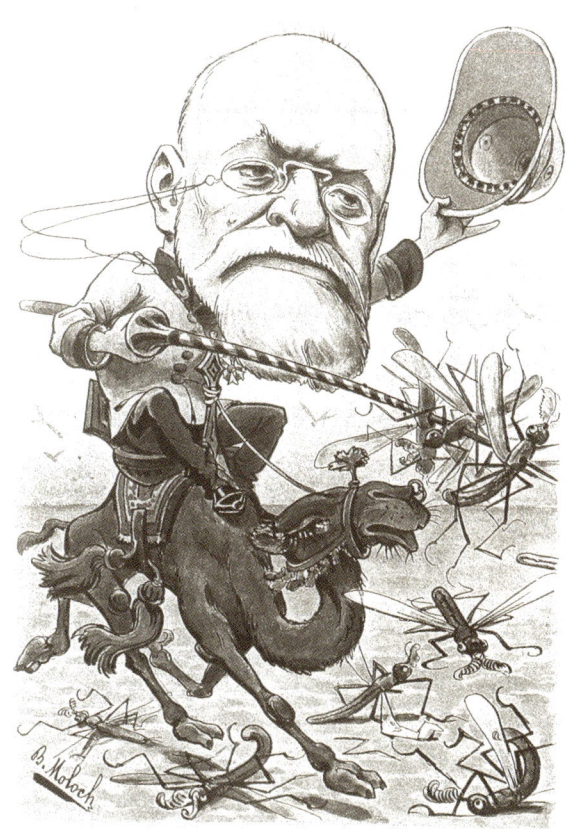

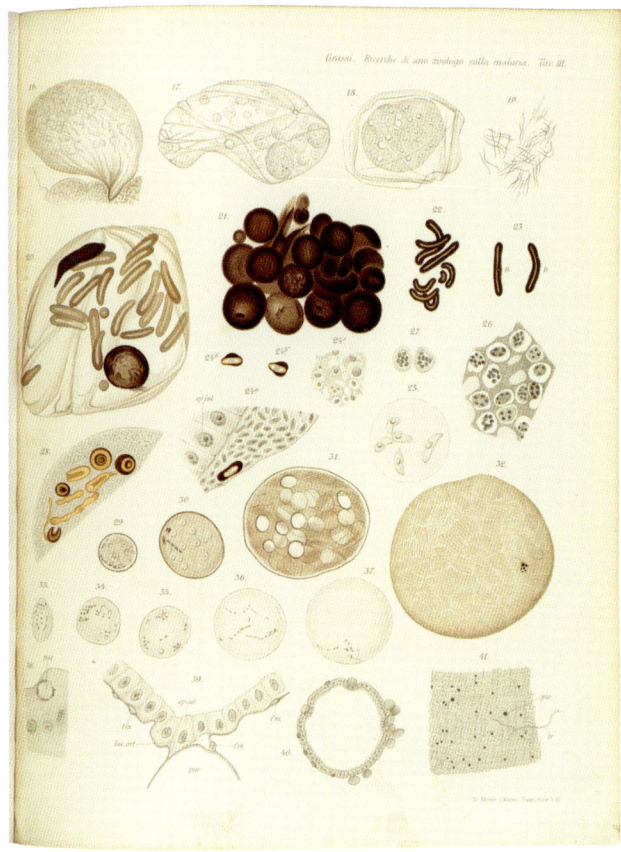

Die »aktive Beteiligung« des Wirtsinsekts bei der Infizierung erforschten 1889 bis 1892 Theobald Smith (1859–1934) und Fred L. Kilbourne (1858–1936) anhand des Texanischen Rinderfiebers, das von dem Blutparasiten *Pyrosoma bigeminum* verursacht und durch Zeckenbiss übertragen wird. David Bruce (1855–1931) wendete die Vektortheorie kurz darauf auf die Naganaschlafkrankheit an, die bei Haustieren in Subäquatorialafrika auftritt, indem er nachwies, dass der Erreger, der Mikroorganismus *Trypanosoma brucei,* von der Tsetsefliege *(Glossina morsitans)* übertragen wird. 1903 folgte die Entdeckung, dass die menschliche Variante der Schlafkrankheit eine andere Form der Trypanosomiasis darstellt, aber auf dieselbe Weise weitergegeben wird.

MÜCKEN ALS ÜBERTRÄGER

Das wichtigste Beispiel für ein Vektorinsekt lieferte die Identifizierung des Infektionsmechanismus der Malaria beim Menschen. Alphonse Laveran (1845–1922) beschrieb den Parasiten erstmals 1880; in den 1890er-Jahren wurde dessen Übertragung durch Mückenstiche allgemein anerkannt. Hinweisen Patrick

Mansons folgend, untersuchte Ronald Ross (1857–1932) im Jahr 1897 Zellen aus zwei Moskitos, die mit Malaria infiziertes Blut gesaugt hatten: Die enthaltenen Pigmente stellten sich als Malariaparasiten heraus. 1898 erforschte Ross die Entwicklung von Vogelmalariaparasiten in Stechmücken, und Giovanni Battista Grassi (1854–1925) bewies mit Amico Bignami (1862–1929) und Giuseppe Bastianelli (1892–1059), dass es Mücken der Gattung *Anopheles* sind, die den Erreger der menschlichen Malariavariante übertragen. Die verschiedenen Anophelesmücken sind unterschiedlich gute Zwischenwirte, deshalb hängt die Übertragungsrate stark von Umweltfaktoren ab, welche die Ausbreitung der jeweiligen Arten beeinflussen.

Auf die Malaria folgte das Gelbfieber: Schon 1881 hatte der kubanische Arzt und Forscher Carlos Finlay (1833–1915) vermutet, dass Gelbfieber nicht durch Kontakt mit Menschen, sondern durch Mücken übertragen wird. Als es bei der Besetzung Kubas durch US-amerikanische Truppen in den 1890er-Jahren zu schweren Verlusten durch Gelbfieber kam, wurde eine Kommission zum Studium der Erkrankung unter der Leitung Walter Reeds (1851–1902) eingerichtet. Ausgehend von

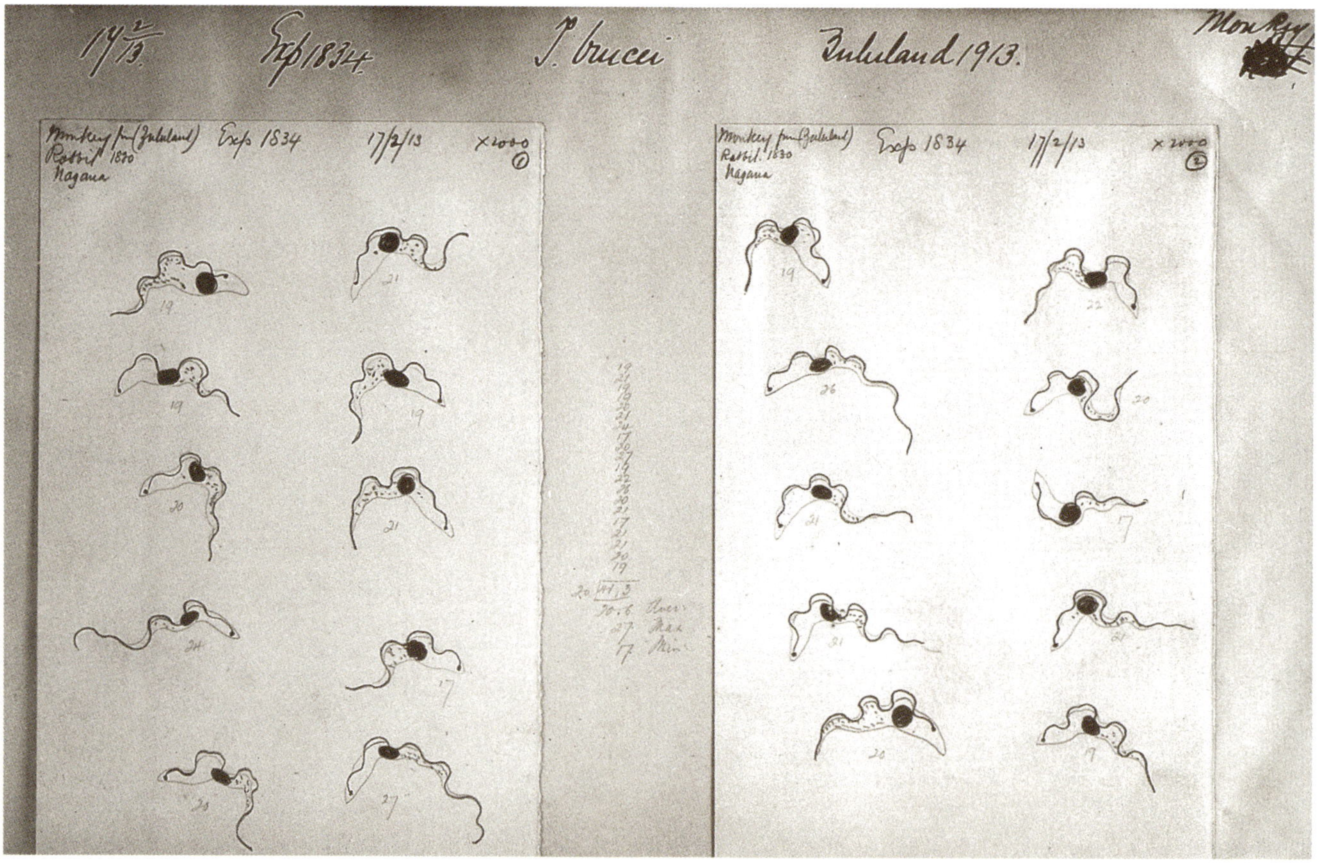

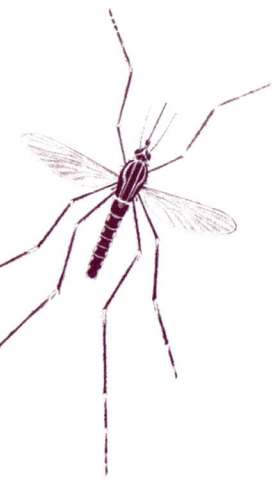

Oben

Zeichnungen des Erregers *Trypanosoma brucei* (benannt nach seinem Entdecker David Bruce). Der parasitäre Einzeller mit langer Geißel löst die Schlafkrankheit aus und wird durch den Stich der in Afrika verbreiteten Tsetsefliege übertragen.

Links

Weibliches Exemplar der *Aedes-aegypti*-Mücke. Bei dieser Art verbreiten die Weibchen den Virus von Gelbfieber, Denguefieber und anderer, weniger bekannter Krankheiten.

Gegenüber links

In den 1950er- und 1960er-Jahren rief die Weltgesundheitsorganisation zur Ausrottung der Malariamücken durch das Insektizid DDT auf, wie auf diesem indischen Plakat zu sehen. Trotz anfänglicher Erfolge kam die Kampagne ins Stocken, denn die Mücken entwickelten eine DDT-Resistenz, außerdem wurden nach und nach die negativen Auswirkungen des Langzeitgifts auf Mensch und Umwelt bekannt.

Gegenüber rechts

Um sich vor Malariamücken zu schützen, wird das Schlafen unter Moskitonetzen empfohlen, so auch auf diesem Plakat aus dem Zweiten Weltkrieg, das vor den Gefahren warnt, die hinter der Front lauern. Mit Insektiziden behandelte Mückennetze sind auch ein wichtiger Bestandteil der aktuellen Kampagne *Roll Back Malaria*.

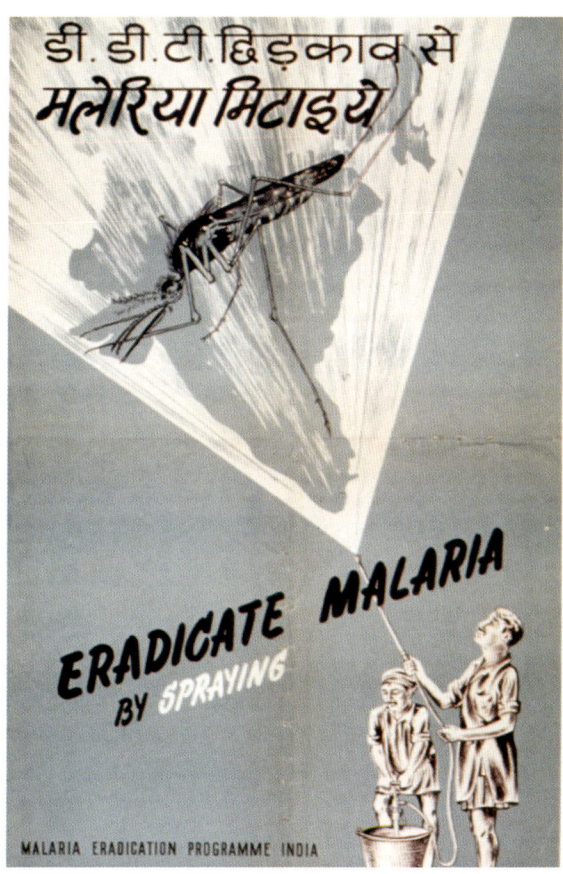

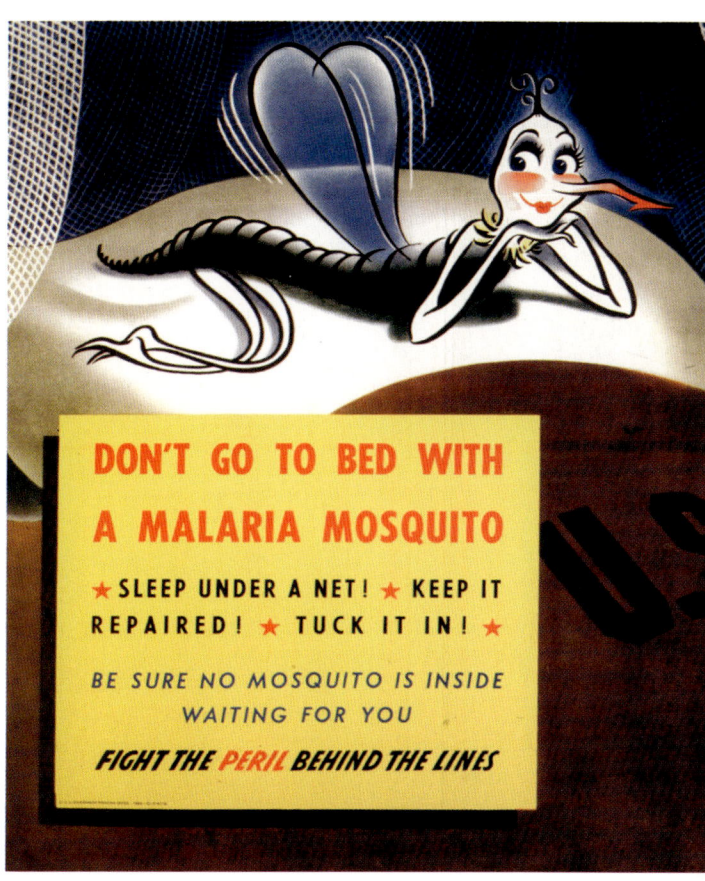

den Ergebnissen der Malariaforschung bewiesen Reeds Experimente, dass es sich beim Überträger des Gelbfiebers um die Mückenart *Aedes aegypti* handelt. Dies ermöglichte es William C. Gorgas (1854–1920), strenge Kontrollmethoden zu entwickeln, die zu einer erheblichen Senkung der Gelbfieber- und Malariaerkrankungen auf Kuba und später auch in Panama führten (was eine Voraussetzung zum Bau des Panamakanals war). 1916 wies John Burton Cleland (1878–1971) nach, dass *Aedes aegypti* auch das Denguefieber-Virus überträgt.

ANDERE INSEKTEN ALS ÜBERTRÄGER

Es folgte die Identifizierung anderer Insekten als Infektionsüberträger. 1908 wurde von einer indischen Kommission der berühmte Bericht *The Etiology and Epidemiology of Plague (Die Ursache und Ausbreitung der Pest)* veröffentlicht. Er bestätigte die Beobachtungen Paul-Louis Simonds (1858–1947), wonach Rattenflöhe *(Xenopsylla cheopis)* den Auslöser der Beulenpest, das Bakterium *Yersinia pestis,* auf den Menschen übertrugen [34]. 1909 wies Charles Nicolle (1866–1936) die epidemieartige Verbreitung von Fleckfieber durch Läuse

nach. Im selben Jahr entdeckte Carlos Chagas (1879–1934) die später nach ihm benannte Variante der Trypanosomiasis. Chagas beobachtete in den Verdauungsorganen von sogenannten »Killerkäfern« der Gattung *Triatominae* ein Geißeltierchen, das zu einer bis dato unbekannten Spezies der Gattung *Trypanosoma* gehörte. Er wies nach, dass es durch Marmosetten, eine Affengattung, übertragen werden konnte. Bis 1925 nahm Chagas fälschlicherweise an, dass die Infektion durch den Biss des Käfers übertragen wird. Schon 1915 vermutete Emile Brumpt indes, dass die Erreger vielmehr im Kot zu suchen seien und dieser erst durch die auf den Stich folgende Kratzreaktion in die Wunde gelange – eine These, die 1932 durch Silveira Dias bewiesen wurde.

Die Liste der durch Parasiten und Insekten übertragenen Infektionen ist lang. Ihre Erforschung dauert bis in die Gegenwart an.

16. PSYCHOANALYSE UND PSYCHOTHERAPIE
Heilung durch Sprechen

Andrew Scull

Psychotherapie ist ein schreckliches Wort, aber es existiert kein anderes, das uns von christlichen Wissenschaftlern, Vertretern des Neuen Denkens, Gesundbetern und von tausendundeiner anderen Schule unterscheidet, denen eines gemeinsam ist: die Missachtung, die sie der medizinischen Wissenschaft und dem in der Vergangenheit gesammelten Wissen entgegenbringen.
Richard Cabot, 1908

Der Optimismus, mit dem im Sinne der moralischen Behandlung [12] ein Jahrhundert zuvor die Heilungschancen psychisch Kranker eingeschätzt worden waren, wich am Ende des 19. Jahrhunderts eher düsteren Zukunftsprognosen. Die Heilungsaussichten in öffentlichen wie privaten Anstalten galten als minimal. Viele Psychiater sahen geistig Gestörte als degeneriert und biologisch minderwertig an und plädierten dafür, sie wegzusperren, um eine Ausbreitung ihrer Krankheit zu verhindern. Wahnsinn, so glaubten viele dieser Mediziner, war körperlich bedingt und medizinisch nicht heilbar – eine Einstellung, die sie selbst vor dem Vorwurf ärztlichen Versagens schützte, zugleich aber zur Untätigkeit verdammte. Extrempositionen dieser Art führten jedoch gerade bei den Bessergestellten unter den Betroffenen oder bei ihren Angehörigen dazu, die Stigmatisierung als hoffnungsloser Fall um jeden Preis zu vermeiden – und erst recht den Aufenthalt in einer Heilanstalt, von denen viele zu reinen Verwahranstalten verkommen waren.

AUF DER SUCHE NACH ALTERNATIVEN
Menschen, die im Grenzbereich zum Wahnsinn lebten, suchten verzweifelt nach alternativen Behandlungsmöglichkeiten. Umgekehrt waren sie aufgrund der leichteren und deshalb anscheinend einfacher zu behandelnden Störungen für die neue Berufsgruppe der »Nervenärzte« besonders attraktiv. Diese Ärzte kamen oft aus der Welt der Heilanstalten, andere aus der entstehenden Neurologie. Sie hatten es satt, ihren Patienten wirkungslose Therapien gegen Multiple Sklerose, Neurosyphilis oder andere Nervenleiden zu verschreiben. Auch Hysteriker und Menschen, die an der neuen Modekrankheit Neurasthenie litten, waren

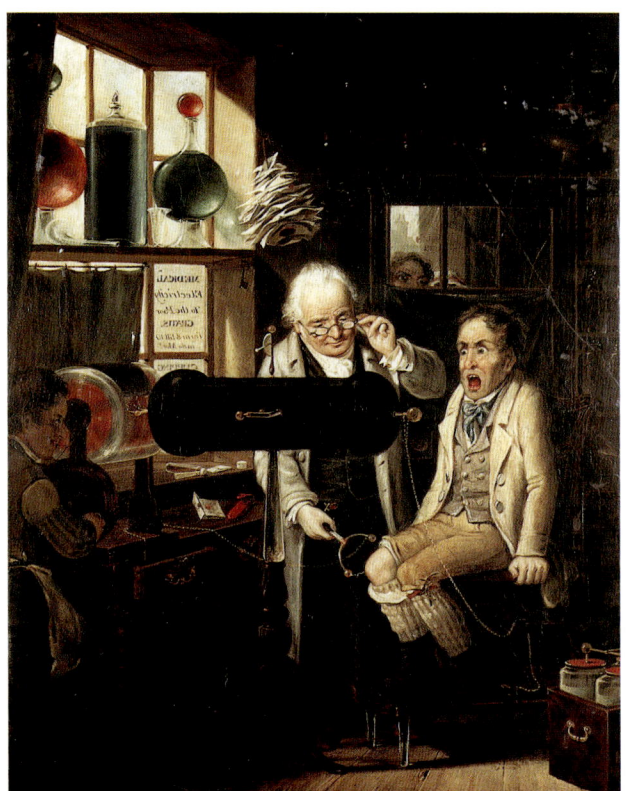

Oben
Die Elektroschocktherapie gehörte zu den verbreitetsten physischen Behandlungsformen seelischer Leiden wie Hysterie und Neurasthenie vor dem Aufkommen der Psychoanalyse. Gemälde von Edward Bristow, 1824.

Gegenüber
Bildnis eines Soldaten des Ersten Weltkriegs, der unter dem sogenannten Granatfieber litt. Vielen traumatisierten Kriegsheimkehrern konnte mit Gesprächstherapien geholfen werden.

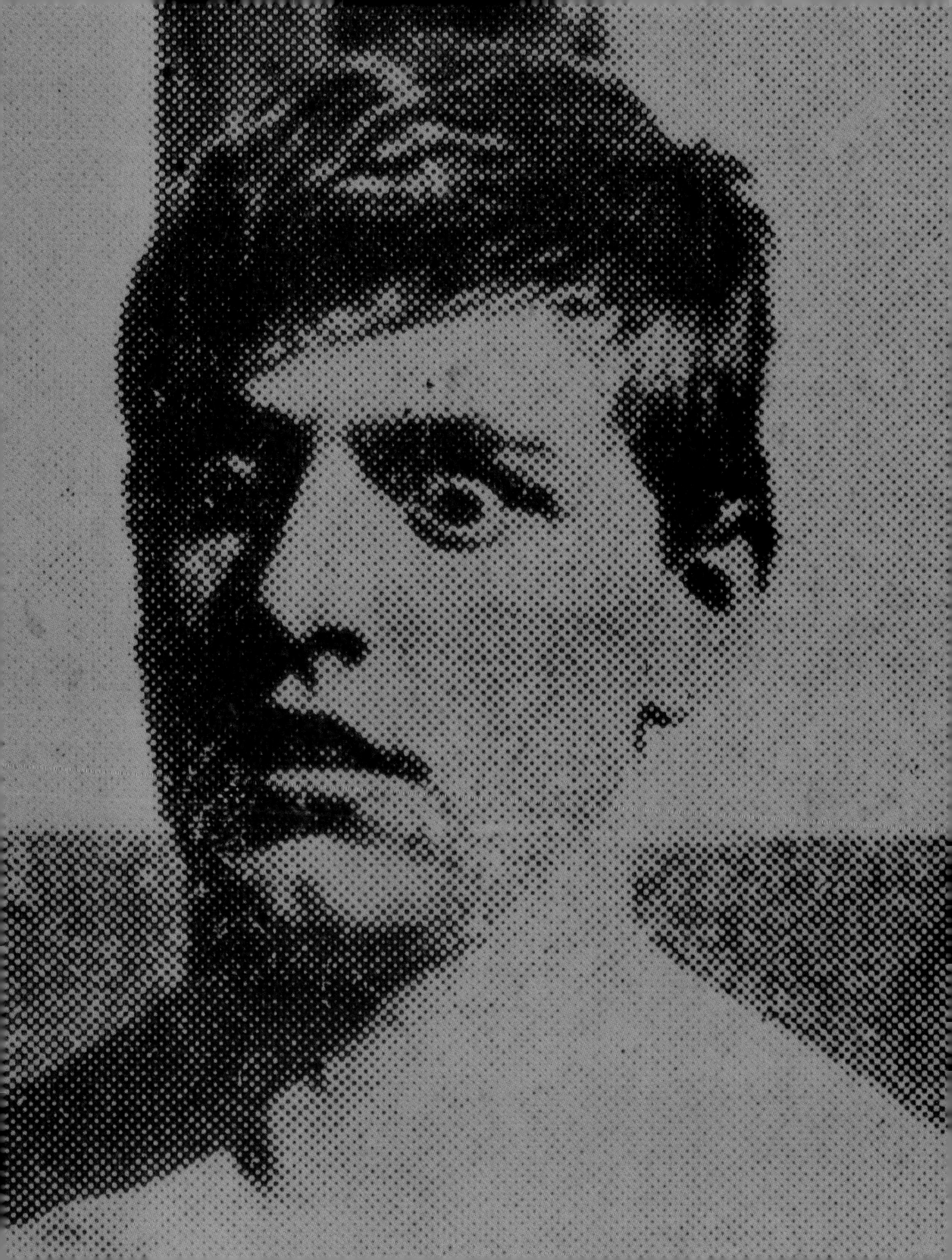

eine attraktive Klientel für jene Nervenärzte, solange sie plausible Erklärungen und passende Behandlungen gegen diese geheimnisvollen Leiden anbieten konnten. Vielen Medizinern fiel es schwer, Therapieformen anzuerkennen, die nicht den Körper betrafen. Deshalb wurden anfangs vor allem Pillen, Patentheilmittel, Wasserkuren, Diäten und Elektroschocktherapien verordnet. Allerdings kam manchen Nervenärzten schon bald der Verdacht, dass diese Methoden mehr auf Suggestionskraft denn auf direktes physisches Einwirken gründeten. Obschon zunächst umstritten, experimentierte daher eine steigende Zahl von ihnen mit Behandlungsformen, die später als Psychotherapie bezeichnet wurden.

DIE KONKURRENZ DER RELIGIÖSEN SEELENHEILER

Vor allem in Nordamerika wuchs der Druck auf die Medizin infolge der Ausbreitung dessen, was ihre Vertreter abwertend als »Seelenheilerkulte« bezeichneten: Gruppierungen wie die Christian Scientists etwa, die auf Mary Baker Eddy (1821–1910) zurückgingen, oder das Emmanuel Movement, das im Umfeld einer Kirchengemeinde der Bostoner Oberschicht entstanden war. Der von Franz Anton Mesmer (1734–1815) propagierte Animalische Magnetismus oder Mesmerismus, der unter Wissenschaftlern als Scharlatanerie verschrien war, feierte bei vielen dieser Heiler muntere

Auferstehung in christlichem Gewand. Daneben wurden andere Formen der Suggestion und der psychologischen Beeinflussung praktiziert.

Opfer traumatischer Erlebnisse, darunter viele Kriegsheimkehrer aus dem Amerikanischen Bürgerkrieg und Überlebende von Zugunglücken, die unter medizinisch unerklärlichen Symptomen litten, aber auch Menschen, die Leidtragende ihres eigenen übersteigerten Ehrgeizes oder einer zu großen Arbeitsbelastung geworden waren, boten ein reiches Reservoir an Nervenkranken. Oft versuchte man, ihr psychisches Leiden auf physische Verletzungen zurückzuführen. Doch immer mehr Ärzte begannen an diesen Erklärungsmustern zu zweifeln und nach seelischen Ursachen zu forschen, die zu den Störungen geführt hatten, um diese mit psychologischen Methoden zu behandeln.

FREUD UND SEINE RIVALEN

Die von Sigmund Freud (1856–1939) begründete Psychoanalyse war nur die erste in einer ganzen Reihe von psychologischen Theorien und Therapieformen. Paul Dubois (1848–1918) in der Schweiz, Pierre Janet (1859–1947) in Frankreich, aber auch Morton Prince (1854–1929) und Boris Sidis (1867–1923) in den USA hatten psychotherapeutische Modelle vorgestellt, die anfangs nicht weniger diskutiert wurden als die Methoden des

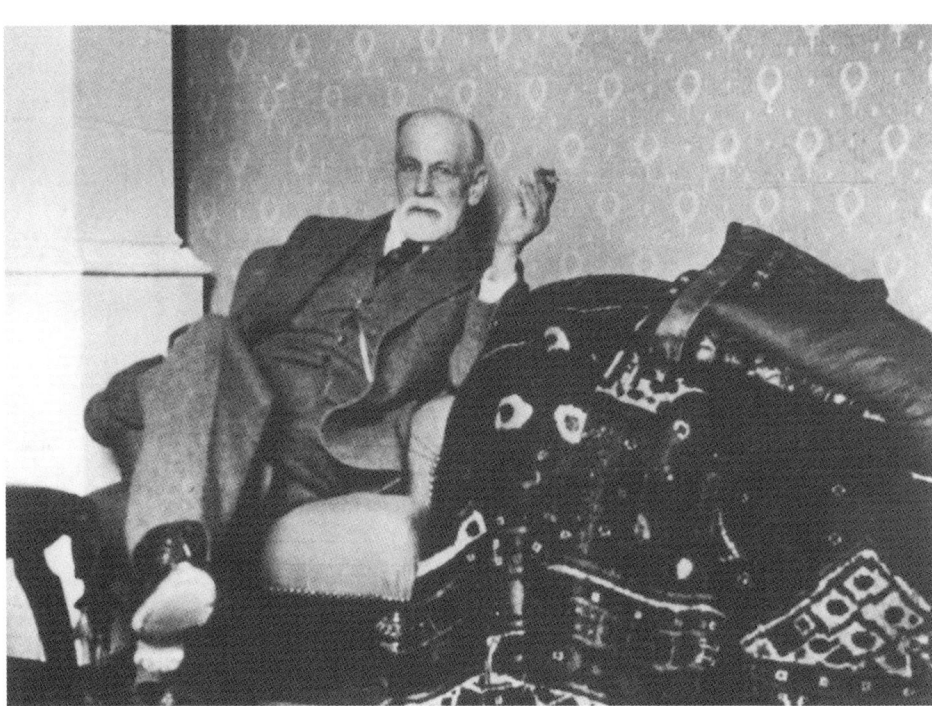

Wiener Nervenarztes. Carl Gustav Jung (1875–1961) und Alfred Adler (1870–1937) etwa, Mitglieder von Freuds engstem Kreis, brachen mit ihrem Lehrer und gingen eigene Wege.

Wie viele Nervenärzte seiner Zeit hatte Freud bei der Behandlung seiner ersten Hysteriefälle in den 1890er-Jahren mit Hypnose gearbeitet und war zu der Überzeugung gelangt, dass verdrängte Erinnerungen oft die Ursache waren. Zunächst nahm er an, die Abreaktion, sprich das Zurückholen des Unbewussten mithilfe der Hypnose, reiche zur Heilung aus. Bald jedoch korrigierte er diese Ansicht und entwickelte ein sehr viel komplexeres Bild psychischer Störungen und damit der gesamten menschlichen Psyche. Gleichzeitig gab Freud die Hypnose auf und machte erste Versuche mit dem, was er »freies Assoziieren« nannte: Der Patient auf der berühmten Couch sollte über alles sprechen, was ihm in den Sinn kam, wenn er von seinen Träumen berichtete. Mithilfe des Analytikers sollte die Deutung des Gesagten zu einer Freilegung der psychischen Wurzeln der mentalen Störungen und so schließlich zur Heilung des Konflikts führen.

Diese Methode einer Heilung durch Sprechen sollte sich durchsetzen, nicht nur in Wien. In Amerika gewann Freud anlässlich eines Vortrags an der Clark University, Massachusetts, im Jahre 1909 so einflussreiche Anhänger wie den Harvard-Psychologen William James (1842–1910) und den Neurologen James Jackson Putnam (1846–1918). Obwohl Freud Amerika und die Amerikaner verachtete, wurden die Vereinigten Staaten zur wichtigsten Bastion der Psychoanalyse.

Hierzu trugen unter anderem die unzähligen Soldaten der beiden Weltkriege bei, die unter »Granatfieber« litten (das man zunächst als Folge der Schädigung des Nervensystems durch Explosionen ansah, dessen psychisch-traumatischer Ursprung jedoch bald anerkannt wurde), oder wegen anderer Kriegsneurosen therapeutische Hilfe benötigten. Bei ihrer Behandlung stützte man sich vor allem auf Formen der Gesprächstherapie. Sie bildet bis heute den Kernbestand der Psychiatrie in den Vereinigten Staaten und gewann darüber hinaus großen Einfluss auf die Populärkultur. Andernorts war die Psychoanalyse nie mehr als eine Randerscheinung, die mit dem Aufkommen der Psychopharmaka weiter an Bedeutung verlor [48]. Verschiedene Schulrichtungen innerhalb der Psychologie entwickelten eigene Therapieformen. Heute spielen empirisch gestützte, symptombezogene Kurzzeitbehandlungen, die unter dem Begriff der kognitiven Verhaltenstherapie zusammengefasst werden, eine wichtige Rolle in der psychotherapeutischen Praxis.

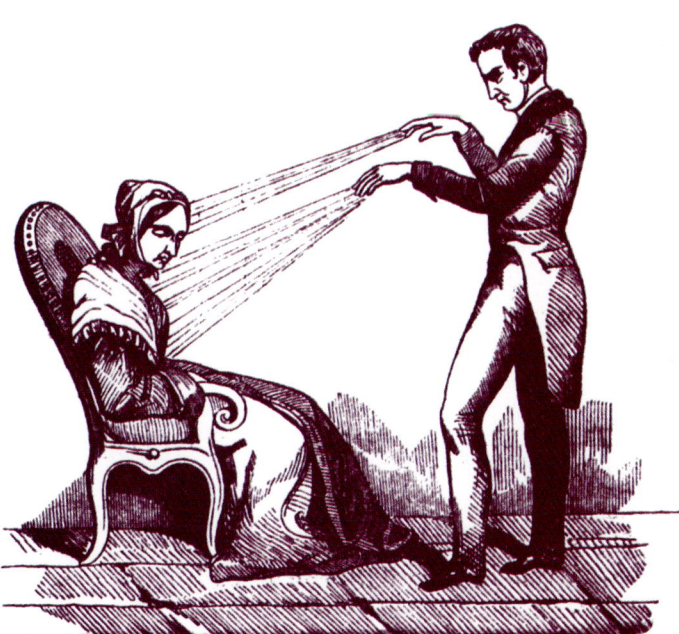

Gegenüber
Sigmund Freud, der Begründer der Psychoanalyse, mit obligater Zigarre neben der berühmten Couch in seiner Wiener Praxis.

Links
Darstellung des Mesmerisiervorgangs, um 1845. Von den Fingerspitzen des Therapeuten gehen unsichtbare Strahlen der als »Animalischer Magnetismus« bezeichneten Energie aus, die sich auf die Patientin überträgt. Nach der wissenschaftlichen Diskreditierung des Mesmerismus Ende des 19. Jahrhunderts wurde die Technik später in Form der Hypnose wieder in die psychotherapeutische Praxis aufgenommen.

HORMONE
Botenstoffe des Organismus

Robert Tattersall

Wirkstoffe, die darüber entscheiden, ob ein Individuum ein Riese oder ein Zwerg, ein Schwachkopf oder eine durchschnittlich intelligente Person, eine Tunte oder ein echter Mann, eine Dame mit Bart oder eine Frau wird; Wirkstoffe, die für einen normalen Stoffwechsel sorgen und deren Fehlen zum sofortigen Tod führen kann – diese Wirkstoffe darf man nicht ignorieren.
Walter B. Cannon, 1922

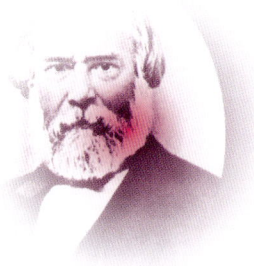

Charles-Édouard Brown-Séquard entwickelte das Konzept der inneren Sekretion. Die von ihm propagierte »Organotherapie« blieb nicht unumstritten.

INNERE SEKRETION UND ENDOKRINOLOGIE

Die Theorie der inneren Sekretion, der Abgabe von Stoffen in die Blutbahn, wurde erstmals 1869 von dem Arzt und Physiologen Charles-Édouard Brown-Séquard (1817–1894) formuliert. Er nahm an, dass alle Drüsen, ob mit oder ohne Drüsenkanal, Substanzen ins Blut absondern, die nützlich oder unverzichtbar sind und deren Fehlen zu physiologischen Symptomen führt. 1889, im Alter von 72 Jahren, erregte Brown-Séquard Aufsehen durch die Mitteilung, er habe sich durch die Injektion eines Extrakts aus Meerschweinchenhoden einer Verjüngungskur unterzogen. Damit schuf er die Grundlage für die sogenannte Organotherapie, die später sehr umstritten sein sollte.

1891 entdeckte George Redmayne Murray (1865–1939), dass sich durch die Injektion eines Schilddrüsenextraktes vom Schaf Schilddrüsenversagen beim Menschen behandeln ließ. Den ersten direkten Beweis für die Existenz von Hormonen lieferten die Londoner Physiologen William Bayliss (1860–1924) und Ernest Starling (1866–1927): Sie fanden heraus, dass die Produktion von Bauchspeicheldrüsensekret als Reaktion auf das Eintreten von Säure in den Zwölffingerdarm

nicht, wie zuvor angenommen, durch Nerven ausgelöst wird, sondern durch Sekretin. Für biochemische Botenstoffe wie diesen prägte Starling 1905 den Begriff »Hormon« (von griech. *hormao*, antreiben). Drüsen, die Hormone ins Blut absondern, werden als endokrin bezeichnet, das Studium der damit zusammenhängenden Erkrankungen nennt man Endokrinologie.

ZU VIEL ODER ZU WENIG

Erste medizinische Erfolge wurden erzielt, indem man Tieren bestimmte Drüsen entfernte, um die Auswirkungen zu studieren und die Erkenntnisse auf den Menschen zu übertragen. Die Entfernung der Hypophyse oder der Nebennieren war tödlich, die Entnahme der Schilddrüse führte zu Myxödem, die der Nebenschilddrüsen zu Muskelkrämpfen (Tetanie). Die Entfernung von Hoden und Eierstöcken wirkte sich auf die sekundären Geschlechtsmerkmale aus. Eine fehlende Bauchspeicheldrüse löste schweren Diabetes mellitus aus.

Auch die Überproduktion von Hormonen, so zeigte sich, konnte Krankheiten verursachen. Sie ist oft mit einer Vergrößerung der entsprechenden Drüse oder Tumorbildung verbunden. So ging der Kropf häufig

DAS ENDOKRINE SYSTEM

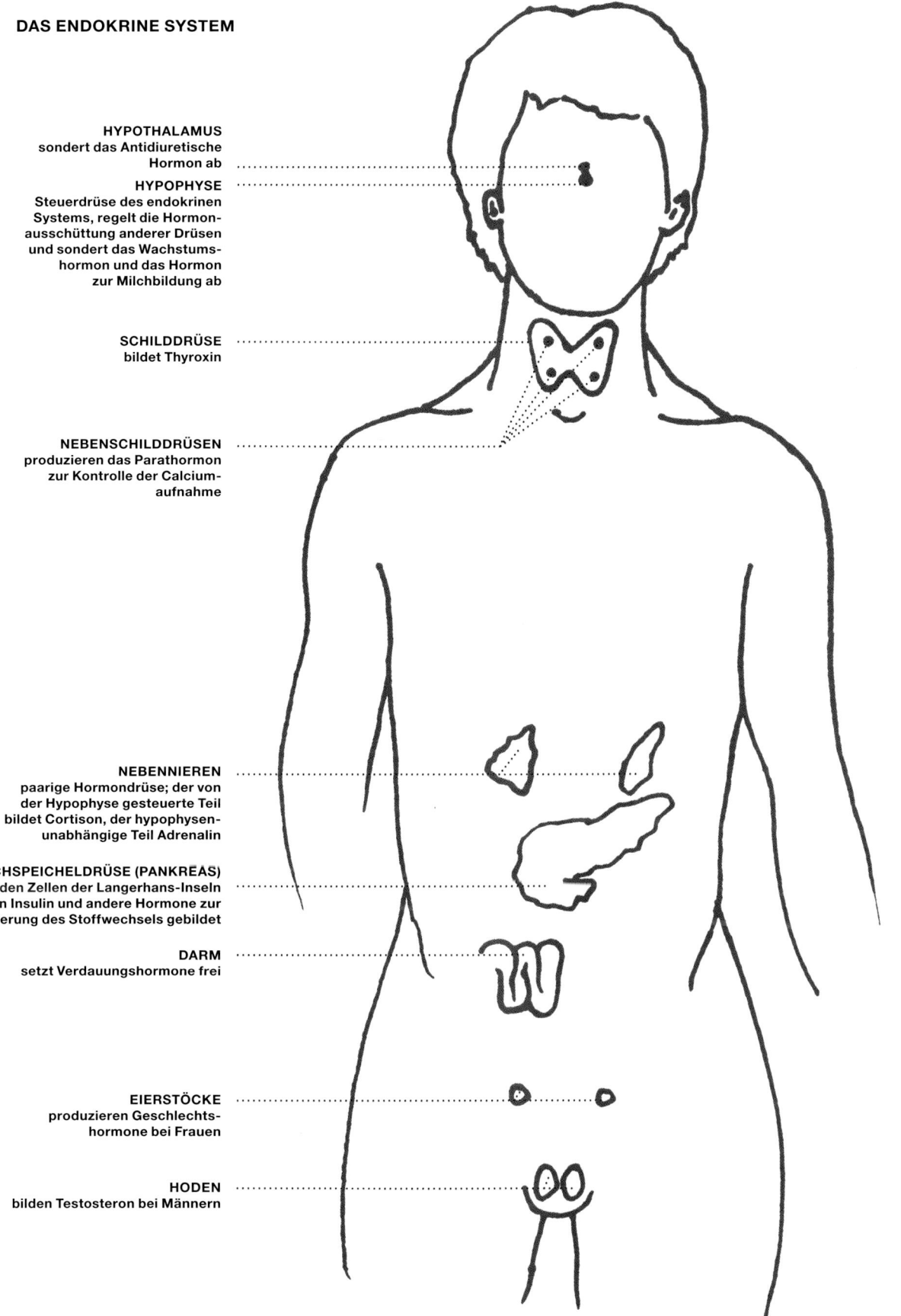

HYPOTHALAMUS
sondert das Antidiuretische
Hormon ab

HYPOPHYSE
Steuerdrüse des endokrinen
Systems, regelt die Hormon-
ausschüttung anderer Drüsen
und sondert das Wachstumshormon und das Hormon
zur Milchbildung ab

SCHILDDRÜSE
bildet Thyroxin

NEBENSCHILDDRÜSEN
produzieren das Parathormon
zur Kontrolle der Calciumaufnahme

NEBENNIEREN
paarige Hormondrüse; der von
der Hypophyse gesteuerte Teil
bildet Cortison, der hypophysen-
unabhängige Teil Adrenalin

BAUCHSPEICHELDRÜSE (PANKREAS)
in den Zellen der Langerhans-Inseln
werden Insulin und andere Hormone zur
Regulierung des Stoffwechsels gebildet

DARM
setzt Verdauungshormone frei

EIERSTÖCKE
produzieren Geschlechts-
hormone bei Frauen

HODEN
bilden Testosteron bei Männern

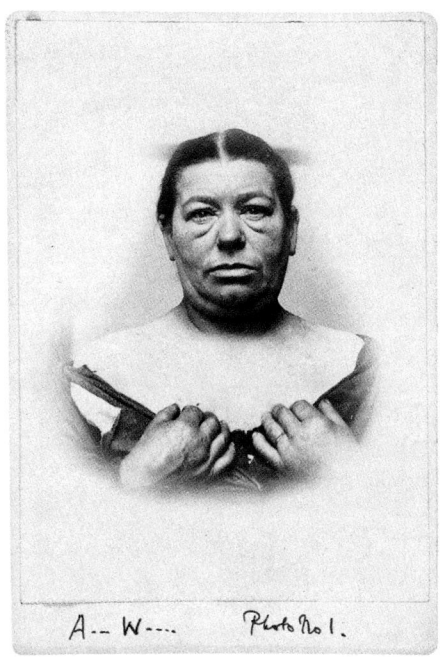 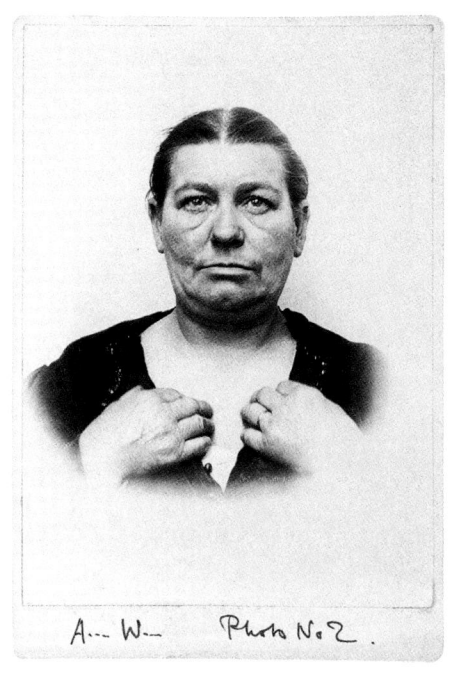

A.- W---- Photo No 1. A.- W-- Photo No 2.

mit einem Hervortreten der Augäpfel, Angstgefühl, Schweißausbrüchen und Pulsrasen einher. Diese unter dem Begriff Thyreotoxikose zusammengefassten Symptome können durch eine Schilddrüsenoperation behoben werden. Eine Nebenschilddrüsenstörung (Hyperparathyreoidismus) verursacht Knochenzysten, Nierensteine und Unterleibsschmerzen. Riesenwuchs und Akromegalie (Vergrößerung der Extremitäten) konnten auf Tumore der Hypophyse zurückgeführt werden, die für die Produktion des Wachstumshormons zuständig ist. 1932 wurde eine weitere Variante eines Hypophysenadenoms als Ursache für das Cushing-Syndrom identifiziert, das auf eine erhöhte Produktion von Cortisol zurückgeht. In den 1930er-Jahren gelangte man zu der Erkenntnis, dass der Hypophysenvorderlappen – gleichsam als »Dirigent des endokrinen Orchesters« – außer Wachstumshormon auch Botenstoffe zur Stimulierung der Schilddrüse (TSH), der Nebennierenrinde (ACTH) und der Geschlechtsorgane (FSH und LH) bildet sowie Prolaktin, das die Milchsekretion reguliert. Das Antidiuretische Hormon wird von Nervenzellen des Hypothalamus produziert und im Hypophysenhinterlappen gespeichert. Ein Hormon, das oft nicht

als solches bezeichnet wird, ist Vitamin D, das bei Sonneneinstrahlung in der Haut gebildet wird und sich auf die Calciumaufnahme im Darm auswirkt.

DEFEKTE REZEPTOREN

Hormone wirken auf besondere Rezeptoren; sind diese geschädigt, kommt es zu Resistenzen, bei denen die Zielorgane nicht auf die Hormone ansprechen, von denen sie stimuliert werden sollten. Dieser Zusammenhang wurde erstmals bei einer Frau mit einer typischen Nebenschilddrüsenunterfunktion (Hypoparathyreoidismus) nachgewiesen, die, wie Fuller Albright (1900–1969) 1942 feststellte, durch die Gabe von Parathyroidhormon nicht behoben werden konnte. Ähnlich liegt das Problem bei kompletter Androgenresistenz, die dazu führt, dass ein Fetus mit XY-Chromosomen keine männlichen Geschlechtsmerkmale entwickelt – ein Phänomen, das in der Welt des Sports immer wieder für Verwirrung sorgt, wenn bei äußerlich normal wirkenden Athletinnen innere Hoden und männliches Erbgut festgestellt werden. Albright erkannte auch, dass bestimmte Formen von Nieren- und Lungenkrebs zur Produktion von ACTH (Adrenocorticotropes Hormon)

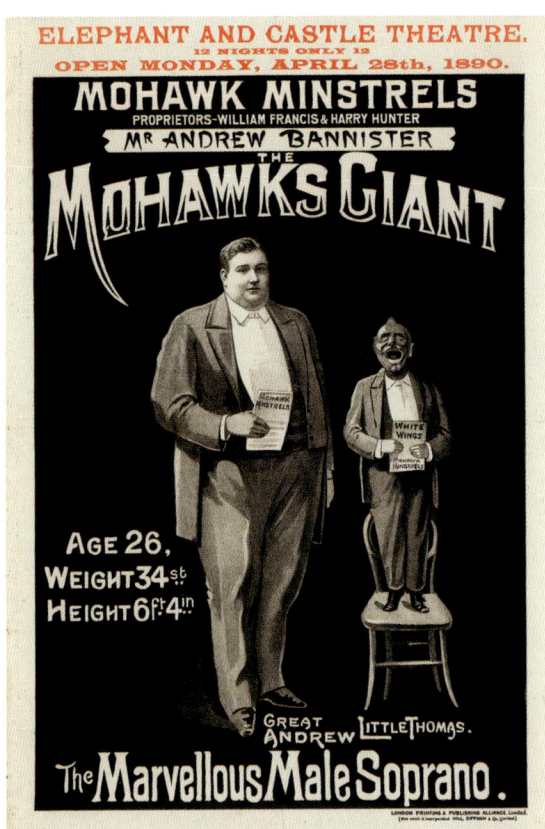

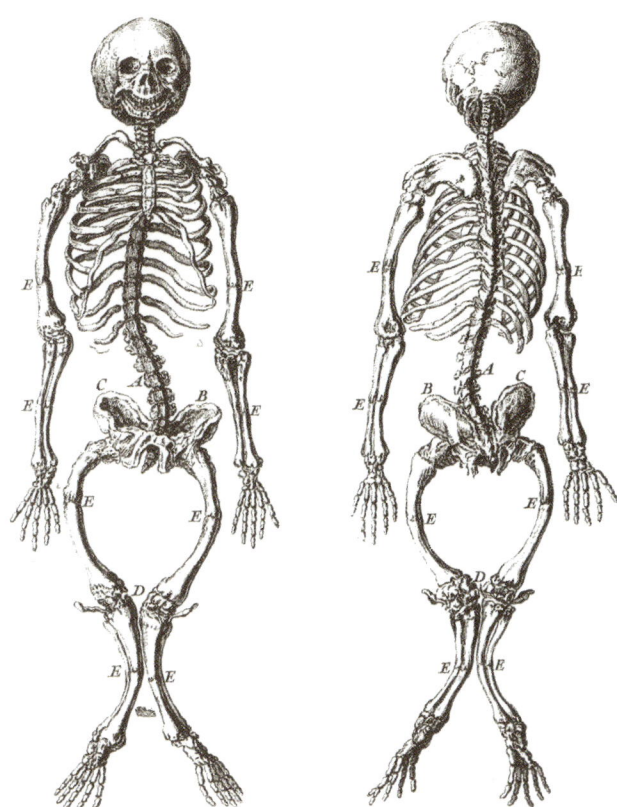

und Parathormon führen können (sogenannte ektopische Hormonproduktion).

Bis in die 1960er-Jahre hing die Erkennung von Hormonerkrankungen von der Diagnosefähigkeit der Ärzte ab. Denn Hormone sind in so geringen Mengen im Blut vorhanden, dass sie mit konventioneller biochemischer Analyse kaum exakt zu bestimmen waren. Dies änderte sich, als Solomon Berson (1918–1972) und Rosalyn Yalow (1921–2011) mit der Erfindung des Radioimmunassays 1960 eine Methode bereitstellten, mit deren Hilfe sich Hormone auch in kleinsten Mengen nachweisen lassen, selbst wenn sie, wie im Blut, in einer bunten Mischung Tausender verschiedenster Substanzen vorkommen.

HORMONE UND ÜBERGEWICHT

Neben den »klassischen« Hormonen sind seit den 1970er-Jahren unter anderem im Darm Dutzende anderer Botenstoffe entdeckt worden. So fand man etwa 1994 heraus, dass Leptin von den Fettzellen des Darms produziert und im Hypothalamus registriert wird. Den sehr wenigen Kindern, die unter Leptindefizienz und infolgedessen unter unstillbarem Appetit und Fettleibig-

keit leiden, kann durch Leptingaben geholfen werden – dies gilt aber nicht für normale Übergewichtige. Das im Magen gebildete Ghrelin regt den Appetit an, während das Pankreatische Hormon und das Peptid YY ihn unterdrücken. Die Versuchung liegt also nahe, sich von der Manipulation dieser Hormone eine Wunderwaffe gegen Adipositas zu erhoffen, doch das System arbeitet mit Redundanzen, sodass die Veränderung eines einzigen Hormons kaum Wirkung zeigt.

Gegenüber
Die beiden Fotografien aus dem Jahre 1895 zeigen eine 55-jährige Patientin mit Myxödem vor (links) und nach (rechts) der Behandlung ihrer Schilddrüse, die eine Unterfunktion aufwies. Die zum Krankheitsbild gehörende Schwellung der Haut und der darunterliegenden Gewebeschicht konnte reduziert werden.

Oben links
Mit diesem Plakat kündigten die »Mohawk Minstrels« 1890 männliche Sänger mit hormonell bedingten Wachstumsstörungen in ihrer Show an. Frühere sogenannte »Freakshows« waren noch weitaus geschmackloser in der Zurschaustellung menschlicher Abnormitäten.

Oben rechts
Knochenbau eines rachitischen Kindes. Rachitis entsteht bei Vitamin-D-Mangel [siehe auch 64] und führt zur Verformung der Beinknochen und Wirbelsäule.

18. IMMUNOLOGIE
Die Abwehrkräfte des Organismus

Gilberto Corbellini

*[Die Immunologie] lehrt uns, wie mit der Komplexität
organischer Funktionen umzugehen ist.*
Frank Macfarlane Burnet, 1972

Die moderne Immunologie, die Erforschung des menschlichen Immunsystems, hat sich Ende des 19. Jahrhunderts aus der Bakteriologie [14] entwickelt. 1908 konstatierte der Direktor des Rockefeller Institute for Medical Research in New York, Simon Flexner, die Immunforschung habe »in nur wenigen Jahren bereits unvergleichliche Beiträge zum Verständnis von der Entstehung und Behandlung von Krankheiten geleistet«. Der Begriff »Immunologie« taucht zum ersten Mal 1910 auf; 1913 wurde die American Association of Immunologists ins Leben gerufen, deren *Journal of Immunology* 1916.

IMMUNREAKTION

Die Keimzelle der wissenschaftlichen Erforschung des Immunsystems war die These des russischen Zoologen Ilja Iljitsch Metschnikow (1845–1916), wonach Immunreaktionen als aktive Antwort des Organismus auf die Bedrohung seiner Lebensfunktionen durch Fremdstoffe zu begreifen sind. Metschnikow betonte vor allem die Rolle der weißen Blutkörperchen bei der Bekämpfung von Krankheitserregern (Phagozytose). 1890 entdeckten Emil von Behring (1854–1917) und Shibasaburo Kitasato (1852/53–1931), dass immunisiertes tierisches Blutserum sogenanntes Antitoxin (später »Antikörper« genannt) enthält. Dieses kann sowohl im lebenden Organismus als auch im Reagenzglas ein Toxin (das »Antigen«) ausschalten und stellt somit einen passiven Schutz bereit. Bis 1910 konnten einzelne Abläufe der Immunreaktion (Agglutination, Präzipitation, Komplementbindung usw.) bestimmt werden. Dies ermöglichte die experimentelle Erforschung der Zusammenhänge zwischen der artspezifischen Beschaffenheit der Erreger, typischen Krankheitsbildern sowie Infektionsursachen einerseits und der andererseits jahrhundertelang beobachteten Tatsache, dass aktive wie passive

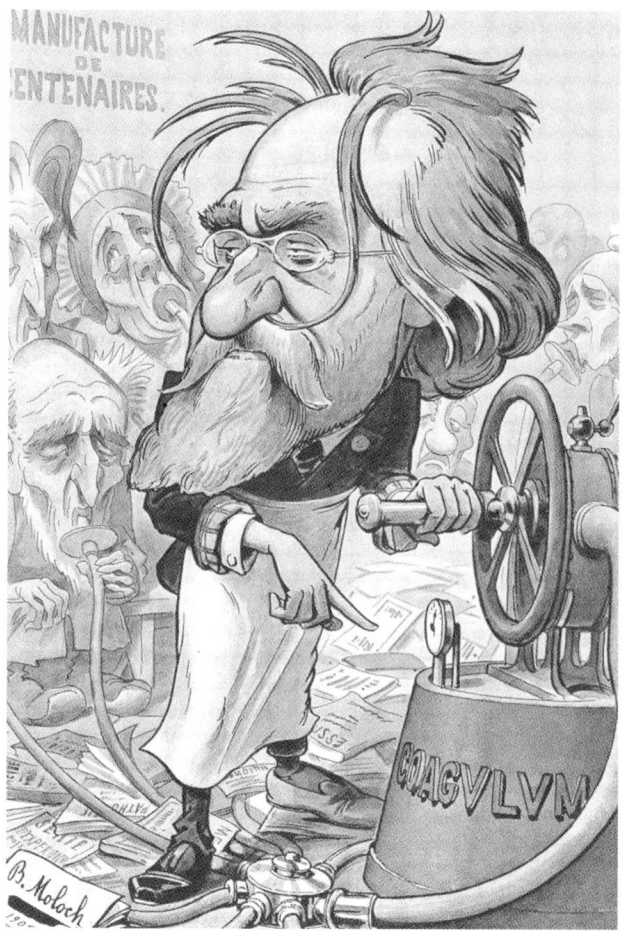

Ilja Iljitsch Metschnikow propagierte die positive Wirkung von Darmbakterien *(Lactobacilli)* zur Stärkung des Immunsystems und damit zur Förderung von Gesundheit und langem Leben.

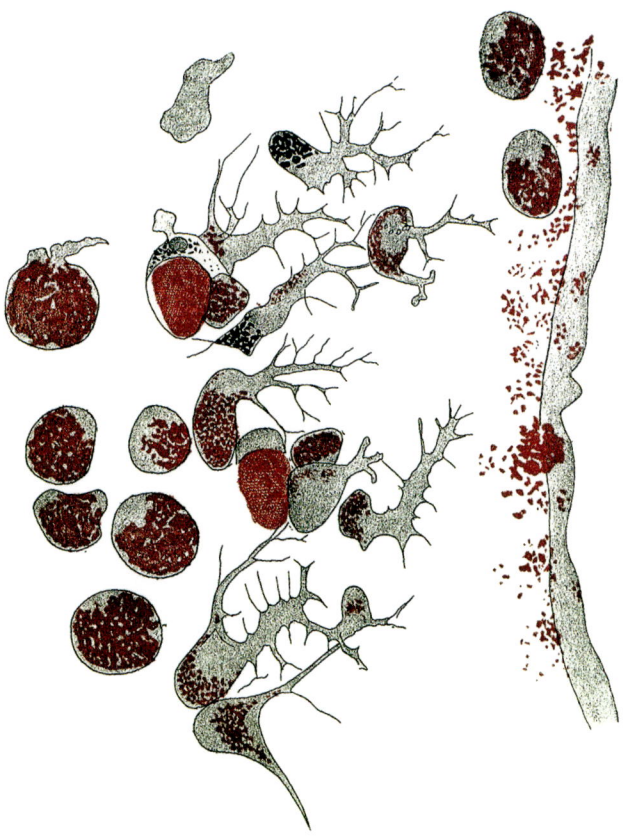

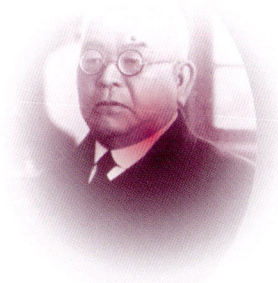

Immunisierung gegen eine bestimmte Infektion nicht
gleichzeitig gegen andere Erreger wirkt.

Parallel zur genauen Analyse der Reaktionen im
Blutserum konzentrierte sich die Forschung dann bis
Mitte des 20. Jahrhunderts auf die chemischen und mo-
lekularen Aspekte der Immunantwort. Die Analyse der
Immunchemie zeigte, dass die spezifische Abwehr das
Ergebnis eines molekularen Schlüssel-Schloss-Prinzips
darstellt, dem Antigen und Antikörper folgen. Ferner
konnte man die Substanzen bestimmen, die an diesem
Mechanismus beteiligt sind, und klären, dass es sich bei
den Antikörpern um Proteine handelt. Ende der 1950er-
Jahre gelang es Rodney Robert Porter (1917–1985) und
Gerald Edelman (geb. 1929) unter Verwendung neuartiger biochemischer Verfahren, Antikörpermoleküle
aufzuspalten, ihren Aufbau zu bestimmen und die zugrunde liegenden Aminosäureketten zu sequenzieren.

EIGENES UND FREMDES

In den 50ern wandte sich die Forschung wieder verstärkt
den biologischen Dimensionen der körpereigenen Ab-
wehrprozesse zu. Mit der Entdeckung der erworbenen
Immuntoleranz, bei der sich das Abwehrsystem daran

gewöhnt, auf ein fremdes Antigen, mit dem der Organismus früher schon einmal in Kontakt geraten war, nicht
mehr zu reagieren, rückte die Anpassungsfähigkeit der
spezifischen Immunität erneut in den Vordergrund des
Interesses. Ihre Fähigkeit, zwischen körpereigenen und
fremden Elementen zu unterscheiden, setzt komplizierte
physiologische Anpassungsmechanismen voraus. Man
begann, das Phänomen des immunologischen Gedächt-
nisses auf Zellebene zu studieren und fand eine Erklärung für die Abstoßung von Haut- und Organtransplan-
taten [60] durch den Empfängerorganismus, die sich
seither mithilfe starker abwehrhemmender Medikamente unterdrücken lässt. Die »chemische« Grundlage
der selektiven Immunreaktion wurde im Sinne Darwins
neu gefasst als Entwicklungsprozess biologischer Information auf molekularer und zellulärer Ebene, auf dem
die Antigenerkennung und -abwehr beruhen.

In dieser Phase etablierte sich die Immunlehre als
medizinische Grundlagenwissenschaft, was den aus-
tralischen Immunologen und Nobelpreisträger Frank
Macfarlane Burnet (1899–1985), der sich mit Studien zur
Immuntoleranz und seiner Theorie zur Klonselektion
einen Namen gemacht hatte, dazu veranlasste, die Im-

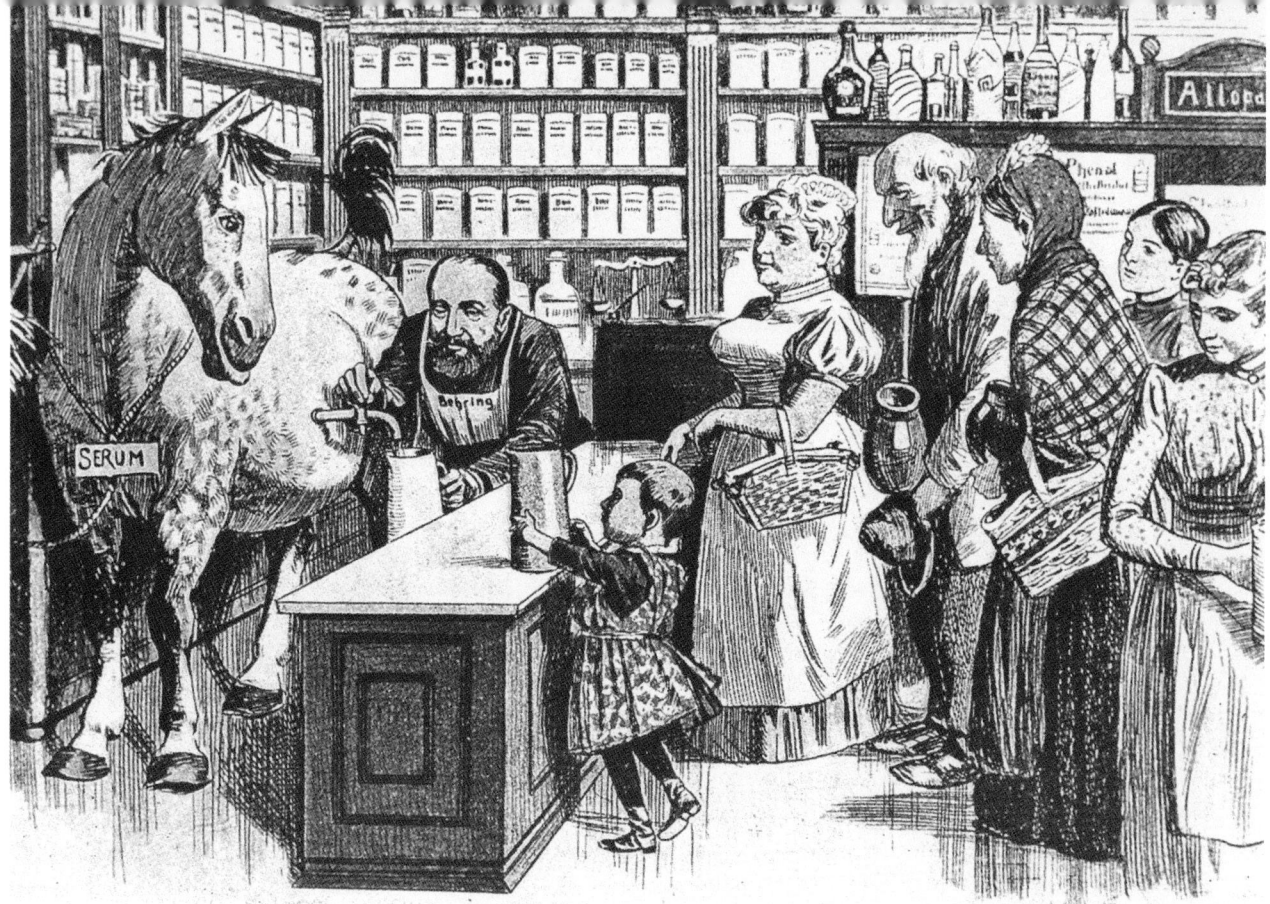

munologie als eine Wissenschaft zu beschreiben, die sich »mit einem Mikrokosmos beschäftigt, der auf höchst lebendige Weise alle wesentlichen Elemente des biologischen Kosmos widerspiegelt«.

KÖRPERABWEHR UND KRANKHEIT

Zu Beginn des 20. Jahrhunderts machten Forscher die Beobachtung, dass die Verabreichung von Immunsera zu einer Sensibilisierung führen konnte und derartige allergische Reaktionen vom Immunsystem ausgingen. In der ersten Jahrhunderthälfte gelang es der klinischen Pathologie, komplizierte Immunabwehr- und Entzündungsvorgänge zu beschreiben, die Teil einer allergischen Reaktion sind. Die Entdeckung von immunproliferativen Störungen (wie Autoimmunerkrankungen) und Immunschwächen in den 50er-Jahren führte zu entscheidenden Verbesserungen im Bereich der Erforschung und Behandlung der entsprechenden Krankheitsbilder, die für die Immunologie ebenso wichtig waren wie zuvor die Untersuchungen der Immuntoleranz und der sekundären Immunreaktion.

Aus dem Studium erblicher und erworbener Immunschwächen bezogen Medizin und Biologie entscheiden-

des Wissen über die normale und die gestörte Funktionsweise des Immunsystems mit seinen komplizierten homöostatischen Mechanismen sowie über die biologischen Grundlagen der Immunabwehr. Auch die Ideen der medizinischen Genetik und des neuen Wissenschaftszweigs der Molekularpathologie fielen in der Immunologie auf fruchtbaren Boden, als es schrittweise gelang, die Rolle des Histokompatibilitätsmoleküls bei der Erkennung der molekularen Identität und der Immunabwehr gegen körperfremde Molekülstrukturen schrittweise zu verstehen.

Mithilfe komplizierter Methoden wurden die Vorgänge bei der Bildung von B-Lymphozyten (B-Zellen) im Knochenmark und T-Lymphozyten (T-Zellen) im Thymus rekonstruiert. Weitere Studien führten zur Entwicklung von Diagnosemitteln, Behandlungsformen und Tierversuchsreihen zur Erforschung von Autoimmunkrankheiten und Immunschwächen. Im Rahmen der experimentellen Suche nach den genetischen Voraussetzungen für die Antikörperproduktion wurden Techniken zur Erzeugung monoklonaler Antikörper entdeckt. Das hat zur Entwicklung wirksamer Immuntherapien (etwa gegen Gelenkrheumatismus),

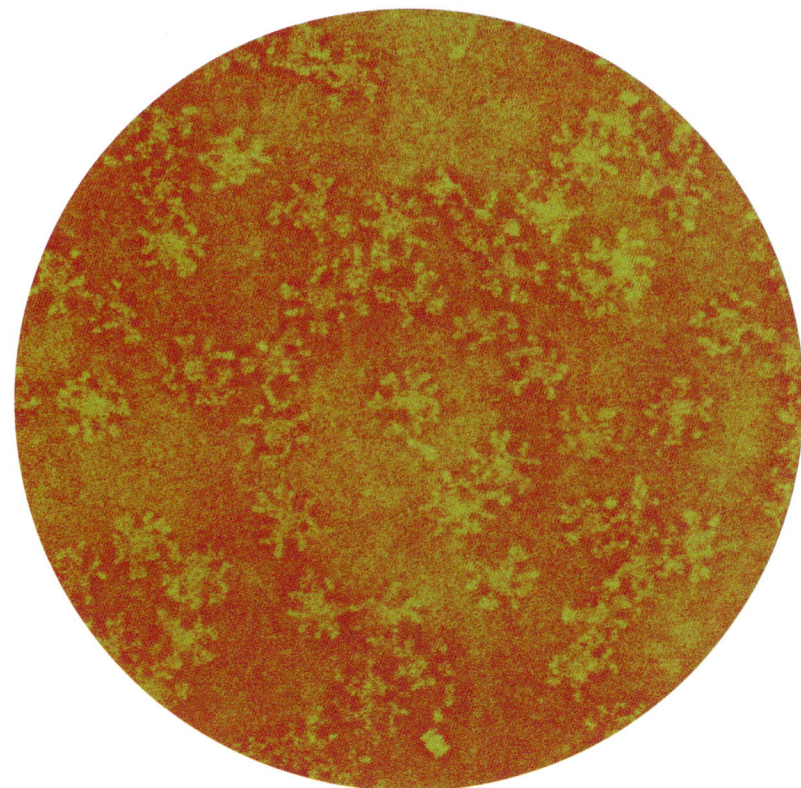

neuer Krebstherapien und spezialisierter Diagnoseverfahren geführt.

Die gentechnische Herstellung rekombinanter DNA, die sich aus zwei oder mehr DNA-Strängen verschiedener Organismen zusammensetzt, diente zunächst dazu, nachzuvollziehen, wie Antikörper entstehen. In letzter Zeit wurde diese Technik zur Produktion von Millionen von Phagen genutzt, das heißt Virenpartikeln, die fremde Zellen infizieren können und von denen jedes einen individuellen Antikörper auf seiner Oberfläche präsentiert und das Antikörpergen in seiner Erbinformation enthält. Die Rekombination von Genen ermöglicht die Schaffung eines Repertoires möglicher spezifischer Eigenschaften, aus denen Antikörper für bestimmte therapeutische Zwecke ausgewählt werden können. Mit genetisch veränderten (transgenen) Mäusen werden heutzutage Versuche zur Rolle unterschiedlicher Gene bei der Entstehung von Autoimmun- und Immunschwäche-Erkrankungen erfolgreich durchgeführt.

Darüber hinaus können Immunzellen, die zu verschiedenen Gruppen und Untergruppen gehören, nahezu in Reinform isoliert und Zellrezeptoren auf biochemischem Wege identifiziert und vermehrt werden. Immun-

Gegenüber

Diese Karikatur aus dem Jahr 1894 zeigt Emil Behring beim Ausschenken von Diphterieserum, das er einem in seiner Apotheke angebundenen Pferd abzapft. Pferden kam bei der massenhaften Herstellung von Diphterie-Antitoxinen eine wichtige Rolle zu. Diphterie-Impfungen waren eine der ersten in großem Umfang vorgenommenen Immunbehandlungen.

Oben

Isolierte Antikörper- oder Immunoglobulin-M(IgM)-Moleküle unter dem Elektronentransmissionsmikroskop. Die teils Y-förmigen Untereinheiten sind radial angeordnet. IgM wird von speziellen weißen Blutkörperchen (B-Lymphozyten oder B-Zellen) hergestellt, sobald das Immunsystem Antigene eines Erregers festgestellt hat. Damit kann es zur frühen Diagnostizierung einer Infektion dienen.

zellen lassen sich auch in genetisch ähnlich strukturierte Wirte einschleusen. Mithilfe spezieller Marker sind Wirts- und Spenderzellen sodann identifizierbar und damit auch die Nachkommen und Vorläufer der Zellen, von denen die klonale Expansion ausgeht (B- und T-Zellen können bei veränderter antigener Stimulierung Klone bilden). Derzeit bewegt die Forscher deshalb vor allem die Frage, wie die signalgebenden Mechanismen aussehen, die zu derart komplexen Änderungen im Verhalten der Zelle führen.

19. DIE GENETISCHE REVOLUTION
Vom Gen zum Genom

Angus Clarke

[…] so wie keine zwei Individuen einer Art in ihrem Körperbau völlig gleich sind, so sind auch die chemischen Prozesse, die in ihnen nach denselben Gesetzen ablaufen, nie völlig gleich. Diese kleinen chemischen Unterschiede sind natürlich sehr viel unscheinbarer als die des Körperbaus […]
Archibald E. Garrod, 1902

Rechts
Klassischer dominant-rezessiver Erbgang nach Mendel: Rot ist dominant, weiß rezessiv. Einige Krankheiten folgen diesem Schema tatsächlich: Tragen zwei Individuen nur ein Krankheitsgen in ihrem Erbgut, sind sie selbst gesund, ihre Nachkommen jedoch mit der Wahrscheinlichkeit von 1:4 krank.

Gegenüber
Chromosomen sind DNA-Stücke und Träger des Erbmaterials. Bei ihrer Kombination kann einiges schiefgehen und zu Krankheiten führen. Im Fall des Down-Syndroms etwa liegt das 21. Chromosom dreifach vor, hier in der Mitte der untersten Reihe eines Karyotyps oder Chromosomensatzes einer Zelle.

DIE GESETZE DER VERERBUNG

Bevor Gregor Mendel (1822–1884) seine Studien zum Erbgang bei Erbsen anstellte, hatte man immer nur gemutmaßt, dass bei der Vererbung von einer Generation zur nächsten eine Mischung aus dem Erbgut beider Elternteile an die Nachkommenschaft weitergegeben wird, jedoch keine plausible Erklärung gefunden. Erst Mendel konnte zeigen, dass die Erbfaktoren an ein einziges, »partikulares« Gen gebunden sind.

Doch Mendels Erkenntnisse gerieten zunächst in Vergessenheit und wurden erst im Jahr 1900 wiederentdeckt. Man begann nun das Verhalten des Erbguts sorgfältig zu studieren, ohne jedoch seine materielle Grundlage zu kennen. Zu seiner Erforschung nahm man die Vererbung bei der Fortpflanzung von Fruchtfliegen, Hefepilzen und Bakterien unter die Lupe. In Verbindung mit den von Francis Galton (1822–1911) betriebenen Studien zur Biometrie und der Erforschung von Zellen unter dem Mikroskop gelangte man so zu wichtigen Einblicken in die Vorgänge der Vererbung. Auf der Grundlage der Verbindung dieser drei Forschungszweige konnte die moderne Genetik die »großen Fragen« nach der Evolution, der Entwicklung des

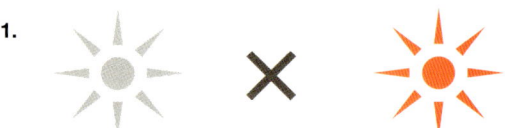

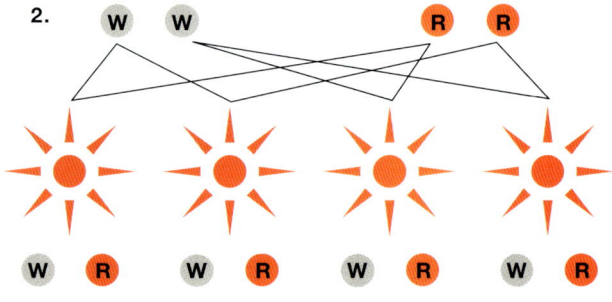

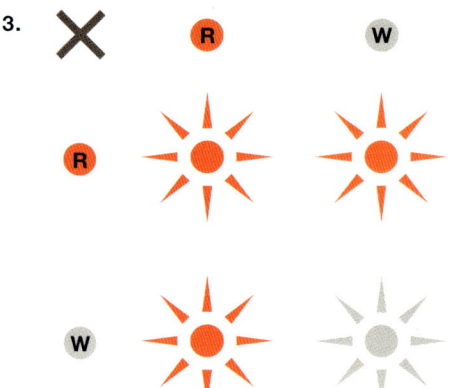

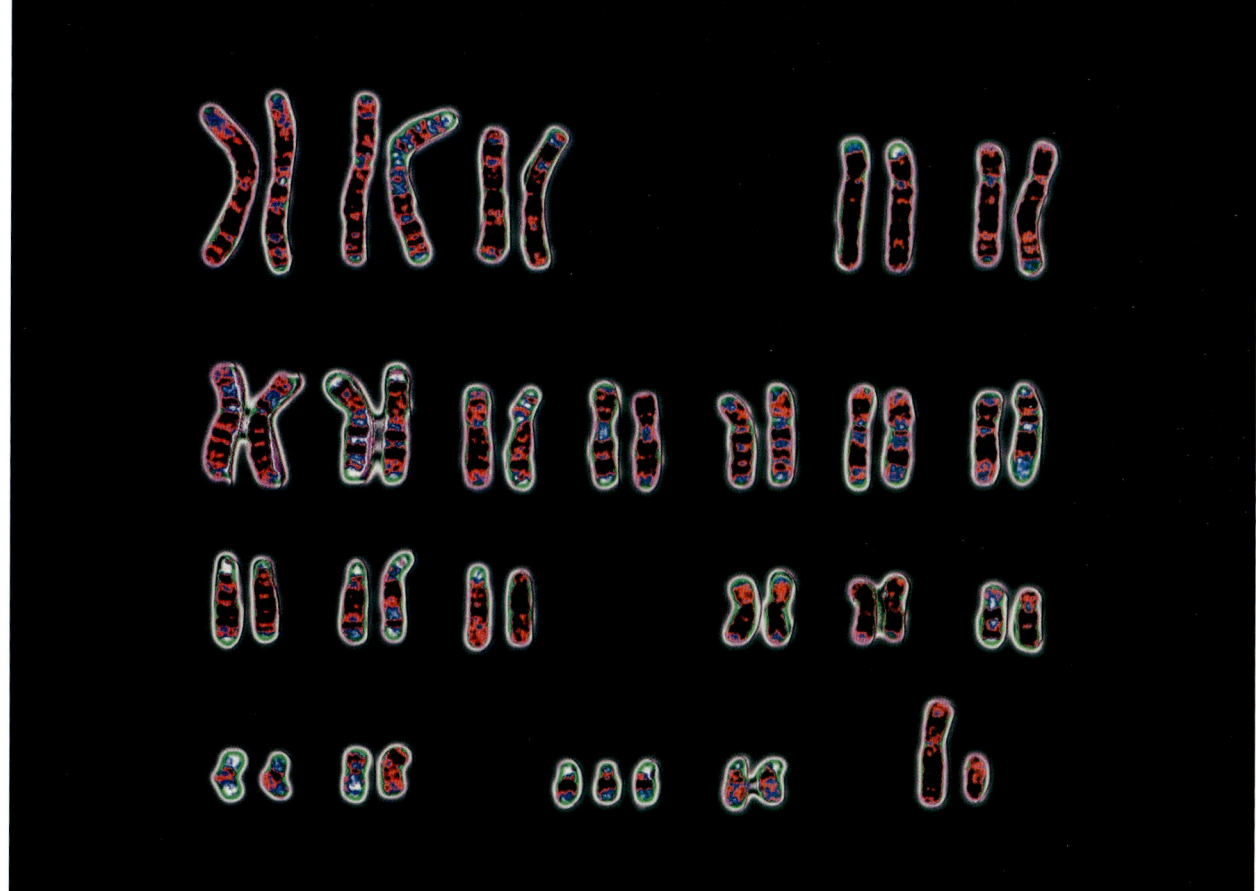

einzelnen Organismus und dem Entstehen von Erbkrankheiten überhaupt stellen und versuchen, sie zu beantworten.

In den 1920er-Jahren wurden Biometrie und Genetik unter der Erkenntnis zusammengefasst, dass viele Gene alleine nur einen geringen Effekt besitzen, gemeinsam aber die Ausprägung von Merkmalen wie Körpergröße, Hautfarbe oder Intelligenz mitbestimmen (Polygenie). Durch die Anwendung der Mendel'schen (partikularen) Genetik auf kontinuierliche Verteilungen entstand das Konzept der Evolution als einer Folge von Veränderungen in der relativen Häufigkeit genetischer Varianten als Ergebnis natürlicher Selektion und zufallsbedingter Gendrift.

Für schnell und einfach reproduzierbare Organismen konnten nun genaue Genkarten mit der Reihenfolge der Gene auf jedem Chromosom angelegt werden, ohne zu wissen, was ein »Gen« eigentlich ist.

GENE, DNA UND DIE VERERBUNG VON KRANKHEITEN

Während einige Krankheiten, etwa die Mukoviszidose, nach den Mendel'schen Gesetzen vererbt werden, treten andere ohne erkennbares Vererbungsmuster auf.

Die Medizin sieht in ihnen das Resultat einer ungünstigen polygenetischen Veranlagung. Wo diese einen gewissen Grad überschreitet, genügen oft minimale Umweltfaktoren, um eine Krankheit oder fetale Schäden auszulösen, wie sich für viele, wenn auch nicht für alle Erbkrankheiten bestätigt hat.

1910 entdeckte Thomas Hunt Morgan (1866–1945), dass Gene auf Chromosomen liegen, doch erst in den 60er-Jahren fanden Chromosomuntersuchungen bei der Identifizierung von Anomalien wie dem Down- oder dem Turner-Syndrom klinische Anwendung. Verbesserte zytogenetische Analyseverfahren ermöglichten mit der Zeit die Identifizierung von chromosomalen Deletionen, Duplikationen und Neukombinationen.

1944 bestimmten Oswald Avery (1877–1955), Colin MacLeod (1909–1972) und Maclyn Macarty (1911–2005) die Desoxyribonukleinsäure (DNA) als das chemische Medium der Vererbung, dessen Struktur 1953 von Francis Crick (1916–2004) und James Watson (geb. 1928) erstmals beschrieben werden sollte [10]. Die Anwendung des neu erworbenen Wissens auf die Erbkrankheiten beim Menschen geschah auf zweierlei Weise: Der eine Ansatz, etwa bei Sichelzellenanämie oder Thalassämie,

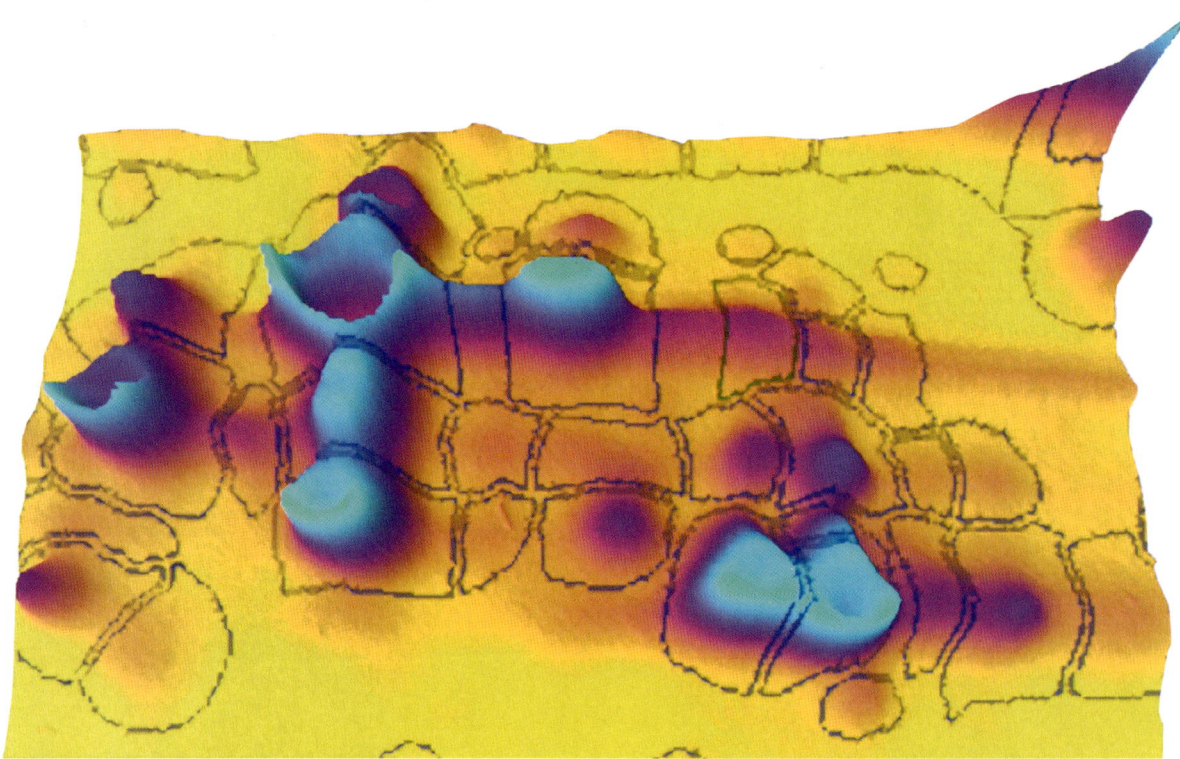

bestand in der genauen Beschreibung der molekularen Mutation, die zur Veränderung auf der Ebene der Genexpression und/oder der Struktur des entsprechenden Proteins führt. Begünstigt wurde die Forschung durch die natürliche Selektion, denn in Malariagebieten kommt diese Mutation häufig vor, ihre Träger sind vor schweren Verlaufsformen der Tropenkrankheit geschützt.

In einem anderen Ansatz beschäftigte man sich mit denjenigen Genen, deren Position auf dem Chromosom man ebenso wenig kannte wie die zugehörigen Proteine (was für die Mehrzahl der Gene galt). Ein Gen wurde kartiert – seine Position auf dem Chromosom ausfindig gemacht und seine DNA isoliert –, indem man im Erbgut von Familien, die von Erbkrankheiten betroffen waren, nach Stellen mit genetischen Veränderungen (Markern) suchte. Der hierzu nötige Forschungsaufwand war enorm und konnte nur durch die gemeinsame Anstrengung von Ärzten, Laborwissenschaftlern, betroffenen Familien und mehreren Hilfsorganisationen geleistet werden.

GENKARTIERUNG UND GENOM
Die Genkartierung begann um 1980 und wurde in den 90ern intensiviert. Unmittelbare Anwendung fand sie im Bereich der Diagnose, bei der Früherkennung und bei pränatalen Gentests. Das 1990 ins Leben gerufene Humangenomprojekt trug wesentlich zur Lokalisierung weiterer Gene bei. Seit 2000 werden Auszüge aus dem menschlichen Genom veröffentlicht, die erste nahezu vollständige Version erschien 2003. Der Zugang zu diesen Daten veränderte die Biologie. Neues Wissen und neue Methoden eröffneten das Feld der Proteomik, der Erforschung der Proteine eines Organismus, deren Bauplan in den Genen enthalten ist. Heute ist man in der Lage, das Muster, nach der die Umsetzung dieses Bauplans, die Genexpression, vor sich geht, in unterschiedlichen Gewebestrukturen und Entwicklungsphasen und bei verschiedenen Erkrankungen, darunter auch bei Krebs, anzugeben. Tumore können schon heute nach ihrer Bösartigkeit eingestuft und nach ihrem Mutationsgrad behandelt werden.

Die Medizin hat Vorsorge- und Früherkennungsmethoden für die wichtigsten nach den Mendel'schen Gesetzen vererbten Krankheiten entwickelt, während das Wissen über polygen bedingte Krankheitsrisiken, wie im Fall von Herzkranzgefäßerkrankungen, Diabetes [65], Brustkrebs [20] und Schizophrenie, bisher nur in der Forschung eine Rolle spielt. Gesamtgenombezogene Assoziationsstudien dienen der Identifizierung solcher Stellen des Erbguts, an denen genetische Veränderungen Einfluss auf Krankheitsrisiken haben, jedoch nur ge-

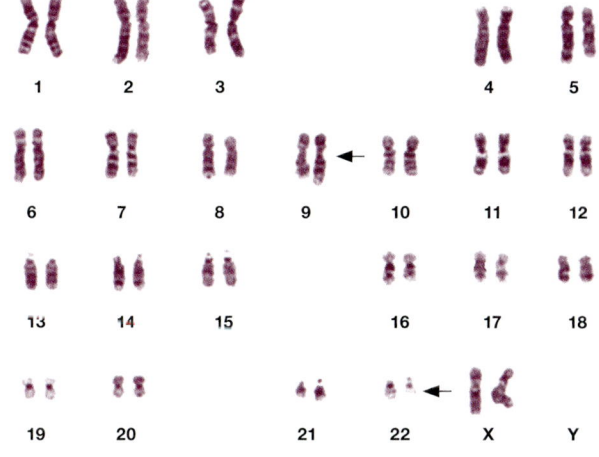

ringfügige direkte Effekte zeigen. Aufschlussreich sind Ergebnisse von Microarray-Untersuchungen genomischer DNA, die darauf hinweisen, dass Neumutationen einen größeren Einfluss auf psychische Erkrankungen und Missbildungen haben als bisher angenommen.

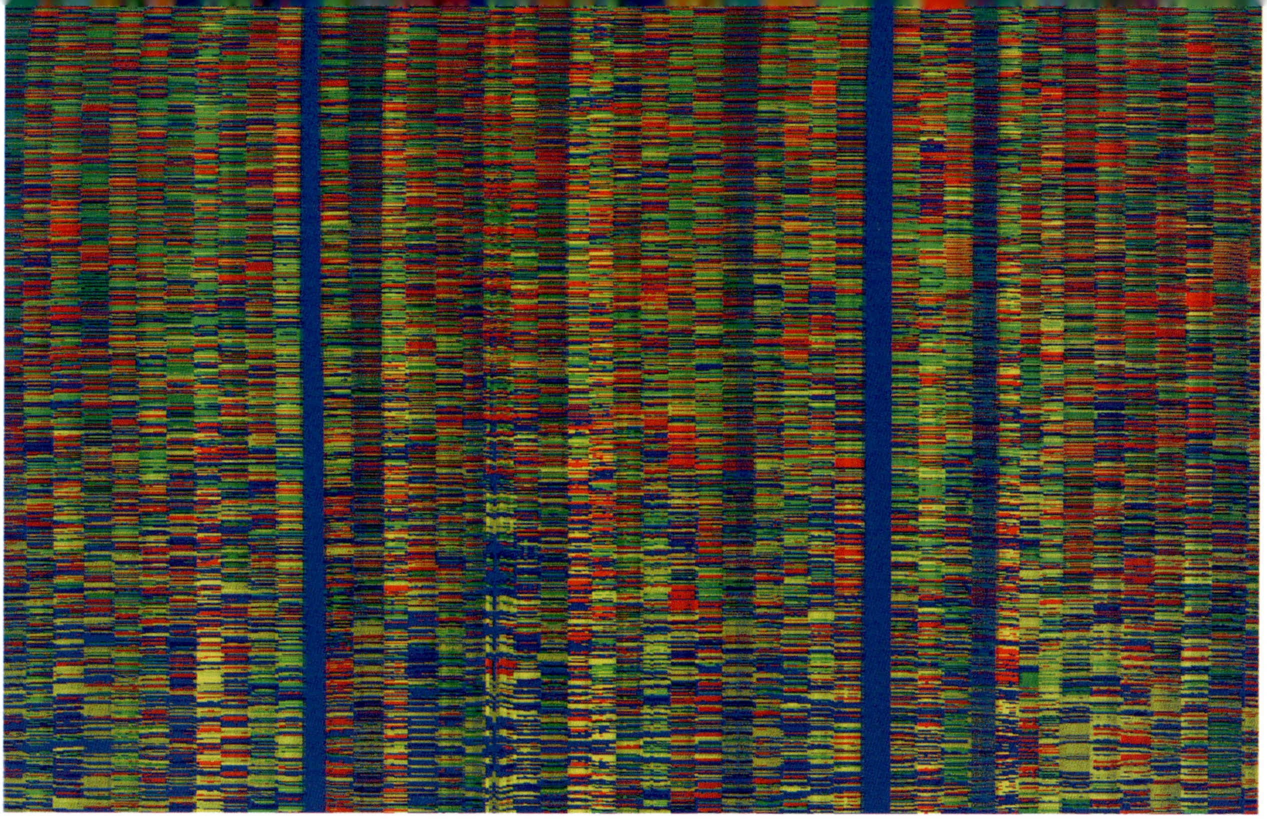

DIE ZUKUNFT DER GENFORSCHUNG

Die Sequenzierung eines gesamten Genoms wird in einigen Jahren voraussichtlich weniger kosten als die von einem oder zwei größeren Einzelgenen heute, sodass vollständig kartiertes Genommaterial Forschung und medizinischer Praxis zur Verfügung stehen kann. Zwar wird es noch Jahrzehnte dauern, bis die Rolle der DNA-Sequenzvarianten bei der Entstehung von Krankheiten geklärt ist, aber dieses Wissen wird neue Behandlungs- und Vorsorgemethoden ermöglichen.

Die Entwicklungsstufen unterschiedlicher Organismen und Moleküle sind heute besser dokumentiert. Auch wenn traditionelle Methoden ihre Bedeutung nicht verloren haben, wird sich die biologische Forschung durch die anfallenden Datenmassen mehr und mehr in eine Informationstechnologie verwandeln. Das Datenmaterial ist vorhanden, jetzt kommt es darauf an, es mit dem nötigen Scharfsinn auszuwerten.

Gegenüber
Auf die Erforschung des Genoms folgte die des Proteoms, der Gesamtheit aller Proteine eines Organismus. Die Proteomik beschäftigt sich auch mit der Proteinherstellung einzelner Zellen, wie hier abgebildet, und wird unter anderem zur Erforschung familiärer Erkrankungen genutzt.

Ganz oben
Resultat einer DNA-Sequenzierung. Die vertikalen Reihen zeigen die Basensequenzen in einem DNA-Abschnitt. Jede der vier Basen ist in einer anderen Farbe dargestellt, ihre Abfolge computerbestimmt. Abgebildet ist ein winziger Abschnitt eines einzelnen Chromosoms.

Oben
Beim »Philadelphia-Chromosom« sind Teile der Chromosomen 9 und 22 vertauscht. Das dabei entstehende Fusionsprotein führt zu einer unkontrollierten Vermehrung von Leukozyten, die sich im Blut anreichern und die Symptome einer chronischen myeloischen Leukämie auslösen.

20. KAMPF GEGEN DEN KREBS
Der Feind im Innern

Mel Greaves

Niemand, nicht einmal unter Folter, kann genau sagen, was ein Tumor ist.
James Ewing, 1916

Krebs ist keine Erfindung der Neuzeit. Bereits Galen im 2. Jahrhundert kannte ihn, zuvor schon Hippokrates (um 460–um 370 v. Chr.) und die ersten griechischen Ärzte, die ihm den Namen *karkinos* (lat. *cancer*) in Anlehnung an den mythologischen Riesenkrebs gaben. Tumore treten in allen Wirbeltierklassen und bei vielen Nichtwirbeltieren auf, und man kann davon ausgehen, dass der Krebs auch die Menschheit von Anbeginn begleitet hat. Doch die Frage »Was ist Krebs?« blieb auch in Jahrtausenden ärztlicher Beobachtung ein Rätsel. Erst die technischen Errungenschaften der letzten zwei bis drei Jahrzehnte konnten Antworten liefern. Für Hippokrates, Galen und ihre Nachfolger war Krebs auf einen Überschuss an schwarzer Galle zurückzuführen [04]. Angesichts der Unerklärlichkeit des Phänomens fand man im Laufe der Geschichte zu einer ganzen Reihe von mehr oder weniger ausgefallenen Erklärungsansätzen. Krebs wurde als Folge eines neurotischen Charakters, als Strafe Gottes oder einfach als Alterserscheinung angesehen, in neuerer Zeit wurden sogar elektromagnetische Wellen für seine Entstehung verantwortlich gemacht. Keine dieser Theorien ist im Entferntesten beweisbar, aber alle spiegeln verbreitete Ängste wider.

DAS ERBGUT DER ZELLE
Bis zur Erfindung des Mikroskops [23] wusste man nichts über die biologische Struktur von Krebsgeschwüren. Nicht zuletzt der in Deutschland Mitte des 19. Jahrhunderts begründete Forschungszweig der Zellpathologie [08] lieferte die Voraussetzungen zur Identifizierung von Krebs als Zellstörung, die zur Auflösung normaler Gewebestrukturen führt. Krebs entwickelt sich aus gutartigen Tumoren, die in ihrem Ursprungsgewebe wachsen, sich über das Blut und die Lymphgefäße ausbreiten und andernorts Metastasen

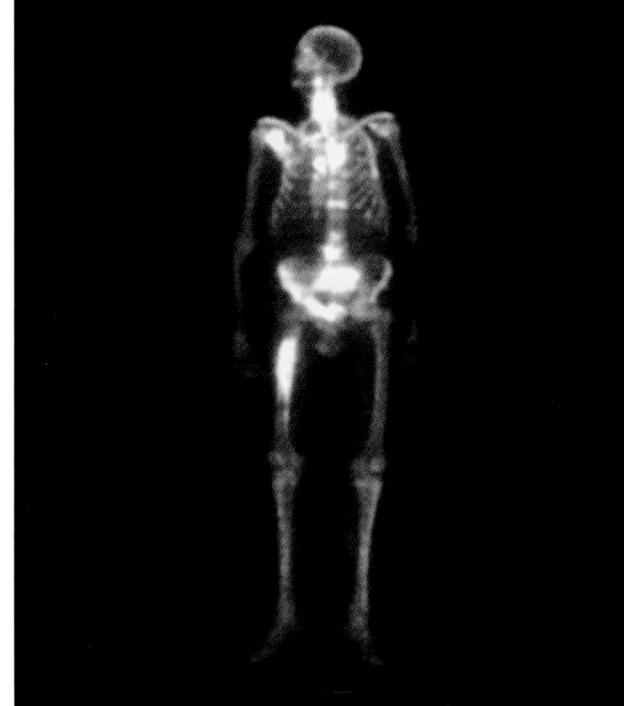

Oben
Invasion der Krebszellen: Ganzkörperaufnahme eines Patienten, in dessen Knochen sich Metastasen eines Prostatakarzinoms ausgebreitet haben. Die Gammakamera zeigt die befallenen Partien in Weiß.

Gegenüber
Lungenkrebszelle bei der Teilung. Krebszellen bergen Fehler innerhalb der Erbinformation, die das Zellverhalten kontrolliert, doch vermehren sie sich wie ihre gesunden Pendants durch Zellteilung. Die mit einem Rasterelektronenmikroskop erstellte Aufnahme zeigt die beiden Tochterzellen nur noch mit einem dünnen Band aus Zytoplasma miteinander verbunden.

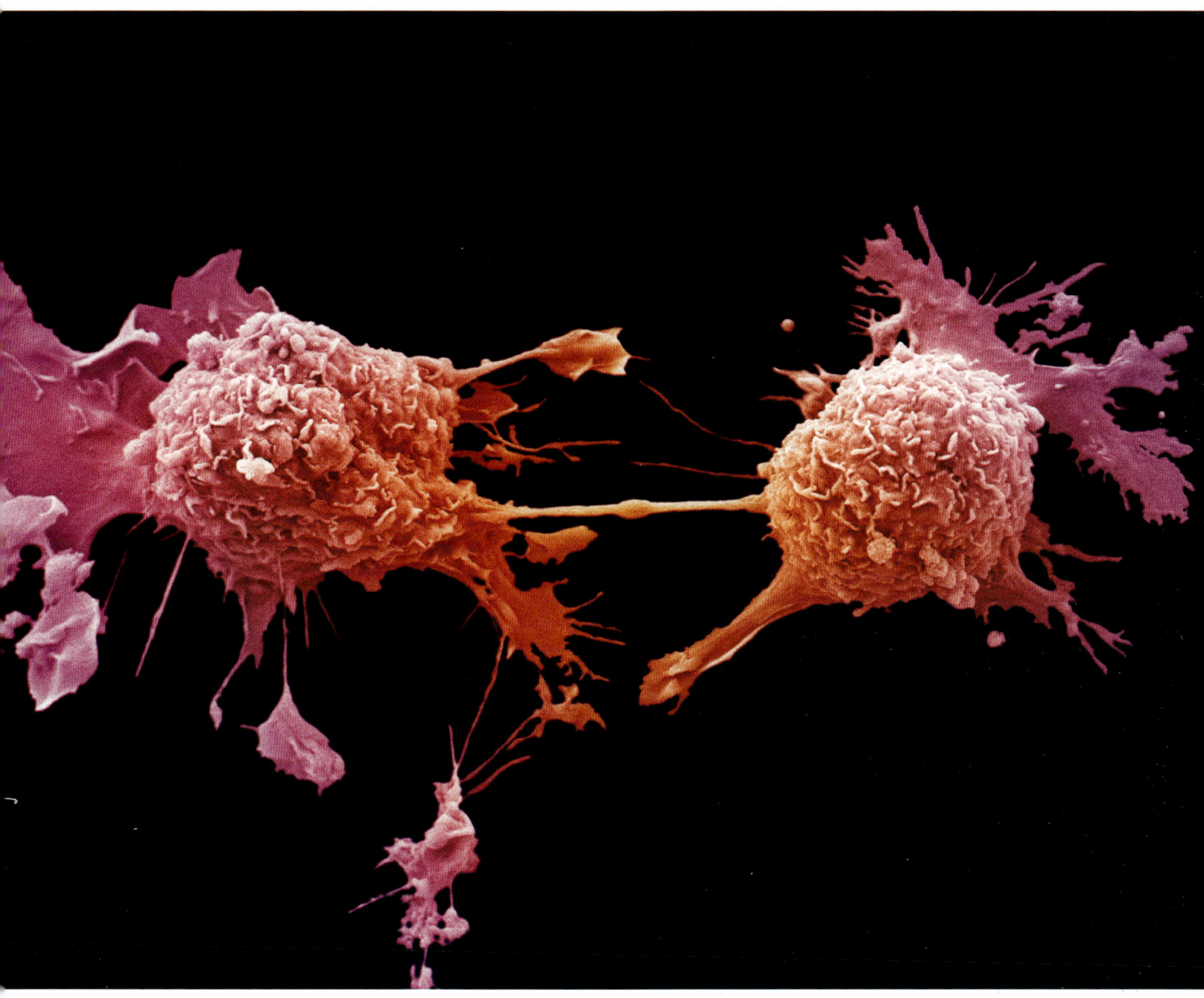

bilden, etwa in den Knochen, der Leber oder dem Gehirn. Was den Krebs so gefährlich macht, ist seine zer-
störerische und letztlich tödliche Fähigkeit, die Kontrolle über die normale Gewebefunktion in seine Gewalt
zu bringen.

Schon zu Beginn des 20. Jahrhunderts ging der
Würzburger Embryologe Theodor Boveri (1862–1915)
der These nach, abweichende Chromosomen könnten
die Auslöser des Prozesses sein, der zur Entstehung
von Krebs führt. Damit war Boveri seiner Zeit weit voraus, denn Chromosomenschäden konnten erst in den

1960er-Jahren, kanzerogene DNA-Mutationen in den
frühen 80ern nachgewiesen werden. Heute geht man
davon aus, dass die Gemeinsamkeit der bekannten mehr
als 100 Krebsarten darin besteht, dass sie auf erworbene Schädigungen im Genmaterial zurückgehen, von
dem die Zellfunktionen gesteuert werden. Diese Schädigungen umfassen auffällige Abweichungen in der
Zahl oder Beschaffenheit der Chromosomen [19], aber
auch kleinste Änderungen in der DNA-Sequenz; die
Auswirkungen reichen von Veränderungen in der Zell-
vermehrung über Zellwanderung bis zum Zelltod.

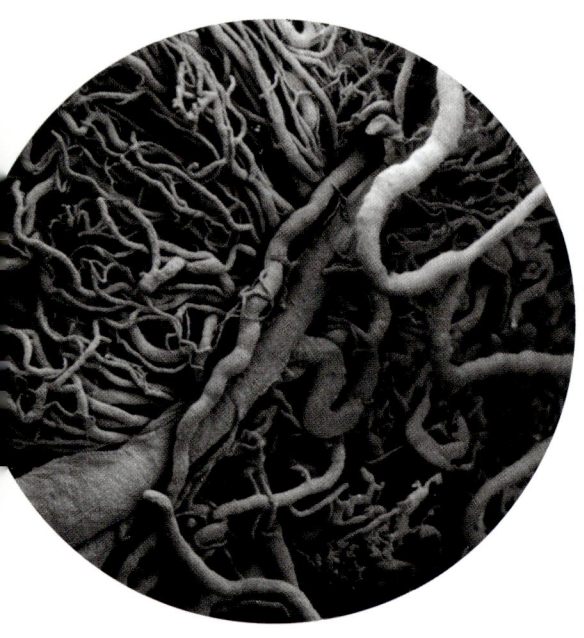

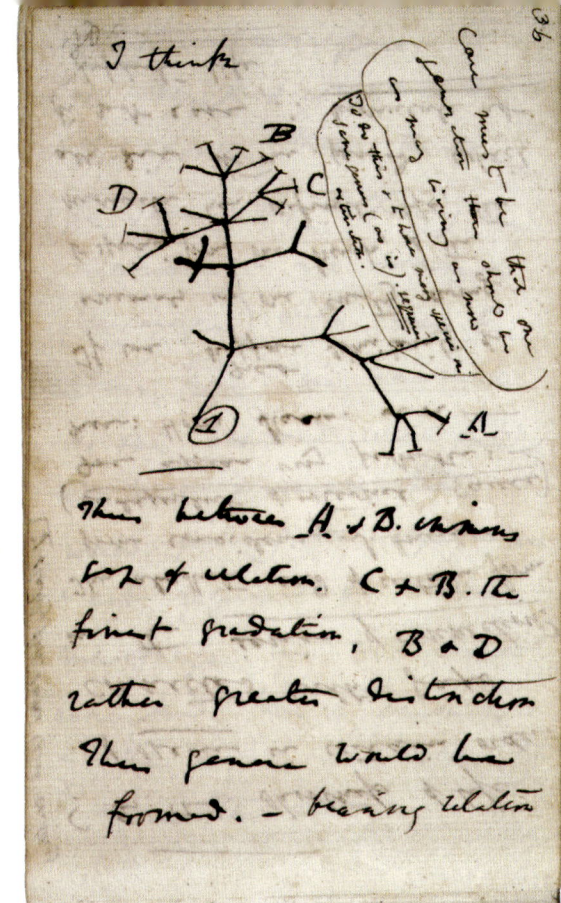

KLONE UND NATÜRLICHE AUSLESE

Mittels neuer Methoden lässt sich das Erbgut durch die Vergrößerung kleinster DNA-Spuren so manipulieren, dass Klone einzelner Gene entstehen und ihre Funktion genau bestimmt werden kann. Seit Beginn des 21. Jahrhunderts ist es möglich, das gesamte Genom eines an Krebs erkrankten Menschen zu sequenzieren und zu untersuchen. Die Ergebnisse haben unser Bild vom Krebs revolutioniert, denn sie legen nahe, dass die Entwicklung von Krebszellen nach Regeln verläuft, die denen der evolutionären Auslese in einem Ökosystem gleichen – mit dem Unterschied, dass wir es hier mit der beschleunigten Evolution von Zellmutationen als einer Art Pseudospezies innerhalb des Körpergewebes in der Rolle des Ökosystems zu tun haben. Sie folgt den Grundsätzen von zufälliger Genmutation, Wettbewerb, Beschränkung und natürlicher Auslese im Sinne von Darwins »survival of the fittest«. Auf Krebszellen angewendet bedeutet dies, dass zufällige oder durch äußere Faktoren (z. B. Zigarettenrauch [67]) verursachte Zellmutationen entstehen, in deren Folge eine einzelne Zelle und ihre mutierten Klone die Einschränkungen des normalen Zellverhaltens im Gewebekontext umge-

hen. Vor allem bei hoch entwickelten Organismen wie dem des Menschen sind diese Beschränkungen so eng gesteckt, dass ein Zellklon erst dann egoistisch-asoziale und damit krebsartige Verhaltensformen entwickeln kann, wenn er im Laufe der Zeit (meist Jahre oder Jahrzehnte) eine Reihe von Mutationsstufen durchläuft, die in ihrer Gesamtheit dazu führen, dass die Zelle und ihre Klonkopien für die herkömmlichen physiologischen Kontrollmechanismen unempfindlich werden. Dies erfordert eine Handvoll bis zu mehrere Tausend Mutationsschritte.

Ein erfolgreicher Krebszellenklon bleibt dem Abwehrsystem des Körpers verborgen. Er verändert sein Zellumfeld so, dass die normale Zellvariante, mit der er konkurriert, schlechtere Bedingungen vorfindet, und verstärkt dadurch gleichzeitig seine Expansionstendenz. Besondere Bedeutung in diesem Prozess hat die Anregung des Wachstums neuer Blutgefäße in und um den Tumor (Angiogenese). Die meisten Tumore erweisen sich als »evolutionäre Sackgassen«, sie bleiben sozusagen stumm und erreichen nie das Stadium voll entwickelter Bösartigkeit. Wird jedoch der Evolutionsprozess nicht durch wirksame Gegenmittel unter-

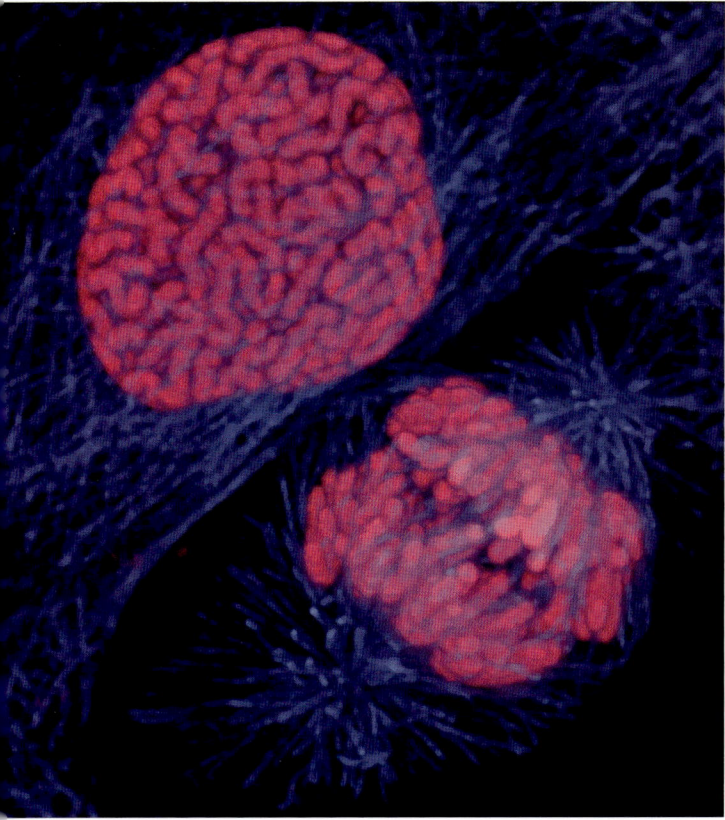

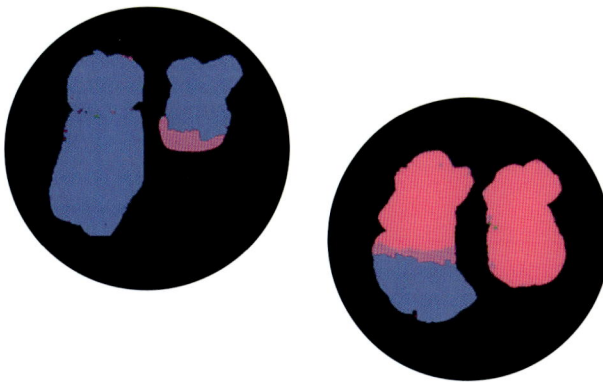

brochen, kommt es zu einer Invasion des gesamten Organismus durch den Krebszellenklon, der sich wie Unkraut überall ausbreitet und alle anderen Zellarten verdrängt. Durch Chemotherapie – neben Operationen, Bestrahlungen und anderen medikamentösen Behandlungsformen eine der häufigsten Krebstherapien – werden zwar die meisten Krebszellen abgetötet, doch kann es im fortgeschrittenen Krankheitsstadium zu einer »evolutionären« Auslese der wirkstoffresistenten Mutationsformen kommen, sodass diese schließlich die Oberhand gewinnen und weitere Behandlungen zum Scheitern verurteilt sind.

DIE ZUKUNFT

Heute sind die meisten der sogenannten Driver-Mutationen, die das Selektionspotenzial zur Auslösung einer Krebserkrankung besitzen, bekannt. Dies ermöglicht die Entwicklung neuer Diagnose- und Prognoseverfahren sowie zielgerichteter Therapieformen, die teilweise bereits erfolgreich eingesetzt werden.

Wie jedes biologische Problem ist auch die Frage der Krebsentstehung außerordentlich vielschichtig. Doch der Nebel beginnt sich zu lichten. Wir wissen heute,

dass und wie sich Krebs als Zellstörung entwickelt. In Verbindung mit neuen Erkenntnissen über die unterschiedlich vererbbare Anfälligkeit für Krebs und die wichtigsten äußeren krebsauslösenden Faktoren (Rauchen, Sonnenlicht, bestimmte Viren) wie auch einem neuen Arsenal an Diagnose- und Therapieformen auf molekularbiologischer Ebene eröffnet dieses Wissen neue Dimensionen im Kampf gegen den Krebs.

21. KOMPLEMENTÄRMEDIZIN
Die Heilkräfte der Natur

James Whorton

*Die Ärzte maßen sich an, den Platz der Natur einzunehmen [...] und du
sollst leiden, die Rechnung unterschreiben und in deinen Sarg steigen.*
August Andrew Erz, 1914

AUF DER SUCHE NACH ALTERNATIVEN

Der Begriff »Komplementärmedizin« wird auf eine
ganze Reihe von Heilverfahren außerhalb der Schulmedizin angewendet. Viele davon reichen bis ins
vorletzte Jahrhundert oder noch weiter zurück. Erst
in den letzten 20 Jahren hat man begonnen, in ihnen
tatsächlich komplementäre, ergänzende, Behandlungsmethoden zu sehen, die herkömmliche Verfahren
begleiten oder ersetzen können. Lange wurden alternative Heilmethoden als wirkungslos, wenn nicht
gefährlich angesehen und als unwissenschaftlich
abqualifiziert.

Verfechter unorthodoxer Heilmethoden gab es in
Europa und Amerika seit dem späten 18. Jahrhundert.
Sie entwickelten regelrechte heilkundliche Systeme:
Ihre Anhänger verabreichten dieselben Behandlungen
und beriefen sich auf dieselben Theorien, die sie in
Aufsätzen und Büchern darlegten; sie bildeten Berufs-
verbände und unterhielten gemeinsame Schulungs-
einrichtungen. Mit anderen Worten: Ihr Auftreten
glich in allem dem der Vertreter der konventionellen
Medizin.

Obwohl jede Schule eigene Theorien und Therapien
propagierte, teilten alle die Vorstellung, nach der eine
Krankheit nur durch ein Verfahren überwunden werden könne, das die Heilkraft der Natur, die *vis medi-
catrix naturae*, mobilisiere, die jedem Menschen inne-
wohne. Dagegen wende die Schulmedizin Methoden
an, die der Natur entgegenwirkten und so die Heilung
verhinderten, statt sie zu fördern. Natürliche Heilmethoden sollten sich dagegen rein auf die Beobachtung
stützen und nicht auf abstrakte Theorien, die, so der
Vorwurf, die Schulmedizin beherrschten. Schließlich
solle der Patient als ein Individuum begriffen werden,
das unter einer Krankheit litt – und nicht als bloßer
Krankheitsfall.

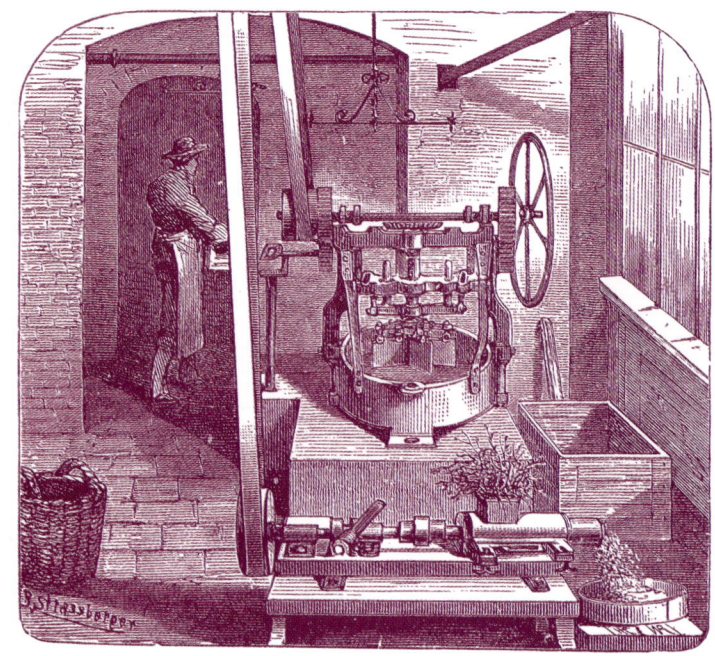

Oben
Im frühen 19. Jh. begann Samuel Hahnemann, nach dem Grundsatz
»similia similibus curentur« (Ähnliches soll durch Ähnliches geheilt
werden) Medikamente auf Basis von Wirkstoffen zu mischen, die
dasselbe Symptom hervorriefen wie die Krankheit. Er verwendete zunächst Chinarinde, die Basis von Chinin [44], später auch zahlreiche
andere Kräuter und Heilpflanzen, die er in einer eigenen Presse verarbeitete.

Gegenüber
Trotz ihrer großen Popularität wurde die Homöopathie von Anfang
an spöttisch aufs Korn genommen, wie in dieser Karikatur aus
dem Jahr 1850. Die Wirksamkeit der Milchzuckerkügelchen ist bis
heute umstritten. Laut klinischer Tests im Doppelblindverfahren
errichen homöopathische Präparate keinen höheren Wirkungsgrad
als Placebos. Patienten aus aller Welt machen andere Erfahrungen.

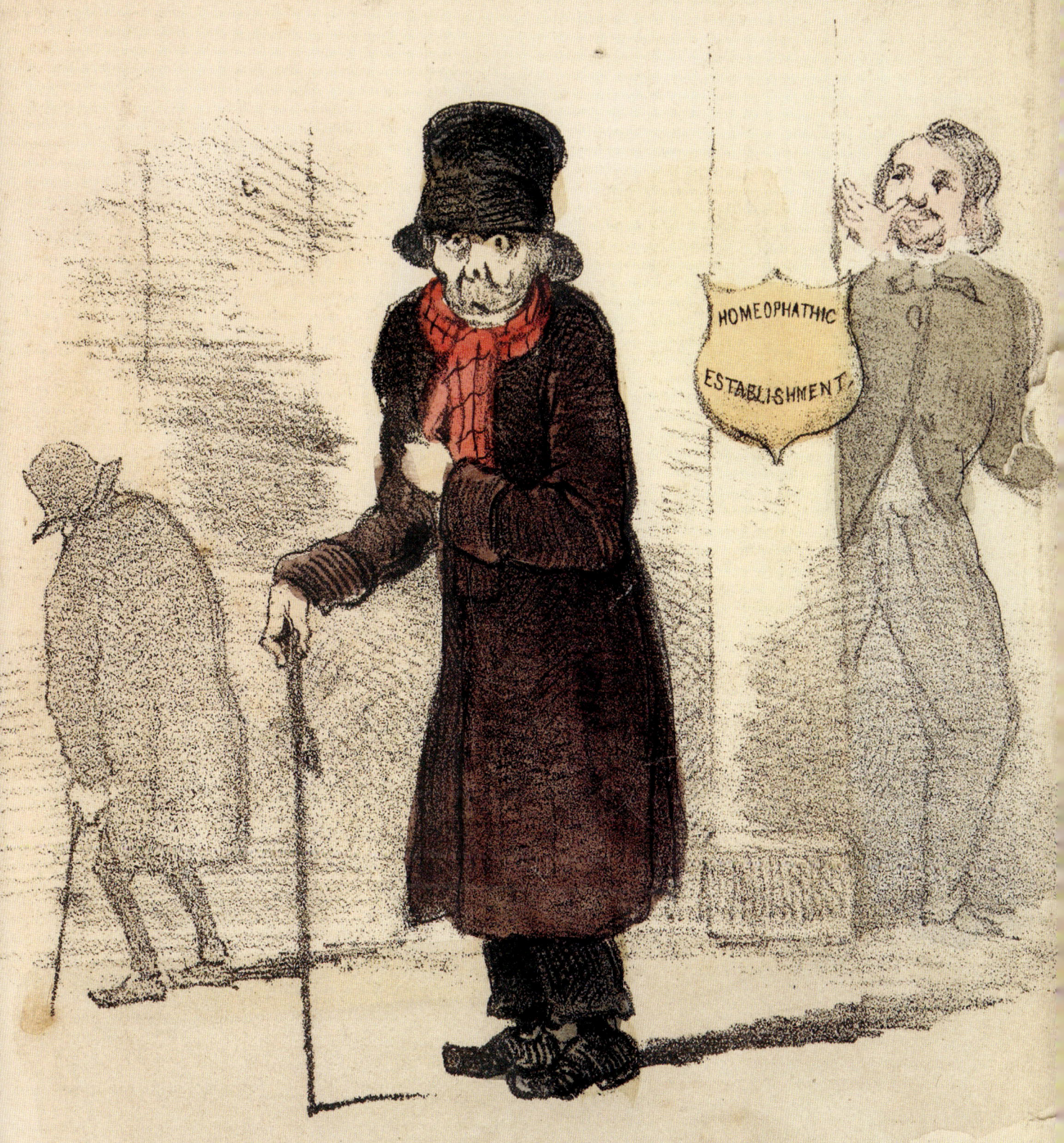

This is the appearance I presented when I became a convert to the Homœopathic theory, and placed myself under the care of Professor Hangthemann, who subjected me to the globule or infinitesimal system.

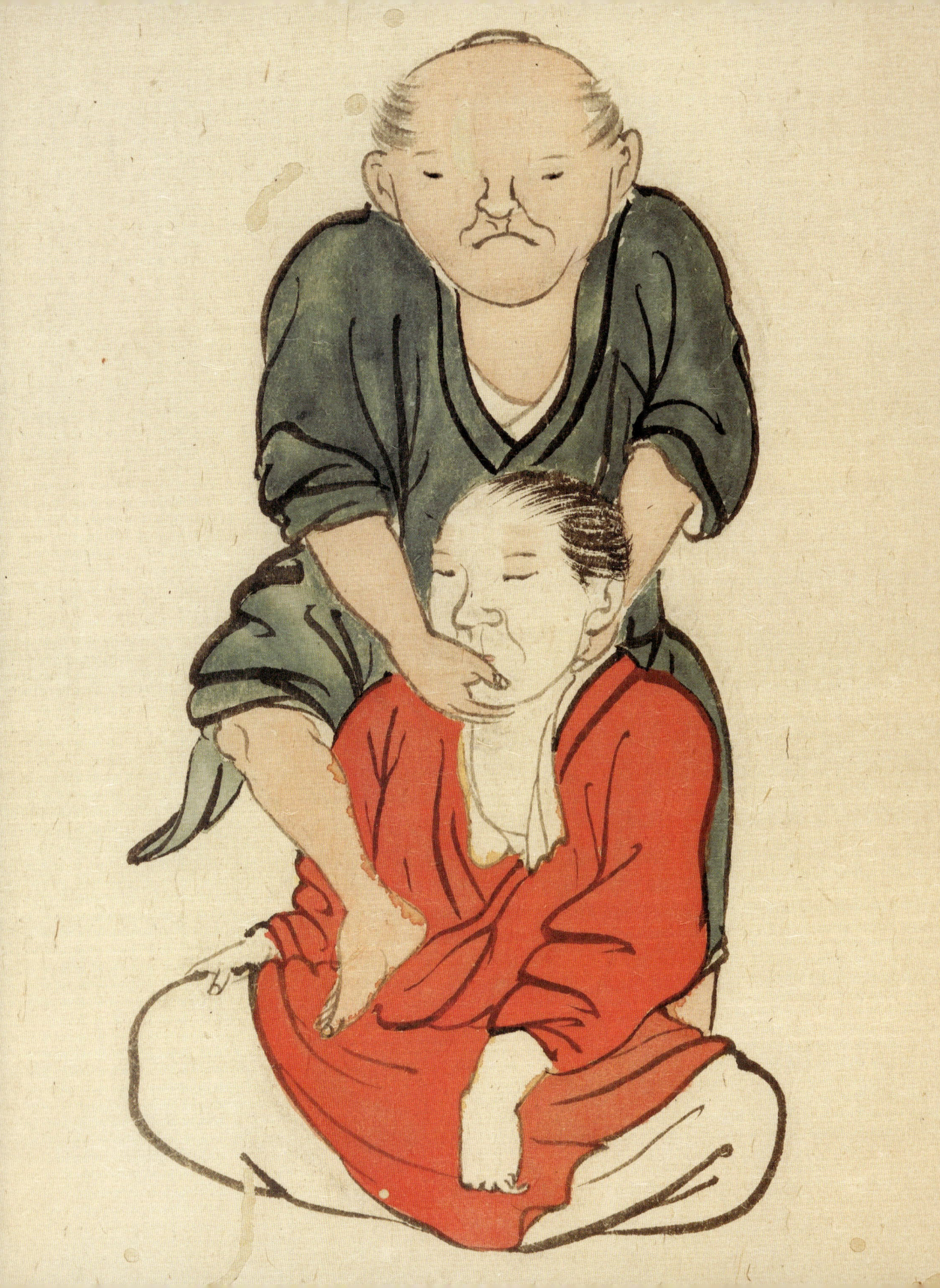

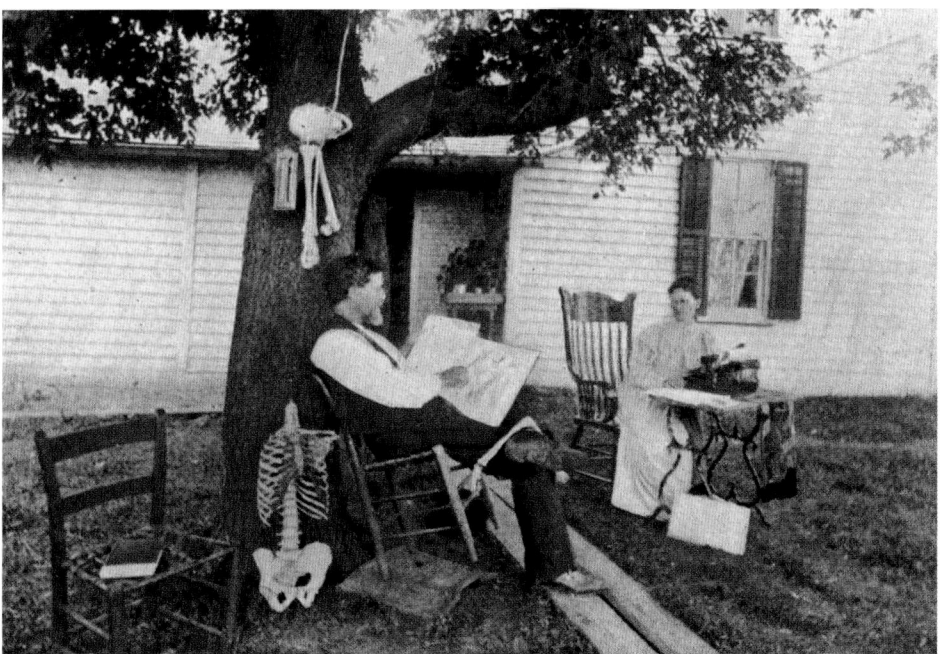

Gegenüber
Osteopathie und Chiropraktik entstanden im 19. Jh. in Nordamerika.
Wie dieses Aquarell aus Japan zeigt, wurden auch in anderen Kulturen
Formen der manuellen Therapie zeitgleich bereits angewendet.

Oben
Andrew Taylor Still und seine Sekretärin Annie Morris vor deren Haus.
Hier führte Still anhand von Knochenmodellen einen Großteil seiner
osteopathischen Studien durch.

HOMÖOPATHIE

Ein bis heute sehr lebendiger Zweig der Alternativmedizin ist die Homöopathie. Sie geht auf die 1790er-Jahre
zurück und wurde von dem Arzt Samuel Hahnemann
(1755–1843) begründet. Hahnemann war von den althergebrachten Methoden enttäuscht und vertrat aufbauend
auf den Ergebnissen von Selbstversuchen die Ansicht,
dass eine Substanz, die in einem gesunden Organismus
bestimmte Symptome hervorruft, diese in einem kranken beheben kann. Um zu heilen, so der Grundsatz der
Homöopathie (von griech. *homoios*, gleich, und *pathos*,
Leiden), muss die Arznei der Krankheit ähnlich sein.
Für herkömmliche Heilmethoden, die darauf basieren,
Medikamente einzusetzen, die den Symptomen entgegenwirken, prägte er den Begriff der Allopathie (von
griech. *allos*, anders). Vertreter der Alternativmedizin
benutzen ihn noch heute, wenn sie die Schulmedizin
als »allopathische« Medizin bezeichnen.

Hahnemann stellte ebenfalls durch Beobachtung
fest, dass die Wirkung einer Substanz zunimmt, wenn
sie mehrfach im Verhältnis 100:1 gelöst wird, und dass
der höchste Wirkungsgrad in Lösungen im Infinitesimalbereich erzielt wird. Schulmediziner betrachteten dieses Prinzip der »Verstärkung durch Abschwächung« verständlicherweise als Unsinn und machten
sich dementsprechend darüber lustig. Aber allen Widerständen zum Trotz breitete sich die Homöopathie zu
Anfang des 19. Jahrhunderts in ganz Europa und Nordamerika aus und blieb während des gesamten Säkulums
die populärste Form der Alternativmedizin.

MANUELLE THERAPIE

Eine andere Behandlungsmethode aus der Zeit vor 1900,
die sich bis heute gehalten hat, ist die in den 1870er-Jahren von Andrew Taylor Still (1828–1917), einem Arzt
aus Kansas, entwickelte Osteopathie (von griech. *osteon*,
Knochen). Wie Hahnemann hatte Still seinen Glauben
an die Schulmedizin verloren und begann, eigene Versuche zur manuellen Behandlung des Knochengerüstes
und Bewegungsapparates anzustellen. Durch Intuition und Beobachtung gelangte er zu der Überzeugung,
dass jede Krankheit von Störungen des Blutflusses in
den Arterien herrührt. Diese werden Still zufolge vom
Druck falsch gelagerter Knochen ausgelöst. Zur Heilung musste lediglich die korrekte Position der Knochen
wiederhergestellt werden.

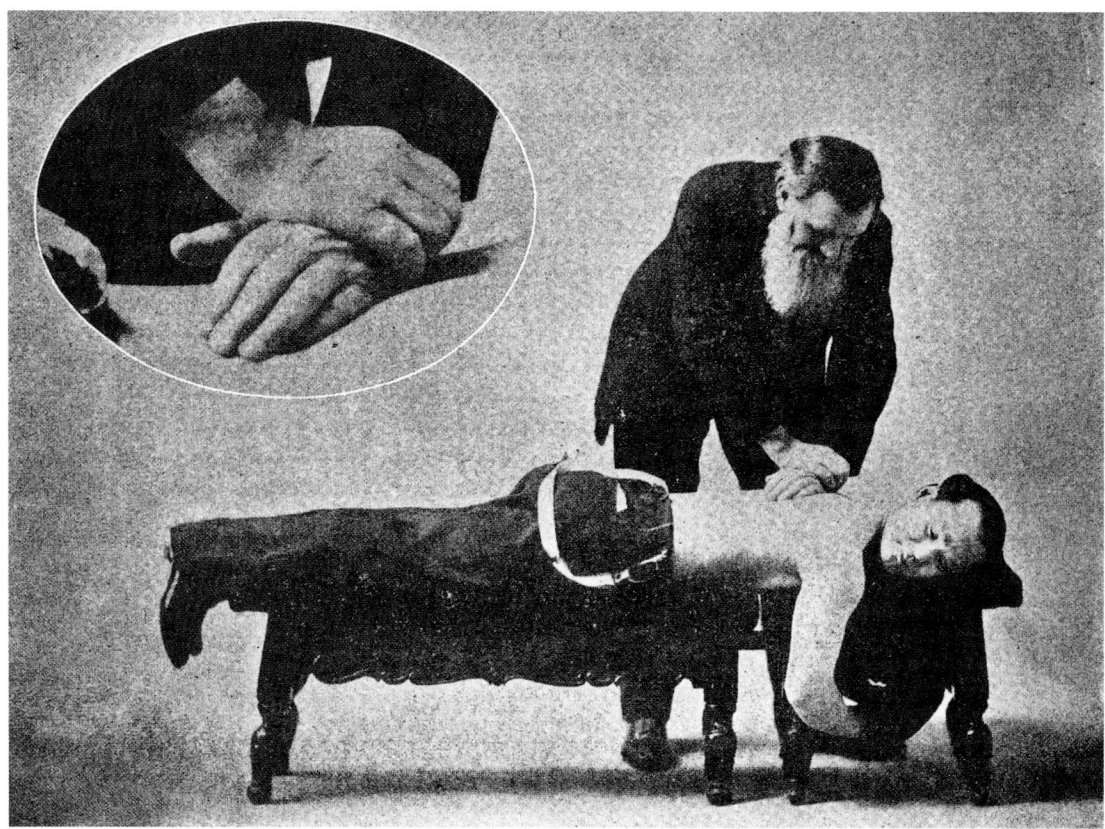

Befürworter der osteopathischen Praxis fanden sich außerhalb Amerikas zunächst in Großbritannien, bevor sich diese manuelle Therapie sukzessive auch im restlichen Europa verbreitete. Allerdings haben Osteopathen dort eine andere Stellung als in den Vereinigten Staaten, wo sie ähnlich wie ihre allopathischen Kollegen ausgebildet und im klinischen Alltag gleichrangig behandelt werden.

Zu ihrer Entstehungszeit wurde die Osteopathie häufig mit einer anderen Variante der manuellen Behandlung des muskuloskelettalen Systems verwechselt, der Chiropraktik. Diese wurde 1895 von dem Laienarzt Daniel David Palmer (1845–1913) aus Iowa begründet, als er einem tauben Patienten einen Wirbel einrenkte und der Mann danach wieder hören konnte. Palmer nahm an, jede Krankheit habe ihren Ursprung in verrenkten Wirbeln, die auf benachbarte Nerven drücken und damit den Fluss einer geheimnisvollen »angeborenen Intelligenz« unterbrechen würden. Seine Methode, den Fluss durch die manuelle Korrektur (Adjustierung) schädlicher Knochenstellungen wiederherzustellen, erlangte weithin Bekanntheit unter der von ihm selbst gewählten Bezeichnung

»Chiropraktik« (von griech. *cheir* und *praxis*, etwa »Handverfahren«).

Bald schon wurden unterstützende Maßnahmen zugelassen, darunter Elektrostimulation sowie Wärme- und Vibrationsbehandlungen. Dies stieß jedoch bei einem Teil der Chiropraktiker auf Widerstand, sodass sich in den 1920er-Jahren eine strenge, ausschließlich die manuelle Behandlung befürwortende Richtung der Chiropraktik von den sogenannten »Mischern« abspaltete. Noch nachhaltiger grenzten sich Vertreter beider Richtungen indes von den Osteopathen ab; jede Seite warf der anderen vor, die jeweiligen Methoden kopiert zu haben.

Durch die große Bandbreite ihrer Therapieformen zeichnet sich die Naturheilkunde aus, die sich aus verschiedenen, dem 19. Jahrhundert entstammenden Ansätzen entwickelte. Sie wurde 1901 in New York von dem deutschen Einwanderer Benedict Lust (1872–1945) begründet und umfasst Kräuterheilkunde, Wasser- und Sonnenlichtkuren, manuelle Therapie und Massage, Elektrostimulation und im Grunde alle natürlichen Wirkinstanzen, welche die Heilkraft des Körpers stärken.

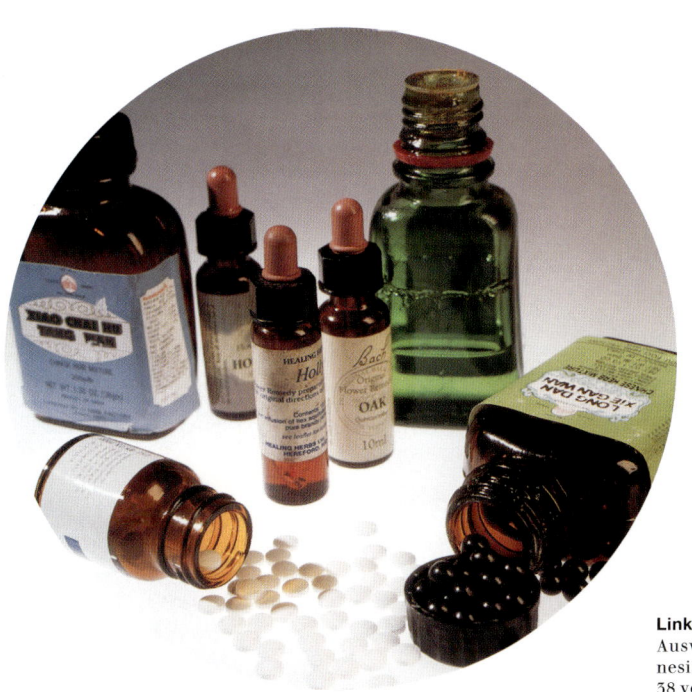

DER INTEGRATIVE ANSATZ

Um 1920 gab es damit vier große Alternativrichtungen zur Schulmedizin, und sie besaßen so viele Anhänger, dass die allopathische Ärzteschaft sich genötigt sah, etwas gegen die Konkurrenz zu unternehmen. Man bezeichnete die Alternativmediziner nicht nur lauthals als Quacksalber, sondern griff auch zu politischen Maßnahmen, um ihre staatliche Anerkennung zu verhindern und alle, die ohne Lizenz praktizierten, mit Geld- und sogar Gefängnisstrafen zu belegen. Vor allem Chiropraktiker fanden sich nicht selten hinter Gittern wieder, wenn sie ihre Dienste anboten. Im Gegenzug unternahmen die Vertreter der Alternativrichtungen große Anstrengungen, um ihre Profession als Heilberuf anerkennen und schützen zu lassen, womit die meisten bis zur Jahrhundertmitte auch Erfolg hatten. Die Frontstellung zwischen Alternativ- und Schulmedizin blieb jedoch unverändert. Erst seit den 1970er-Jahren kam es zu einer fortschreitenden Annäherung, zu der einerseits die Einführung strengerer, wissenschaftlicher Kriterien und Ausbildungsstandards, andererseits die Anerkennung der Wirksamkeit allopathischer Methoden (insbesondere bei Verletzungen und akuten Infekten) vonseiten der Alternativmediziner beitrug.

Nicht weniger wichtig war der Umschwung innerhalb der Schulmedizin zu einer ganzheitlicheren Betrachtung von Gesundheit und Krankheit – vertraten die Alternativmediziner doch von Anbeginn die Devise, man müsse den ganzen Menschen, Geist, Seele und Körper, mit schonenderen, weniger invasiven Methoden behandeln. Auf dieser Grundlage entwickelte sich gegenseitige Akzeptanz und die Bereitschaft zur Zusammenarbeit, wie sie vor allem durch das große Interesse belegt wird, auf welches die traditionelle chinesische Technik der Akupunktur [02] stößt, seit sie in den 70ern auch im Westen eingeführt wurde. Therapieformen, die einst als unwissenschaftlich abqualifiziert worden waren, sind im Rahmen der integrativen Medizin heute als Ergänzung zur traditionellen Medizin anerkannt.

Medizinische
Instrumente

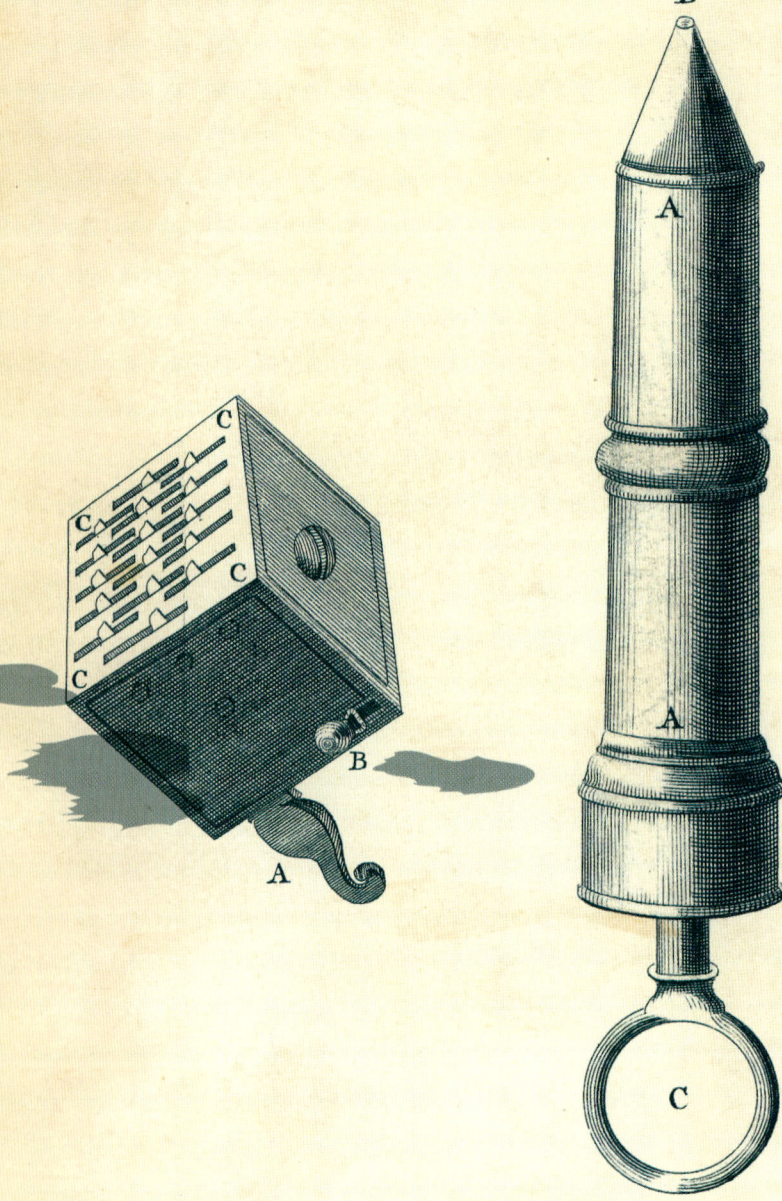

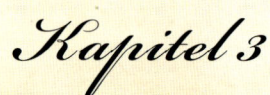

Überall in der modernen Medizin werden technische Hilfsmittel eingesetzt. In Krankenhäusern, Praxen und selbst in jedem Arztkoffer finden sich Instrumente und Gerätschaften. Von der einfachen Einwegspritze bis hin zum hoch entwickelten MRT-Gerät werden die diagnostischen und therapeutischen Möglichkeiten von den Instrumenten bestimmt.

In der Antike verwendete man unter anderem bereits Vaginalspekula zur gynäkologischen Untersuchung und Skalpelle zum Aderlass. Die Auswahl an Instrumenten war jedoch begrenzt und blieb im Mittelalter und in der Frühen Neuzeit relativ unverändert. Bis zum 19. Jahrhundert verließen sich die Ärzte bei der Behandlung vor allem auf ihre fünf Sinne und ihre Erfahrung. Sie hörten sich an, was die Patienten ihnen zu berichten hatten, fühlten den Puls, untersuchten Zunge und Urin und gaben auf dieser Grundlage eine klinische Einschätzung. Im Laufe des Jahrhunderts vertiefte sich das bis dahin eher oberflächliche Verständnis von Krankheiten, gleichzeitig erlaubten neue Instrumente eine genauere Untersuchung der Patienten. Stethoskope, Thermometer, Mikroskope und andere Geräte kamen in den Praxisgebrauch. Gegen Ende des 19. Jahrhunderts hatte sich die Medizin zu einer Wissenschaft gewandelt, die mit der aufkommenden Medizintechnik eng verbunden war. Dabei stellte die Entdeckung der Röntgenstrahlen in den 1890er-Jahren einen wahren Quantensprung dar. Man erkannte sofort, dass dieses Verfahren völlig neue Einblicke in den menschlichen Körper erlaubte. So begann in der Medizin das Zeitalter der großen (und teuren) Technik.

Die Herstellung und Unterhaltung von Röntgenapparaten war kostspielig. Zudem bedurften ihre Bedienung und die Interpretation der Röntgenbilder speziell geschulter Techniker und Ärzte. Auf diese Weise entstanden neue medizinische Fachgebiete, und ähnlich verlief es auch bei anderen Geräten, die in diesem Kapitel beschrieben werden, etwa bei der neuen Generation von Endoskopen und den bildgebenden Verfahren Ultraschall, NMR und PET. Diese bieten den Ärzten in der heutigen Zeit leistungsstarke Hilfsmittel zur Untersuchung der Strukturen und Abläufe im Inneren des Körpers. Genauso können einfache Instrumente wie die Blutdruckmanschette lebenswichtige Informationen liefern.

In der Medizintechnik geht es vor allem um die Diagnostik, aber auch in der Therapie sind viele Geräte unentbehrlich geworden. In zahlreichen öffentlichen Gebäuden gibt es heute Defibrillatoren, die bei Herzversagen Leben retten können. Laser werden zum Beispiel zur Behandlung von Augenkrankheiten eingesetzt. Mithilfe von Inkubatoren kann Frühgeborenen oder schwer kranken Babys ins Leben geholfen werden, und medizinische Roboter verbessern menschliche Fähigkeiten in der Chirurgie. Operationsräume und Intensivstationen sind mit zahlreichen Geräten zur ständigen Überwachung der Patienten ausgestattet. Sie erfassen jede Veränderung des körperlichen Zustands und können Leben erhalten, bis der Körper es wieder alleine schafft.

All diese medizinischen Instrumente haben die Diagnostik und Therapie revolutioniert, allerdings auch zu steigenden Kosten für die medizinische Versorgung geführt. Zudem empfinden viele Menschen die moderne Medizin als unpersönlich und übertechnisiert. Maschinen haben eben kein Mitgefühl.

Instrumente in einem chirurgischen Handbuch aus dem 18. Jh. Von links nach rechts: Schröpfschnepper zum Anritzen der Haut als Vorbereitung zum Schröpfen; Spritze zur Eingabe von Flüssigkeiten in die Scheide oder Harnröhre; Lederriemen zum Abbinden des Arms beim Aderlass.

22. DAS STETHOSKOP
In den Körper hineinhören

Malcolm Nicolson

*Bei der Stellung der Diagnose versuche ich, die Läsionen der inneren Organe
ebenso zu beurteilen wie die chirurgischen Erkrankungen.*
René Laënnec, 1826

Ein Stethoskop ermöglicht dem Arzt die Wahrnehmung
von Geräuschen im Inneren des Körpers. Das Instrument wurde 1816 von dem französischen Arzt René
Laënnec (1781–1826) erfunden, doch seine Ursprünge
liegen im 18. Jahrhundert. Leopold von Auenbrugger
(1722–1809), ein Arzt aus Wien, entdeckte, dass pathologische Veränderungen im Brustraum des Patienten
durch festes Klopfen auf die Brust (Thoraxperkussion)
ausgemacht werden können. Zur Bestätigung seiner
Beobachtungen obduzierte er Verstorbene und führte
Experimente durch, bei denen er Flüssigkeit in die
Lunge injizierte. Von Auenbrugger veröffentlichte seine
Erkenntnisse 1761, doch die neue Untersuchungstech-
nik verbreitete sich erst zu Beginn des 19. Jahrhunderts
durch die Pariser Schule der Klinischen Medizin.

Ab den späten 1790ern bemühte man sich in den
großen Pariser Krankenhäusern um eine systematische Feststellung der Zusammenhänge zwischen den
Symptomen, die der lebende Patient zeigte, und den
Läsionen, die sich post mortem offenbarten [07]. Einer
der führenden Ärzte dieser anatomisch-klinischen
Methode war Jean-Nicolas Corvisart (1755–1821). Er
griff von Auenbruggers Thoraxperkussion auf und ver-
feinerte sie. Darüber hinaus empfahl Corvisart seinen
Kollegen die Auskultation (das Abhören) des Körpers
zur Erfassung der Geräusche im Inneren. Diese Technik war bereits den Griechen bekannt, jedoch weitest-
gehend in Vergessenheit geraten.

Laënnec, ein Schüler Corvisarts, interessierte sich
insbesondere für die Erkrankungen der Brustorgane.
Eines Tages wurde er von einer jungen Frau aufge-
sucht, die anscheinend an einer Herzerkrankung litt.
Aufgrund ihrer Körperfülle gelang es ihm nicht, das
Brustgewebe der Patientin durch Perkussion in Schwingung zu versetzen, andererseits hielt er es für unange-
bracht, seinen Kopf fest an ihren Busen zu pressen. Da

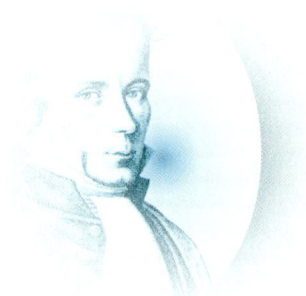

erinnerte er sich an ein Spiel, das er bei Kindern beobachtet hatte: Aus mehreren Blättern Papier formte er
eine Rolle, deren eines Ende er an die Brust der Frau
drückte. An das andere Ende hielt er sein Ohr, und zu
seiner Überraschung konnte er so ihre Herztöne recht
deutlich vernehmen. Das Stethoskop war erfunden.

EXPERIMENTE UND ENTWICKLUNGEN
Laënnec experimentierte mit verschiedenen Materialien und Formen, bis er sich schließlich für einen einfachen, hohlen Zylinder aus Holz mit einer Länge von
etwa 25 cm und 3,5 cm Durchmesser entschied. Mit

Oben
René Laënnec, der Erfinder des Stethoskops: Er starb vermutlich an
Lungentuberkulose, eine der Erkrankungen, die mithilfe des Stethos-
kops leichter diagnostizierbar wurden.

Gegenüber oben
Das Stethoskop konnte überall mit hingenommen werden. Diese Illustration aus dem späten 19. Jh. zeigt einen Arzt, der ein Zigeunerkind vor
einem Planwagen am Straßenrand untersucht.

Gegenüber unten
Vier Beispiele für die länglichen, zerlegbaren Hörrohre mit abnehm-
baren Ohrstücken, die Laënnec entwickelte. Das linke muss ineinander
geschoben werden, die anderen verfügen über Schraubverbindungen
[siehe auch S. 162].

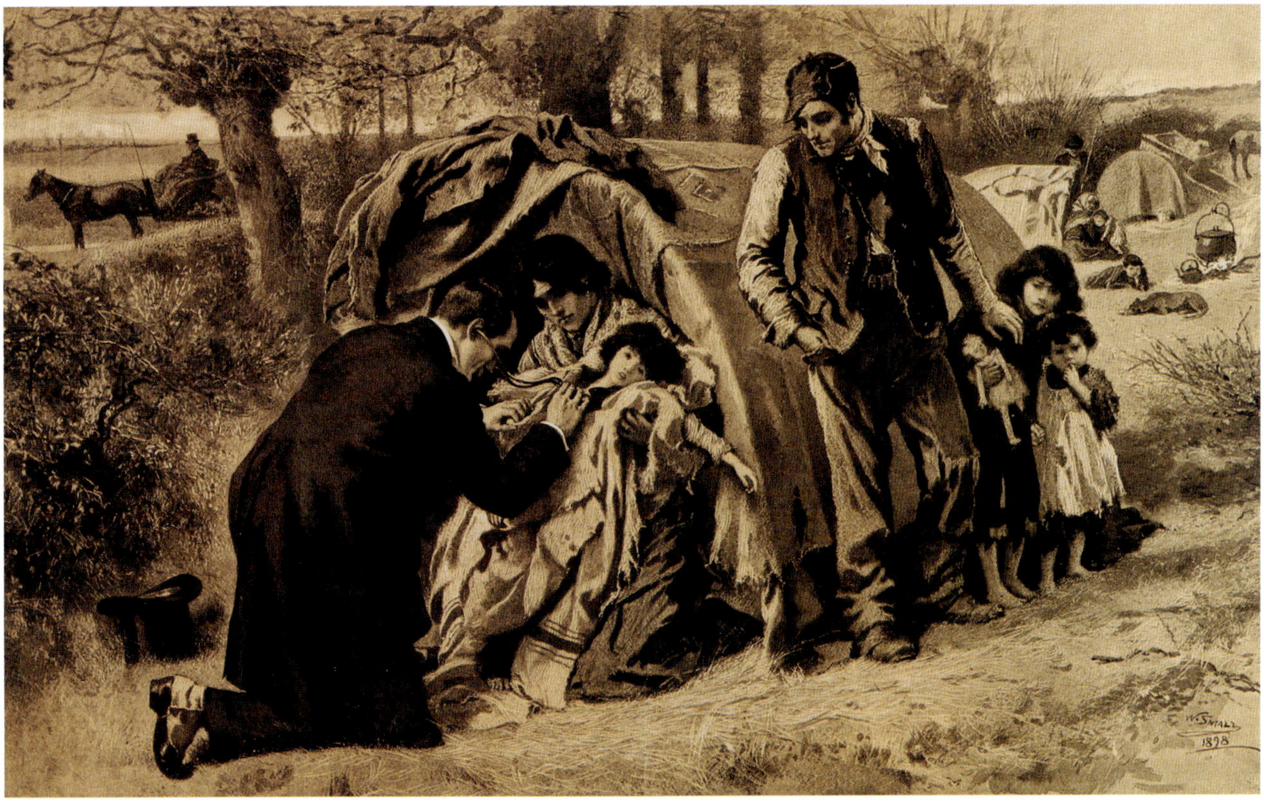

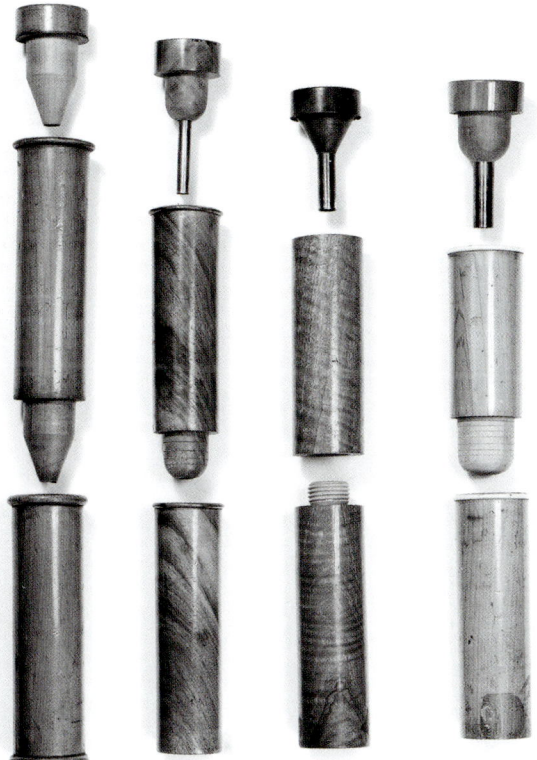

diesem Instrument unternahm Laënnec umfassende Untersuchungen der Herz- und Lungengeräusche. Wann immer möglich, verglich er seine Beobachtungen mit pathologischen Veränderungen, die sich bei der Obduktion herausstellten. Die Ergebnisse seiner Arbeit veröffentlichte er 1819 in seinem Lehrbuch *De l'auscultation médiate (Die mittelbare Auskultation)*, das die Grundlage für unser modernes Wissen um die Erkrankungen der Lunge darstellt.

Obgleich konservative Ärzte den Einsatz des Stethoskops anfänglich ablehnten, weil sie die instrumentelle Hilfe als Herabsetzung ihrer beruflichen Würde empfanden oder die Geräusche nicht zuordnen konnten, gelangte Laënnecs Technik rasch in den allgemeinen Praxisgebrauch. Da die medizinische Lehre im 19. Jahrhundert zunehmend in Krankenhäusern erfolgte, konnten die Studenten das Instrument an vielen Patienten erproben und entsprechende Erfahrungen sammeln. Gegen Ende des Jahrhunderts war das Stethoskop zu einem unerlässlichen ärztlichen Hilfsmittel geworden.

Zu erwähnen bleibt, dass das Stethoskop gegenüber der alten Technik des Ohrauflegens zumeist keine wesentlichen Vorteile besaß, obwohl Laënnec stets das

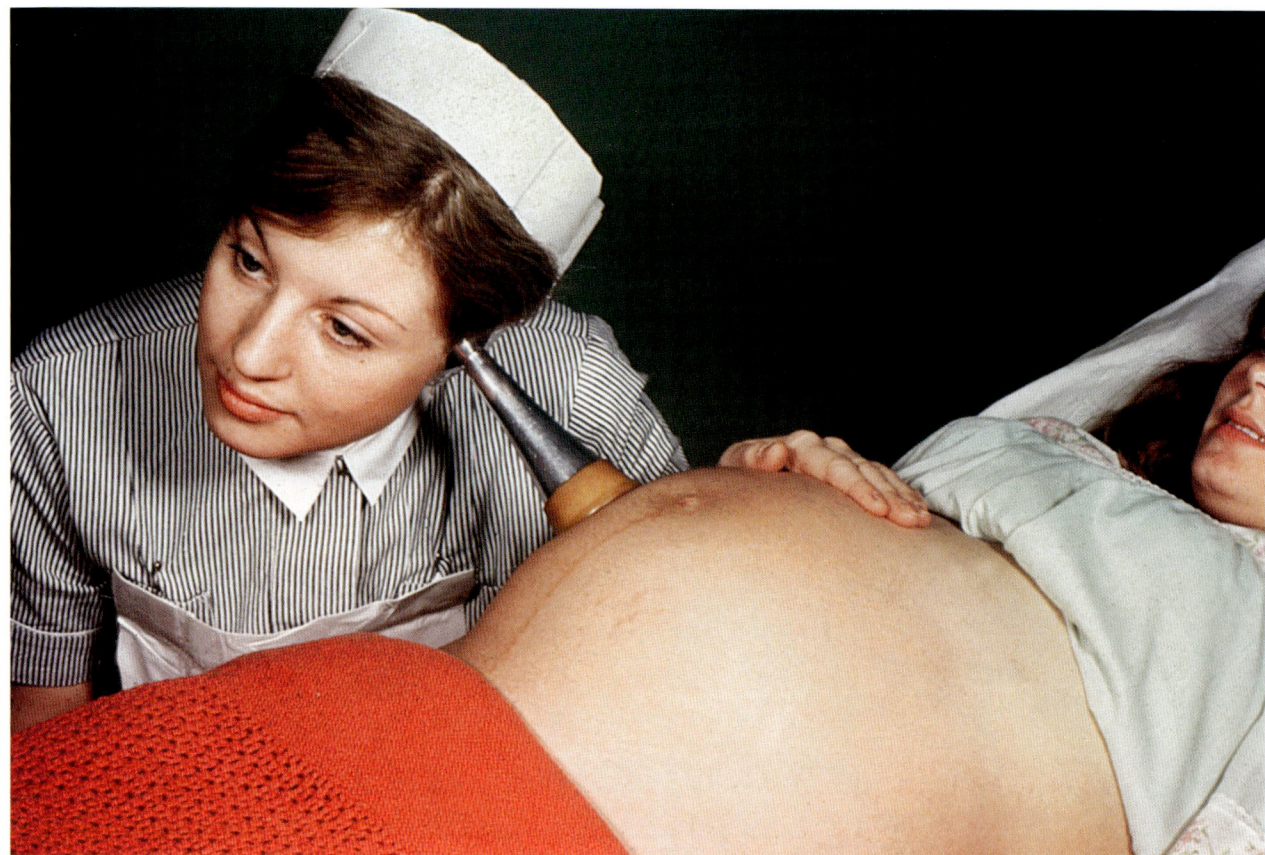

Gegenteil behauptete. Als hilfreich erwies es sich nur bei der Diagnose von Lungentuberkulose und einigen anderen Fällen. Äußerst nützlich war es dennoch, weil es dem Arzt ein bequemes und hygienisches Abhören der Brust erlaubte, ohne sich seinen Patienten, insbesondere den Patientinnen, unsittlich nähern zu müssen.

Da sich der Gebrauch des Stethoskops bald allgemein durchsetzte, gewöhnten sich viele Menschen an die bislang unbekannte körperliche Untersuchung durch den Arzt, und so bahnte es den Weg für weitere neue diagnostische Methoden.

Die Weiterentwicklung des Stethoskops diente vor allem einer größeren Benutzerfreundlichkeit. Im Jahr 1828 entwarf der schottische Arzt N. P. Comins aus Edinburgh ein Instrument mit einem Gelenkstück zwischen den beiden Hauptteilen, das eine Untersuchung der gesamten Brust in jeder körperlichen Position auf eine für Arzt und Patient angenehme Weise ermöglichte. Das Instrument wurde zur Verbesserung der akustischen Leistung und vereinfachten Anwendung vielfach modifiziert. Charles J. B. Williams (1805–1889) konstruierte 1843 ein binaurales (mit beiden Ohren zu benutzendes) Stethoskop, doch erst nachdem in den 1880er-Jah-

ren flexible Gummischläuche aufkamen, konnte sich diese Technik durchsetzen. Maßgeblich verbessert wurde das Instrument durch die Einführung eines trichterförmigen Stethoskopkopfes, der oftmals mit einer Membran ausgestattet war. Auch gab es Versuche, eine Schallverstärkung der Herz- und Lungengeräusche zu erzielen.

EINSATZ BIS HEUTE

Obwohl es heute hoch entwickelte bildgebende Verfahren gibt, ist das Stethoskop für den Allgemeinmediziner und Kardiologen immer noch unverzichtbar. Es wird nicht nur zur Untersuchung der Thoraxregion eingesetzt, sondern auch für viele andere Zwecke, etwa zur Blutdruckmessung [27] und zur Überwachung der Schwangerschaft. Mittlerweile sind auch elektronische Stethoskope verfügbar, die den Schall verstärken, aufzeichnen und visualisieren können. Sie werden in der Kardiologie sowie zu Lehrzwecken und in der Telemedizin (medizinische Beratung über eine räumliche Distanz) angewendet.

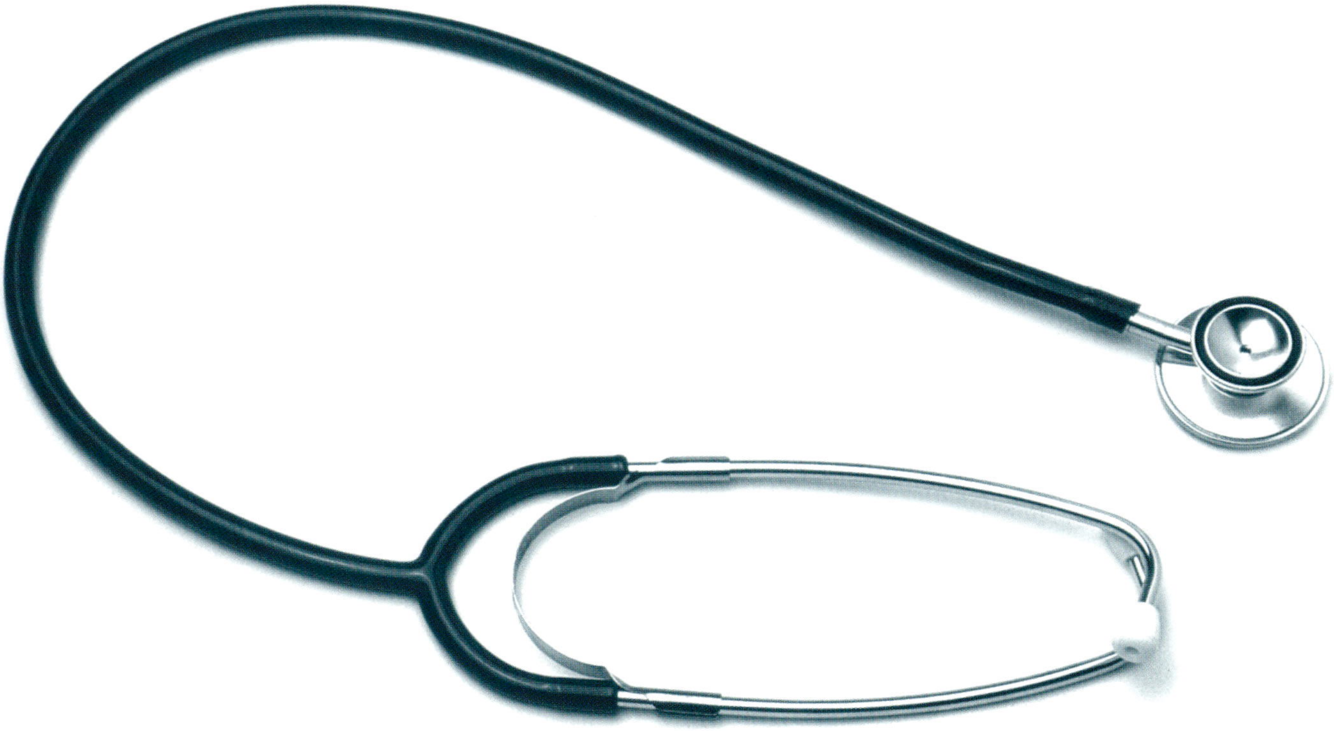

Gegenüber
Vor dem Aufkommen elektronischer Geräte zur Schwangerschafts-
überwachung wurden die kindlichen Herztöne von der Hebamme mit
einem Hörtrichter erfasst.

Oben
Das mit Gummischläuchen ausgestattete binaurale Stethoskop konnte
praktisch in jeder Tasche transportiert werden. Da es Ärzte aber häufig
um den Hals trugen, wurde es zu einem Statussymbol ihres Berufs-
standes. Es sorgte für eine gewisse Distanz zwischen Arzt und Patient
und machte die Untersuchung für beide Seiten einfacher und würde-
voller.

Links
Die Auskultation und Interpretation der mit dem Stethoskop hörbaren
Körpergeräusche waren wichtige Fähigkeiten für Ärzte in der Ausbildung. Was lag da näher, als das Instrument an sich selbst auszuprobie-
ren? Das Bild aus den 1920er-Jahren zeigt eine Gruppe von Medizinstudenten beim Selbstversuch.

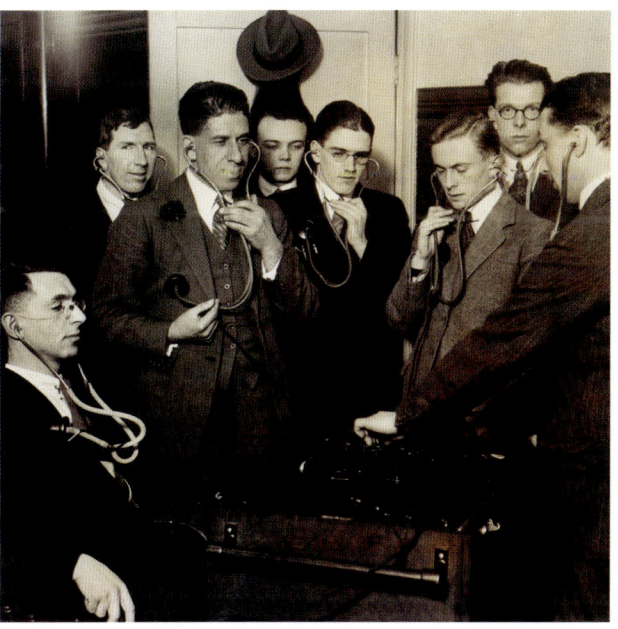

23. DAS MIKROSKOP
Die Entdeckung neuer Welten

Ariane Dröscher

[...] nichts ist so klein, dass wir es nicht mit dem Mikroskop untersuchen könnten; wir sehen neue Welten, die es zu entdecken und zu verstehen gilt.
Robert Hooke, 1665

Das erste Mikroskop entstand wahrscheinlich in China. In einem antiken chinesischen Dokument wird beschrieben, wie eine Röhre, an deren Ende sich eine Linse befand, mit Wasser gefüllt wurde, um so verschiedene Vergrößerungsgrade zu erreichen. Offensichtlich waren die Vorzüge von Linsen bereits im Altertum bekannt. In Europa kam es jedoch erst ab dem 17. Jahrhundert zu einer allgemeinen Verbreitung der Mikroskopie, wodurch auch die Naturphilosophie beeinflusst wurde. Die Erfindung des Mikroskops gab zunächst viele Rätsel auf, doch seit dem 19. Jahrhundert gilt es als Symbol der Biowissenschaften und ist mit einer Vielzahl von Entdeckungen verknüpft. In der Medizin ist es bis heute ein unentbehrliches Instrument während des Studiums und bei verschiedensten Laboruntersuchungen.

DIE ERSTEN MIKROSKOPE UND IHRE TÜCKEN

Mikroskope waren von Beginn an das Produkt einer engen Zusammenarbeit zwischen ihren Machern und Benutzern. Physikalische Probleme (Auflösungsvermögen, Vergrößerung, Verzerrung) mussten ebenso gelöst werden wie methodologische Aspekte (Dreidimensionalität, Beobachtung lebender Organismen, Techniken), praktische Belange (Handhabbarkeit) und philosophische Fragen (Bildinterpretation).

Der Aufbau von Lichtmikroskopen ist im Grunde nicht kompliziert: Einfache Mikroskope bestehen aus einer einzelnen Linse (oder einem vergrößernden Glastropfen); zusammengesetzte Mikroskope verfügen über zwei oder mehr Linsen, die in einer festen Röhre sitzen. Warum also erfolgte die »Erfindung« des Mikroskops in der westlichen Welt erst in der Frühen Neuzeit? Mehr als nur technische Fähigkeiten waren nötig. Verschiedene Faktoren spielten dabei eine Rolle, zum Beispiel das Wiederaufleben des Atomismus (die Auffassung, dass die Dinge aus Korpuskeln oder Atomen

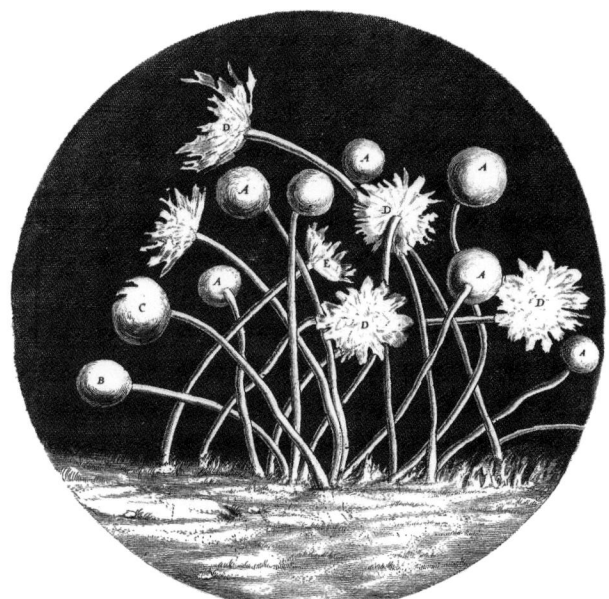

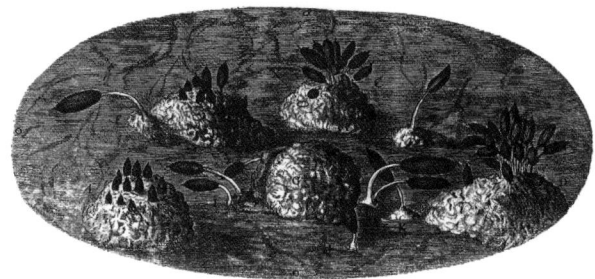

Oben
Illustrationen aus Robert Hookes Meisterwerk der Mikroskopie, *Micrographia* (1665): Blauschimmel (oben) und Braunfäulepilze auf den Blättern einer Pflanze (unten).

Gegenüber
Frontispiz aus Francesco Stellutis Werk *Melissographia* (1625). Es zeigte zum ersten Mal die anatomischen Details der Biene, wie sie sich unter dem Mikroskop darstellten.

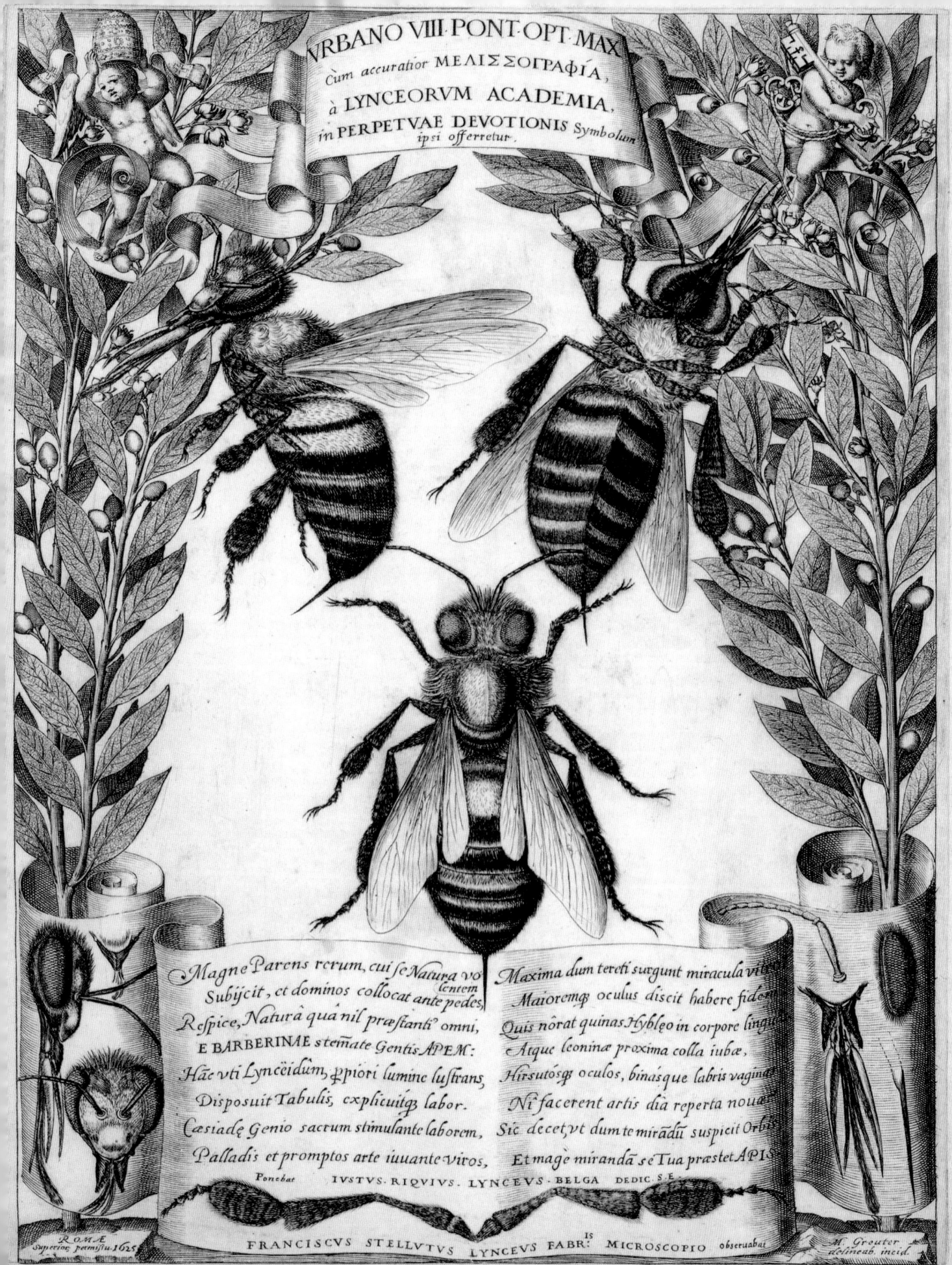

bestehen), das Vertrauen in Sinneserfahrungen, die Verbreitung der Leichensektion [06] und der wachsende Markt für Brillengläser. Ab dem späten 16. Jahrhundert trugen in Europa verschiedene Gelehrte und Fachleute, vor allem aus Italien, den Niederlanden und Frankreich, unabhängig voneinander zur Entwicklung des Mikroskops bei.

Die Mikroskopie wurde anfänglich vor allem von der Accademia dei Lincei in Rom und später auch von der Royal Society of London vorangetrieben. Galileo Galilei (1564–1642) war vermutlich der Erste, der eine wissenschaftliche mikroskopische Beobachtung machte: Im Jahr 1612 untersuchte er die Augen und behaarten Beine einer Fliege. Sein Freund Giovanni Faber (1574–1629) prägte 1625 den Begriff »Microscopium« und Francesco Stelluti (1577–1652) veröffentlichte die erste biologische Zeichnung einer Honigbiene, die mithilfe des Mikroskops erstellt wurde. Robert Hooke (1635–1703), Kurator an der Royal Society, trug ganz entscheidend zur technischen Verbesserung zusammengesetzter Mikroskope bei, die dank seines erfolgreichen und hervorragend illustrierten Werkes *Micrographia* (1665) weite Verbreitung erlangten.

Nichtsdestotrotz vermochten die bedeutenden Erkenntnisse des niederländischen Tuchhändlers und Linsenschleifers Antoni van Leeuwenhoek (1632–1723) sowie anderer Vorreiter auf diesem Gebiet die meisten Ärzte und Naturphilosophen nicht von der Wahrhaftigkeit des mikroskopischen Bildes und seinem praktischen Nutzen zu überzeugen. Im 18. Jahrhundert wurde das Mikroskop hauptsächlich von Feldbotanikern und für Studien an mikroskopisch kleinen Organismen genutzt. Doch diese winzigen, als *animalculi* beziehungsweise Infusorien bezeichneten Tierchen stürzten die mechanistischen Naturphilosophen in ein großes Dilemma: Sie standen vor der Frage, ob diese Mikroorga-

nismen spontan entstanden oder nicht – ein Thema, dem im 19. Jahrhundert mit dem Aufkommen der Mikrobiologie und Bakteriologie [14] große medizinische Bedeutung zukam. Ein weiterer Fortschritt, der im späten 18. Jahrhundert erfolgte, war die zunehmende Standardisierung von Mikroskopen und Präpariermethoden.

DAS GOLDENE ZEITALTER DER MIKROSKOPIE

Der bedeutendste technische Durchbruch in den ersten Jahrzehnten des 19. Jahrhunderts war die Erfindung achromatischer Linsen, die Licht durchlassen, ohne es in seine Farben aufzubrechen. Auch hieran waren verschiedene, voneinander unabhängige Wissenschaftler beteiligt, darunter Giovanni Battista Amici (1786–1863), Jacques Louis Vincent Chevalier (1770–1841) und sein Sohn Charles Louis Chevalier (1804–1859) sowie Joseph Jackson Lister (1786–1869).

Es begann das Goldene Zeitalter der Mikroskopie. Sie wurde unentbehrlich für anatomische und pathologische Untersuchungen und hatte einen entscheidenden Anteil an den großen Entdeckungen der Mikrobiologie, Zellbiologie [08] und Neurologie [09]. Dies förderte wiederum die Entwicklung neuer optischer Instrumente und mikroskopischer Techniken. Ernst Abbe (1840–1905) wies die Grundlagen der Diffraktion, Aberration und optischen Auflösung mathematisch nach. Aus seinen Berechnungen schloss er, dass es selbst

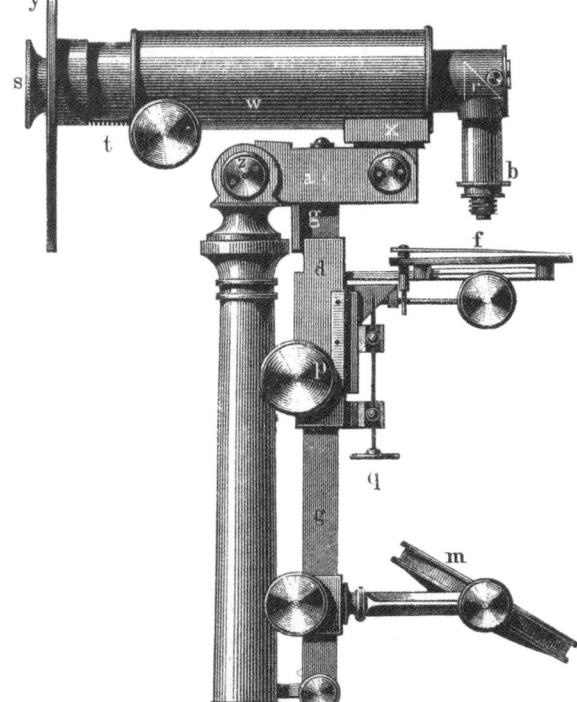

Der Franzose Jacques Louis Vincent Chevalier und sein Sohn Charles Louis, die Mikroskope und andere optische Instrumente herstellten, schufen 1834 ein horizontal montiertes, achromatisches Mikroskop. 1839 veröffentlichte Charles Louis Chevalier ein Buch über Mikroskope, in dem auch das Horizontalmikroskop vorgestellt wurde. Auf der linken Seite befindet sich sein Okular und rechts die höhenverstellbare Fläche für die zu untersuchenden Proben.

mit dem besten Mikroskop nicht möglich ist, zwei Punkte, die weniger als 200 Nanometer (ein 20-millionstel-Meter) voneinander entfernt sind, als separate Einheiten zu erkennen. Zusammen mit Carl Zeiss (1816–1888) gründete er eine Firma, die hochwertige Mikroskope herstellte.

NEUE MIKROSKOPTYPEN

Vor der Entwicklung des ersten Fluoreszenzmikroskops im Jahr 1911 durch Oskar Heimstädt (1879–1944) wurden andere Lichtquellen, vor allem solche mit kürzeren Wellenlängen, bereits in Dunkelfeldmikroskopen (1903) und Utraviolettmikroskopen (1904) eingesetzt. Heute gibt es darüber hinaus akustische Mikroskope (mit Ultraschalltechnik) und Mikroskope, die sich thermische Wellen zunutze machen. Weitere Verbesserungen im Kontrastbereich und in der Beobachtung von lebenden Zellen brachten auch das Interferenzmikroskop (1931), das Phasenkontrastmikroskop (1935) von Frits Zernike (1888–1966) und das von Georges (Jerzy) Nomarski (1919–1997) entwickelte Mikroskop mit differenziellem Interferenzkontrast (1955), auch Nomarski-Kontrast genannt. Marvin Minsky (geb. 1927) konstruierte 1957 das Konfokalmikroskop, das für größere Proben bestimmt ist.

Die Erfindung des Elektronenmikroskops, das nicht auf der Basis von Lichtbeugung, sondern mit magne-

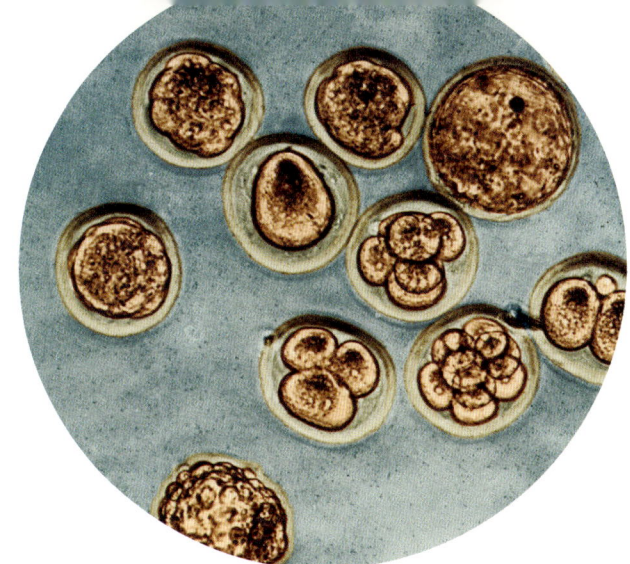

tischen Linsen und Elektronenstrahlen arbeitet, bedeutete für die Mikroskopie einen Quantensprung. Ernst Ruska (1906–1988) schuf 1928 das erste »Supermikroskop«, das schon bald das maximal mögliche Auflösungsvermögen eines Lichtmikroskops übertraf; 1940 lag dieses bei 30 Nanometern (ein 300-millionstel-Meter), womit sogar das Tabakmosaikvirus (TMV) sichtbar wurde. In den 1950er-Jahren ebnete die Entwicklung spezieller Techniken für das Elektronenmikroskop den Weg für die Ultrastrukturforschung in der Biologie. Das Rastertunnelmikroskop (1981) von Gerd Binnig (geb. 1947) und Heinrich Rohrer (geb. 1933) liefert dreidimensionale Bilder von Objekten bis hin zur atomaren Ebene und wird beispielsweise zur Erforschung von Viren verwendet.

Die technische Weiterentwicklung hat nie aufgehört. Neue Geräte, wie digitale Mikroskope und solche, mit denen einzelne Moleküle sichtbar gemacht werden können, bieten auch immer neue Forschungsmöglichkeiten. Zur Zeit der Erfindung des ersten Mikroskops ahnte sicher niemand, welche bedeutenden Verdienste diese Geräte der Medizin leisten würden.

Oben
Menschliche Embryonen in verschiedenen Entwicklungsstadien, abgebildet mithilfe des Nomarski-Kontrastes, einer Methode, die der polnische Physiker Georges Nomarski erfand. Dabei werden ein besonderes Prisma und polarisiertes Licht verwendet, wodurch der Kontrast bei nicht eingefärbten, lebenden biologischen Proben erhöht wird und feinste Strukturen abgebildet werden können.

Links
Elektronenmikroskope wie dieses EM2 der britischen Firma Metropolitan Vickers von 1946 veränderten die Dimensionen des mikroskopisch Sichtbaren mittels Elektronenstrahlen und magnetischer Linsen anstelle von gebrochenem Licht. Mit jeder seiner beiden Linsen konnte eine Vergrößerung um den Faktor 100 erreicht werden, in Kombination also um das 10 000-Fache. Durch fotografische Vergrößerung der Platten war eine 50 000-fache Vergrößerung möglich.

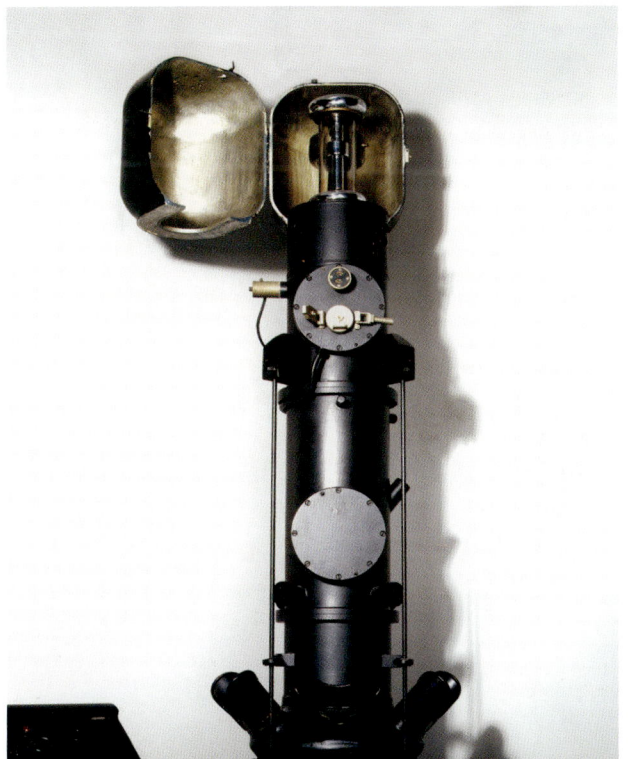

24. DIE SPRITZE
Mit der Nadel unter die Haut

Robert Tattersall

Sherlock Holmes nahm die Flasche vom Kaminsims und die Spritze aus ihrem hübschen Futteral aus Saffianleder. Mit seinen langen, weißen, nervösen Fingern setzte er die feine Injektionsnadel ein und rollte die linke Ärmelmanschette zurück. Einen Augenblick ruhte sein Auge nachdenklich auf dem muskulösen Unterarm, der von unzähligen Einstichspuren ganz übersät war. Schließlich stieß er die scharfe Nadel hinein, drückte auf den kleinen, zierlichen Kolben und sank mit einem langen, befriedigten Seufzer in den samtbezogenen Lehnstuhl zurück.

Arthur Conan Doyle, 1890

Im Jahr 1657 führte der Architekt Christopher Wren (1632–1723) Experimente an Tieren durch, bei denen er ihnen verschiedene Substanzen intravenös verabreichte. Die Folgen waren sehr unterschiedlich und reichten von einer Besserung ihres Zustands über Erbrechen und Vergiftung bis hin zum Tod. Die Methode wurde gelegentlich auch an Patienten erprobt, jedoch irgendwann aufgegeben. Im 18. Jahrhundert benutzte man Spritzen aus Holz oder Metall zur vaginalen und rektalen Injektion, doch erst ab der Mitte des darauffolgenden Jahrhunderts versuchte man, unter die Haut zu spritzen. Der Dubliner Arzt Francis Rynd (1811–1861) verwendete 1844 ein Instrument, das auf dem Prinzip der Schwerkraft beruhte, um Morphin zur Behandlung neuralgischer Schmerzen in die Nervenbahnen einzuführen. Der Franzose Charles Gabriel Pravaz (1791–1853) konstruierte eine Metallspritze mit einem Schraubkolben und einer Hohlnadel. In der Hoffnung, eine Methode zur Behandlung von Aneurysmen beim Menschen zu finden, spritzte er Pferden damit ein Gerinnungsmittel in die Arterien.

Die erste subkutane Injektion mit einer Spritze gelang dem Schotten Alexander Wood (1817–1884). Er injizierte Morphin in einen Nerv, um eine lokale Betäubung zu erreichen, stellte jedoch fest, dass seine Patienten schläfrig wurden, woraus er schloss, dass das Morphin das Gehirn erreicht haben musste. Darüber veröffentlichte er 1854 einen Artikel in einer Edinburgher Fachzeitschrift, der allerdings auf wenig Interesse stieß. Nach einer neuerlichen Publikation im *British Medical Journal* im Jahr 1858 erhielt er jedoch eine Flut von Anfragen, wo denn jene Spritzen erhältlich seien. Auch der junge

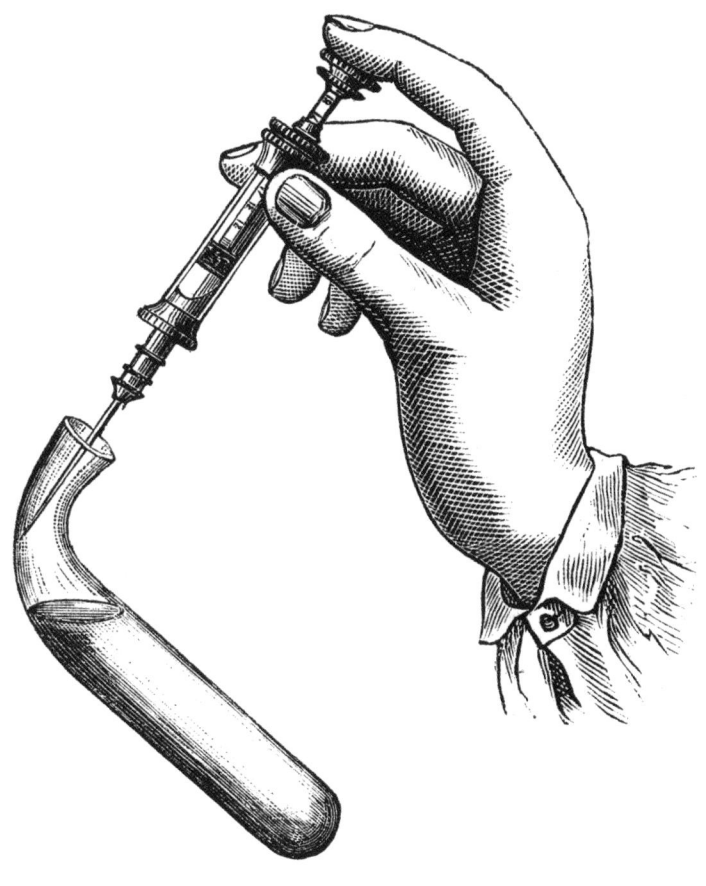

Eine Pravaz-Spritze aus Glas: Der Impfstoff wird hier nach der anfänglichen Befüllung zur Vermeidung von Luftblasen in das Röhrchen zurückgegeben. Kleine Luftblasen werden vom Körper absorbiert, größere können jedoch gefährliche Obstruktionen oder Luftembolien verursachen, wenn sie bei der Injektion in ein Blutgefäß gelangen.

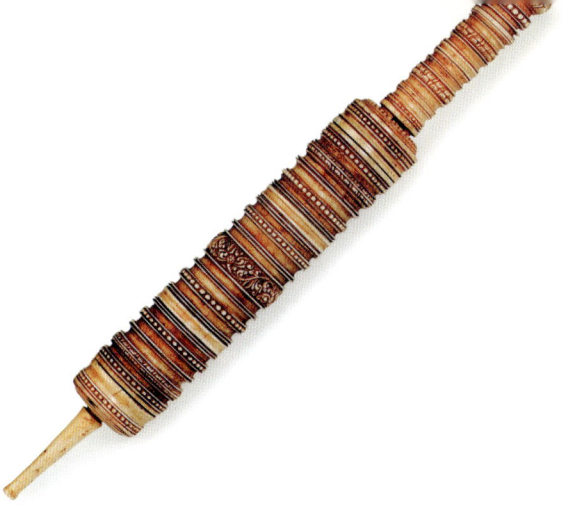

Oben
Eine reich verzierte Spritze (für Einläufe) aus Sri Lanka, 16. Jh. Sie ist aus Elfenbein gefertigt und soll ein Geschenk des Königs Kirthisin Rajasinghe an die Ärzte seines Hofes gewesen sein.

Unten links
Diese aus Frankreich stammende Spritze mit Zubehör wurde im Zweiten Weltkrieg für Bluttransfusionen [55] verwendet.

Unten rechts
Ein Insulinpen ermöglicht Diabetikern heute, ihren Glucosespiegel selbst zu regulieren und ihre Erkrankung damit unter Kontrolle zu halten. Die benötigte Insulinmenge wird mithilfe der geeichten Skala auf dem Pen eingestellt.

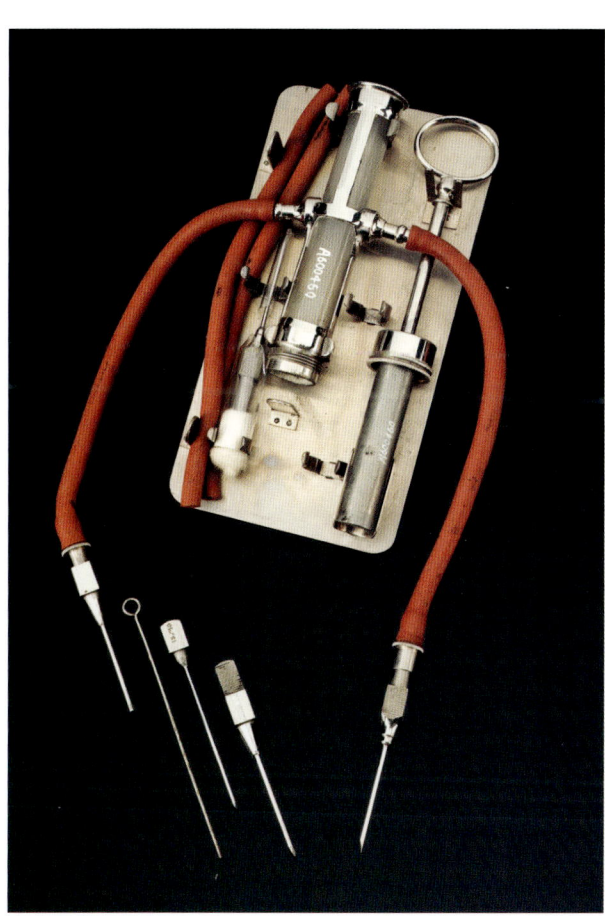

Londoner Chirurg Charles Hunter (1834/35–1878) zeigte auf, dass schmerzstillende Injektionen nicht dort, wo der betreffende Nerv lag, verabreicht werden müssen, sondern an jeder Stelle des Körpers wirksam sind. Er verwendete dazu den Begriff »hypoderm« und nicht wie Wood »subkutan« (beides bedeutet »unter die Haut«). In der Folge lieferten sich Hunter und Wood in der Fachpresse einen erbitterten Streit darüber, wer die betäubende Wirkung der Injektion als Erster entdeckt hatte.

Opiate waren im Viktorianischen Zeitalter in Großbritannien frei verfügbar, und viele Frauen der Ober- und Mittelschicht wurden abhängig, weil sie Morphin-Injektionen als Schlafmittel verwendeten [43], während Sherlock Holmes seine detektivischen Fähigkeiten mit Kokain zu steigern versuchte. Die Selbstverabreichung wurde durch Hilfsmittel wie Mini-Spritzen, die an einer Kette um den Hals getragen wurden, und automatische Injektoren erleichtert. In den 1920er-Jahren lösten komplett aus Glas gefertigte Spritzen die Metallspritzen mit Lederkolben ab.

Die Verwendung von Spritzen stieg mit der Einführung des Insulins 1922/23 enorm an [65]; in den 1930ern waren 60 Prozent aller Injektionen diabetesbedingt. Die Verabreichung des Insulins gestaltete sich aufwendig: Die Spritzen mussten vor jeder Injektion abgekocht werden, wobei sie häufig zu Bruch gingen, und die Nadeln mussten mit einem Stein geschliffen werden. Die erste Plastikinsulinspritze mit einer Dauernadel kam 1969 auf den Markt. 1981 erfand John Ireland (1933–1988) den Penject, der Insulinampulle und -spritze in sich vereinte und bei dem die benötigte Dosis eingestellt werden konnte. Die Idee wurde von der Firma Novo aus Kopenhagen aufgegriffen. Diese führte 1985 den *NovoPen* ein, den Vorläufer der modernen Insulinpens. Letztere werden die Insulinspritze bald vollkommen überflüssig machen.

Bis zu den 1950ern wurde Blut für Laboruntersuchungen (die damals noch relativ unüblich waren) mit geschliffenen Glasspritzen entnommen. Diese mussten nach jedem Gebrauch sterilisiert werden. Die amerikanische Firma Becton Dickinson entwickelte 1947 ein Vakuum-Röhrchensystem zum Blutabnehmen und 1961 die erste Einwegspritze aus Plastik zur Venenpunktion.

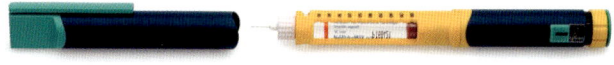

25. DAS THERMOMETER
Medizin heißt messen

John Ford

Die Beobachtung der Fieberkurve eines Kranken
ist für den Arzt unerlässlich.
Carl Reinhold August Wunderlich, 1871

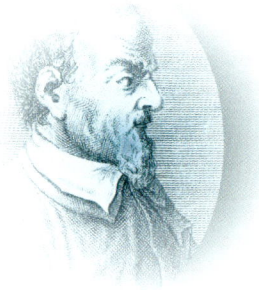

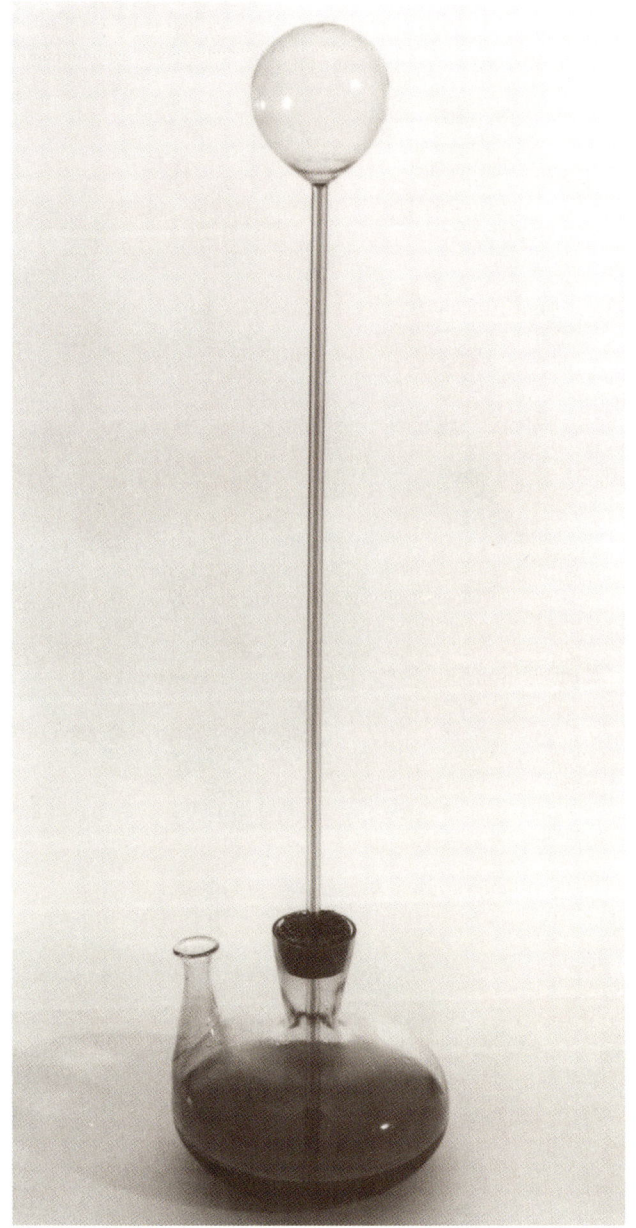

Bereits in der Antike galt Fieber als Krankheitssymptom. Hippokrates von Kos (um 460 – um 370 v. Chr.) nahm seine Hand zu Hilfe, um zu beurteilen, ob die Körpertemperatur erhöht war. Die Erfindung des ersten medizinisch verwendeten Thermometers wird dem Italiener Santorio Santorio (1561–1636) zugeschrieben. Etwa zeitgleich beschrieb Galileo Galilei (1564–1642) ein Instrument zur Temperaturmessung, das die Ausdehnung von Luft über Wasser ausnutzte. Er befasste sich jedoch nicht mit der Bedeutung von Veränderungen der Körpertemperatur bei Kranken. Andere Wissenschaftler experimentierten mit der Ausdehnung von Substanzen wie Wasser, Wein, Anisöl und Quecksilber, doch es erwies sich als schwierig, einen allgemeinen Standard zu finden. Zur Lösung dieses Problems schlug der deutsche Physiker Gabriel Fahrenheit (1686–1736) drei Fixpunkte vor: Er definierte den Gefrierpunkt einer Mischung aus Eis, Wasser und Meersalz als 0°, den Gefrierpunkt von Wasser als 32° und die Körperaußentemperatur als 96°. Auf der Temperaturskala des schwedischen Astronomen Anders Celsius (1701–1744) stand 0° für den Gefrierpunkt von Wasser und 100° für dessen Siedepunkt. Die Herstellung von Thermometern, die

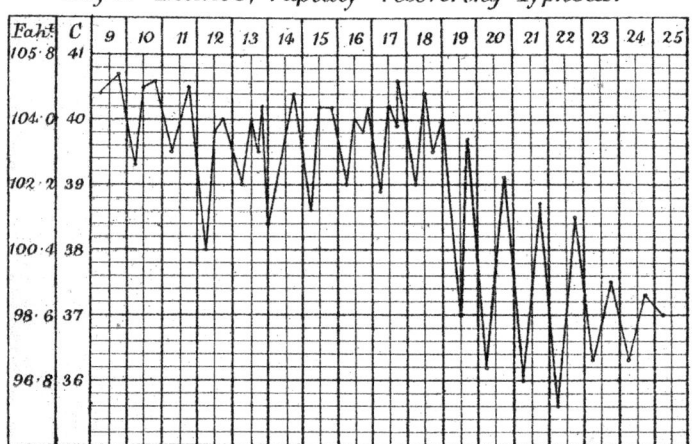

Fig 3. Intense, rapidly recovering Typhoid.

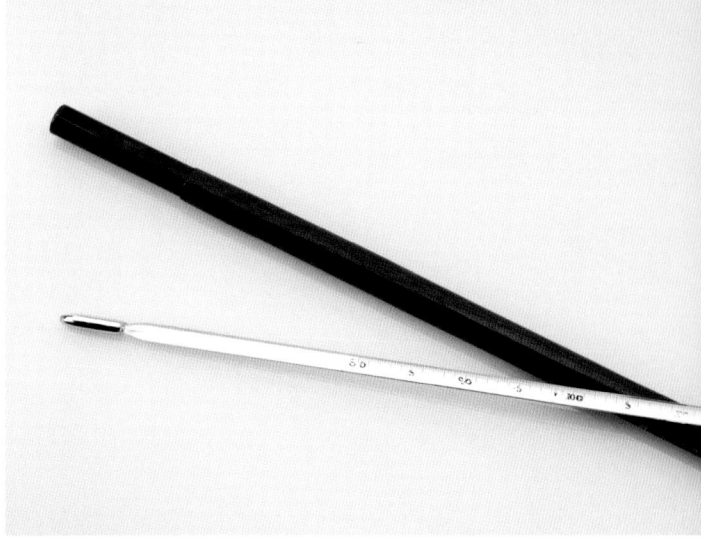

sich für die klinische Praxis eigneten, wurde durch
verbesserte Glasbläsertechniken und die Einführung
der Blausäure zur Einätzung von Skalen in das Glas
ermöglicht.

   In Wien führte Anton de Haen (1704–1776) regelmäßig Fiebermessungen bei Patienten durch und stellte
fest, dass sich ihr Zustand besserte, wenn sich die Körpertemperatur normalisierte. Gabriel Andral (1797–1876)
erarbeitete an der Universität Paris Richtwerte für die
Temperaturschwankungen in Krankheitsfällen. Der
schottische Arzt James Currie (1756–1805) war mit der
Erste, der klinische Beobachtungen im Zusammenhang
mit Fieber systematisch erfasste. In Deutschland wurde
die klinische Bedeutsamkeit der regelmäßigen Tempe-
raturkontrolle bei Patienten durch Carl Reinhold August
Wunderlich (1815–1877) bekannt. Eigenen Angaben zufolge nahm er die Temperatur von etwa 25 000 Patienten
und setzte die Verläufe, die er erstmals grafisch durch
eine Fieberkurve darstellte, mit verschiedenen Erkrankungen in Bezug.

   Diese Studien zeigten den hohen Stellenwert der
Fiebermessung in der täglichen Praxis und waren angesichts der Tatsache, dass Wunderlichs Thermometer

30 cm lang war und er für die Messung 20 Minuten benötigte, eine statistische Meisterleistung. Er propagierte
auch, dass die Temperaturmessung nicht notwendiger-
weise von einem Arzt durchgeführt werden müsse, sondern genauso von Krankenschwestern oder Angehörigen
vorgenommen werden könne. In Großbritannien führte
Thomas Clifford Allbutt (1836–1925) ein 15 cm langes
Thermometer ein, das nur fünf Minuten für die Messung
benötigte und die Temperaturnahme im klinischen Alltag gegen Ende der 1860er Jahre erleichterte.

   Traditionell wurde die Körpertemperatur im Mund
gemessen. Dies konnte jedoch bei bewusstlosen oder
unkooperativen Patienten zu Problemen führen. Alter-
nativ verwendete man die Achselhöhle, die Scheide oder
den After als Messstellen. Vor allem bei Babys war die
rektale Messung viele Jahre lang üblich. Da Quecksilber-
thermometer mit Risiken verbunden sind und zu Ver-
giftungen führen können, wenn sie zerbrechen, wurden
sicherere Thermometer entwickelt. Heute wird die Körpertemperatur meist mit Digitalthermometern am Ohr
gemessen. Darüber hinaus gibt es thermografische
Methoden, zum Beispiel Einmalthermometer in Form
von Streifen, die auf die Stirn geklebt werden.

26. RÖNTGENSTRAHLEN UND RADIOTHERAPIE
Die Kraft der unsichtbaren Strahlung

Michael Jackson

Dieses wunderbare Verfahren könnte dem Mediziner unendliche und bislang unvorstellbare Anwendungsmöglichkeiten bieten. Wenn es gelingt, die magischen Strahlen den gesamten Körper genauso durchdringen zu lassen, wie es bereits an einer Hand gezeigt wurde, wird der Nutzen beinah grenzenlos sein.
Henry Cattell, 1896

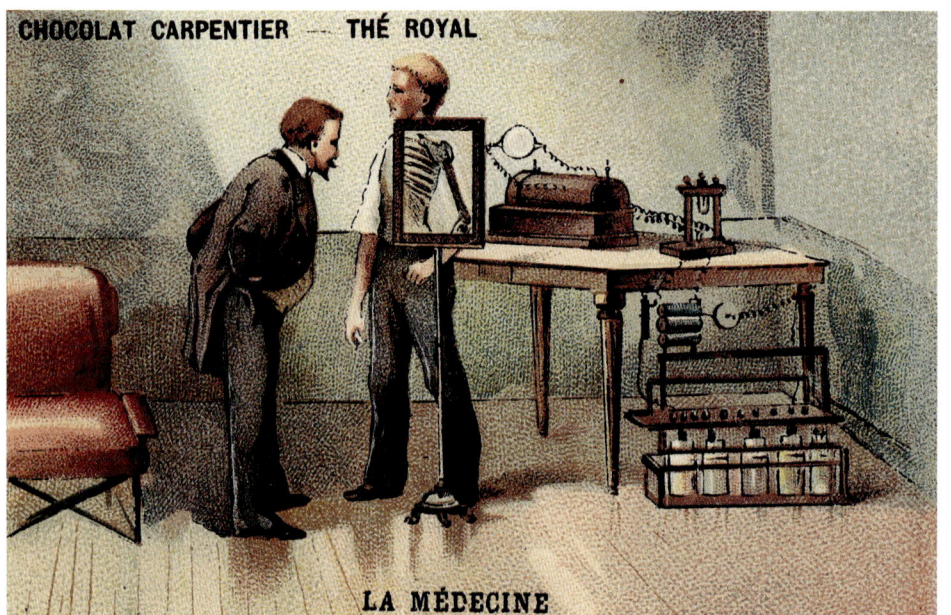

Links
Röntgenstrahlen wurden rasch populär. Diese Werbekarte der französischen Firma Chocolat Carpentier aus der Zeit zwischen 1896 und 1900 zeigt einen Arzt, der einen Röntgenschirm betrachtet, auf dem die Knochen und Rippen des dahinter stehenden Patienten zu sehen sind.

Gegenüber
Das berühmte Röntgenbild der Hand mit Ringen, das Wilhelm Conrad Röntgen 1895 von der Hand seiner Gattin aufnahm.

Die Ursprünge der Radiologie und Radiotherapie können genau zurückverfolgt werden: Alles begann am Freitag, dem 8. November 1895, als Wilhelm Conrad Röntgen (1845–1923) in seinem Labor am Physikalischen Institut der Universität Würzburg ein unerwartetes Glimmen eines Papiers beobachtete, das mit einer Barium-Platin-Cyanid-Lösung behandelt worden war. Er hatte kurz zuvor bei einem Experiment Strom durch eine Spule in einer luftleeren Glasröhre geleitet – eine damals bereits bekannte Methode zur Erzeugung von Kathodenstrahlen. Röntgen war sich darüber im Klaren, dass solche Strahlen zu einer Fluoreszenz auf Platin-Cyanid-Leuchtschirmen führen konnten, doch hatte er die Röhre in

geschwärzte Pappe eingewickelt – für Kathodenstrahlen undurchdringbar. Daraus schloss er, dass es sich bei dem grünlichen Glimmen des Papiers um eine bislang unbekannte Art von Strahlen handeln musste und dass er eine bedeutende Entdeckung gemacht hatte. Er taufte sie »X-Strahlen« und widmete sich in den folgenden Wochen ihrer genauen Erforschung. Bald fand er heraus, dass sie nicht nur Karton, sondern auch Bücher, Holz, Gummi und verschiedene dünne Metallblätter durchdringen konnten. Das erste Röntgenbild eines menschlichen Körperteils, das er auf eine fotografische Platte bannte, zeigte die Hand seiner Frau. Die Knochen sind darauf klar zu erkennen, während Haut und Fleisch

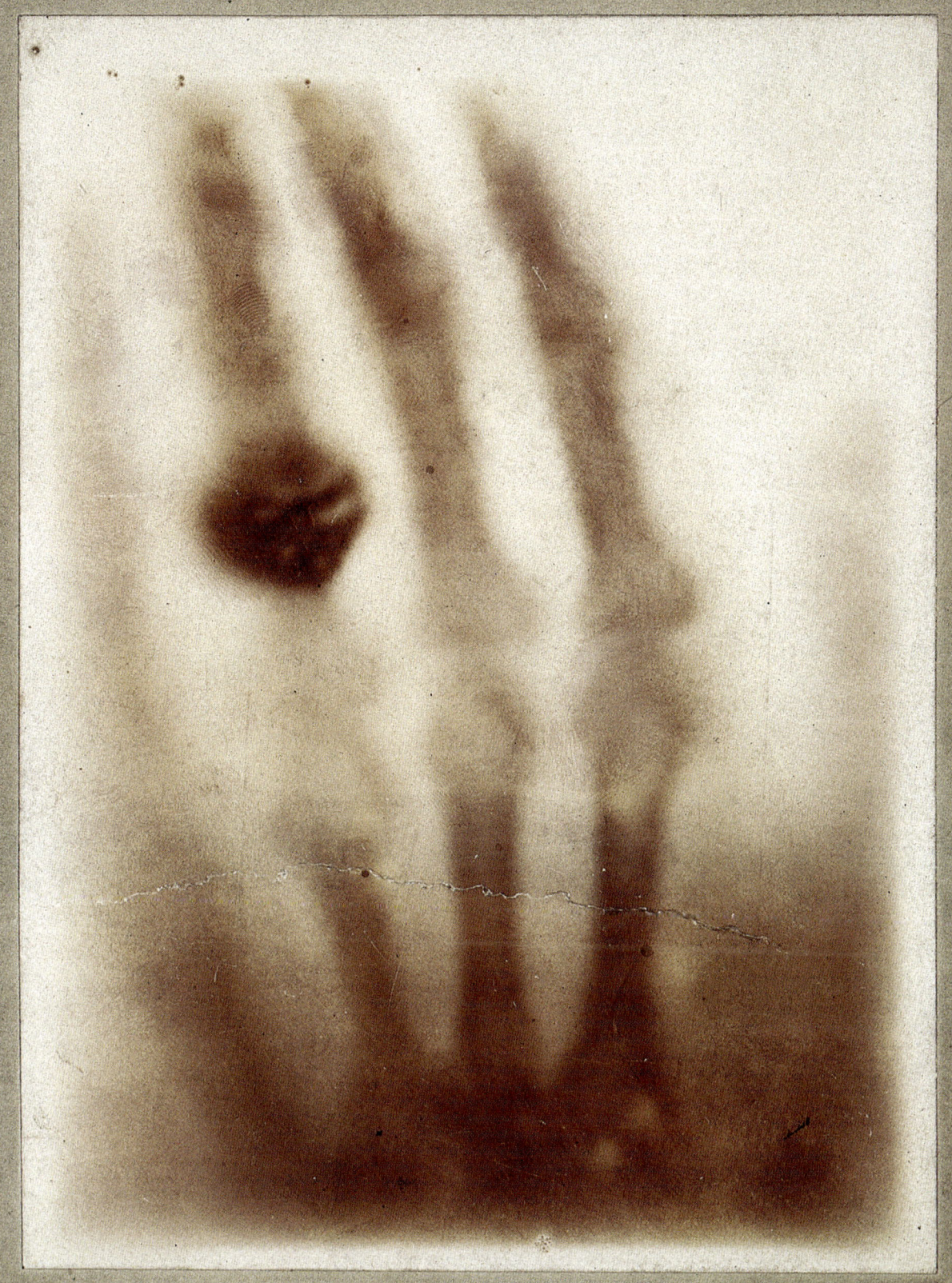

durchsichtig erscheinen. Am 28. Dezember 1895 stellte
Röntgen seine Arbeit der Physikalisch-Medizinischen
Gesellschaft zu Würzburg vor.

Die Nachricht von der Entdeckung verbreitete sich
weltweit wie ein Lauffeuer und begeisterte Wissenschaft
und Öffentlichkeit gleichermaßen. Sofort erkannte man
den klinischen Nutzen der X-Strahlen, und schon einen
Monat nach Bekanntmachung war die erste diagnostische Röntgenaufnahme erstellt. In der Anfangszeit wurden vor allem gebrochene Knochen, ossäre Geschwülste
und im Gewebe eingeschlossene Gewehrkugeln radio-
grafisch festgehalten, da diese über eine hohe Dichte verfügten und mit (relativ) kurzen Belichtungszeiten dargestellt werden konnten. Bilder des Brust- und Bauchraums
waren anfänglich von mangelhafter Qualität und benötigten Belichtungszeiten von mehr als 30 Minuten [31].

RADIOTHERAPIE

Die schädigenden Auswirkungen der Röntgenstrahlen
blieben nicht lange unbemerkt. Röntgen selbst fielen
Hautgeschwüre und Haarausfall nach längerer Strah-
leneinwirkung auf, und immer mehr Leute, die mit
der neuen Technik arbeiteten, litten an einer Strahlen-
dermatitis. Dass die Röntgenstrahlen auch über ein
therapeutisches Potenzial verfügen, erkannte der Medi-
zinstudent Emil Grubbe (1875–1960) aus Chicago. Er
verwendete sie Anfang 1896 erstmals zur Behandlung
einer an Brustkrebs erkrankten Frau.

Henri Becquerel (1852–1908), der in Paris tätig war
und nicht zuletzt auch durch Röntgens Arbeit inspiriert
wurde, entdeckte 1896 zufällig die Radioaktivität des
Urans. Zwei Jahre danach vergaß Becquerel eines Tages
ein Stück Radium in seiner Brusttasche und einige Stunden später hatte sich darunter eine Hautläsion entwickelt, die erst nach Wochen wieder abheilte. Die Entdeckung, dass radioaktive Stoffe ähnliche physiologische
Effekte wie Röntgenstrahlen erzeugen können, begründete die Brachytherapie, bei der man Krebs behandelt,
indem man eine Strahlenquelle in unmittelbarer Nähe
des Tumors einsetzt.

Mit den wachsenden Erkenntnissen zur Röntgen-
strahlung und Radioaktivität erhöhten sich im 20. Jahrhundert auch die Wirksamkeit und Sicherheit der Behandlungen. Durch die fraktionierte Radiotherapie, bei
der mehrere kleine Strahlungsdosen in Intervallen verabreicht werden, ließen sich die Nebenwirkungen reduzieren. Das den bestrahlten Tumor umgebende Gewebe
wird dadurch weniger belastet als bei der Gabe einer
einzelnen großen Strahlendosis, während die Wirksam-

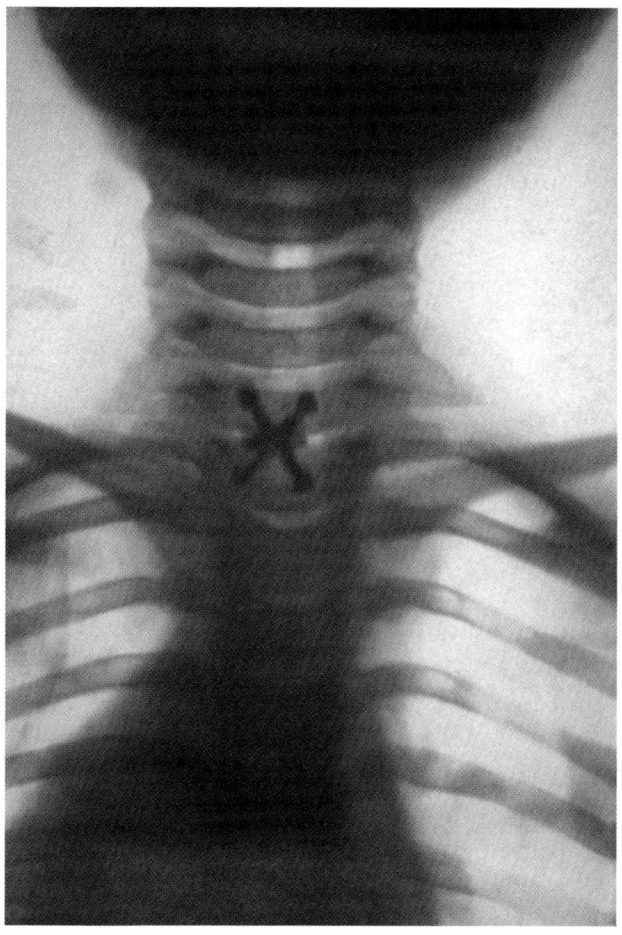

Oben
Eine der typischen frühen Röntgenaufnahmen (um 1906); mittig ist ein
Metallteil erkennbar – ein verschlucktes Spielzeug. Wie Knochen verfügt Metall über eine hohe Dichte, weshalb die Röntgenstrahlen es nicht
durchdringen können. So entsteht ein Schatten auf dem Bild, weil die
fotografische Platte an der Stelle nicht belichtet wird.

Gegenüber oben
Die Steuerungseinheit eines Gerätes zur Röntgentiefentherapie im englischen Marie-Curie-Krankenhaus für Krebserkrankungen (1934), das
nur Frauen beschäftigte. Marie Curie, die Entdeckerin der radioaktiven
chemischen Elemente Polonium und Radium, unterstützte die Arbeit
der Einrichtung.

Gegenüber unten
Eine Röntgenröhre nach dem Jackson-Prinzip (1896). Die trichterför-
mige Kathode (rechts) fokussiert die Kathodenstrahlen nach links auf
das Ziel, eine Platinanode (im zentralen Glaskolben). Wenn die Strahlen
auf die Anode treffen, wird ihre Energie in unsichtbare Röntgenstrahlen umgewandelt, die durch das Glas hinaustreten.

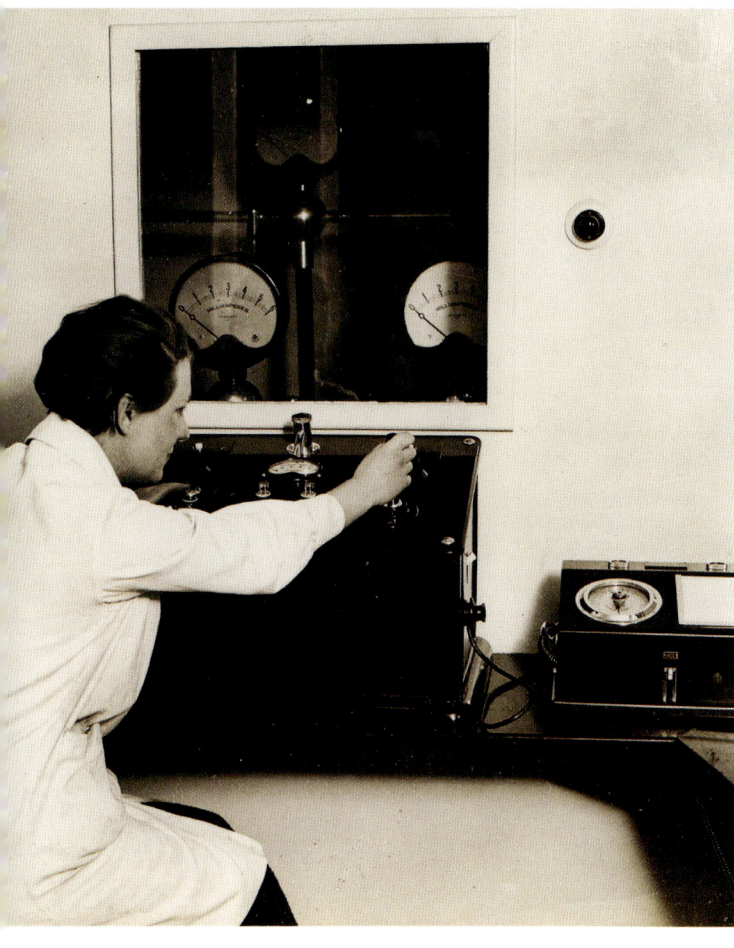

keit gleich bleibt. Leistungsfähigere Röntgenröhren ermöglichten zudem eine genaue Anpassung der Strahlung an die zu behandelnde Geschwulst.

NEUE EINSATZGEBIETE

Mit der Weiterentwicklung der Röhren konnten auch die Belichtungszeiten verkürzt und die Qualität der Aufnahmen von Bauch- und Brustbereich verbessert werden. Da sich mithilfe von Röntgenbildern Tumoren, Infektionen und Herzerkrankungen eindeutig diagnostizieren lassen, wurde das Verfahren zu einer der am häufigsten durchgeführten medizinischen Untersuchungen weltweit. Neue Einblicke in den Gastrointestinaltrakt und dessen Erkrankungen konnten durch das Kontrastmittel Barium erzielt werden, das vor dem Röntgen oral eingenommen oder als rektaler Einlauf gegeben wird. Später kamen intravaskulär verabreichte Kontrastmittel hinzu, die eine Darstellung der Blutgefäße, Nieren und Harnwege erlaubten.

In der ersten Hälfte des 20. Jahrhunderts verbesserte sich die Röntgentechnik stetig und wurde in der Diagnostik und Therapie zunehmend geschätzt. Die Zahl der Röntgengeräte in den Krankenhäusern stieg deutlich an und mit ihr das Personal. Gegen Ende des Zweiten Weltkriegs waren die Radiologie und Radiotherapie zu festen Bestandteilen der medizinischen Praxis geworden. Doch erst nach den Atombombenangriffen auf Hiroshima und Nagasaki 1945 rückte der Strahlenschutz in den Vordergrund. Diese Katastrophen lieferten einen erschreckenden Beweis für die Gefahren der Strahlung: Überlebende klagten über starke Übelkeit und erkrankten in den folgenden Jahren und Jahrzehnten an Krebs. Langzeitstudien wurden durchgeführt, die Erkenntnisse zu den Folgen bestimmter Strahlendosen lieferten.

Auch jenseits der Medizin begann durch die Röntgenstrahlen ein neues Zeitalter der Entdeckungen, das mit der Verleihung des ersten Nobelpreises für Physik an Wilhelm Conrad Röntgen im Jahr 1901 gleichsam eingeläutet wurde. Mithilfe der Röntgenkristallografie konnte die DNA-Struktur entschlüsselt werden [10], und sogar im kulturellen Umfeld fanden die Strahlen (oftmals fiktionale) Anwendung und verliehen Superhelden machtvolle Kräfte. Selbst wenn die X-Strahlen, wie sie heute noch im englischen Sprachraum genannt werden, lediglich zur Entwicklung der Radiologie und Radiotherapie geführt hätten, wäre ihre Entdeckung dennoch ein herausragender Meilenstein in der Geschichte gewesen.

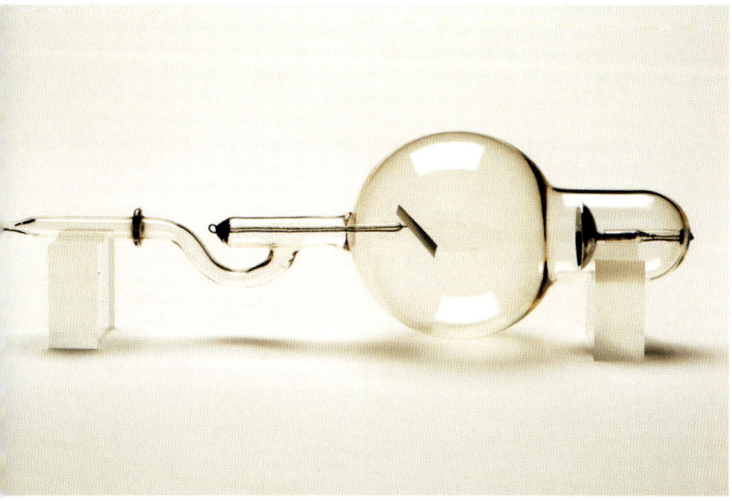

27. DAS BLUTDRUCKMESSGERÄT
Dem Druck auf der Spur

Carsten Timmermann

*Da der arterielle Druck einfach und schnell gemessen werden kann, ist
Bluthochdruck zu einer der am häufigsten gestellten Diagnosen geworden
und wird von vielen Patienten gefürchtet.*
George White Pickering, 1955

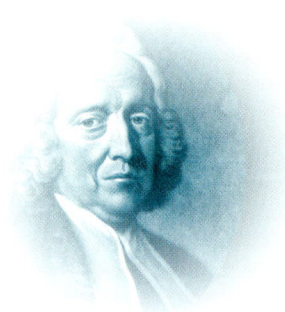

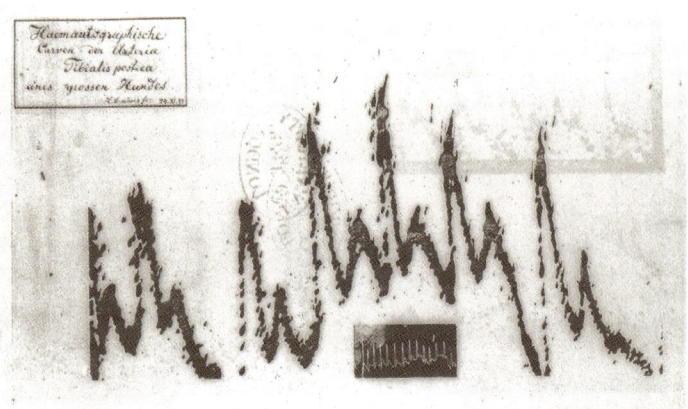

Das Blutdruckmessgerät, auch Sphygmomanometer genannt, stammt aus dem 19. Jahrhundert und ist zu einem
integralen Bestandteil der täglichen medizinischen Praxis geworden. Der mit einer aufpumpbaren Manschette
verbundene Druckmesser gilt als eines der grundle-
gendsten und meistgebrauchten diagnostischen Hilfsmittel der modernen Medizin. Die einfache Anwendung
des Geräts machte den Blutdruck zu einem idealen klinischen Parameter, der seit der Nachkriegszeit auch
in umfassenden epidemiologischen Studien zur Erkennung von Risikofaktoren für Herzerkrankungen untersucht wird.

EXPERIMENTELLE MESSUNGEN
Im frühen 18. Jahrhundert unternahm der englische
Naturwissenschaftler Stephen Hales (1677–1761) die
ersten dokumentierten Versuche einer Blutdruckmessung an Tieren, vor allem an Hunden und Pferden.
Um die Mechanismen des Blutkreislaufs [11] zu untersuchen und den Blutdruck eines Pferdes zu messen,
schnitt er ein großes Blutgefäß an, in das er ein Mes-
singröhrchen einführte. Dieses war mit einem hohen
Glasrohr verbunden, in dem er die Höhe der Blutsäule

beobachten konnte. Im frühen 19. Jahrhundert ersetzte
der Pariser Wissenschaftler Jean Louis Marie Poiseuille
(1797/99–1869) Hales' hohes Glasrohr durch ein kür-
zeres, mit Quecksilber gefülltes Röhrchen. So entstand
sein Hämodynamometer. Poiseuille war der Erste, der
1828 in seiner Doktorarbeit die Einheit mmHg (Milli-
meter Quecksilbersäule) verwendete. Der deutsche Physiologe Carl Ludwig (1816–1895) kombinierte Poiseuilles
Messgerät mit einem Zylinder, der eine Aufzeichnung
ermöglichte, und schuf auf diese Weise einen Kymografen (»Wellenschreiber«). Die Experimente zur Blutdruckmessung führten jedoch häufig zum Tod des
Versuchsobjekts, je nachdem, welches Blutgefäß ange-
schnitten wurde. Es war offenkundig, dass sich solche
invasiven Ansätze nicht für die klinische Praxis eigneten.

Das klinische Interesse an der Blutdruckmessung
erwuchs aus der traditionellen Methode des Pulsfüh-
lens und den im 19. Jahrhundert durchgeführten Versuchen einer Pulsdruckbestimmung. Die manuelle Pulsmessung war ein qualitatives Verfahren und abhängig
von der Beurteilungsfähigkeit eines gelernten Arztes.
Im späten 19. Jahrhundert wurden verschiedene Sphyg-

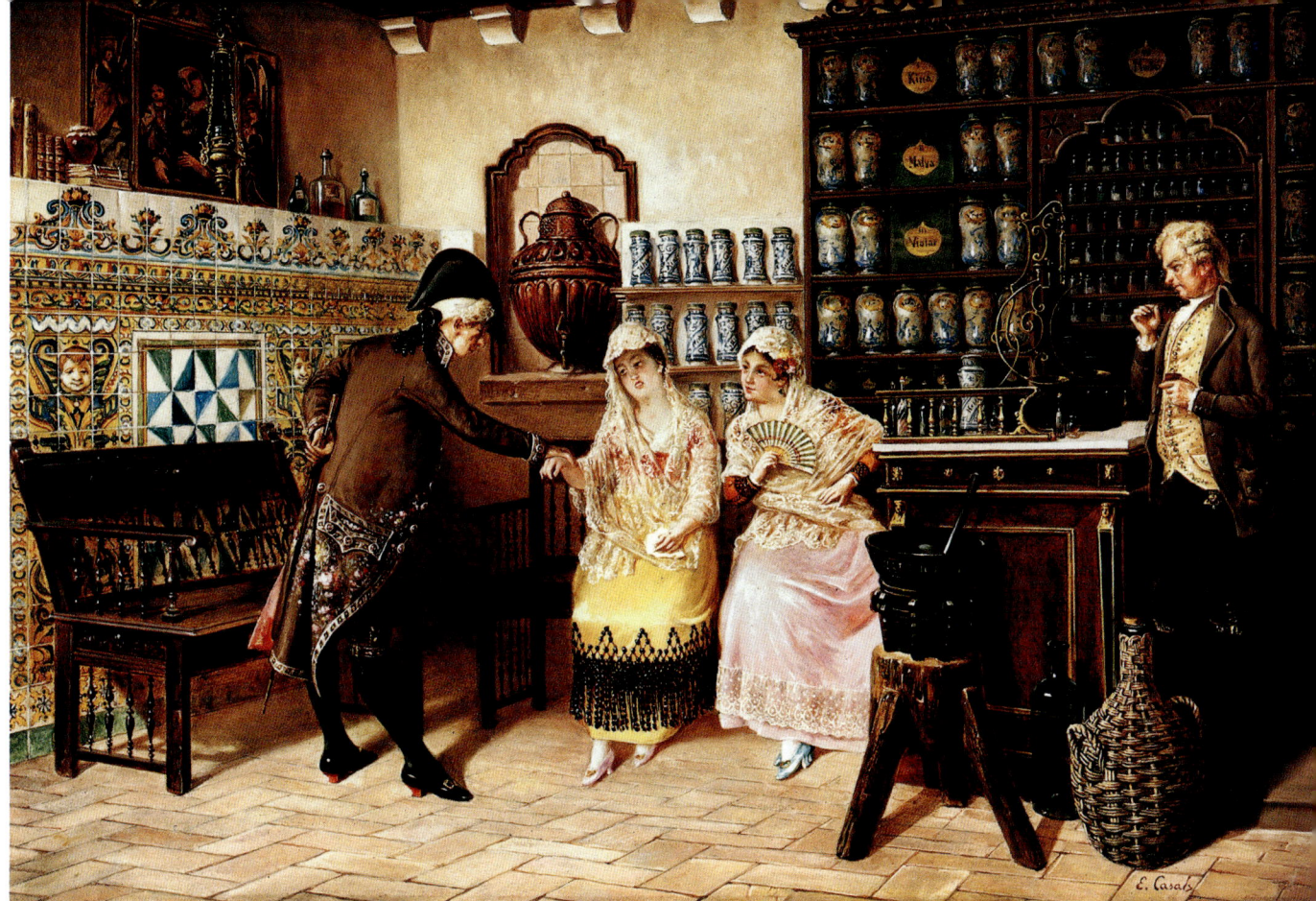

mografen (»Pulsschreiber«) entwickelt. Diese erfassten die Pulswellen in unblutigen Verfahren und erlaubten nun auch eine Erprobung am Menschen. Sphygmografen erzeugten grafische Kurven der Pulsfrequenzen, die archiviert, studiert, reproduziert und verglichen werden konnten. Sie lieferten jedoch keine standardisierten, numerischen Blutdruckwerte. Hinzu kam, dass die meisten Ärzte die neuen Instrumente ablehnten und weiterhin das traditionelle Pulstasten bevorzugten.

DAS MODERNE BLUTDRUCKMESSGERÄT

Moderne Geräte messen die Stärke des arteriellen Pulses nicht direkt, sondern vielmehr den Druck, der auf den Arm ausgeübt werden muss, um den Pulsschlag zu unterbrechen. Das erste Gerät dieser Art wurde 1881 von dem österreichischen Pathologen und Physiologen Samuel von Basch (1837–1905) entwickelt und vorgestellt. Die Erfindung des modernen Blutdruckmessgeräts mit der aufpumpbaren Armmanschette wird indes dem italienischen Arzt Scipione Riva-Rocci (1863–1937) zugeschrieben, der von Baschs Instrument übernahm und weiterentwickelte. Riva-Rocci forschte allerdings nicht an einem der angesehenen medizinischen Zent-

ren des 19. Jahrhunderts und veröffentlichte seine Ergebnisse nur an wenig bekannten Einrichtungen. Dass sein Sphygmomanometer dennoch weite Beachtung fand, verdankte Riva-Rocci einigen US-amerikanischen medizinischen Lehrern, darunter Harvey Cushing (1869–1939 [siehe auch 56]), George Washington Crile (1864–1943) und Theodore C. Janeway (1872–1917), die offen für neue Entwicklungen waren und sich für das Gerät begeisterten.

Während eines Besuchs in Italien im Jahr 1901 sah Cushing ein Sphygmomanometer von Riva-Rocci im Praxisgebrauch und nahm es mit nach Baltimore, wo

Gegenüber links
Stephen Hales: Im Rahmen seiner Experimente zur Erforschung der Mechanismen des Blutkreislaufs im frühen 18. Jh. maß er den Blutdruck eines Pferdes.

Gegenüber rechts
Pulsdiagramm eines Hundes, erzeugt mit einem Kymografen, 1873.

Oben
In einer Apotheke fühlt ein elegant gekleideter Arzt seiner jungen Patientin den Puls, unter Beobachtung ihrer Begleiterin. Ölgemälde von Emili Casals i Camps, um 1882. Die subjektive Beurteilung von Pulsqualität und -frequenz wurde in der westlichen Medizin durch das Blutdruckmessgerät abgelöst.

Unten

Bei dem komplexen Apparat, den Samuel von Basch 1881 konstruierte, wurde der arterielle Blutfluss nicht mit der üblichen Druckmanschette unterbrochen, sondern mit dem Kolben, der die Arteria radialis (Speichenarterie) abdrückte. Der Messwert wurde an dem angeschlossenen Kymografen abgelesen (nicht abgebildet).

Rechts

Ein Aneroidbarometer, dessen Kolben wie in der Abbildung unten auf die Arterie gedrückt wurde. Das Barometer ersetzte den Kymografen an Samuel von Baschs weiterentwickeltem Instrument.

Gegenüber

Ein tragbares Blutdruckmessgerät nach Scipione Riva-Rocci von 1896 mit aufpumpbarer Manschette (links) und u-förmiger Messvorrichtung.

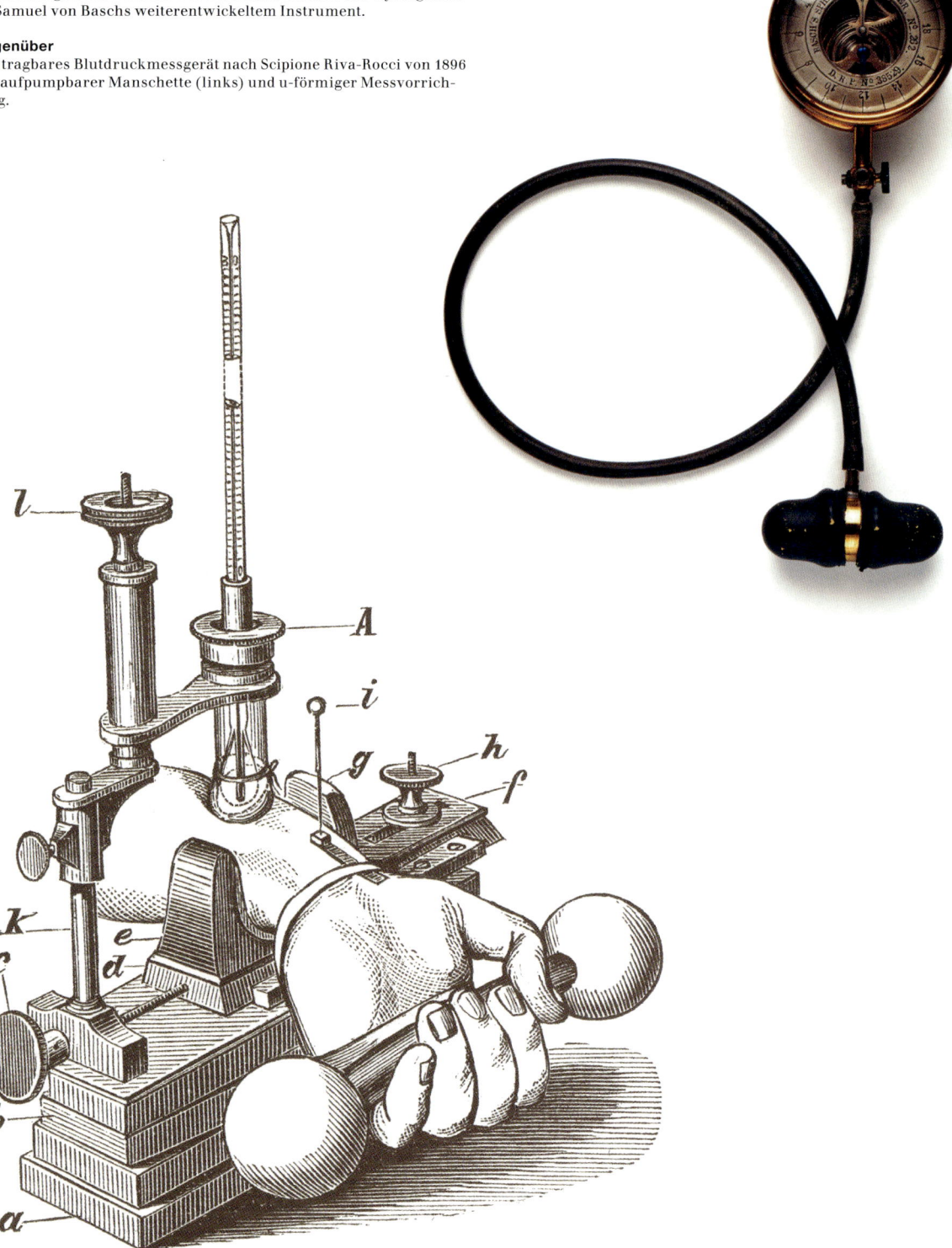

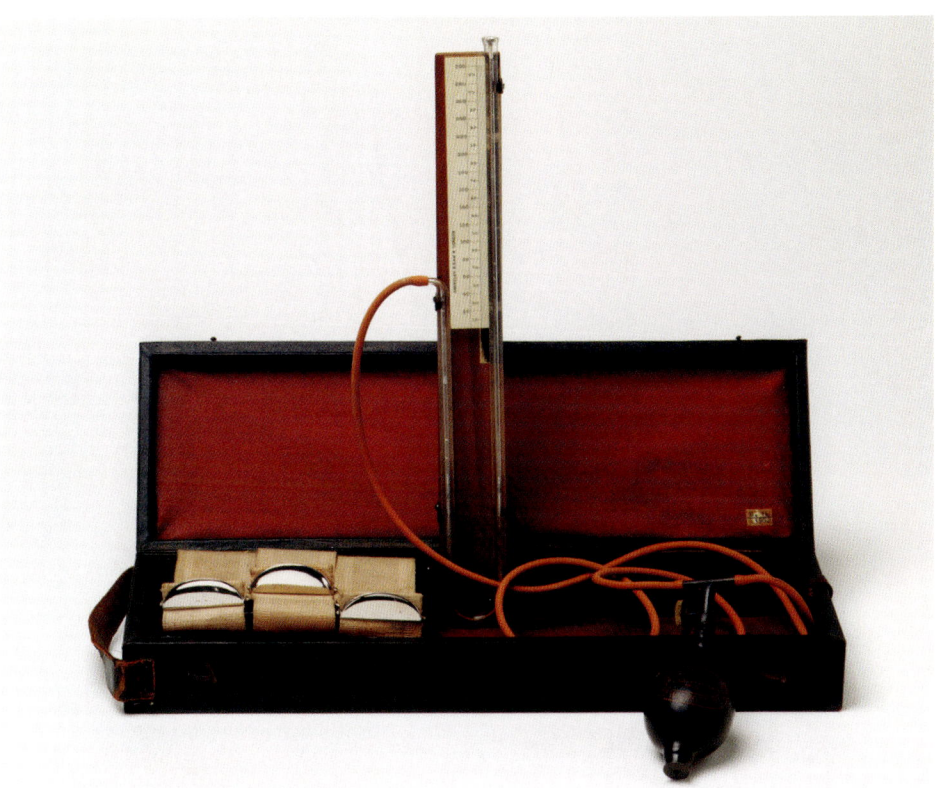

er sich für dessen Verwendung am Klinikum der Johns Hopkins Universität einsetzte. Ohne die Unterstützung amerikanischer Mediziner hätte sich auch die im Jahr 1905 von dem russischen Militärarzt Nikolai Sergejewitsch Korotkow (1874–1920) begründete Methode der auskultatorischen Blutdruckmessung wahrscheinlich nicht durchsetzen können. Bei dieser Methode wird die Manschette von Riva-Rocci in Kombination mit einem Stethoskop angewendet. Der systolische Blutdruckwert wird während des Ablassens der Luft aus der Manschette bei den ersten einsetzenden Geräuschen erfasst und der diastolische Wert, wenn die Geräusche wieder verschwinden.

BLUTHOCHDRUCK ALS VOLKSKRANKHEIT

Trotz der Begeisterung für das Instrument, die Cushing, Crile, Janeway und andere Ärzte teilten, bezweifelten dennoch viele den Nutzen der Blutdruckmessung. Erst Jahre nach dem Zweiten Weltkrieg war man sich über die Bedeutung abnormer Blutdruckwerte einig.

Kurz nachdem Cushing das Blutdruckmessgerät in den Vereinigten Staaten eingeführt hatte, stellten amerikanische Lebensversicherungen Ärzte ein, die anhand der Blutdruckwerte das Risiko für den frühen Tod eines Antragstellers abschätzen sollten. Sie sammelten die Blutdruckdaten Tausender Versicherter und einige ihrer Erkenntnisse wurden im Rahmen von Studien aufgegriffen, mit denen die Ursachen jenes Phänomens, das viele für eine epidemische Herzerkrankung hielten, geklärt werden sollten. Durch diese Untersuchungen – die wohl bekannteste ist die *Framingham Heart Study* [siehe auch S. 212] – konnten Zusammenhänge zwischen Bluthochdruck und einem frühen Tod aufgrund eines Schlaganfalls oder Herzinfarkts gezeigt werden. Die Wissenschaftler der Framingham-Studie prägten für physiologische Marker wie Blutdruck und Cholesterinspiegel den Begriff »kardiovaskuläre Risikofaktoren«.

Gegen Ende der 1950er-Jahre kamen Medikamente gegen Bluthochdruck auf den Markt, die über relativ geringe Nebenwirkungen verfügten – die Thiaziddiuretika. Basierend auf den klinischen Daten und Erfahrungen im Zusammenhang mit diesen und später entwickelten Medikamenten [50] wurden Leitlinien zur effektiven Behandlung der »Volkskrankheit Bluthochdruck« erarbeitet.

28. DEFIBRILLATOREN
Lebensrettende Schockgeber

Douglas Chamberlain

Wiederbelebung kann nun von jedem und überall durchgeführt werden.
W. B. Kouwenhoven, J. R. Jude und G. G. Knickerbocker, 1960

In den Chroniken des Jean Froissart aus dem 14. Jh. wird erwähnt, dass Gaston Fébus, der Graf von Foix, unter heftigen, beklemmenden Herzschmerzen starb.

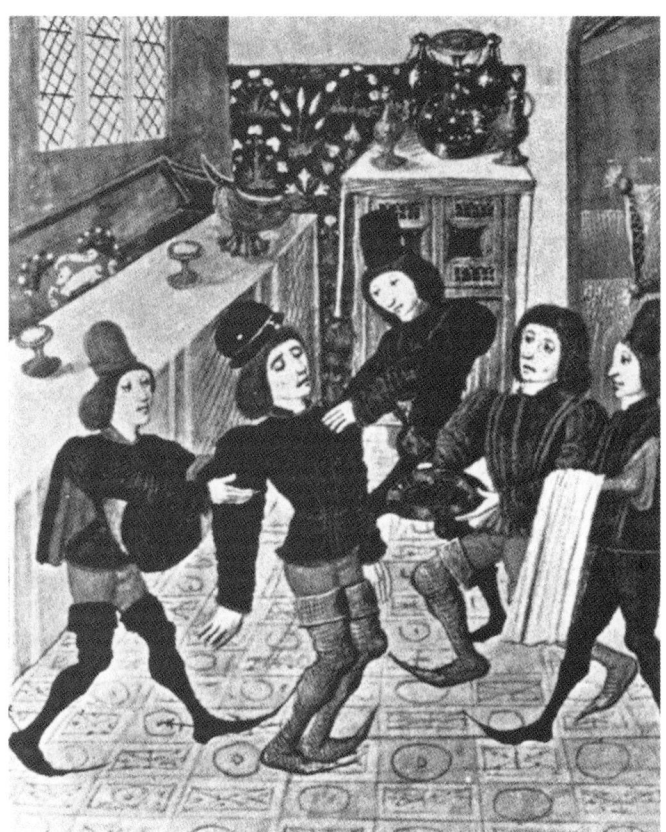

Einem Herzstillstand geht meist eine unkoordinierte, gestörte Aktivität der Herzmuskelzellen voraus, sodass es statt zu einer Kontraktion zu einem Zittern oder Flimmern des Herzmuskels kommt. Die Pumpfunktion des Herzens ist dadurch unterbrochen, und wenn sie nicht schnellstmöglich wiederhergestellt wird, tritt der Tod ein. Dieser Zustand wird als Kammerflimmern oder ventrikuläre Fibrillation bezeichnet. Die normale Herzaktivität kann jedoch durch einen geeigneten Stromstoß wieder herbeigeführt werden.

Eine solche Defibrillation wurde erstmals 1775 von dem dänischen Tierarzt Peter Christian Abildgaard (1740–1801) durchgeführt. Mithilfe einer Leidener Flasche machte er Hennen zunächst durch einen elektrischen Schock bewusstlos, um dann zu zeigen, dass ein zweiter Schock ihren ansonsten sicheren Tod verhindern konnte. Er prophezeite sogar, dass Blitzschlagopfer auf diese Weise ins Leben zurückgeholt werden könnten. Die beiden Schweizer Physiologen Jean Louis Prévost (1838–1927) und Frédéric Battelli (1867–1941) führten 100 Jahre später ähnliche Experimente mit Hunden durch. Die erste größere Studie wurde 1930 von Donald Russell Hooker (1876–1946), William B. Kouwenhoven (1886–1975) und Orthello R. Langworthy (1897–1996) in den USA begonnen, musste jedoch durch den Zweiten Weltkrieg frühzeitig abgebrochen werden.

Dem Herzchirurgen Claude S. Beck (1894–1971) gelang 1947 während einer Operation die erste Defi-brillation mit Wechselstrom am offenen Herzen eines 14-jährigen Jungen. Der Kardiologe Paul Maurice Zoll (1911–1999) entwickelte 1955 den ersten Defibrillator zur externen Anwendung.

Die frühen Defibrillatoren konnten nur relativ begrenzt angewendet werden, da sie mit Wechselstrom betrieben werden mussten, groß und schwer waren und zur Erhöhung der Spannung auf 1000 Volt einen Transformator benötigten. 1962 baute Bernard Lown (geb. 1921) einen Gleichstrom-Defibrillator, der über einen

126 MEDIZINISCHE INSTRUMENTE

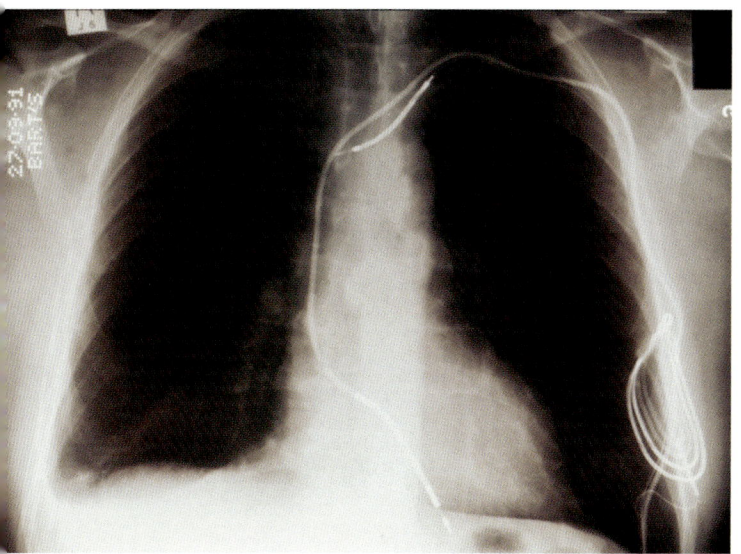

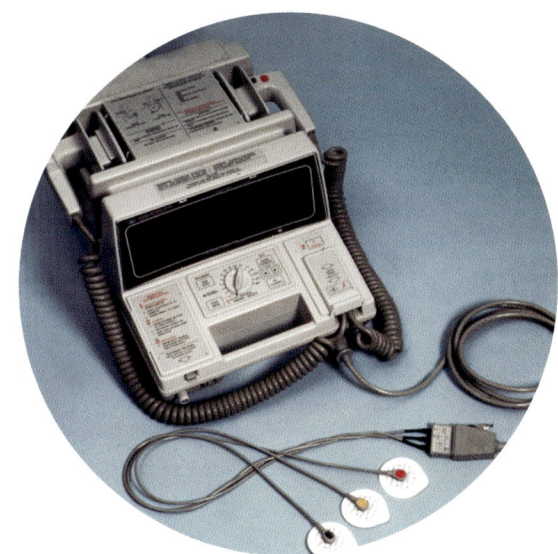

Röntgenbild eines implantierbaren Kardioverter-Defibrillators. Dieser befindet sich unter der Haut des Brustkorbs. Die Drähte wurden durch eine Vene in das Herz eingeführt.

Ein Defibrillator mit den Schockelektroden (seitlich des Geräts mit Spiralkabel verbunden) und EKG-Elektroden zur Aufzeichnung des Herzschlags.

Kondensator, der deutlich leichter als ein Transformator war, einen unidirektionalen (monophasischen) Elektroschock abgab. Dadurch wurden die Geräte tragbar. Die Abgabe des Schocks konnte zudem zeitlich mit dem Elektrokardiogramm (EKG) koordiniert werden, um gutartige Herzrhythmusstörungen bei der Behandlung nicht zu verschlimmern.

Eine effektivere Therapie kann indes mit bidirektionalen (biphasischen) Schocks erzielt werden. 1063 konstruierte Kouwenhoven den ersten biphasischen tragbaren Defibrillator, dessen Vorzüge man seinerzeit allerdings verkannte. Das Gerät wurde lediglich in einer Fachpublikation für Ingenieure vorgestellt und geriet bald in Vergessenheit. Der von John Anderson entwickelte tragbare Defibrillator, der speziell für den ambulanten Einsatz angefertigt war, erlangte durch Frank Pantridge (1916–2004) Bekanntheit; der erste wurde 1965 in einem Rettungswagen in Belfast installiert. Biphasische Defibrillatoren sind in der westlichen Welt seit 1996 erhältlich, obgleich sie schon ab 1967 in der damaligen Sowjetunion verwendet wurden.

Lange Zeit war die Anwendung von Defibrillatoren medizinischen Fachleuten vorbehalten. Das änderte sich 1980 mit der Einführung automatisierter externer Defibrillatoren (AEDs). Diese können nicht nur einen Elektroschock zur Beendigung des Kammerflimmerns abgeben, sondern auch den Herzrhythmus analysieren. Sie geben nur dann einen Elektroschock ab, wenn auch wirklich eine Herzrhythmusstörung vorliegt, und können daher auch von Laien angewendet werden. Der Rettende folgt einfach den Anweisungen des Geräts; ein entsprechendes Training ist zwar ratsam, aber nicht zwingend erforderlich.

Die Geräte sind im Laufe der Zeit immer kleiner geworden, und es gibt heute bereits AEDs, die nur 500 g wiegen. Grundsätzlich ist eine gute Sichtbarkeit der Geräte von Vorteil. Für die sogenannten implantierbaren Kardioverter-Defibrillatoren (ICDs) war die Miniaturisierung jedoch zwingend erforderlich. Diese werden Patienten mit einer Neigung zu bösartigen Arrhythmien subkutan implantiert und verfügen neben einer automatischen Diagnose- auch über eine Schrittmacherfunktion. Die Weiterentwicklung von Defibrillatoren zielt nun vor allem auf einen breiteren Einsatz in verschiedenen Situationen ab. Ihre lebensrettenden Möglichkeiten sind noch nicht voll ausgeschöpft.

29. LASER
Lichtverstärkung durch stimulierte Emission von Strahlung

Helen Bynum

Getroffen von einem Lichtstrahl, so hell.
Thomas Gray, 1757

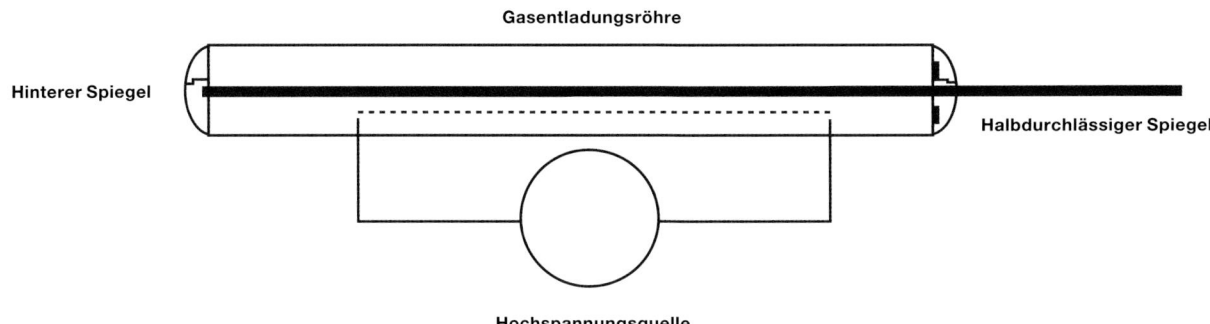

Gasentladungsröhre

Hinterer Spiegel

Halbdurchlässiger Spiegel

Hochspannungsquelle

Laser (Akronym für engl. *light amplification by stimulated emission of radiation*) liefern besonders intensive, gebündelte Lichtstrahlen derselben Wellenlänge. Zur Lichtverstärkung werden diverse Stoffe verwendet (feste, flüssige und gasförmige), mit denen verschiedene Wellenlängen im sichtbaren und unsichtbaren Spektrum (Infrarot / Ultraviolett) erzeugt werden. Lasertechnik beruht auf einem physikalischen Grundprinzip: Atome und Moleküle haben unterschiedliche Energieniveaus, und diejenigen mit einem niedrigeren Niveau lassen sich so anregen, dass sie auf eine höhere Stufe gehoben werden können. Wenn diese stimulierten Atome in ihren natürlichen Zustand zurückkehren, geben sie unabhängig voneinander elektromagnetische Strahlung verschiedener Wellenlängen ab. Genau dieses Phänomen macht sich die Lasertechnik zunutze. Wird zur Stimulation eine Lichtquelle auf die Zielatome gerichtet, ist die Strahlung, die sie emittieren, gleich derjenigen der Lichtquelle, wodurch diese verstärkt wird. Bei entsprechender Verstärkung und Steuerung entsteht dadurch ein stark gebündelter, konstanter oder gepulster Lichtstrahl.

Nachdem Albert Einstein (1879–1955) das Konzept 1917 vorgeschlagen hatte, suchte man nach einem Weg, die »stimulierte Emission« in die Praxis umzusetzen. 1960 konstruierte Theodore H. Maiman (1927–2007)

Oben
Bestandteile eines Lasers.

Unten
Dieses Pressefoto von 1960 zeigt Theodore H. Maiman und seinen Rubinlaser (der Kristallwürfel befindet sich in der Glasröhre), mit dem er den ersten Laserstrahl im sichtbaren Lichtspektrum erzeugte.

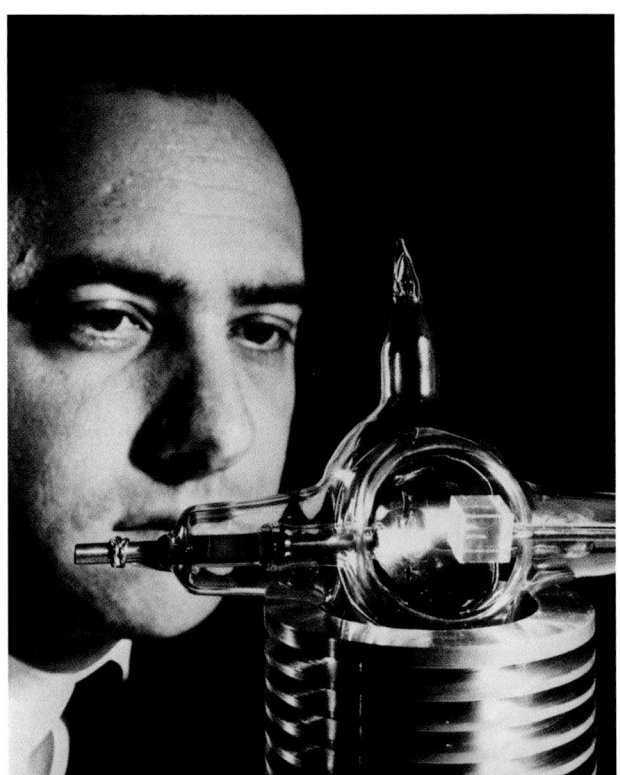

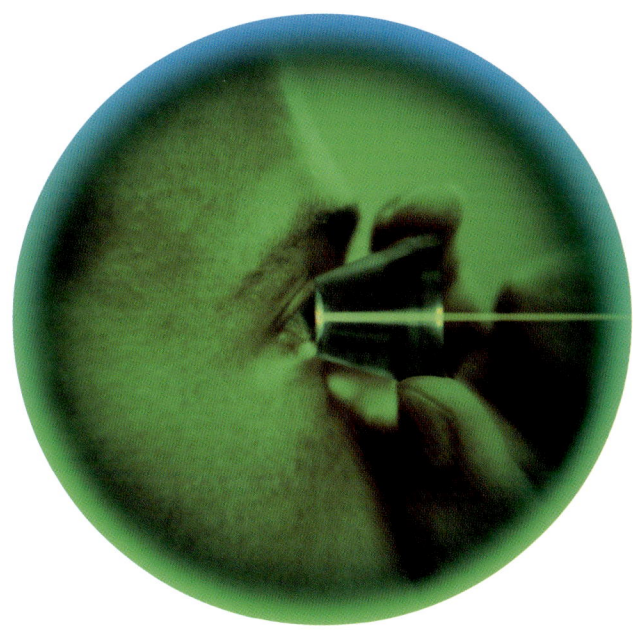

Oben
Es kann durchaus sinnvoll sein, das Auge einem starken Lichtstrahl auszusetzen: Die Augenheilkunde nutzt Laser unter anderem, um Sehfehler zu korrigieren und abgelöste Netzhaut zu reparieren.

Unten
Jenseits der Medizin lassen sich mit Lasern bunte Lichteffekte erzeugen, die präzise gesteuert und vielfältig eingesetzt werden können, etwa bei Konzerten oder Lichtshows.

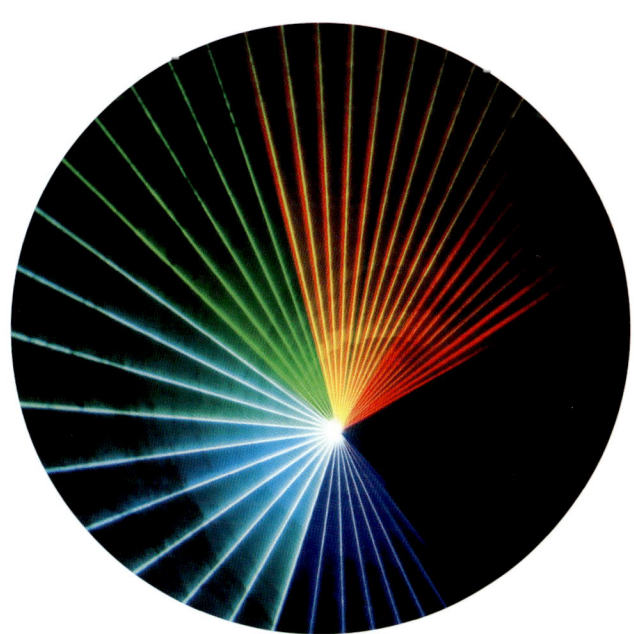

unter Verwendung eines synthetischen Rubinkristalls den ersten Laser mit einem sichtbaren Lichtstrahl. Trotz anfänglicher Schwierigkeiten bei der Steuerung des Strahls stieß die Entwicklung in der Medizin auf großes Interesse. Bald ersetzte der Laser die Xenonbogenlampe, die damals bereits genutzt wurde, um abgelöste Netzhaut wieder anzulegen und Geschwülste im Auge zu entfernen. 1961 gelang es dem Augenarzt Charles J. Campbell (1926–2007) und dem Physiker Charles J. Koester, einen Tumor mithilfe eines Rubinlasers zu zerstören. Durch die Entwicklung des Argongaslasers 1964 wuchsen die Möglichkeiten der Netzhautchirurgie, da er sich besser steuern lässt und das Hämoglobin seinen Lichtstrahl stark absorbiert. Heute dienen Laser neben der Reparatur abgelöster und geschädigter Netzhaut der Behandlung von diabetischen Corneaerkrankungen [65] sowie Glaukomen und bestimmten Arten von altersbedingter Makuladegeneration.

Jenseits der Augenheilkunde sorgten die 1964 entwickelten Kohlendioxidlaser für neue therapeutische Ansätze. Ihre kontinuierliche Infrarotlichtwelle wird von Wasser gut absorbiert, und da Weichgewebe zu einem wesentlichen Teil aus Wasser besteht, kann der Laser als feines Skalpell verwendet werden. Er verursacht nur geringfügige Blutungen und erleichtert so operative Eingriffe. Ein Pionier der CO_2-Lasertechnik war der ungarische Arzt Geza J. Jako (geb. 1930), der diese erstmals bei Kehlkopfkrebs einsetzte. In den 80er-Jahren folgten weitere Anwendungsbereiche, so konnten damit prämaligne Zellen am Gebärmutterhals entfernt und laparoskopische Eingriffe am Bauch durchgeführt werden [62].

Mit dem gepulsten Farbstofflaser wurde in den späten 80ern die selektive Thermolyse eingeführt. Diese gezielte Zerstörung von abnormem oder unerwünschtem Gewebe (ohne Verletzung der umgebenden Haut) setzte man ursprünglich ein, um Muttermale zu entfernen. Mit gütegeschalteten (ultrakurz gepulsten) Lasern können aber auch lästige Tätowierungen, Besenreiser und Körperbehaarung beseitigt werden. Derzeit sind Laser am häufigsten zur Korrektur verschiedener Formen von Fehlsichtigkeit im Einsatz: So emittiert der Excimerlaser einen kalten Lichtstrahl, der das Gewebe nicht erwärmt. Stattdessen fügt er Energie hinzu und bricht die Kohlenstoffbrücken zwischen Molekülen auf, wodurch das Gewebe aufgelöst und die Cornea neu geformt wird. Dank der Laserverfahren LASIK und LASEK (Laser-in-situ- und Laser-epitheliale Keratomileusis) sind Brillen und Kontaktlinsen für Millionen Menschen überflüssig geworden.

30. DAS ENDOSKOP
Um die Ecke sehen

Rodney Taylor

Ihr sollt nicht gehn, bis ich Euch einen Spiegel zeige
Worin Ihr Euer Innerstes erblickt.
William Shakespeare, *Hamlet*, 3. Akt, 4. Szene

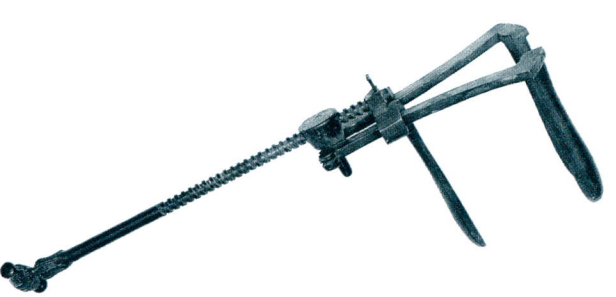

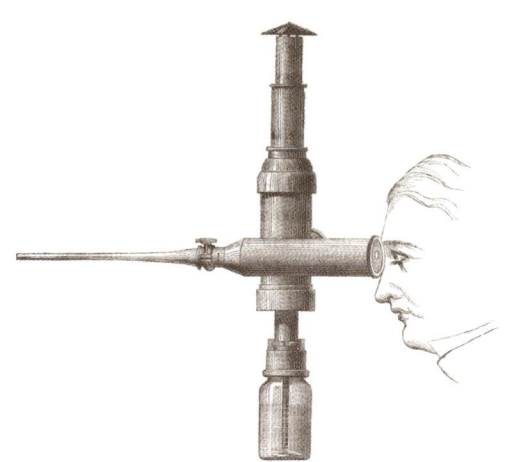

Bereits Hippokrates von Kos (um 460 – um 370 v. Chr.) beschrieb, wie man bei der Behandlung von Hämorrhoiden versuchte, mittels eines Rektalspekulums in den Körper zu schauen. In den Ruinen des antiken Pompeji wurde ein dreiteiliges Vaginalspekulum aus der Zeit um 70 n. Chr. gefunden. Der Perser Ibn Sina (lat. Avicenna, um 980–1037 [vgl. 05]) schilderte, wie er das Sonnenlicht und verschiedene Spiegel nutzte, um eine bessere Ausleuchtung für eine Untersuchung des Körperinneren zu erhalten. Trotz wissenschaftlicher Fortschritte während der Renaissance blieben zwei fundamentale Probleme bestehen: Die meisten der inneren Organe haben keine gerade Form und im Körper ist es dunkel. Also wurde ein Instrument benötigt, mit dem man quasi um die Ecke schauen konnte und das über eine geeignete Lichtquelle verfügte.

Im Jahr 1805 konstruierte der deutsche Arzt Philip Bozzini (1773–1809) mit seinem »Lichtleiter« einen Apparat, der dem Betrachter tiefere Einblicke durch die Körperöffnungen ermöglichte. Pierre Ségalas (1792–1875) beschrieb 1827 in Paris eine weiterentwickelte Version, mit der die Blase betrachtet werden konnte. Antoine Jean Desormeaux (1815–1894) verwendete 1853 ein deutlich verbessertes Instrument zur urologischen Untersuchung, das er Endoskop nannte. Als Lichtquelle diente die offene Flamme einer Lampe, für den Patien-

ten bestand daher ein Verbrennungsrisiko. Thomas Edisons (1847–1931) Erfindung der Glühbirne (1878) löste das Problem der Lichtquelle und wurde bald von dem Berliner Urologen Maximilian Nitze (1848–1906) aufgegriffen, um seine Untersuchungen zu beleuchten.

Der erste Einblick in den Magen gelang dem deutschen Arzt und Forscher Adolf Kußmaul (1822–1902) im Jahr 1868 mithilfe einer 47 cm langen Metallröhre. Sein Proband war ein Schwertschlucker. Das erste klinisch nutzbare, starre Gastroskop wurde von Johann von Mikulicz-Radecki (1850–1905) im Jahr 1881 gebaut. Erst 1932 entwarfen Rudolf Schindler (1888–1968) und Georg Wolf (1873–1938) ein flexibles Gastroskop, das durch sein biegsames Ende eine weiterreichende Inspektion des Magens erlaubte. Das optische Problem, das sich durch Krümmungen ergab, wurde durch eine Reihe konvexer Linsen in einem Gummischlauch teilweise gelöst. In den 1950er-Jahren entstand mit den Gastrokameras – Miniaturkameras an einer Instrumentenspitze – eine ganz neue Technik.

FASEROPTIK

Doch erst die Entwicklung der Faseroptik in den frühen 50ern durch den britischen Arzt Harold Hopkins (1918–1994) brachte den endgültigen Durchbruch und ermöglichte den Blick um die Ecke. Dabei wird das Licht durch eine flexible Glasfaser übertragen; ein entsprechendes Glasfaserbündel ist imstande, Licht oder

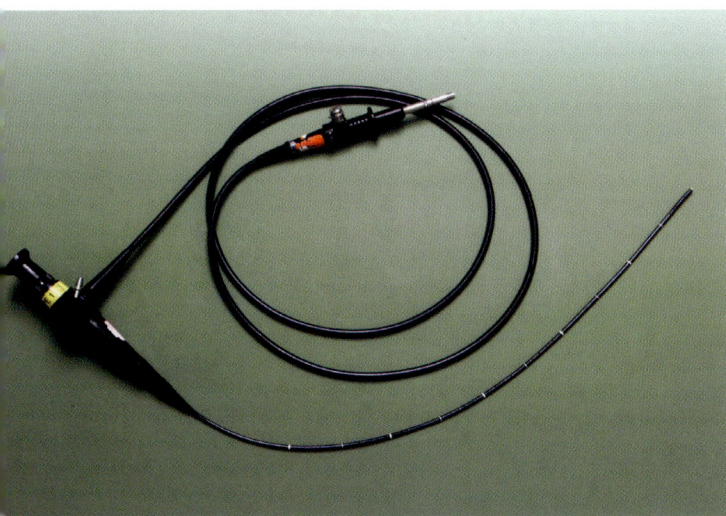

Aufnahmen selbst bei gebogenem Instrument zu übermitteln. Das Faseroptik-Gastroskop wurde 1957 von Basil Hirschowitz (geb. 1925) entwickelt. Die eingeschränkte Bildqualität von Faseroptiken ließ sich durch einen Mikrochip, der ein digitales Farbbild auf einem Bildschirm darstellt, entscheidend verbessern. 1969 erfunden, setzte man die Mikrochiptechnik zehn Jahre später auch in Endoskopen ein. Ebenso kann ein Endoskop mit einer Ultraschallsonde ausgestattet werden.

Die Endoskope der heutigen Zeit sind viel flexibler und präziser steuerbar. Ihre Instrumentenkanäle erlauben den Zugriff für diagnostische Verfahren wie Biopsien oder therapeutische Anwendungen, etwa die Entfernung von Polypen im Dickdarm. Endoskope werden im gesamten Gastrointestinaltrakt verwendet. Da sich die Untersuchung des Dünndarms schwieriger darstellt, wurden hierfür spezielle Enteroskope entwickelt. Seit einiger Zeit sind auch Kapselendoskope verfügbar, die geschluckt in den Körper gelangen [vgl. 33]. Die oberen und unteren Atemwege sowie der Urogenitaltrakt und andere Körperregionen können ebenfalls mit speziellen Endoskopen untersucht werden. Laparoskope werden durch die Bauchdecke chirurgisch eingeführt und für diagnostische Zwecke oder komplexe Eingriffe innerhalb der Bauchhöhle genutzt [62].

Durch die bedeutenden technischen, diagnostischen und therapeutischen Fortschritte in der Endoskopie haben wir heute Zugang zu früher unerreichbaren Stellen im Körper.

Gegenüber links
Ein bronzenes, dreiteiliges Vaginalspekulum aus der Zeit um 70 n. Chr. Es stammt aus Pompeji, wo auch ein Rektalspekulum gefunden wurde.

Gegenüber rechts
Das von Desormeaux 1853 erfundene Endoskop wurde für die urologische Untersuchung verwendet. Hier ein verbessertes Modell, das allerdings immer noch eine offene Flamme als Lichtquelle nutzte.

Oben
Ein Faseroptik-Endoskop. Faseroptiken revolutionierten die Endoskopietechnik, da sie die benötigte flexible Lichtquelle boten und die Prozedur für den Patienten deutlich erträglicher machten.

Rechts
Der Herr geht nicht etwa zum Fischen, sondern ist mit einem verpackten Nitze-Leiter-Zystoskop (1879) ausgestattet, das der Betrachtung der Blase diente.

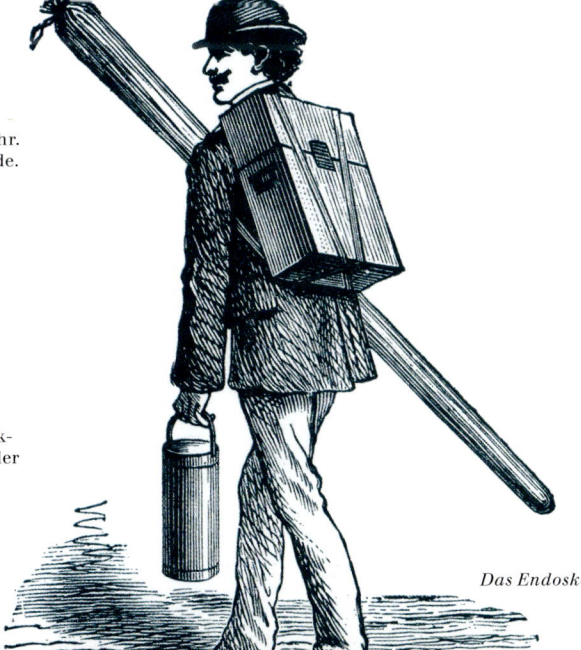

31. BILDGEBENDE VERFAHREN
Über Röntgen hinaus

Malcolm Nicolson

So macht mir die Geburtsheilkunde Spaß – viele der vagen Vermutungen, mit denen man sich früher stets begnügen musste, können nun ausgeräumt werden.
Ian Donald, 1967

Rechts
Ultraschallbilder liefern wertvolle Informationen über die Entwicklung des ungeborenen Kindes und werden von den Eltern meist mit Spannung erwartet. Dieser Fetus ist 24 Wochen alt und normal entwickelt.

Gegenüber
CT-Scan eines Gehirns (in Falschfarben). Er zeigt die Auswirkungen einer Blutung, die zu einem Schlaganfall führte: Der dunkle Bereich (im oberen linken Quadranten) stellt beschädigtes Hirngewebe dar. Im Normalfall müsste die Färbung symmetrisch sein.

Während des 19. Jahrhunderts erhielt die pathologische Anatomie [7] einen größeren Stellenwert in der Medizin, und viele Ärzte wollten die Vorgänge im Körper verstehen, ohne dafür chirurgisch eingreifen zu müssen. Durch die Entdeckung der Röntgenstrahlen [26] 1895 wurde dieser Traum wahr, jedoch nicht uneingeschränkt: Weichteile sind im Gegensatz zu Knochen auf Röntgenbildern nicht eindeutig erkennbar, und bestimmte klinisch bedeutsame Strukturen wie Gallenblasensteine können überhaupt nicht abgebildet werden.

Während des Zweiten Weltkriegs investierten die Vereinigten Staaten und Großbritannien verstärkt in die Kommunikations- und Informationstechnologie sowie in Radar- und Sonargeräte zur Echoortung. Nach dem Krieg suchten Ingenieure und Mediziner nach zivilen Anwendungen für die neuen Erkenntnisse und elektronische Ausrüstung. Dank dieser »elektronischen Revolution« kam es zu neuen bildgebenden Verfahren für diagnostische Zwecke.

DIE SONOGRAFIE

Das erste dieser neuen Verfahren, das in der medizinischen Praxis eingesetzt wurde, war die Sonografie, die allgemein häufig als Ultraschall bezeichnet wird. Ultraschall ist Schall mit Frequenzen, die oberhalb des menschlichen Hörbereichs liegen. In modernen medizinischen Geräten werden die Ultraschallwellen mithilfe des piezoelektrischen Effekts erzeugt: Durch eine Wechselspannung wird eine physikalische Schwingung in einem Keramikelement ausgelöst, wodurch sich Hochfrequenzwellen ausbreiten. Die meisten Ultraschallgeräte funktionieren mittels Echoortung: Der gepulste Strahl eines Hochfrequenztons wird auf das zu untersuchende Objekt gerichtet und die davon reflektierten Echowellen werden aufgefangen. Diese Informationen werden dann in der Regel zweidimensional und in Echtzeit auf einem Bildschirm dargestellt.

Kurz nach dem Zweiten Weltkrieg erkannten verschiedene Wissenschaftler das diagnostische Potenzial

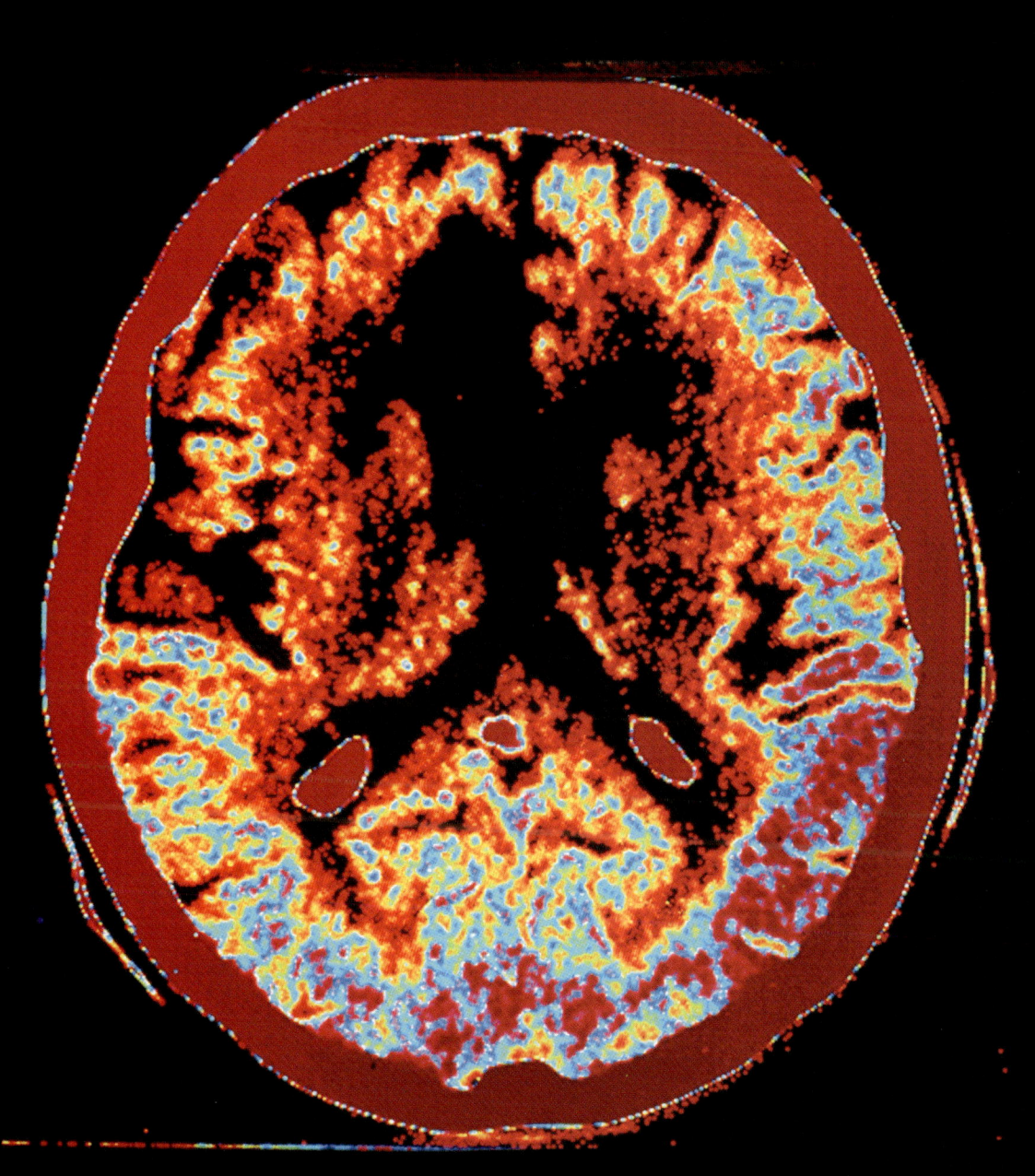

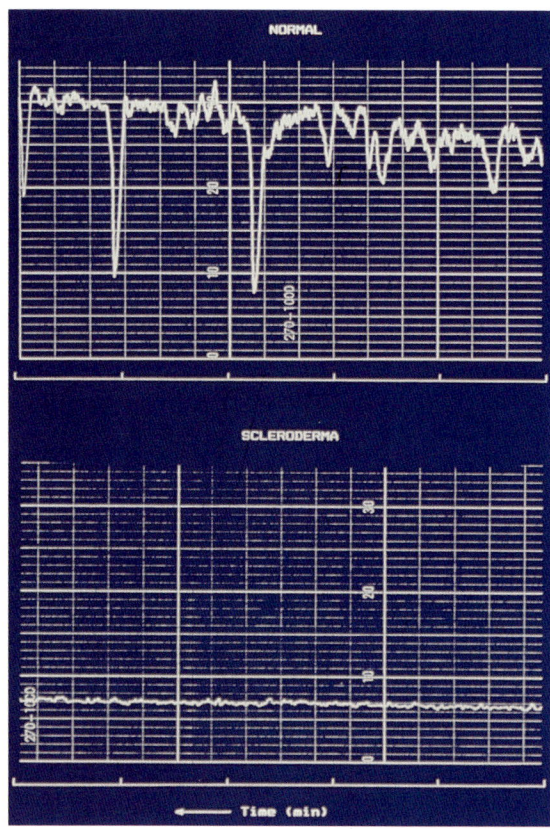

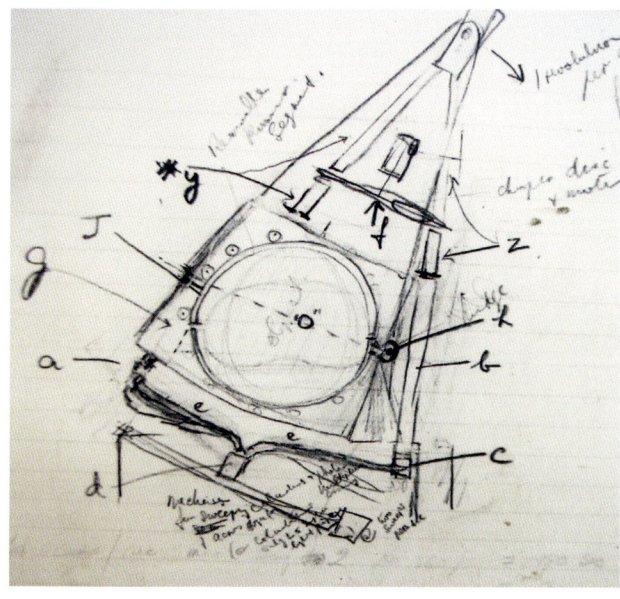

des Ultraschalls. Diesem widmeten sich in den USA Anfang der 1950er-Jahre die Forschungsgruppen von Douglass Howry (1920–1969) in Denver und John Wild (1914–2009) in Minneapolis. In Zusammenarbeit mit verschiedenen Ingenieuren erstellte Howry detaillierte Ultraschallbilder des Halses. Jedoch eignete sich seine Methode nicht für die Praxis, da die Versuchsperson dabei für längere Zeit in einem Wasserbad sitzen musste. Wild entwarf ein kleineres Gerät, das er erfolgreich zur Erkennung von Brustzysten einsetzte, aber auch dieses war zu komplex gebaut, als dass es sich hätte durchsetzen können.

Das erste praxistaugliche Gerät, das direkt auf dem Bauch des Patienten platziert werden konnte, entwickelten der Gynäkologe Ian Donald (1910–1987) und der Ingenieur Tom Brown (geb. 1933) an der Universität Glasgow. Brown verbesserte das Abtastverfahren und entwarf eine zweidimensionale Schnittbilddarstellung, wodurch die über die Sonde gewonnenen Informationen optimal verwertet wurden. Es zeigte sich, dass sich die Technik sehr gut für die Untersuchung von Schwangeren eignete, da ein Fetus »beinahe wie ein U-Boot« sei, wie Wild es beschrieb. Im Jahr 1958 veröffentlichten

Donald und Brown die ersten Ultraschallbilder eines Fetus im Mutterleib.

Die Geräte wurden beständig verbessert und in den 60ern und frühen 70ern sorgten Donald und seine Kollegen für ein ganz neues Verständnis der frühen Schwangerschaftsstadien sowie für eine deutliche Verbesserung der Behandlung bei Komplikationen. Etwa zur selben Zeit entwickelten der Kardiologe Inge Edler (1911–2001) und der Physiker Carl Hellmuth Hertz (1920–1990) in Schweden ein System zur Untersuchung des Herzens.

Während die meisten Ultraschallbilder mithilfe der Impuls-Echo-Technik erzeugt werden, beruht die Dopplersonografie auf einem anderen Prinzip. Dopplerultraschallgeräte verwenden einen konstanten Ultraschallstrahl und können erkennen, ob sich eine Flüssigkeit (meist Blut) von der Sonde weg oder zu ihr hin bewegt und wie schnell dies geschieht, sprich sie visualisieren Fließrichtung und Geschwindigkeit. Dieses Verfahren wird beispielsweise zur Überwachung des Kindes während der Geburt und zur Erkennung abnormaler Blutflussmuster eingesetzt.

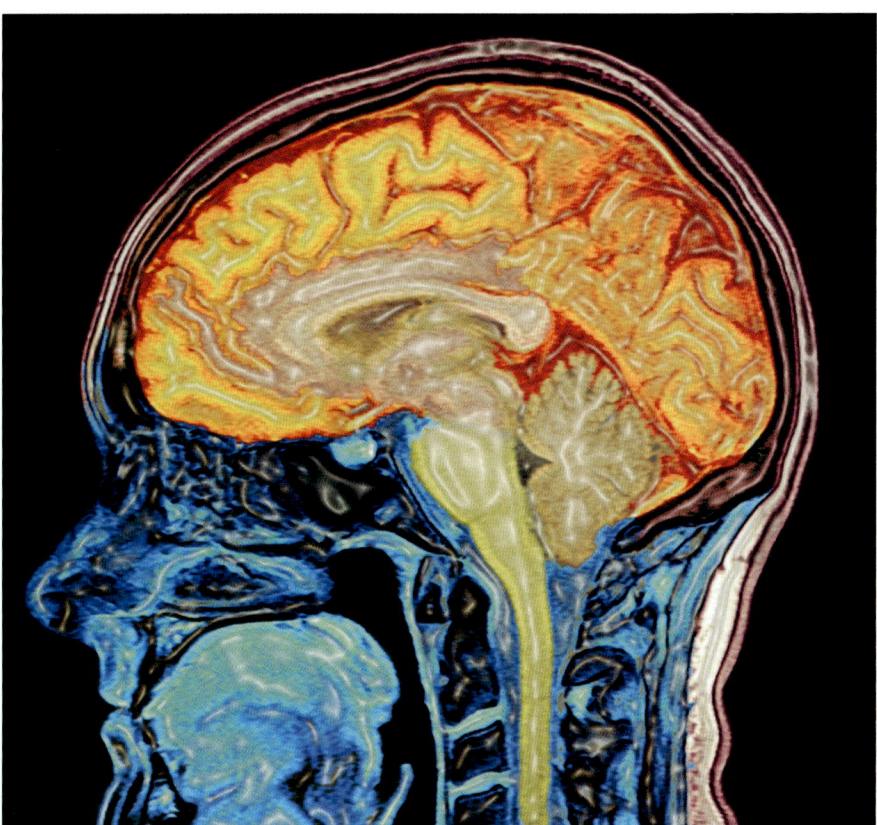

DIE COMPUTERTOMOGRAFIE

Bei der konventionellen Röntgentechnik sind die Möglichkeiten der bildlichen Darstellung begrenzt. Das Röntgenbild zeigt die auf einer fotografischen Platte festgehaltenen Schatten der Körpergewebe, die dadurch entstehen, dass die Gewebe die Röntgenstrahlen unterschiedlich stark absorbieren. Es werden also dreidimensionale Strukturen auf eine zweidimensionale Ebene projiziert, wobei die Tiefen nicht eindeutig zu erkennen sind. Daher kann es schwierig sein, diese Bilder richtig zu interpretieren. Folglich suchte man nach einer Technik zur Erstellung realitätsgetreuer Schnittbilder des Körpers – einem tomografischen Verfahren. Doch erst die Entwicklung leistungsfähiger Rechner in den 50er- und 60er-Jahren ermöglichte die Computertomografie (CT).

1972 kam der erste CT-Scanner in den klinischen Gebrauch. Entwickelt wurde er von Godfrey Hounsfield (1919–2004) für die britische Firma EMI. In modernen Geräten liegt der Patient in einem Detektorenring, während eine Röntgenquelle um den Körper rotiert. Sobald die benötigten Daten ermittelt wurden, erstellt ein Computerprogramm das CT-Bild nach einem bestimm-

ten Algorithmus, der sich nach der jeweiligen klinischen Situation richtet, um möglichst aussagekräftige Aufnahmen zu erhalten. Einer der größten Vorteile dieses Verfahrens besteht in der Möglichkeit, feinste Unterschiede hinsichtlich der Dichte verschiedener Gewebe festzustellen, so können etwa Muskel- und Fettgewebe per CT differenziert werden.

Gegenüber links
Beim Dopplerultraschall wird die Blutflussrate im zeitlichen Verlauf gemessen. Oben ist die Kurve bei einer gesunden Person abgebildet, unten das Ergebnis eines Patienten mit Sklerodermie, einer Autoimmunerkrankung, die mit einem eingeschränkten Blutfluss einhergeht. Dies wird an der beinah flachen Linie deutlich.

Gegenüber rechts
Vorbereitende Zeichnung des CT-Scanners von der Hand Godfrey Hounsfields. 1979 erhielt der Elektroingenieur gemeinsam mit dem Physiker Allan Cormack den Nobelpreis für Physiologie oder Medizin, nachdem ihre Arbeit unabhängig voneinander zur Entwicklung des Computertomografen geführt hatte.

Oben
Digital nachbearbeiteter MRT-Scan eines Kopfes, der die gesamten Strukturen zeigt. Das Gehirn und das Rückenmark sind orange und gelb dargestellt, die anderen Gewebe blau und violett.

DIE MAGNETRESONANZTOMOGRAFIE

Ebenso wie die Röntgentechnik haben Schnittbildverfahren gewisse Nachteile. Da Knochen stark absorbierende Eigenschaften besitzen, kann die Darstellung benachbarter Gewebe dadurch beeinträchtigt werden. Zudem ist eine gewisse Belastung des Patienten mit ionisierender Strahlung unvermeidbar. Bei der Magnetresonanztomografie (MRT), die häufig auch Kernspintomografie genannt wird, sind diese Nachteile nicht gegeben und das Verfahren liefert sehr hochauflösende Bilder.

Während der Aufnahme ist der Patient im MRT-Gerät einem starken Magnetfeld ausgesetzt. Durch elektromagnetische Impulse werden die Zellkerne der Wasserstoffatome im Körper angeregt, die daraufhin Energie freisetzen. Dies wird von Radiofrequenzempfängern erfasst. Die Daten werden wie beim CT-Verfahren von einem Computerprogramm zu einem zweidimensionalen tomografischen Bild verarbeitet. Während alle vorherigen bildgebenden Verfahren (mit Ausnahme des Dopplerultraschalls) ausschließlich anatomische Darstellungen liefern, können mithilfe der Kernspintomografie biochemische Eigenschaften von Geweben erfasst und somit Aufnahmen körperlicher Prozesse erstellt werden, beispielsweise von Blutströmungen oder Muskelkontraktionen.

Magnetresonanztechniken wurden ursprünglich in den 1940er-Jahren zur Untersuchung der Molekülstrukturen chemischer Verbindungen von den Physikern Felix Bloch (1905–1983) an der Universität Stanford und Edward Purcell (1912–1997) an der Universität Harvard entwickelt. 1971 bewies Raymond Damadian (geb. 1936), dass Krebstumoren in einem MRT-Bild charakteristische Eigenschaften aufweisen. 1974 befassten sich die britischen Physiker John Mallard (geb. 1927) und Peter Mansfield (geb. 1933) unabhängig voneinander mit dem Bau eines Prototyps für ein MRT-Gerät. 1976 veröffentlichten Damadian und seine Mitarbeiter das erste Schnittbild eines lebenden Tieres, einer Maus. MRT-Geräte waren ab 1981 erhältlich.

In der Diagnostik werden meist statische MRT-Bilder verwendet, doch durch schnelle Bildsequenzen können auch körperliche Abläufe visualisiert werden. Diese Technik wird als funktionelle Magnetresonanztomografie bezeichnet und findet unter anderem bei der Beurteilung von Gehirntumoren Anwendung.

POSITRONENEMISSIONSTOMOGRAFIE

Durch die Verfügbarkeit leistungsfähiger Computer, die zur Erstellung von CT-Bildern nötig waren, wurde auch die Entwicklung der Positronenemissionstomografie (PET) vorangetrieben. Bei dieser Technik werden dem Patienten radioaktive Isotope verabreicht, die über eine kurze Halbwertszeit verfügen. Während ihres Zerfalls geben sie Gammastrahlen ab, die von Szintillationszählern erfasst werden. Die ersten PET-Scanner wurden in den 1970er-Jahren angewendet. Sie erzeugen sehr detailgetreue Bilder, welche die Bewegung der Isotope durch bestimmte Teile des Körpers darstellen. Die Aufnahmen erfolgen in kurzen Abständen und liefern so Informationen über physiologische Prozesse. Besonders eindrucksvoll sind PET-Bilder, die zeigen, wie das Gehirn auf verschiedene kognitive und emotionale Reize reagiert. Da PET-Geräte jedoch relativ teuer sind, werden sie vor allem für wissenschaftliche Zwecke und seltener in der täglichen Praxis eingesetzt.

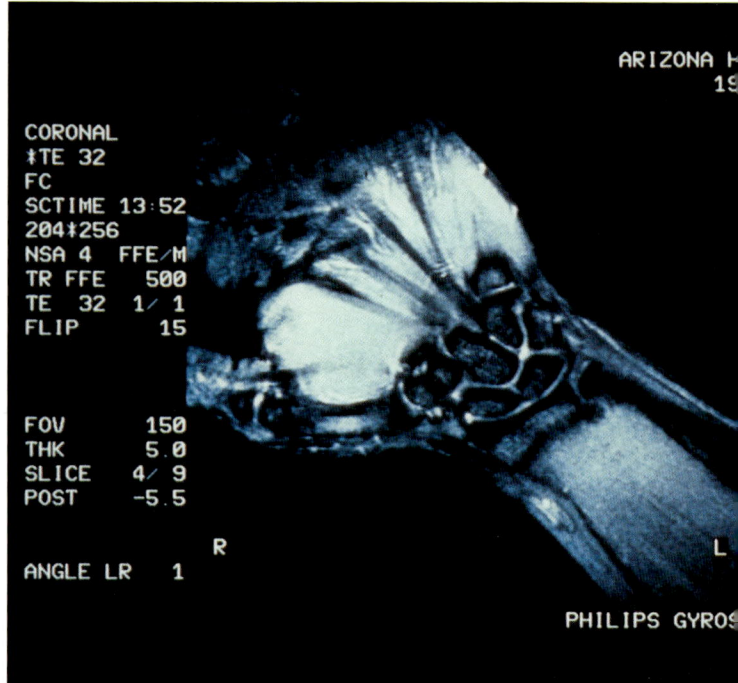

MRT-Aufnahme der Blutgefäße am Handgelenk, die hier stark hervorzutreten scheinen.

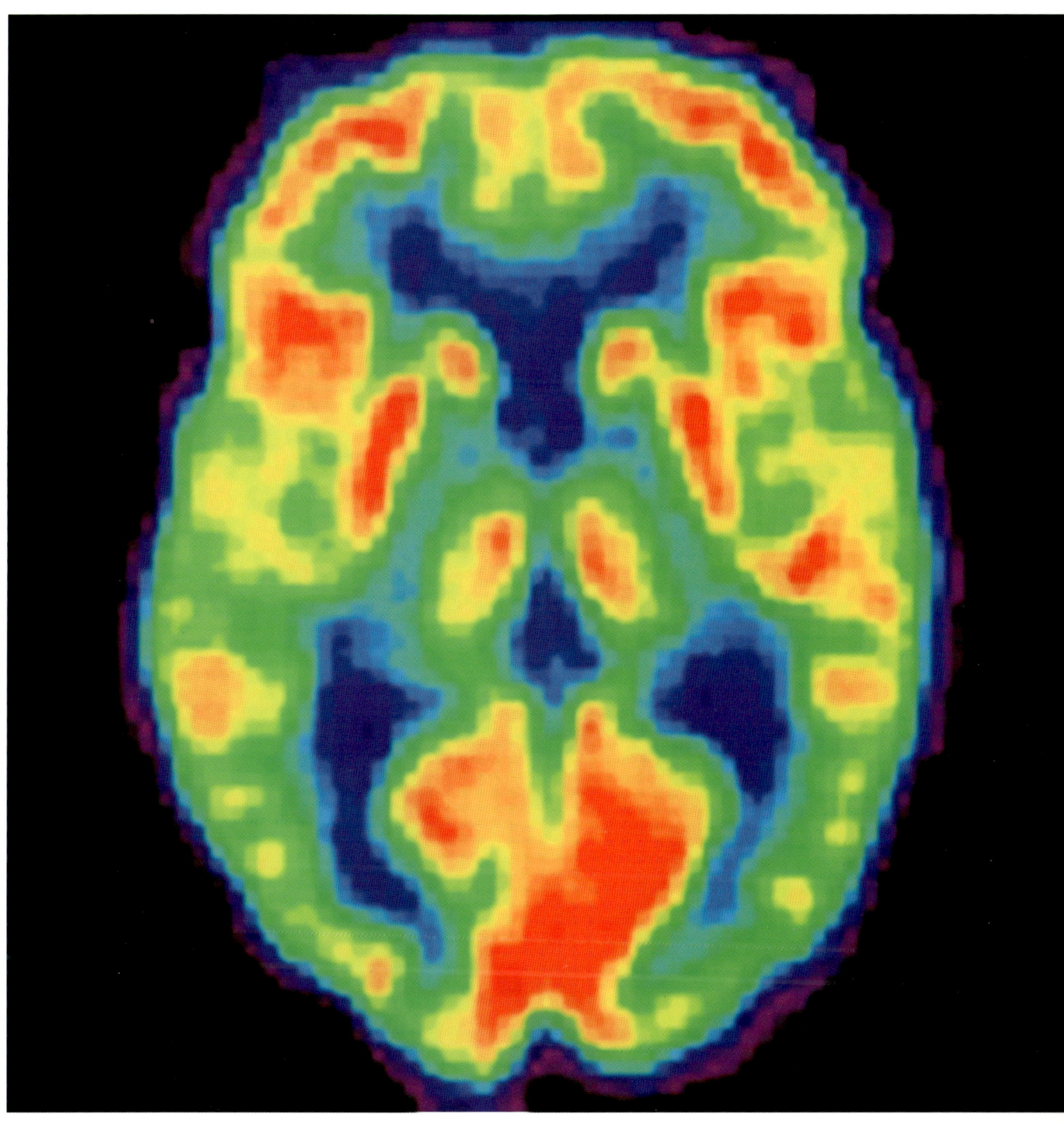

PET-Aufnahme des Gehirns eines gesunden 20-Jährigen. Die Neuro-
bildgebung mittels PET beruht auf der Annahme, dass sich in den akti-
ven Bereichen des Gehirns die meisten der verabreichten radioaktiven
Isotope ansammeln. Indirekt wird der Blutfluss hin zu den verschiedenen Arealen des Gehirns gemessen.

32. DER INKUBATOR
Ein künstlicher Mutterleib

Jeffrey Baker

Erstens, rette das Kind – das ist das Wichtigste – und zweitens, rette es so,
dass es das Krankenhaus mit einer Mutter verlässt, die es stillen kann.
Pierre Budin, 1900

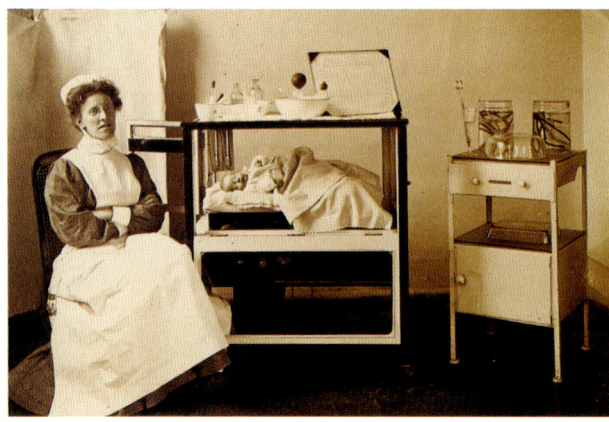

Szene aus einer Londoner Geburtsklinik um 1906: Eine Krankenschwester hält neben einem Baby im Brutkasten Wache. Die Glaswände ermöglichten eine Interaktion mit dem Kind.

Im 19. Jahrhundert trugen Frühgeburten maßgeblich zu der extrem hohen Kindersterblichkeitsrate (15–20 Prozent) in Europa und Nordamerika bei. Vor dem Aufkommen der Neugeborenen-Intensivmedizin in den 1960er-Jahren bestanden für sehr kleine Frühchen nur geringe Überlebenschancen, doch auch diejenigen, die nur einen oder zwei Monate zu früh auf die Welt kamen, hatten es schwer. Ihnen fehlte das braune Fettgewebe, das bei reifgeborenen Kindern für die Erhaltung der Körpertemperatur sorgt. Unterkühlung, Entkräftung und Hunger waren für viele die tödlichen Folgen. Ihr Schicksal lag gänzlich in den Händen der Mütter, die aber auch nicht mehr tun konnten, als ihre Kinder zu stillen und zu wärmen.

In Großbritannien und in den Vereinigten Staaten wurde Ärzten aufgrund sozialdarwinistischer und eugenischer Vorstellungen lange Zeit davon abgeraten, die sogenannten »Schwächlinge« zu behandeln. In Frankreich war man jedoch anderer Meinung. Das Land hatte im Krieg gegen die Preußen 1870/71 eine verlustreiche Niederlage erlitten. Politiker und Ärzte wollten daraufhin die hohe Kindersterblichkeit nicht länger als Naturgesetz hinnehmen, sondern betrachteten sie als sozia-

les Problem, das dem Land seine zukünftigen Arbeiter und Soldaten raubte.

Zu jener Zeit arbeitete an der Maternité, der größten Geburtsklinik in Paris, der Gynäkologe Stéphane Tarnier (1828–1927), den die hohe Sterblichkeitsrate der Säuglinge auf den dortigen kalten Stationen sehr besorgt stimmte. Die Lösung fand er bei einem Besuch im Pariser Zoo, wo er einen Inkubator (Brutkasten) für Hühnereier sah. Kurze Zeit später ließ er auf seiner Station einen ähnlichen Apparat aufstellen, mit dem er beeindruckende Ergebnisse erzielte: Die Sterblichkeit bei Kindern, die mit einem Gewicht von unter 2000 g geboren wurden, sank von 66 auf 38 Prozent.

DER MASCHINELLE MUTTERERSATZ

Daraufhin verbreiteten sich Inkubatoren rasch in ganz Europa und den Vereinigten Staaten. Dabei rückte auch ihre Technik immer mehr in den Blickpunkt. Anfänglich war diese noch recht einfach. Beheizt wurde Tarniers Brutkasten durch Flaschen, die mit heißem Wasser gefüllt waren. Daneben wachten die Mütter, stillten und versorgten das Kind. Später wurden technisch ausgefeiltere Modelle entwickelt, die über praktische Eigen-

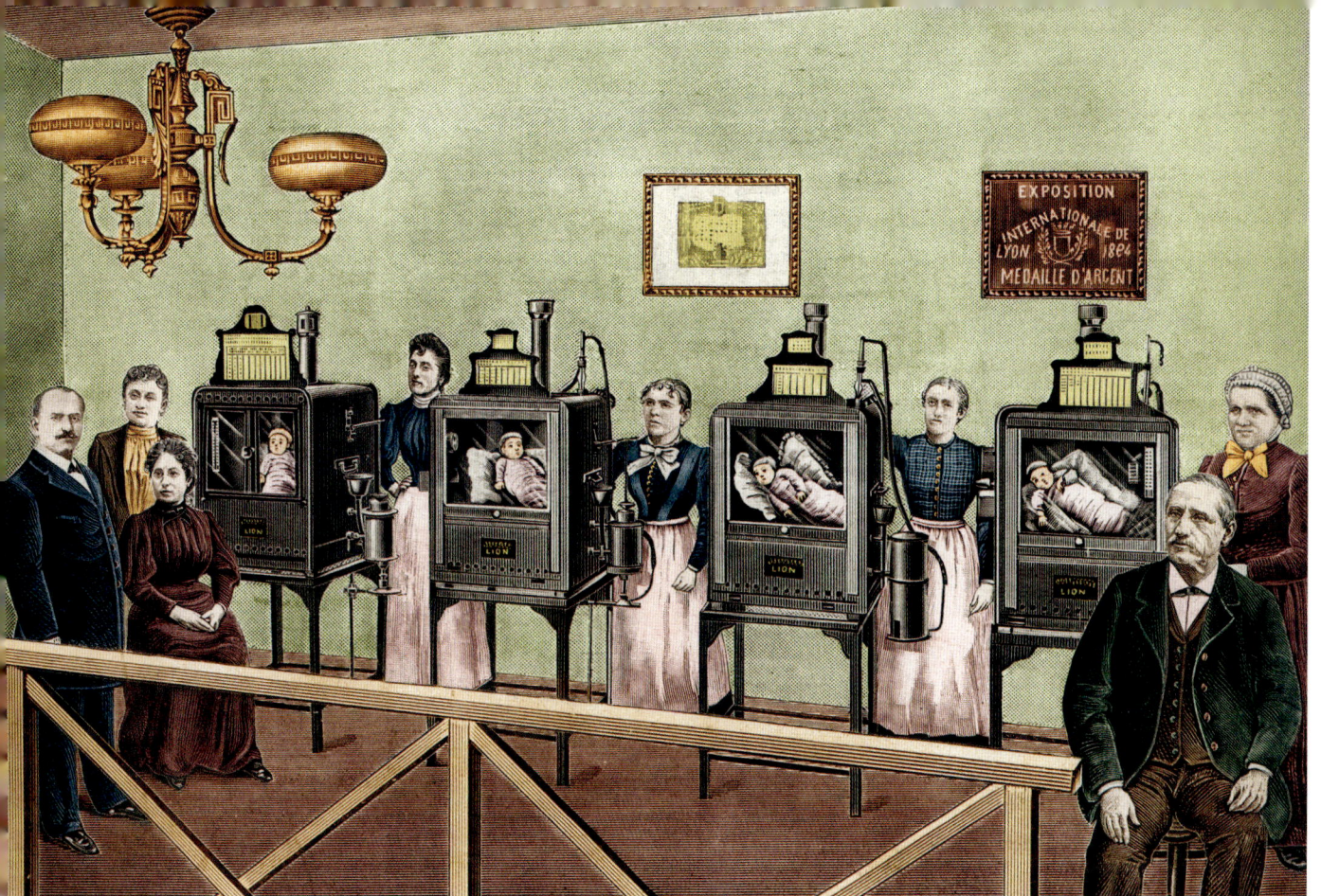

schaften wie Temperaturregler, Wiegefunktionen und Belüftungssysteme verfügten. Diese imposanten Geräte übernahmen viele der mütterlichen Aufgaben und erregten großes Aufsehen in der Öffentlichkeit.

Babys in Brutkästen wurden sogar in den Schaufenstern medizinischer Einrichtungen und bei Weltausstellungen vorgeführt. An der Wende zum 20. Jahrhundert erreichten derartige Präsentationen ihren Höhepunkt. Man demonstrierte und feierte die Macht der Technik. Besonders die Amerikaner ließen sich von den komplexen Geräten verzücken, versprachen sie doch selbst dem kleinsten Frühchen Rettung.

PROFESSIONELLE VERSORGUNG

Nachdem die erste Begeisterungswelle vorüber war, wurden Inkubatoren allmählich zur Normalität. Dennoch dauerte es bis weit ins 20. Jahrhundert, ehe Krankenhäuser standardmäßig über entsprechend ausgestattete Frühgeborenenstationen verfügten. Erst als die stationäre Entbindung allgemein üblich wurde und eine professionelle Versorgung der Babys durch Fachkräfte wirtschaftlich möglich war, setzten sich Inkubatoren überall durch. Lange Zeit waren Brutkästen das wichtigste Instrument in der Behandlung von Frühgeborenen, bis in den 60ern mechanische Ventilatoren (Beatmungsgeräte) und die Intensivmedizin für Neugeborene aufkamen.

Heute mögen uns die Brutkästen von damals einfach vorkommen, doch waren es die ersten therapeutisch eingesetzten Geräte, die in der breiten Öffentlichkeit wahrgenommen wurden und die maßgeblich dazu beitrugen, dass man die Versorgung von Neugeborenen als Aufgabe der Medizin betrachtete. Gleichzeitig lenkten sie damals auch von möglichen Zweifeln ab, wie weit die medizinischen Bestrebungen grundsätzlich gehen durften.

Das Brutkastenmodell *Maternité Lion* auf der Welt- und Kolonialausstellung in Lyon 1894. Derartige Präsentationen waren besonders in den ersten Jahren nach der Entwicklung des Inkubators äußerst beliebt und für viele Menschen eine Attraktion, die nicht nur in der Fachpresse häufig thematisiert wurde. Oft wurden große und komplexe Geräte gezeigt, die wie hier mit Temperaturreglern und Belüftungssystemen ausgestattet waren.

33. MEDIZINISCHE ROBOTER
Maschinelle Assistenten

Andrew Robinson

Viele medizinische Mini- und Mikroroboter verfügen über bionische Designs und ahmen die Bewegungen kriechender Würmer, krabbelnder Insekten oder schwimmender Bakterien nach. Wir haben uns von der Natur inspirieren lassen, da das Fortbewegungssystem von Würmern an unebene, glitschige Umgebungen angepasst ist und sich ideal für die Anwendung im menschlichen Körper eignet.
Arianna Menciassi, 2009

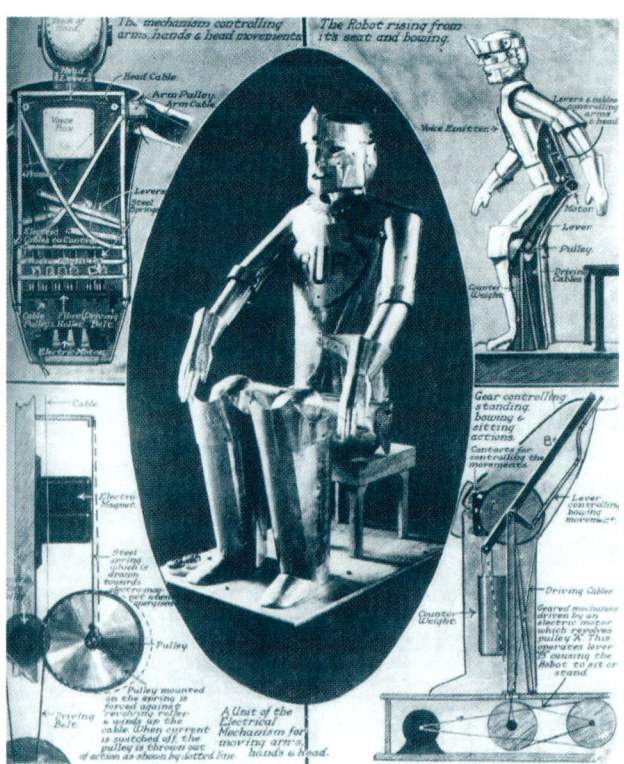

Eine Illustration aus der englischen Ausgabe von Karel Čapeks Drama *R.U.R.* Sie zeigt einen Roboter und seine Funktionsweise – eine Maschine mit menschlichen Zügen und Fähigkeiten.

Das Wort »Roboter« wurde erstmals 1920 von dem tschechischen Autor Karel Čapek (1890–1938) in seinem Theaterstück *R.U.R. (Rossums Universal-Robots)* verwendet. 1941 prägte der Wissenschaftler und Science-Fiction-Schriftsteller Isaac Asimov (1920–1992) den Begriff »Robotik«, der jedoch erst nach der Verwendung in seinem Roman *Ich, der Robot* (1950) weithin bekannt wurde. In den 60ern hielten Roboter in verschiedenen Bereichen Einzug, in denen sie Aufgaben übernahmen, die als zu mühsam, zu schwierig oder zu gefährlich für den Menschen galten: bei industriellen Herstellungsprozessen, der Erforschung des Weltraums und der Entsorgung von Bomben. 1966 veröffentlichte Asimov seinen Roman *Doktor Schapirows Gehirn. Phantastische Reise in das Zentrum des Ichs.* Darin wird einem Patienten ein geschrumpftes Ärzteteam injiziert, um ein lebensbedrohliches Blutgerinnsel in seinem Gehirn zu entfernen. Doch während die Miniaturisierung von Menschen reine Fantasie bleiben wird, könnten medizinische Roboter bald klein genug sein, um derartige Aufgaben zu übernehmen.

Der erste echte medizinische Roboter, der CT-gesteuerte PUMA 560, wurde 1985 zur Platzierung einer Nadel für eine Biopsie des Gehirns eingesetzt. Seit den 1990er-Jahren kommen in der Medizin immer mehr Roboter zur Anwendung. 2010 wurde ein Prototyp für ein drahtloses digitales »Pflaster« zur Überwachung ambulanter und stationärer Patienten vorgestellt. Dieses winzige Einweggerät misst Daten wie Körpertempera-

Unten
Die Roboterhand *EndoWrists* aus dem Chirurgiesystem *da Vinci* (Hersteller: Intuitive Surgical). Sie imitiert die Bewegungen der menschlichen Hand, ist jedoch geschickter und präziser kontrollierbar. Durch verschiedene Aufsätze – Pinzette, Nadel, Schere, Elektrokauter und Skalpell – kann sie zahlreiche chirurgische Aufgaben übernehmen.

Ganz unten
Nanoroboter wie diesen, der gerade ein rotes Blutkörperchen festhält, wird es wahrscheinlich auch in Zukunft nicht geben; stattdessen könnten spezielle Moleküle für bestimmte Zwecke entwickelt werden.

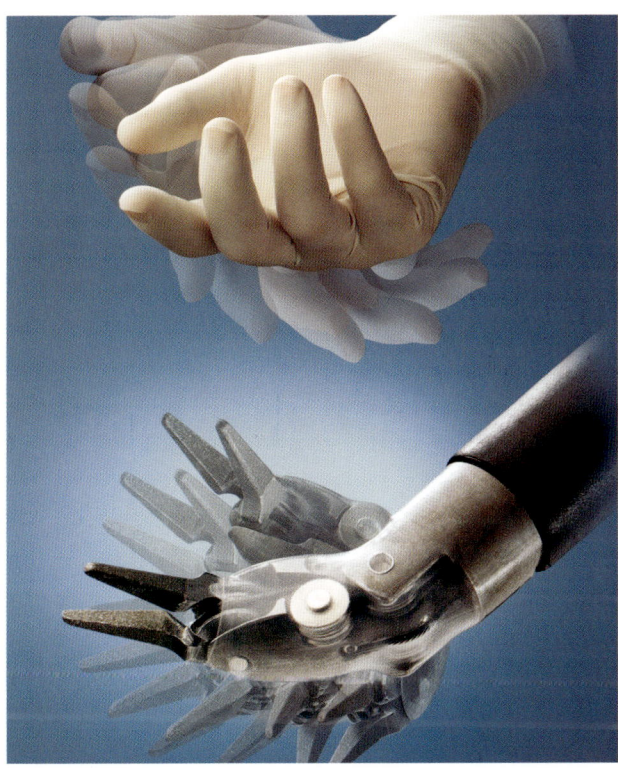

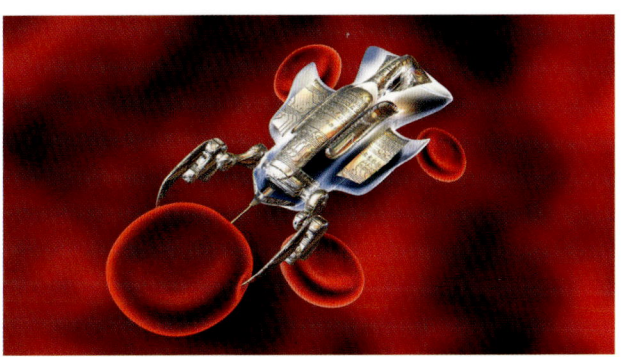

tur, Herz- oder Atemfrequenz, die es dann an eine Datenbank übermittelt. Sobald die Vitalzeichen außerhalb des vorab definierten Normbereichs liegen, werden der Patient, sein Arzt oder eine andere Betreuungsperson darüber informiert. Es gibt auch bereits Prototypen für Miniroboter mit einem Durchmesser von nur 10–15 mm, zum Beispiel eine ferngesteuerte Kamera-Tablette zur endoskopischen Untersuchung des Magen-Darm-Traktes. Sie ist mit feinen Häkchen an ihren »Beinen« ausgestattet, mit denen sie sich sanft an die Darmwand anheften kann. So lässt sie sich zu medizinisch relevanten Stellen steuern – in etwa wie eine Marssonde. Zudem wird derzeit erforscht, ob Mikroroboter (kleiner als 1 mm) in die Blutbahn gespritzt werden können. Obwohl Roboter in der Medizin noch relativ neu sind, hat es sich in den letzten Jahren bereits abgezeichnet, dass sie im 21. Jahrhundert in der Chirurgie und anderen Fachgebieten eine große Rolle spielen werden.

Eines der bekanntesten Roboterinstrumente ist das Chirurgiesystem *da Vinci*, das auf dem sogenannten Master-Slave-Prinzip beruht und in den 1990er-Jahren für minimalinvasive Eingriffe eingeführt wurde [62]. 1998 verwendete es ein Team unter der Leitung des Kardiologen Friedrich-Wilhelm Mohr (geb. 1951) am Herzzentrum Leipzig für die erste robotergestützte Bypassoperation. Das System besteht aus einer Bedienkonsole, mit welcher der Operateur die vier Roboterarme steuert, die an einem Wagen nahe dem Patienten angebracht sind. Einer dieser Arme ist mit einer Kamera ausgestattet, die anderen mit auswechselbaren Operationsinstrumenten. Hinzu kommt ein hochauflösendes 3-D-Bildverarbeitungssystem. Der Roboter erkennt die Handgriffe des Chirurgen an der Konsole und übersetzt diese in Mikrobewegungen, wobei ein mögliches Zittern der Hände herausgefiltert wird. Mittlerweile kommt das System bei verschiedenen Eingriffen häufig zum Einsatz, etwa bei der Hysterektomie (Gebärmutterentfernung), der Mitralklappenrekonstruktion (Herzklappenoperation) und der Entfernung von Prostatakarzinomen.

Solche Roboter dienen vor allem der Verbesserung von bereits vorhandenen diagnostischen und operativen Techniken. Die Vorteile für den Patienten sind ein geringerer Blutverlust, weniger Schmerzen und eine schnellere Heilung. Medizinische Roboter erlauben kleinere Einschnitte bei Operationen und präzisere Abläufe, doch werden sie auch in Zukunft nicht autonom arbeiten, sondern unter der direkten Kontrolle des Arztes bleiben: Der Mensch entscheidet und steuert, der Roboter führt aus.

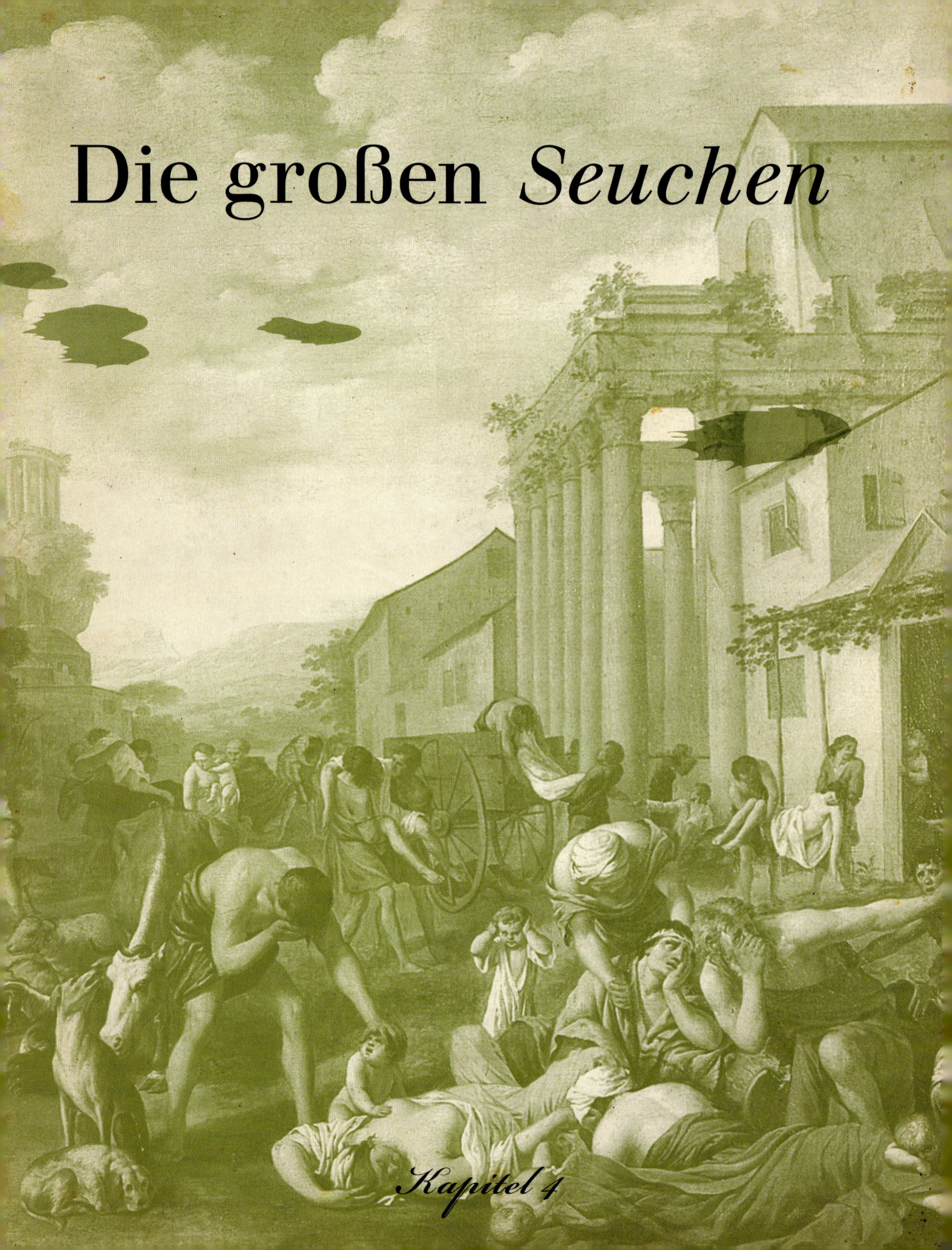

Die großen Seuchen

Kapitel 4

Vor einem halben Jahrhundert glaubte man in der westlichen Welt, die Infektionskrankheiten mehr oder minder besiegt zu haben. Die alten Geißeln der Menschheit gehörten der Vergangenheit an, denn es gab Gesundheitssysteme, Impfungen, Antibiotika und eine gute medizinische Versorgung. Doch der Schein trog. Mit den zunehmenden Möglichkeiten, binnen kurzer Zeit um die ganze Welt zu reisen, ist das »globale Dorf« entstanden. Zudem zeigten sich Erreger imstande, eine eigene Abwehr gegen Antibiotika und andere Medikamente zu entwickeln. Neue Stämme des Influenzavirus bilden eine ständige Bedrohung und jüngere Infektionserreger wie das HI-Virus stellen unsere therapeutischen und präventiven Fähigkeiten fortwährend auf eine harte Probe.

In diesem Kapitel werden einige der bedeutendsten Seuchen der Vergangenheit und ihr Einfluss auf unsere Geschichte beschrieben sowie die Gegenmaßnahmen und -mittel, die bereits entwickelt, teils aber auch noch nicht gefunden wurden. Es ist mitunter eine ernüchternde Lektüre. Die erfolgreiche Ausrottung der Pocken war ein großer Triumph, auch die Kinderlähmung könnte bald komplett ausgelöscht sein. Das Kindbettfieber tritt in westlichen Ländern kaum noch auf, und in anderen Teilen der Welt ist es nur einer von verschiedenen Gründen für die Müttersterblichkeit.

Für andere Infektionskrankheiten zeigt sich ein gemischtes Bild: Die Beulenpest – viele kennen sie als den »Schwarzen Tod« im 14. Jahrhundert – löste im 19. Jahrhundert zum wiederholten Male eine gravierende weltweite Epidemie aus, und der verursachende Erreger ist in den USA gelegentlich immer noch aktiv. Glücklicherweise kann der Pestbazillus mit Antibiotika behandelt werden, und auch das Fleckfieber ist mit modernen Methoden therapierbar, aber als verschwunden gilt es noch lange nicht: Es tritt dort auf, wo viele Menschen unter unhygienischen Bedingungen zusammenleben und wo keine ausreichende medizinische Versorgung gegeben ist – Zustände, die in der heutigen Welt leider vielerorts anzutreffen sind. Das gilt ebenso für die Cholera, die im 19. Jahrhundert eine der meistgefürchteten Krankheiten in Europa war, obwohl man sie mit einfachen Mitteln in den Griff bekommen kann.

Von der Tuberkulose wurde einige Generationen vor uns ebenso angenommen, sie gehöre der Vergangenheit an, doch in Entwicklungsregionen war sie stets präsent und in den Industrieländern nie ganz ausgelöscht. Heute ist sie erneut in den Blickpunkt gerückt, weil sich arzneimittelresistente Tuberkulosestämme bilden und immungeschwächte Aids-Kranke die Erreger nicht abwehren können. Es gibt zwar eine Therapie für die Tuberkulose, doch muss der Patient dafür über Monate hinweg eine Reihe von Medikamenten einnehmen; tut er dies nicht, gefährdet er nicht nur seine eigene Gesundheit, sondern auch die anderer, weil wiederum resistente Keime entstehen können. Wer glaubt, die medizinische Versorgung heutzutage sei einfach, irrt gewaltig.

Das HI-Virus hat zur Problematik der Tuberkulose beigetragen, doch auch unabhängig davon ist seine Ausbreitung besorgniserregend. Binnen weniger Jahrzehnte hat sich Aids von einem einst raren akuten Immundefekt zu einer weitverbreiteten chronischen Erkrankung entwickelt – Symbol unserer schnelllebigen Zeit. Aids gibt uns außerdem Anstoß, über gesundheitsrelevante Aspekte wie Sexualität, Lebensstil und Armut nachzudenken und ist ein Beispiel dafür, dass die Natur nach wie vor unangenehme Überraschungen für uns bereithält.

Nach dem Alten Testament bewahrten die Philister die von den Israeliten erbeutete Bundeslade in der Stadt Aschdod auf, wo sie zur Strafe von einer Seuche heimgesucht wurden. Es ist unklar, ob es sich dabei um die Beulenpest handelte, sicher ist jedoch, dass die Geschichte der todbringenden Seuchen weit in die Vergangenheit zurückreicht und bis heute andauert. Ölgemälde von Pieter van Halen, 1661 (Ausschnitt).

34. DIE PEST
Das große Sterben

Dorothy Crawford

Und weiter hinkte sie am Stab: / Wohin sie stieß, sank's ein zum Grab,
Wohin sie winkte, Haus um Haus / Starb Dorf um Dorf zum Abend aus.
Ferdinand Avenarius, *Die Pest*

Sie ist eine der meistgefürchteten und tödlichsten Krankheiten der Weltgeschichte. Sie hat mehrfach unerbittliche Epidemien verursacht, die von einer Familie zur anderen übergriffen und bis zu 50 Prozent der Infizierten in kurzer Zeit und äußerst qualvoll dahinrafften. Aufgrund der charakteristischen Beulen – stark geschwollenen Lymphknoten –, mit denen die Pest einhergeht, wird sie auch als Beulenpest oder Bubonenpest (von lat. *bubo*, Beule) bezeichnet. Der Franziskanermönch Michael von Piazza beobachtete im Jahr 1347 frühe Fälle des »Schwarzen Todes« auf Sizilien und lieferte eine anschauliche Beschreibung der Symptome:

»Beulen entwickeln sich an verschiedenen Körperstellen: an den Geschlechtsorganen, bei manchen Betroffenen an den Oberschenkeln oder Armen und bei anderen am Hals. Zunächst sind diese etwa so groß wie eine Haselnuss, und der Patient wird von heftigen Fieberschauern erfasst, die ihn bald darauf so schwächen, dass er sich nicht mehr auf den Beinen halten kann und ans Bett gefesselt ist. Das zunehmende Fieber raubt ihm alle Kräfte und allen Lebensmut. Die Beulen wachsen auf die Größe einer Walnuss an und sind schließlich so groß wie ein Hühner- oder Gänseei. Sie sind überaus schmerzhaft, verunreinigen die Körpersäfte und lassen den Patienten Blut spucken. Das Blut steigt von der befallenen Lunge in den Hals hinauf und die Fäulnis ergreift und zerstört den gesamten Körper. Drei Tage siecht der Patient dahin, spätestens am vierten erliegt er der Erkrankung.«

In den vergangenen 2000 Jahren gab es drei große Pestpandemien: Die erste war die Justinianische Pest ab 542 n. Chr., die zweite begann 1346 mit dem sogenannten »Schwarzen Tod«, und die dritte brach in den 1860er-Jahren in China aus. Die ersten beiden Pande-

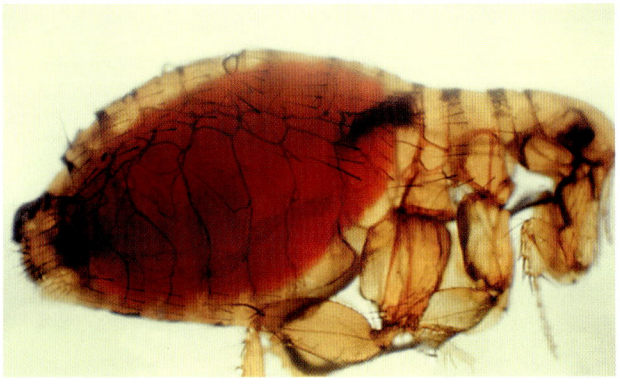

Oben
Ein mit dem Pestbakterium infizierter orientalischer Rattenfloh. Das Bakterium ist nach drei Tagen als fingerförmige dunkle Verfärbung im blutgefüllten Magen des Flohs erkennbar. Beißt der Floh einen Menschen, würgt er dabei infiziertes Blut hoch, und die Bakterien gelangen in die Blutbahn seines Opfers.

Unten
Eine Hausratte, auch Dachratte oder Schiffsratte genannt. Ihre Namen verraten, dass sie früher vielerorts, wo Menschen lebten, ein und aus ging. Sie kommt ursprünglich aus dem tropischen Asien und gelangte während der Römerzeit über den Nahen Osten nach Europa, wo sie im 6. Jh. auftauchte.

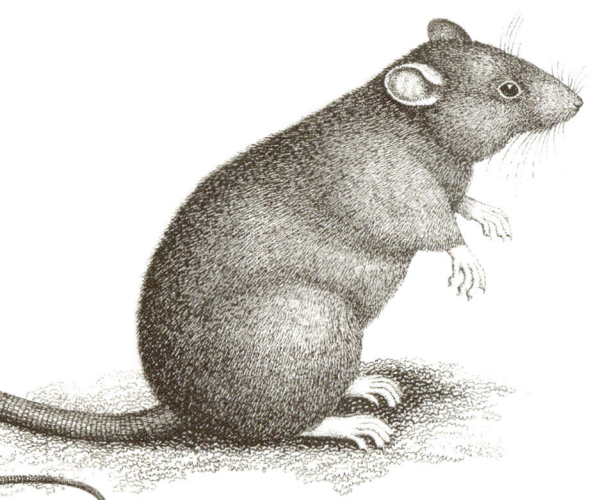

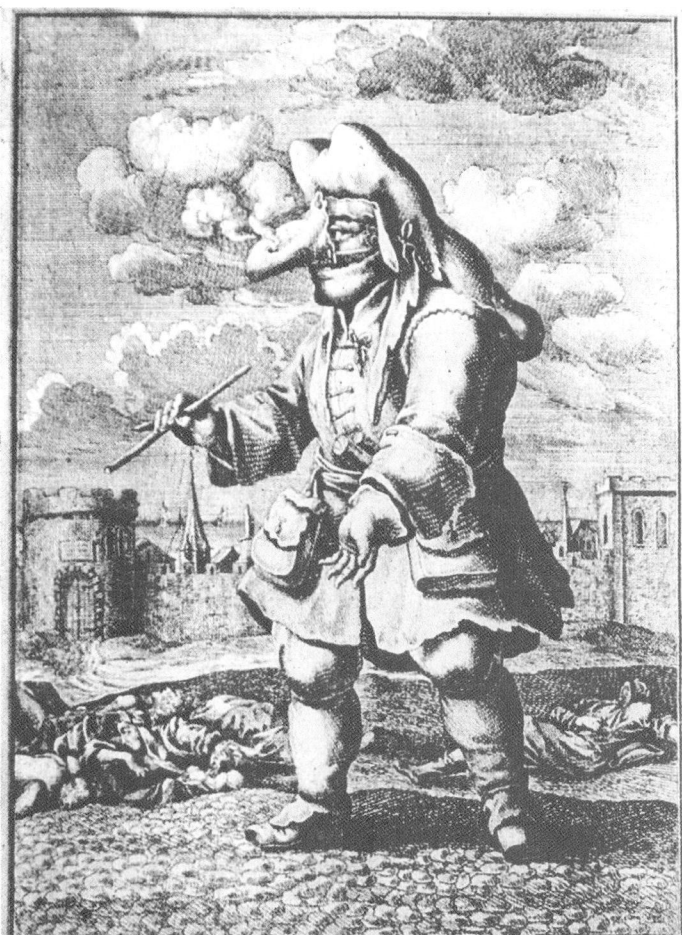

Abriß und Vorstellung derer Herrn Doctorum Medicinae zu Marseille, als welche während Pest Zeit in Corduan leder gekleidet, mit einem die Pest verbreitende Räuchwerck angefüllten Nasen-Futer und mit einem kleinen Steckein in der hand den Krancken den Puls damit zu fühlen, versehen gewesen.

Portrait Veritable d'un Medecin à Marseille, étant revetu du marroquin et d'un étui de nez, rempli des parfums contre la peste, de même que portant à la main un petit baton pour en tater le pouls aux malades.

Oben
1720–22 wurde Marseille von der Pest heimgesucht, die über den Schiffsweg aus dem östlichen Mittelmeerraum eingeschleppt worden war und zur größten Epidemie des 18. Jahrhunderts in Europa führte; etwa 100 000 Menschen starben in der Stadt und ihrem Umland. Dieser Arzt aus Marseille raucht zum Schutz vor einer Infektion durch Miasmen (ansteckende, üble Ausdünstungen), die damals als Ursache der Krankheit galten.

mien währten jeweils mehr als 200 Jahre, die dritte dauert bis heute an. Die Pandemien griffen entlang der Handelswege um sich und verschlangen förmlich die Alte Welt; die dritte gelangte über den internationalen Schiffsverkehr in die Vereinigten Staaten.

BAKTERIEN, FLÖHE UND NAGETIERE: EIN ZYKLUS

Als die dritte Pandemie ausbrach, hatte sich gerade die Keimtheorie [14] allgemein durchgesetzt und das »Goldene Zeitalter der Bakteriologie« war angebrochen. Die Isolierung krankheitserregender Mikroorganismen war bereits ein etabliertes Verfahren, als die Pestwelle 1894 Hongkong erfasste und Alexandre Yersin (1863–1943) vom Institut Pasteur aus Paris dorthin reiste, um sie zu erforschen. Binnen kurzer Zeit gelang es ihm, das verantwortliche Bakterium zu isolieren, das ihm zu Ehren *Yersinia pestis* genannt wurde. Drei Jahre später entdeckte der ebenfalls am Institut Pasteur tätige Paul-Louis Simond (1858–1947), der im pestgeplagten Indien forschte, den komplexen Lebenszyklus des Erregers [15].

Die Wirte des Bakteriums sind höhlenbewohnende Nagetiere, unter denen sich *Yersinia pestis* über Flöhe verbreitet. Die meisten dieser Nager, zum Beispiel Murmeltiere, Wüstenrennmäuse und Erdhörnchen, zeigen keine Infektionssymptome, und das Bakterium zirkuliert permanent in ihren Populationen. Weltweit gibt es mehrere infizierte Kolonien, die als Krankheitsherde für die Pest gelten. Im Himalaja, in Eurasien und Zentralafrika finden sich sehr alte Pestherde, während sich die anderen, einschließlich derer in Amerika und Südafrika, erst während der dritten Pandemie entwickelten.

Der Mensch kann sich nur über infizierte Nager anstecken, vor allem über Hausratten *(Rattus rattus)*, da diese besonders häufig von *Yersinia pestis* befallen werden. Zunächst wird das Bakterium von wild lebenden Nagern auf die Hausratte übertragen, die daraufhin rasch eingeht. Ihre Flöhe verlassen den Kadaver umgehend und suchen sich neue Wirte. Da Ratten noch vor nicht allzu langer Zeit in zahlreichen Haushalten anzutreffen waren, sprangen die bluthungrigen Flöhe auf den Menschen über und infizierten ihn in der Folge mit *Yersinia pestis*. Die Beulenpest ist nicht direkt von Mensch zu Mensch übertragbar; jeder Infektion geht der Biss eines Rattenflohs voraus. Diese Tatsache war zur Zeit des Schwarzen Todes noch nicht bekannt. Damals trugen Ärzte Schutzkleidung, um sich nicht anzustecken, und Quarantänemaßnahmen sollten eine weitere Ausbreitung verhindern. Gelegentlich drangen die

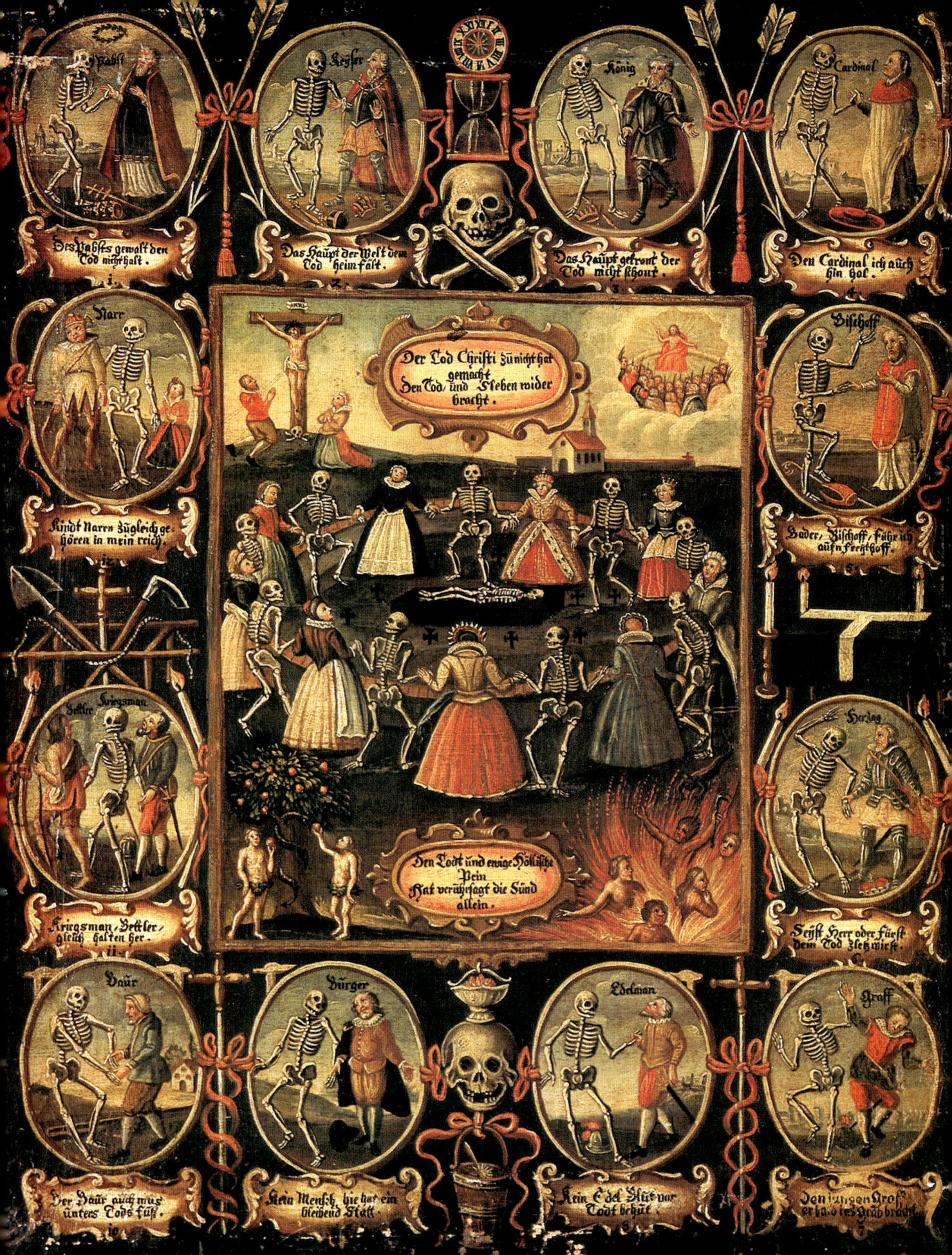

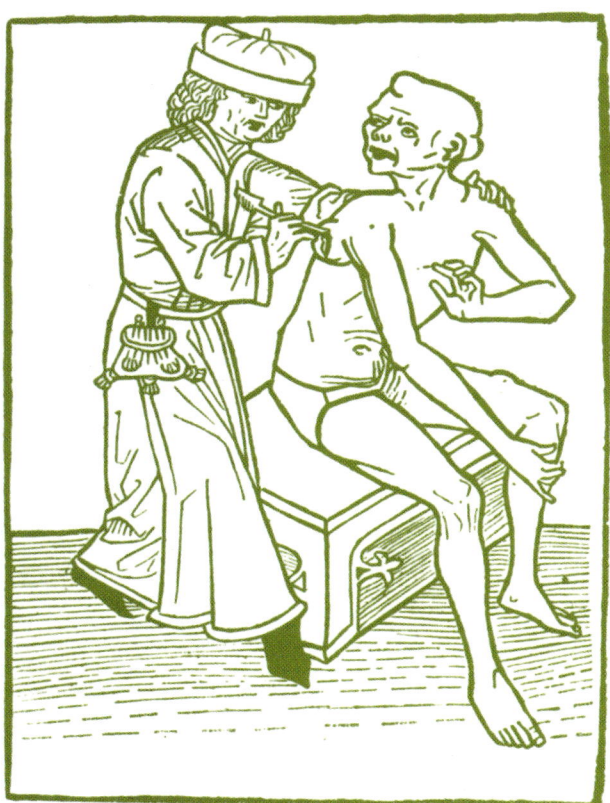

Gegenüber
Der Totentanz – ein spätmittelalterliches, allegorisches Motiv, das für die Willkürlichkeit des Todes steht, der jeden treffen kann. Auf diese Weise versuchte man, mit den Schrecken der Seuche und anderen unerwarteten, schmerzvollen Todesfällen umzugehen. Hier nimmt der Tod seine Opfer in den äußeren Medaillons an die Hand und geleitet sie zum Grab, während er ihre Partnerinnen in der Mitte zu einem makabren Tanz auffordert.

Links
Ein mittelalterlicher Arzt sticht eine Beule seines Patienten auf. Das Ziel dieser Behandlung war es, den überschüssigen Körpersaft abfließen zu lassen – aus heutiger Sicht ein höchst riskantes Verfahren, da der austretende Eiter zahllose Bakterien enthielt, doch das Wissen um diese Dinge lag damals noch in ferner Zukunft.

Bakterien jedoch bis in die Lunge des Patienten vor (Lungenpest) und wurden durch Husten dann auch unmittelbar auf andere Personen übertragen.

DEMOGRAFISCHE FOLGEN
Jede Pestpandemie ging mit immens hohen Todesraten einher. Die Konsequenzen waren noch viele Generationen später spürbar. Die Justinianische Pest brach im 6. Jahrhundert über Konstantinopel herein, gerade als Kaiser Justinian (um 482–565) die Wiedervereinigung des Ost- und Weströmischen Reiches anstrebte. In den folgenden 200 Jahren konnte die Seuche nie richtig eingedämmt werden. Schätzungen zufolge tötete sie über 100 Millionen Menschen. Sie schwächte das Byzantinische Reich, das Invasoren nun nicht mehr ausreichend abwehren konnte und daher mit der Zeit zerfiel.

Auf ähnliche Weise führte der Schwarze Tod zur größten Dezimierung der Bevölkerung in der Geschichte Europas; erst 300 Jahre nach Ausbruch sanken die Einwohnerzahlen nicht mehr. In Deutschland starb schätzungsweise jeder Zehnte an der Pest. Panik brach aus, da niemand wusste, woher die Erkrankung kam und wie sie verhindert oder behandelt werden konnte. Schar-

latane und Quacksalber nutzten die Angst der Leute schamlos aus. Die Beulen wurden teils aufgestochen, doch obwohl dies eine kurzfristige Linderung brachte, gab es keine wirksame Behandlung.

Auch die dritte Pandemie in Indien, China und Teilen von Afrika erlangte enorme Ausmaße. Sie ist immer noch nicht vorüber und verursacht jedes Jahr über 5000 Krankheitsfälle. In den späten 1890ern erreichte das Bakterium San Francisco. Es kam zu einem kleineren Ausbruch der Krankheit, und durch die Infektion von Erdhörnchen entstand ein Pestherd in Kalifornien, der sich mittlerweile bis nach Kanada und Mexiko ausgedehnt hat. Jährlich werden in den USA etwa 10–20 Fälle von Pest gemeldet. Im Gegensatz zu früheren Zeiten verfügen wir heute jedoch über Antibiotika zur Linderung der Symptome und Bekämpfung des Erregers.

35. DAS FLECKFIEBER
Der Begleiter des Elends

Mark Harrison

*Das Fleckfieber ist nicht tot. Es wird noch Jahrhunderte weiterleben und immer dann
ausbrechen, wenn menschliche Dummheit und brutale Umstände ihm die Gelegenheit geben.*
Hans Zinsser, 1935

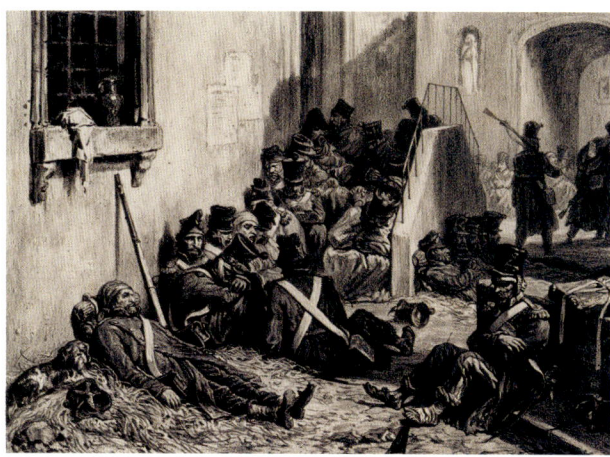

Links
Das Fleckfieber wurde umgangssprachlich auch als Kriegstyphus
bezeichnet. Eine Epidemie konnte leicht zur Kampfunfähigkeit
einer Armee führen, besonders wenn diese ohnehin schon derart
geschwächt war, wie sie sich hier darstellt. Als Napoleon 1814 seine
geschlagenen Truppen abzog, die an Fleckfieber litten, waren die
Straßen in Mainz mit kranken Soldaten übersät.

Gegenüber
Der Brite Edwin Chadwick legte 1842 das Ergebnis seiner Untersuchung zum Gesundheitszustand der Bevölkerung vor. Darin zeigte
er erschreckend genau auf, wo übervolle Unterkünfte und unhy-
gienische Verhältnisse zu verschiedenen Erkrankungen wie dem
Fleckfieber geführt hatten.

Das epidemische Fleckfieber ist eine Infektionskrankheit, die sich durch plötzlich einsetzendes Fieber, Haut-
ausschlag und Kopfschmerzen kennzeichnet und häufig zum Tod führt. Als steter Begleiter von Kriegen und
gesellschaftlichen Missständen ist das Fleckfieber mit
einigen der turbulentesten Zeiten der Menschheitsge-
schichte verbunden. Es war meist dort anzutreffen, wo
zu viele Menschen an einem Ort lebten, und breitete
sich vielfach unter Soldaten und Vertriebenen aus. In
Zeiten von Hungersnöten trug es regelmäßig zum Elend
der bäuerlichen Bevölkerung bei. Daher bezeichnete
man es auch oft als Kriegs- oder Hungertyphus (jedoch
nicht mit demjenigen Typhus zu verwechseln, der im
deutschen Sprachraum eine durch Salmonellen verursachte Infektionskrankheit bezeichnet). Ihm wurden
noch andere Namen gegeben wie Läuse(fleck)fieber,
Faulfieber oder Flecktyphus.

Nachdem man gewahr wurde, dass die Seuche vor
allem in Gefängnissen und in der Armee auftrat, erfolgten die ersten wichtigen Eindämmungsversuche. Ab
dem späten 17. Jahrhundert wurde der Gesunderhaltung
der stehenden Heere und Marinesoldaten mehr Beachtung geschenkt. Man glaubte, dass die Krankheit durch

üble Gerüche übertragen wurde, und begann, in Gefängnissen, auf Schiffen und in anderen engen Räumen
Reinigungsmaßnahmen durchzuführen. Gegen Ende
des 18. Jahrhunderts nahm dadurch die Zahl ansteckender Fiebererkrankungen innerhalb der Flotte erstmals
ab, allerdings häuften sich derartige Fälle zunehmend
in den Elendsvierteln der rasch wachsenden Industrie-
städte. Die Pioniere des öffentlichen Gesundheitswesens,
allen voran der Brite Edwin Chadwick (1800–1890),
betrachteten jene Erkrankungen als gesellschaftliche
Übel und glaubten, sie durch mehr Sauberkeit und
weniger überfüllte Unterkünfte verhindern zu können.

RICKETTSIEN UND IHRE VEKTOREN
Das Fleckfieber war damals zweifellos eine der meistgefürchteten Infektionen, man wusste es aber noch
nicht genau von anderen zu unterscheiden. Erst 1849
erkannte der Londoner Arzt William Jenner (1815–
1898), dass es sich bei Fleckfieber und Typhus um verschiedene Krankheiten handelte. Danach wurde die
klinische Beschreibung des Fleckfiebers differenzier-
ter, und ab dem späten 19. Jahrhundert fanden sich in
der Fachliteratur einigermaßen genaue Darstellungen.

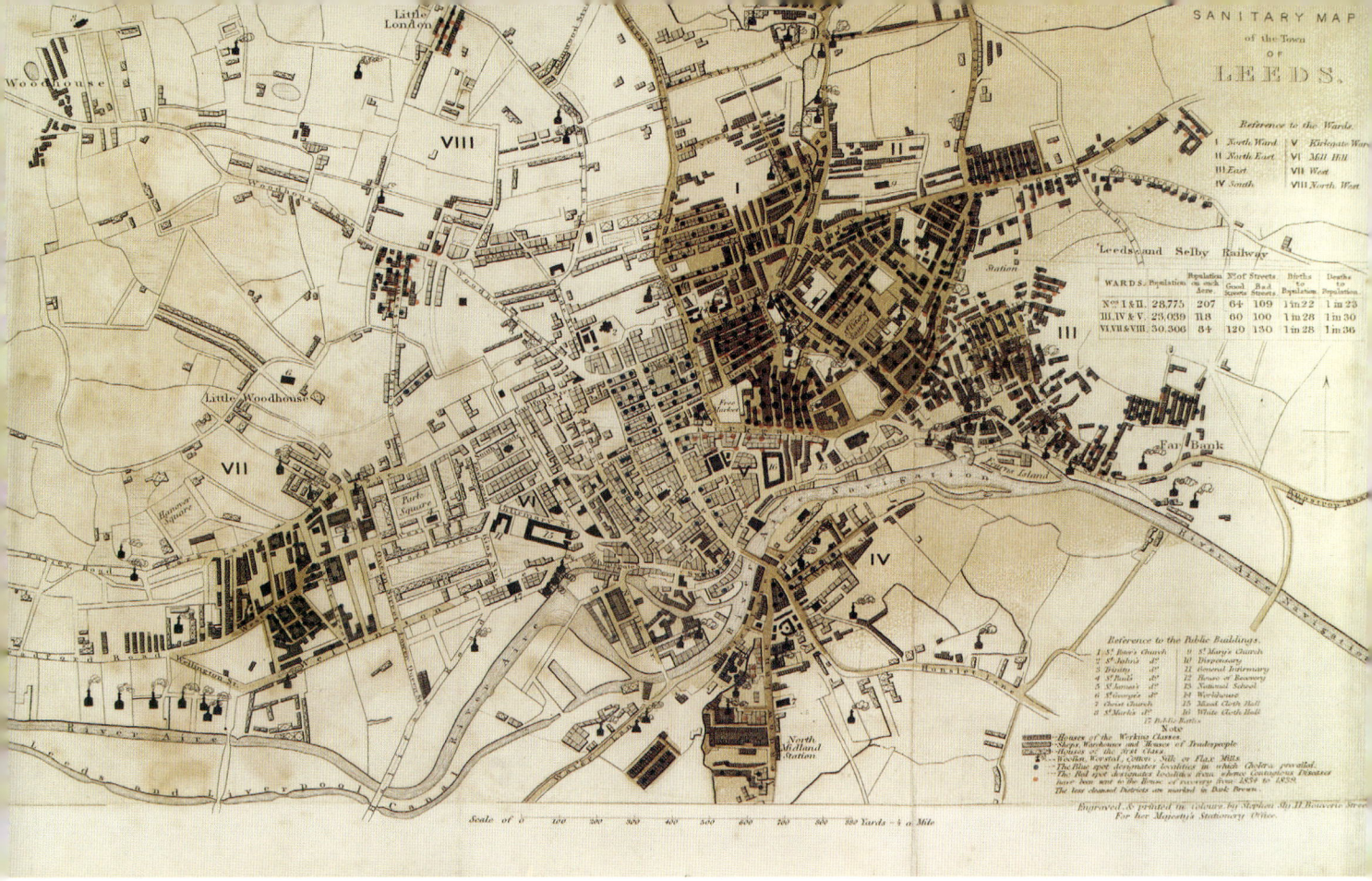

Zudem brachten die Entdeckungen von Pasteur und Koch [14] zu Beginn des 20. Jahrhunderts die Suche nach dem Auslöser voran.

Das Rätsel wurde 1909 von Howard Taylor Ricketts (1871–1910) gelöst, der den Erreger des Rocky-Mountains-Fleckfiebers identifizierte. Er erkannte auch, dass die Symptome denjenigen glichen, die zahllose an Fleckfieber Erkrankte in Mexiko-Stadt aufwiesen, wohin er 1910 gereist war. Tragischerweise fiel er der dortigen Epidemie selbst zum Opfer, nachdem er den Erreger isoliert hatte; seine Arbeit wurde während des Ersten Weltkriegs von anderen Wissenschaftlern fortgeführt. Der österreichische Bakteriologe und Zoologe Stanislaus von Prowazek (1875–1915) bestätigte, dass es sich bei einem in Serbien wütenden Erreger um denselben handelte, den Ricketts entdeckt hatte. Doch auch er erlag dem Fieber bei dem Versuch, ihm in einem Gefangenenlager, wo ein Krankheitsausbruch verzeichnet worden war, auf die Spur zu kommen. Prowazeks Assistent Henrique da Rocha Lima (1879–1956) setzte die Suche fort, und ihm gelang es schließlich, den verantwortlichen Mikroorganismus zu isolieren. Zu Ehren seiner Wegbereiter nannte er ihn *Rickettsia prowazekii*. Nach dem Krieg wurden weitere Formen des Fleckfiebers und deren Erreger identifiziert, auch durch den renommierten Bakteriologen Hans Zinsser (1878–1940), der ein viel gepriesenes Buch über das Fleckfieber schrieb.

Heute sind zahlreiche Rickettsiosen (durch Rickettsien verursachte Infektionskrankheiten) mit unterschiedlichen klinischen Ausprägungen bekannt. Das tödlichste dieser Bakterien ist jenes, das ihr Namensgeber Ricketts selbst entdeckte; das harmloseste, *Rickettsia akari*, ist der Erreger der Rickettsienpocken. Die verschiedenen Fleckfieberformen haben auch verschiedene Vektoren [15], meist Insekten oder Gliederfüßer, deren Bestimmung etwa zur selben Zeit begann wie die der Erreger. Die ersten grundlegenden Erkenntnisse zum Übertragungsweg werden dem französischen Nobelpreisträger Charles Nicolle (1866–1936) zugeschrieben, der 1909 erkannte, dass das Fleckfieber von der Kleiderlaus übertragen wird. Dies ermöglichte eine klare Unterscheidung zwischen dem Läusefleckfieber und dem murinen (durch Rattenflöhe übertragenen) Fleckfieber. Einige Monate nach Nicolles Entdeckung wiesen unabhängig von ihm auch die amerikanischen Wissenschaftler John F. Anderson (1873–1958) und Joseph

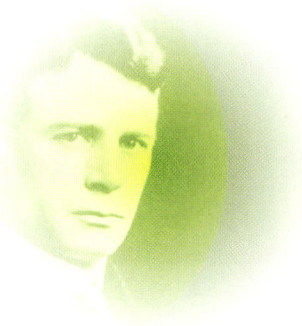

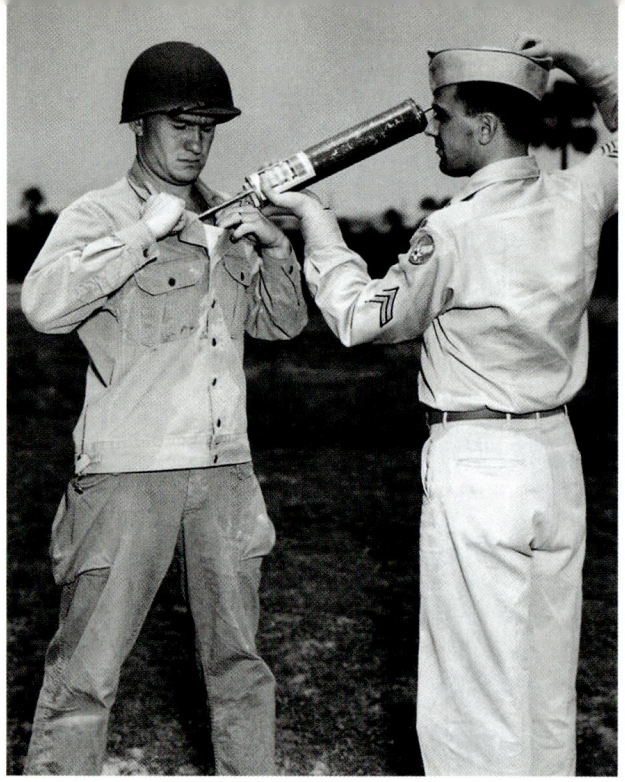

Goldberger (1874–1929) die Übertragung des Fleckfiebers durch die Kleiderlaus nach. In der folgenden Zeit konnte darüber hinaus geklärt werden, dass bei anderen Rickettsiosen Zecken und Milben als Vektoren dienen.

EINDÄMMUNG UND BEHANDLUNG

Im Laufe des 20. Jahrhunderts ließen sich große Fortschritte in der Prävention und Therapie der Rickettsiosen erzielen. In den frühen 1930ern entwickelte der polnische Biologe Rudolf Weigl (1883–1957) die erste wirksame Impfung gegen das epidemische Fleckfieber, die bald darauf von belgischen Missionaren in China eingesetzt wurde. Während des Zweiten Weltkriegs war der Impfstoff für viele Soldaten verfügbar; das Hauptproblem blieben die Fleckfiebererkrankungen unter der vertriebenen Zivilbevölkerung und in Gefangenenlagern.

Während des Ersten Weltkriegs hatte man bereits vielerorts heißen Dampf und chemische Desinfektionsmittel zur Verhinderung von Infektionen durch Kleiderläuse verwendet. Dies trug zur Eindämmung des Fleckfiebers in Westeuropa und im Nahen Osten bei. Das vor dem Zweiten Weltkrieg entwickelte Insektizid DDT

stellte jedoch ein weitaus besseres Mittel zur Bekämpfung dar. Dennoch führte das gefürchtete Fleckfieber weiterhin zu hohen Todesraten. Erst als nach 1945 die ersten Breitbandantibiotika erhältlich waren, etwa Tetracycline, die sich als äußerst wirksam gegen eine Reihe von Rickettsiosen erwiesen [46], verebbte die Angst vor dem Fieber.

Im Vergleich zur Mitte des 20. Jahrhunderts kommt das Fleckfieber heute nur noch selten vor, obwohl verschiedene Rickettsiosen vielerorts auftreten und sich einige davon sogar ausbreiten, möglicherweise aufgrund von Klimaveränderungen und dem Vordringen des Menschen in Wildnisgebiete.

КРАСНАЯ АРМИЯ РАЗДАВИЛА БЕЛОГВАРДЕЙСКИХ ПАРАЗИТОВ – ЮДЕНИЧА, ДЕНИКИНА, КОЛЧАКА.

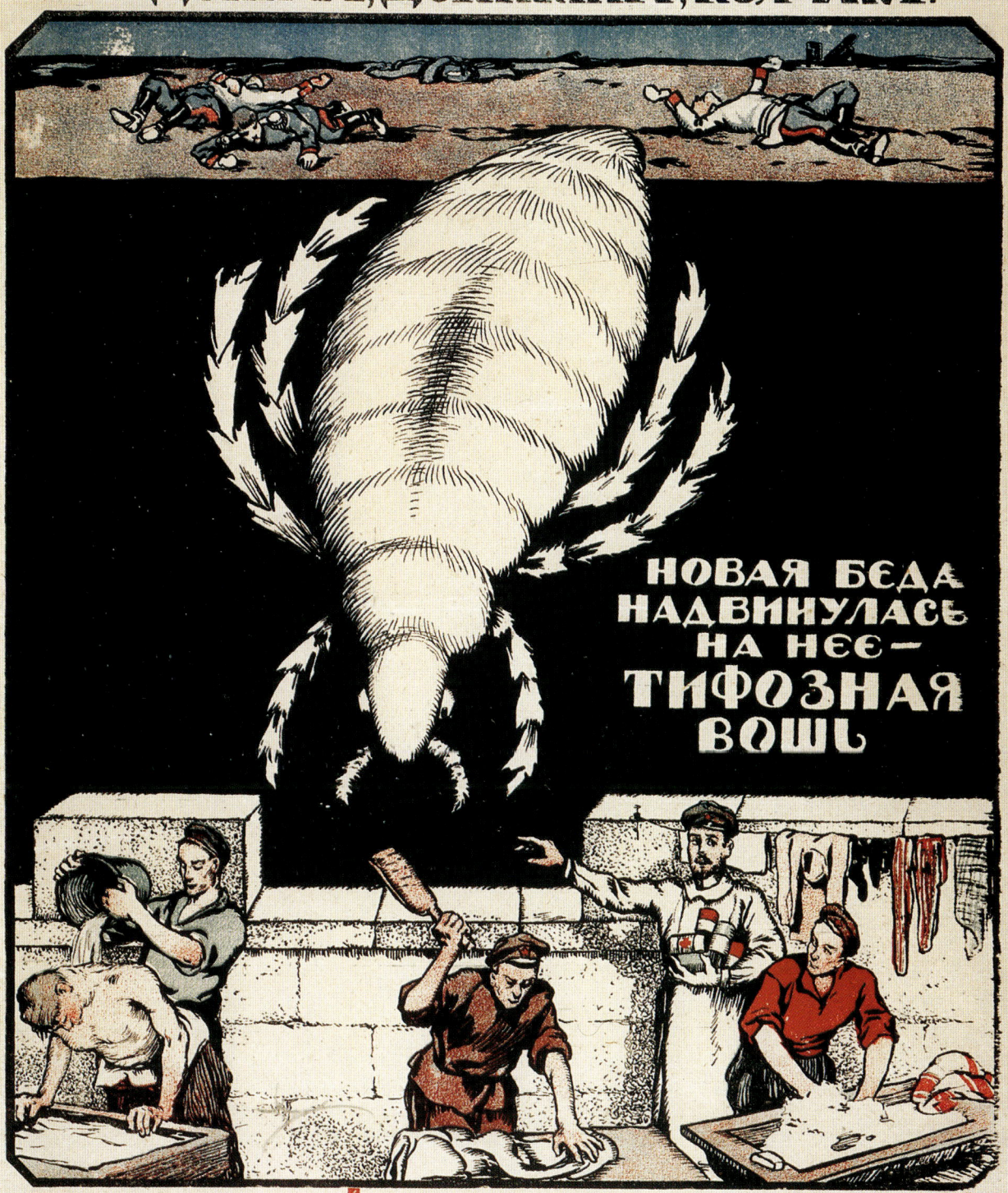

НОВАЯ БЕДА НАДВИНУЛАСЬ НА НЕЕ – ТИФОЗНАЯ ВОШЬ

ТОВАРИЩИ! БОРИТЕСЬ С ЗАРАЗОЙ! УНИЧТОЖАЙТЕ ВОШЬ!

№ 67

DIE CHOLERA
Ein tödlicher Durchfall

Christopher Hamlin

Jeder, der die Cholera gesehen hat, wird ihre fürchterliche Macht als Instrument
für Angst und Wandel in der Gesellschaft begreifen.
R. L. Guerrant, B. A. Carneiro-Filho und R. A. Dillingham, 2003

John Snow vermutete den Auslöser der Cholera im Wasser, konnte ihn aber nicht genau bestimmen. Diese Zeichnung zeigt, mit wie vielen Mikroben das Trinkwasser früher durchsetzt war. Sie stammt von der New River Company, die London ab 1613 mit Trinkwasser versorgte.

Die Anfänge der Cholera liegen im Dunkeln. In historischen Aufzeichnungen zu Massenausbrüchen tödlicher Krankheiten werden mehrfach schwere, langwierige Durchfälle beschrieben, die mit Erbrechen, Krämpfen und kalten Gliedern einhergingen. Doch erst in den frühen 1820er-Jahren erkannte man, dass eine solche Krankheit unerbittlich von einem Ort zum anderen wanderte. Damals breitete sich eine tödliche Durchfallepidemie vom Osten in den Nordwesten aus, die 1817 am Golf von Bengalen begann. Diese Seuche wurde als Asiatische beziehungsweise Indische Cholera bekannt. Der Begriff Cholera stammt aus der klassischen Medizin der Griechen, die damit einen Gallenbrechdurchfall bezeichneten.

Während des Hochimperialismus wurde die Cholera in der ganzen Welt verbreitet, beschleunigt von den neuen Transportmitteln Eisenbahn und Dampfschiff, doch sie dehnte sich auch entlang der alten Handels- und Pilgerwege aus. Später, gegen 1930, war sie meist nur noch in Asien anzutreffen, doch zu Be-

ginn der 1990er wurde die Cholera in vielen Gegenden Lateinamerikas und in der jüngeren Vergangenheit auch in verschiedenen Regionen Afrikas gehäuft festgestellt. Heute tritt sie oftmals in Krisengebieten auf, wo infolge von Kriegen und Naturkatastrophen viele Menschen unter unhygienischen Bedingungen zusammenleben.

EINE EPIDEMIE DES 19. JAHRHUNDERTS

Im 19. Jahrhundert herrschte lange Zeit Uneinigkeit darüber, was die Cholera genau war und wie sie sich ausbreitete. Man wusste nicht, ob es sich um eine ansteckende, von Mensch zu Mensch übertragene Krankheit handelte oder ob sie durch bestimmte äußere Umstände ausgelöst wurde. Dank der wegweisenden epidemiologischen Untersuchungen des Londoner Arztes John Snow (1813–1858) war ab 1854 klar, dass die Aufnahme von verschmutztem Wasser eine Rolle bei der Übertragung der Cholera spielte. Zudem wurde die Krankheit damals bereits mit schlechten hygienischen Bedingungen und Armut in Verbindung gebracht. Snow vermutete

Vorher und nachher: Die Cholera macht aus dieser 23-jährigen Vene-
zianerin eine leichenhafte, abgemagerte Gestalt mit blauen Lippen.
Choleratoxin bewirkt eine übermäßige Abgabe des Wassers aus Blut
und Geweben in den Darm, was zu Erbrechen und Durchfall (»Reis-
wasserstuhl«) führt. Einige Opfer der Infektion starben früher binnen
weniger Stunden.

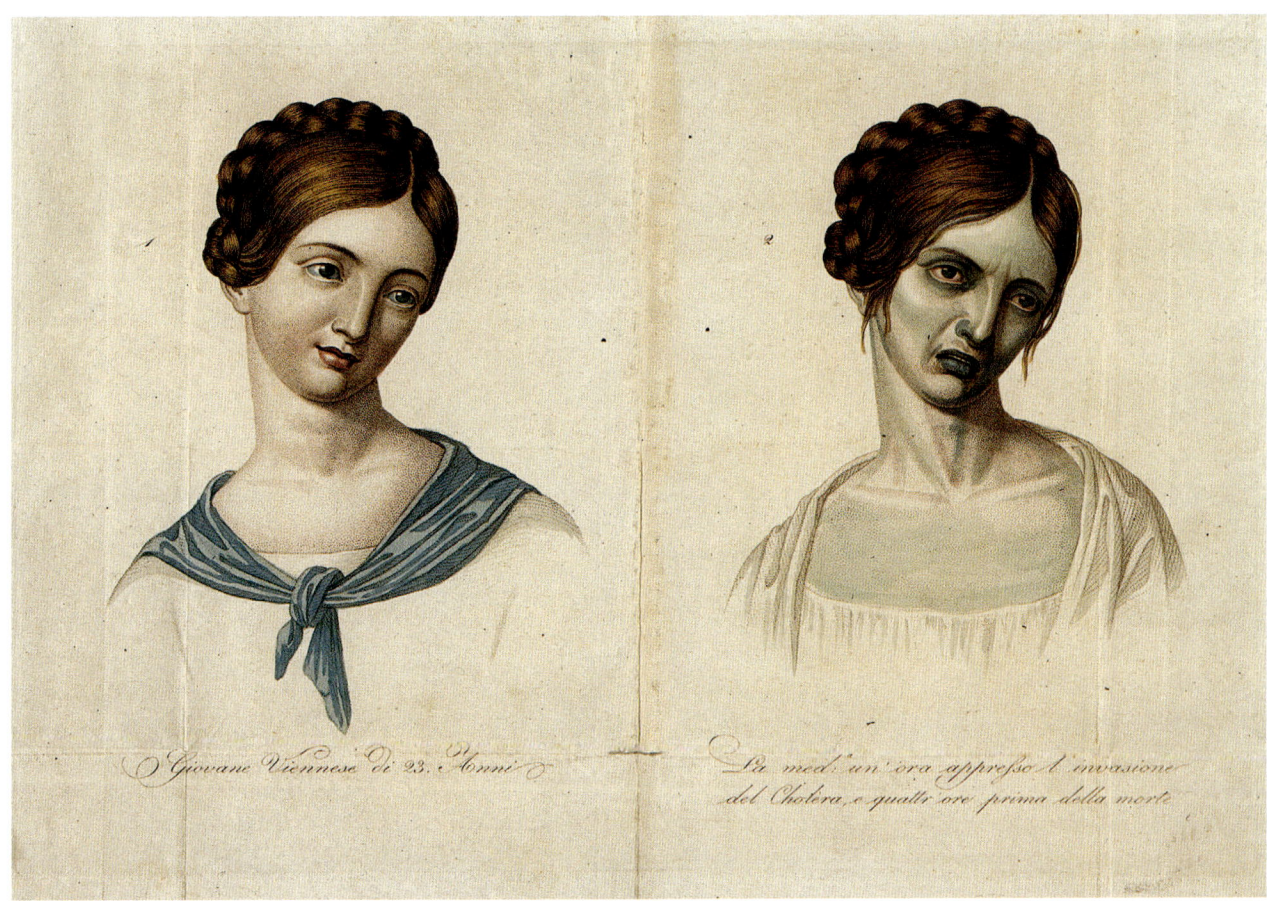

Giovane Viennese di 23. Anni

*Pr med' un' ora appresso l' invasione
del Cholera, e quattr ore prima della morte*

den Auslöser der Seuche im Wasser, konnte ihn jedoch
nicht identifizieren. Als es Robert Koch 1883 schließlich
gelang, das verantwortliche Kommabakterium (später
Vibrio cholerae genannt [siehe S. 72]) zu isolieren, weckte
dies große Hoffnungen, die Cholera unter Kontrolle
bringen zu können. Es erwies sich jedoch als schwierig,
die wenigen gesundheitsgefährdenden Bakterienstämme
von den zahlreichen harmlosen zu unterscheiden. Direkt nach Kochs Entdeckung versuchte man, einen Impf-

stoff zu finden, doch nie boten Choleraimpfungen einen
vollständigen und langfristigen Schutz [63].

Die Cholera trat vielerorts nur kurzzeitig auf, hinter-
ließ aber eine tödliche Spur. Für viele Ärzte bedeutete
es schon einen Erfolg, wenn »nur« die Hälfte ihrer Patienten verstarb. Wer mehr Betroffene heile, der lüge oder
habe eine falsche Diagnose gestellt, hieß es. Teilweise
hingen die Heilungsraten aber auch von der Definition
der Krankheit ab, da mancherorts leichtere Fälle nicht

als Choleraerkrankung angesehen wurden. Heute hat die Cholera in der Regel einen leichten Verlauf, und man geht davon aus, dass viele Fälle unerkannt bleiben.

BEHANDLUNGSANSÄTZE

Vor dem 19. Jahrhundert glaubten Ärzte, die Krankheit beherrschen zu können, indem sie dem Körper halfen, sich der Gifte zu entledigen, die Krämpfe linderten und die kalten Glieder wärmten, damit der Patient wieder zu Kräften kam. Aufgrund der allgemeinen Panik, die im 19. Jahrhundert um sich griff, änderte sich der Behandlungsansatz jedoch: Eine derart heftige Erkrankung, die mit Ausnahme des Kopfes den gesamten Körper betraf, bedurfte radikaler Maßnahmen, so dachten viele. Die verschiedensten Therapien wurden ausprobiert – teils höchst absonderliche, schmerzhafte oder sogar gefährliche Verfahren. Zudem nutzten Quacksalber die Gelegenheit, ihre vermeintlichen Wundermittel zu vermarkten.

Da eine Choleraerkrankung mit einem hohen Flüssigkeitsverlust verbunden ist, versuchte man anfänglich, diesen Mangel wieder auszugleichen, doch behielten die Patienten die zugeführte Flüssigkeit nicht bei sich. Bereits in den 1830ern gab es Versuche, Flüssigkeit (und Salze) per Injektion zu verabreichen. Dadurch konnte oftmals eine deutliche, dafür aber nur kurzfristige Besserung erreicht werden, sodass kein Vorteil gegenüber anderen Therapien ersichtlich war und dieser Ansatz wieder aufgegeben wurde.

Zu Beginn des 20. Jahrhunderts konnte der in Kalkutta tätige Arzt Leonard Rogers (1868–1962) nach Studien zur Blutzusammensetzung bei Cholerapatienten die Sterberate um vier Prozent reduzieren. Tödliche Komplikationen lernte man besser abzuschätzen, wodurch weitere Fortschritte erzielt wurden. Mit den wachsenden Therapieerfolgen wuchs auch die Überzeugung, dass eine stationäre Aufnahme und Laboruntersuchungen gewöhnlich nicht erforderlich waren. In den frühen 1970ern erkannte man, dass ein ausreichender Ersatz von Flüssigkeit, Salzen und Glucose in der Regel genügte – was übrigens nicht nur für die Cholera gilt, sondern auch für die meisten anderen gastrointestinalen Erkrankungen, die zu einer starken Dehydrierung des Körpers führen. Die Entdeckung, dass Natrium und Glucose über eine rehydrierende Trinklösung in den Dünndarm transportiert werden und dort die Wasserresorption fördern, wurde als der »möglicherweise bedeutendste medizinische Fortschritt des 20. Jahrhunderts« beschrieben.

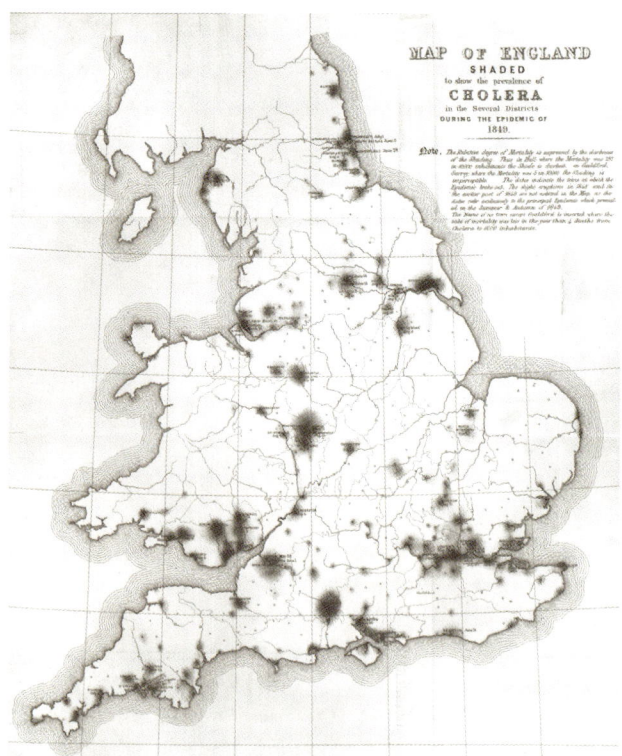

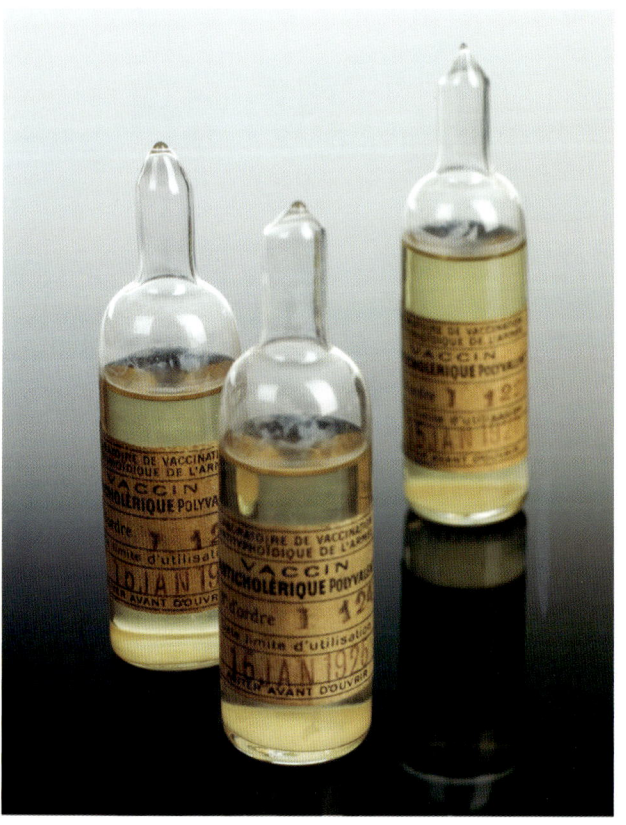

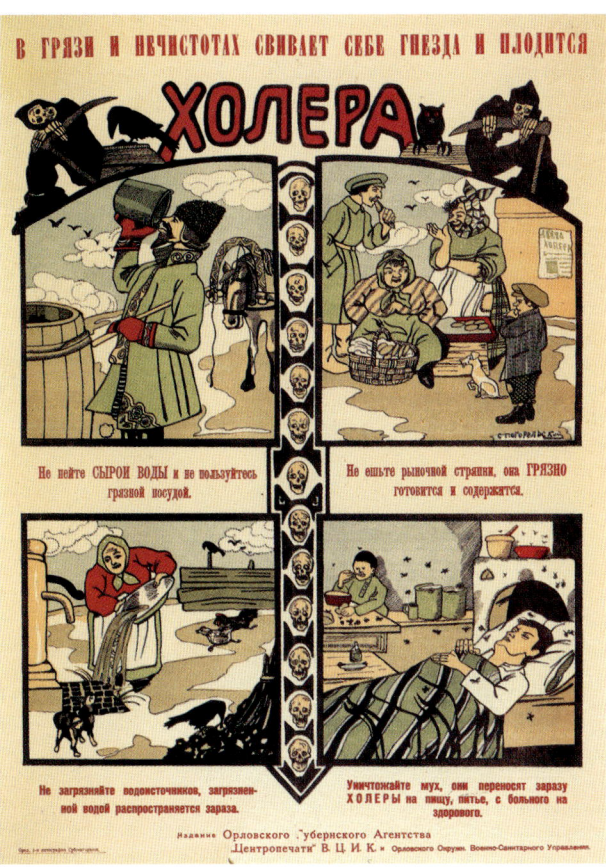

DIE CHOLERA IN DER HEUTIGEN ZEIT

In den letzten Jahrzehnten hat sich das Bild der Cholera deutlich gewandelt. Es zeigte sich, dass *Vibrio cholerae* genetisch instabil und weitverbreitet ist, vor allem in warmen, brackigen Gewässern. Zudem gibt es keine genauen Angaben über die Anzahl der Infektionen. Die meisten Gesundheitsbehörden gehen heute davon aus, dass sehr viele Fälle nicht gemeldet werden, zum Teil auch, weil der Cholera ein gewisses Stigma anhaftet. Aus praktischer Sicht gibt es kaum Anlass, sie von anderen Durchfallerkrankungen abzugrenzen, da alle durch entsprechende Hygienemaßnahmen (und mitunter auch durch Impfstoffe) verhindert und mit rehydrierenden Lösungen behandelt werden können. Die Möglichkeit eines epidemischen Auftretens ist jedoch nach wie vor gegeben. Noch vor einem Jahrhundert hat die Cholera Angst und Schrecken verbreitet, und noch heute lässt sie Regierungen und Behörden den Notstand ausrufen – so auch bei einem Ausbruch auf Haiti im November 2010.

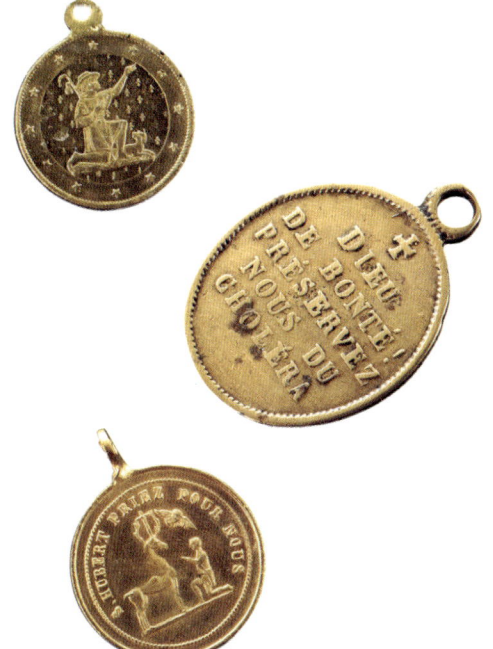

Gegenüber oben
Nach der Choleraepidemie, die 1848 Großbritannien erreichte, wurden die Folgen kartografisch festgehalten. In den dunkel markierten Bereichen gab es besonders viele Todesfälle.

Gegenüber unten
Ampullen mit einem Choleraimpfstoff, hergestellt von einem Labor der französischen Armee. Das Haltbarkeitsdatum ist klar erkennbar.

Oben
Ein russisches Plakat aus der Zeit um 1920 warnt die Öffentlichkeit: »Wenn Sie sich vor der Cholera schützen wollen, sollten Sie Folgendes nicht tun.«

Links
Diese Anhänger aus Frankreich und Belgien wurden im 19. Jh. getragen. Sie waren Rochus von Montpellier gewidmet, von dem man sich Schutz vor der Cholera erhoffte. Der Legende nach hatte dieser Heilige im Mittelalter Pestkranke geheilt.

37. DAS KINDBETTFIEBER
Der Schrecken der Mütter

Christine Hallett

Es ist mir äußerst unangenehm, feststellen zu müssen,
dass ich die Infektion selbst auf viele Frauen übertragen habe.
Alexander Gordon, 1795

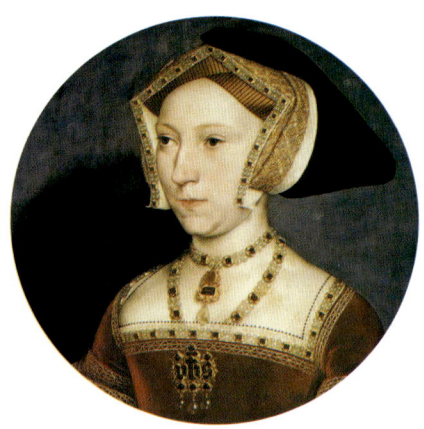

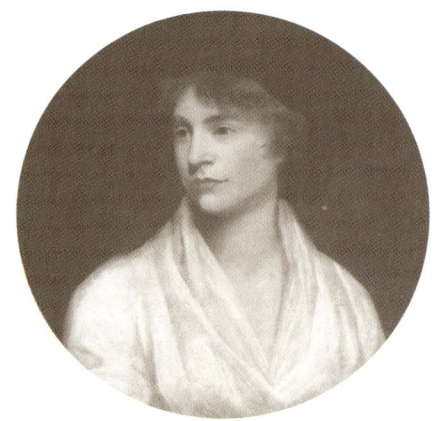

EINE VERHEERENDE INFEKTION

Das Kindbettfieber – auch Wochenbettfieber oder Puer-peralfieber genannt – ist eine der bekanntesten iatroge-nen (durch den Arzt verursachten) Infektionen der Neu-zeit und kam bis zu Beginn des 20. Jahrhunderts häufig vor. Sie wird durch Bakterien hervorgerufen, die bei der Geburt über die Hände des Geburtshelfers übertra-gen werden und in die Gebärmutter der Frau eindrin-gen. Die Keime können ihren Ursprung im Nasen- oder Mundraum des Geburtshelfers haben oder von einer bereits infizierten Patientin stammen. Der meistverbrei-tete Erreger der Infektion gehört zur Gruppe der beta-hämolysierenden Streptokokken (Gruppe A), aber auch andere Bakterien können beteiligt sein [14].

Das Kindbettfieber setzt unvermittelt ein, meist am dritten Tag nach der Geburt, und geht mit den typischen Symptomen einer bakteriellen Infektion einher: hohem Fieber, starken Kopfschmerzen, beschleunigtem Puls und Benommenheit. Im Verlauf treten zunehmend hef-tigere Schmerzen im Unterleib auf, begleitet von Durch-fall und Erbrechen. Breitet sich die Infektion weiter aus, können eine Peritonitis (Entzündung des Bauchfells) und schließlich eine Septikämie (bakterielle Infektion

des gesamten Körpers) die todbringenden Folgen sein. Berühmte Opfer des Kindbettfiebers sind unter anderem Jane Seymour (um 1509–1537), die dritte Ehefrau Hein-richs VIII. (1491–1547), und die Schriftstellerin Mary Wollstonecraft (1759–1797), die nach der Geburt ihrer Tochter Mary Shelley (1797–1851) starb.

NEUE KRANKENHÄUSER UND NEUE ANSÄTZE

Der erste epidemische Ausbruch der Infektion erfolgte wahrscheinlich um 1650 in Paris. Mitte des 18. Jahr-hunderts nahm die Zahl der Fälle rasch zu. Es war die Zeit, in der die ersten großen öffentlichen Krankenhäu-ser entstanden und die medizinischen Ansätze wissen-schaftlicher und empirischer wurden. In den neuen Geburtskliniken nahm man Not leidende, mittellose Patientinnen auf, die als Gegenleistung für Versorgung, Nahrung und Unterkunft als Lehrobjekte für die stu-dentische Ausbildung herhalten mussten. In solchen Einrichtungen breitete sich das Kindbettfieber oftmals epidemisch aus. Die Todesrate lag teils über 30 Prozent.

Viele der Geburtshelfer – eine neue Gruppe spezia-lisierter (männlicher) Ärzte, die sich im 18. Jahrhundert entwickelte – befassten sich mit dem Puerperalfieber.

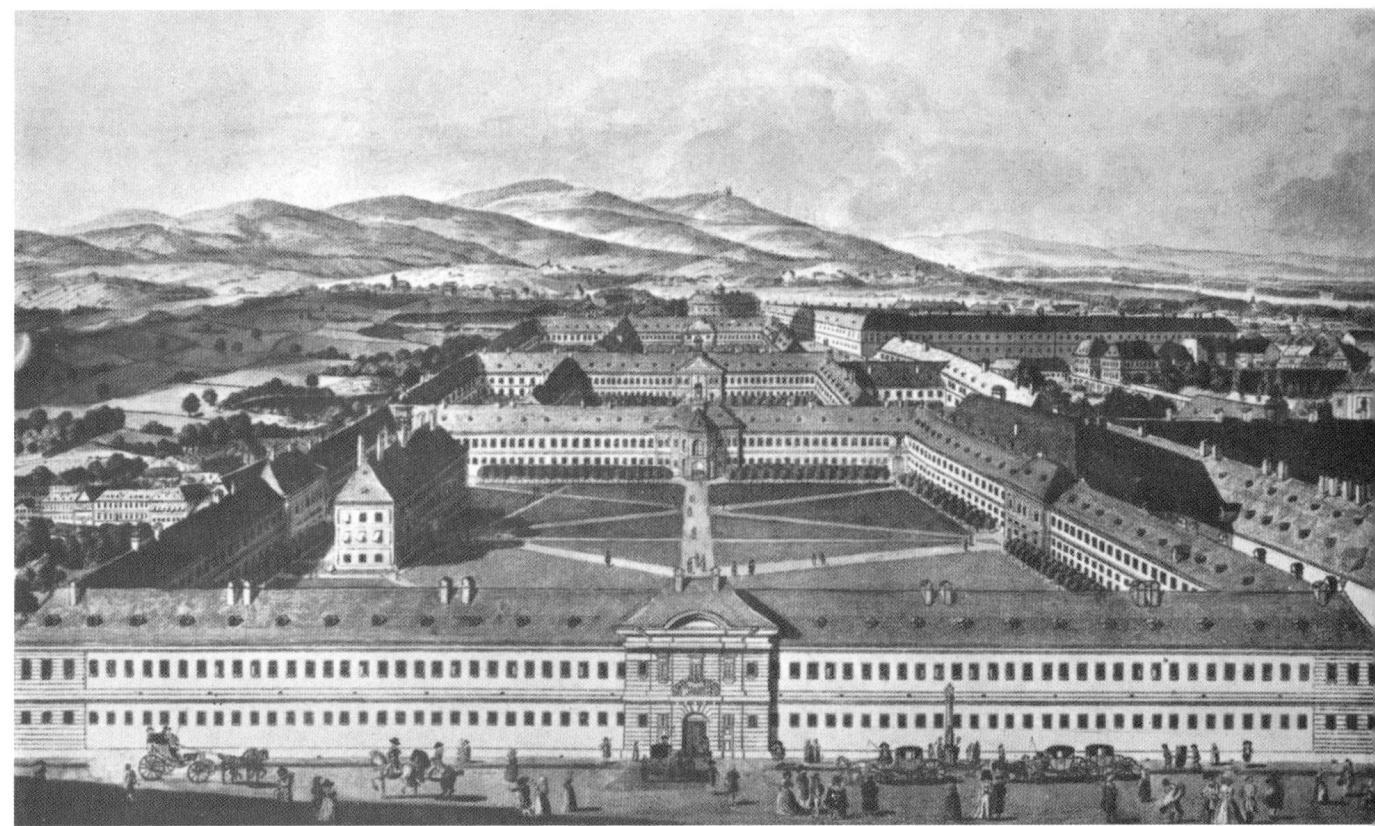

Sie stützten sich auf die Seuchen- und Infektionstheorie der Antike, ihr wesentliches Ziel war jedoch zu ergründen, wo und wie die Krankheit im Körper entstand. Dazu bediente man sich auch zunehmend der Obduktion [07].

Die großen Krankenhausepidemien sind zweifellos darauf zurückzuführen, dass man damals üblicherweise direkt vom Seziertisch, wo infizierte Leichen untersucht wurden, in das Entbindungszimmer ging, ohne vorheriges Waschen der Hände oder Wechseln der Kleidung. Dadurch wurden die Erreger von den Toten auf die Lebenden übertragen, und es ergab sich eine besondere Tragik: Je länger sich die Ärzte auf der Suche nach der Infektionsursache mit der Leichensektion beschäftigten, desto höher war die Übertragungswahrscheinlichkeit.

ERWACHENDES VERSTÄNDNIS

Der als Geburtshelfer niedergelassene Arzt Alexander Gordon (1752–1799) aus dem schottischen Aberdeen war der Erste, der den Übertragungsweg erkannte. Durch die Beobachtung zahlreicher Fälle stellte er fest, dass das Auftreten der Infektion offensichtlich davon abhing, wer bei der Entbindung geholfen hatte. Er ver-

öffentlichte seine Erkenntnisse 1795 und löste damit großen Aufruhr aus, da er die betreffenden Kollegen namentlich nannte.

Der amerikanische Arzt Oliver Wendell Holmes (1809–1894) erörterte die Infektiosität des Kindbettfiebers 1843 in einem Artikel im renommierten *New England Journal*. Darin empfahl er Geburtshelfern, sich die Hände zu waschen und die Kleidung zu wechseln, bevor sie zur nächsten Wöchnerin gingen, und Autopsien zu vermeiden, wenn sie noch am selben Tag Kindern auf die Welt halfen.

Gegenüber links
Jane Seymour starb am Puerperalfieber, mit dem sie bei der Geburt ihres Sohnes Edward, des Thronfolgers Heinrichs VIII., infiziert wurde. Ausschnitt aus einem Porträt von Hans Holbein dem Jüngeren.

Gegenüber rechts
Detail eines Gemäldes der engagierten Frauenrechtlerin und Schriftstellerin Mary Wollstonecraft von John Opie. Es erscheint als Ironie des Schicksals, dass sie ausgerechnet an einer Erkrankung starb, die nur Frauen betraf.

Oben
Das Allgemeine Krankenhaus der Stadt Wien, wo Ignaz Semmelweis die Ursache für die Todesfälle auf seiner Entbindungsstation herausfand.

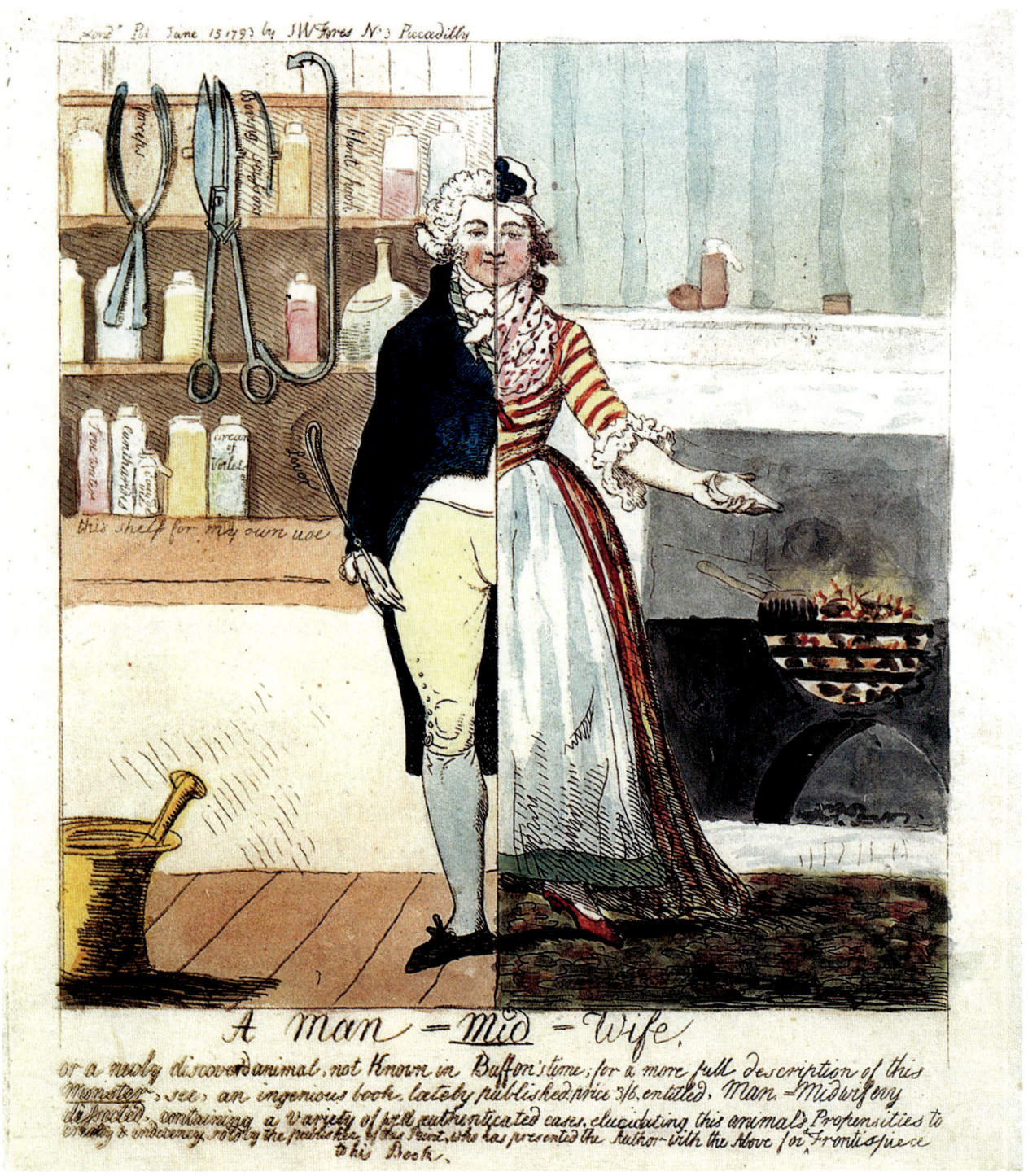

Lond Pu June 15 1793 by S W Fores N° 3 Piccadilly

A Man — Mid — Wife.

or a newly discover'd animal, not Known in Buffon's time; for a more full description of this Monster, see, an ingenious book, lately published, price 3/6. entitled, Man = Midwifery dissected, containing a variety of well authenticated cases, elucidating, this animal's Propensities to cruelty & indecency, sold by the publisher of this Print, who has presented the Author with the Above for a Frontispiece to this Book.

Oben
Karikatur eines Geburtshelfers von Isaac Cruikshank, spätes 18. Jh.
Mit dem Vordringen von Männern in diese vormals weibliche Domäne
stieg leider auch die Häufigkeit des Kindbettfiebers an.

Gegenüber oben
Ignaz Semmelweis konnte seine Kollegen nicht davon überzeugen, dass
sie selbst die Verursacher der Infektion waren; zuvor hatte sich bereits
Alexander Gordon mit einer ähnlichen These äußerst unbeliebt gemacht.

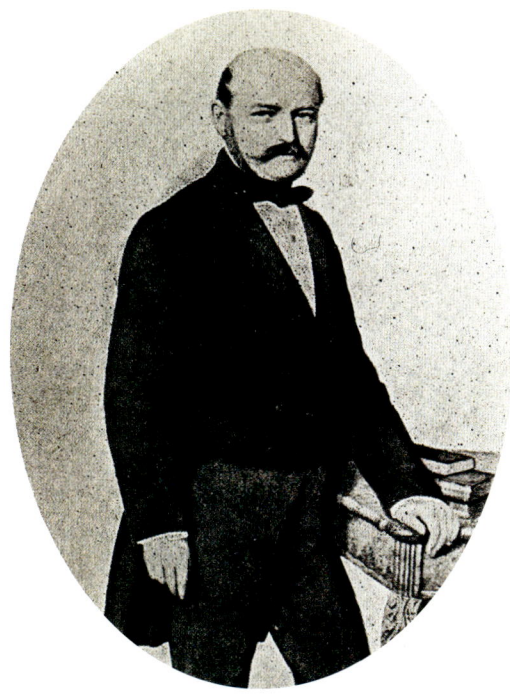

Die Entdeckung der wahren Natur der Infektion ist untrennbar mit dem Namen des ungarischen Geburtshelfers Ignaz Semmelweis (1818–1865) verbunden. Seine persönliche Geschichte ist wie die des Kindbettfiebers durch tragische Umstände geprägt: 1846 wurde er Assistenzarzt auf der Entbindungsstation des Allgemeinen Krankenhauses der Stadt Wien. Dort fiel ihm auf, dass in seiner Abteilung, wo auch Medizinstudenten ausgebildet wurden, viel mehr Frauen am Puerperalfieber starben als in einer anderen Abteilung, wo nur Hebammen geschult wurden, denen es nicht gestattet war, an Leichensektionen teilzunehmen.

Als sein Kollege Jakob Kolletschka (1803–1847) an einer Septikämie starb, nachdem ihn ein Student während einer Sektion versehentlich mit dem Skalpell verletzt hatte, wurde Semmelweis klar, dass die Ursache des Kindbettfiebers mit etwas zu tun haben musste, das sich an den Händen von Ärzten oder Studenten befand (er nannte es »Leichenpartikel«). 1847 wies er alle an, sich vor dem Betreten seiner Abteilung die Hände in einer Chlorkalklösung zu waschen. Obwohl sich die Todesrate dadurch deutlich reduzierte, wurden seine Ideen nur belächelt, und er erhielt keine Verlängerung seines Dreijahresvertrags. Semmelweis musste Wien 1849 verlassen und veröffentlichte seine Theorien nur in dem Buch *Die Aetiologie, der Begriff und die Prophylaxis des Kindbettfiebers*, das 1861 erschien. Er erkrankte psychisch und wurde in eine Irrenanstalt eingewiesen, wo er im Alter von 47 Jahren an den Folgen einer infizierten Verletzung starb.

DIE DURCHBRÜCHE IM 20. JAHRHUNDERT

Nach der Entdeckung der Streptokokken durch Louis Pasteur in den 1870er-Jahren [siehe auch 14] wurden Semmelweis' Theorien ernst genommen. Ausgehend von einer Klassifikation dieser Bakteriengruppe, die Rebecca Lancefield (1895–1981) in den 1920ern aufstellte, gelang Leonard Colebrook (1883–1967) mit Unterstützung seiner Schwester Dora (1884–1965) der Nachweis, dass die Infektion meist durch hämolytische Streptokokken verursacht wurde. 1935 entdeckte Gerhard Domagk (1895–1964) die antibakterielle Wirkung des Farbstoffs Prontosil (der Wirkstoff stammt aus der Gruppe der Sulfonamide) und damit das erste Arzneimittel gegen die Infektion. Mit der Einführung von Antibiotika [46] und aseptischen Arbeitsmethoden konnte das Kindbettfieber bis zur Mitte des 20. Jahrhunderts nahezu ausgelöscht werden.

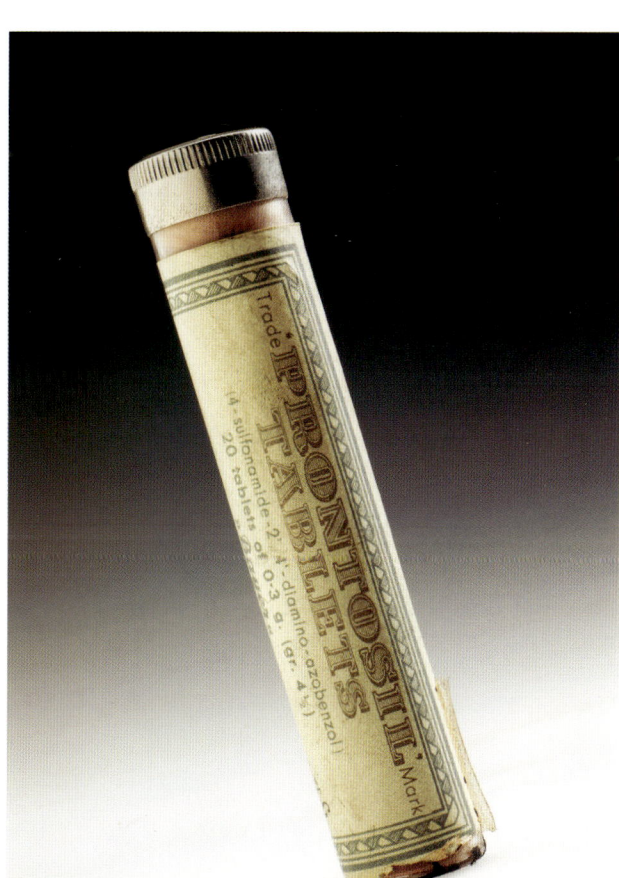

Unten
Ein Röhrchen Prontosiltabletten – ursprünglich entwickelt in den Bayer-Werken von Gerhard Domagk. Dieser wurde 1939 mit dem Nobelpreis für Physiologie oder Medizin ausgezeichnet, den er jedoch aufgrund eines Verbots des nationalsozialistischen Regimes erst 1947 entgegennehmen konnte.

38. DIE TUBERKULOSE
Blutiger Husten

Helen Bynum

All diese todgeweihten Männer, die kamen, um ihn zu holen,
waren der Schwindsucht ergeben; sie war es, die ihn ins Grab brachte.
John Bunyan, 1680

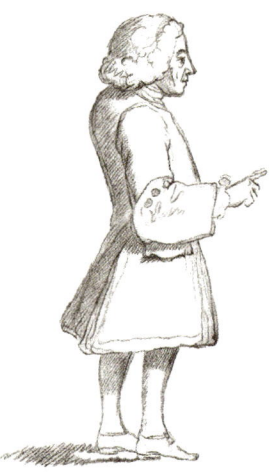

Die Tuberkulose (kurz TBC, früher auch Schwindsucht) ist eine der fatalsten Krankheiten aller Zeiten. Im frühen 19. Jahrhundert war sie die Ursache für 17 bis 20 Prozent aller Todesfälle und damit die häufigste Todesursache. In der Regel wird sie durch eine Tröpfcheninfektion übertragen und manifestiert sich in der Lunge. Der meistverbreitete Erreger ist – neben anderen – das *Mycobacterium tuberculosis*. Derzeit ist ein Drittel der Weltbevölkerung infiziert, davon entwickelt jedoch nur etwa ein Zehntel eine aktive Erkrankung.

Die Tuberkulose ist zudem eins der ältesten Leiden unserer Geschichte: Mittels DNA-Sequenzierung konnte das *Mycobacterium tuberculosis* in 9000 Jahre alten menschlichen Skeletten nachgewiesen werden. In frühen Texten aus Indien, China, dem Mittleren Osten und dem antiken Griechenland werden Tuberkulosesymptome beschrieben. Aber auch Tiere werden von Mykobakterien befallen. Das *Mycobacterium bovis* etwa kann durch Milch vom Rind auf den Menschen übertragen werden und verursacht die Erkrankung bei beiden gleichermaßen. Dies ist hierzulande seit Einführung des Pasteurisierens [siehe S. 70] jedoch so gut wie ausgeschlossen.

SKROFELN UND TUBERKEL

Die Tuberkulose kann zu schweren Gewebeschäden führen, nicht nur an der Lunge, sondern unter anderem auch an Haut, Darm und Knochen. Die mit knotigen Schwellungen der Halslymphknoten (Skrofeln) einhergehende Skrofulose brachte man früher ebenfalls mit Tuberkulose in Zusammenhang. Ab dem Mittelalter glaubte man in Frankreich und England, Könige könnten Skrofeln durch bloßes Handauflegen heilen. Betroffene des sogenannten »King's Evil« reisten von weit her an, bis das Heilungsritual im ersten Drittel des 19. Jahrhunderts zum letzten Mal praktiziert wurde.

René Laënnec, der Erfinder des Stethoskops [22], vereinheitlichte die scheinbar verschiedenen Krankheitsbilder. Er stellte fest, dass die Tuberkel, kleine Geschwülste, die sich bei Obduktionen in den Atmungsorganen zeigten und die man lange als symptomatisch für die Lungentuberkulose erachtete, auch in der Wirbelsäule, den Lymphknoten und im Darm zu finden waren und dass somit der gleiche Krankheitsprozess im gesamten Körper auftrat. Kurze Zeit nach der Veröffentlichung seiner bahnbrechenden Erkenntnisse im Jahr 1819 starb Laënnec selbst an der Infektion, ebenso wie

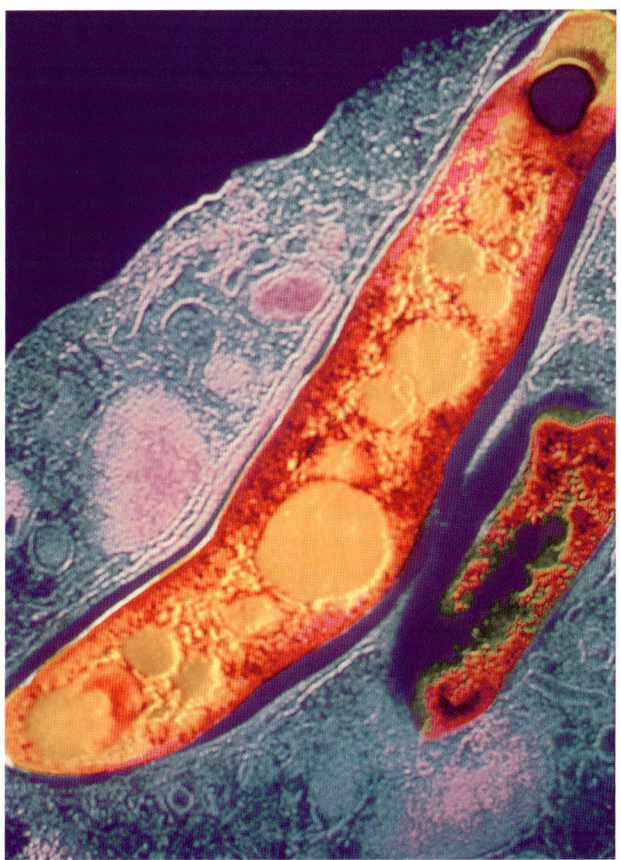

Therapie ließ sich daraus nicht ableiten. Das von Koch selbst entwickelte Tuberkulin entpuppte sich als nutzlos. Außerdem wurden Betroffene nun häufig dämonisiert, weil die bakterielle Gefahr als Bedrohung empfunden wurde. Kranke wurden in Sanatorien gepflegt und erhielten dort eine stärkende Kost, doch durch die Isolation von der Außenwelt fristeten die meisten ein tristes Dasein. In Thomas Manns (1875–1955) Roman *Der Zauberberg* (1924) mögen die Bedingungen im abgelegenen Sanatorium in den Schweizer Alpen schon etwas erträglicher gewesen sein, aber wenn der Körper es nicht selbst schaffte, der Krankheit Einhalt zu gebieten, gab es kaum Hoffnung.

Diese brachten Selman A. Waksman (1888–1973) und Albert Schatz (1920–2005) im Jahr 1943 mit der ersten antibiotischen Therapie gegen Tuberkulose, dem Streptomycin [46]. Dafür erhielt Waksman 1952 den Nobelpreis – der zweite in Verbindung mit der Tuberkulose. Die Therapie mit Streptomycin erforderte jedoch unangenehme intramuskuläre Injektionen. Rasch zeigte sich, dass eine Kombination aus Streptomycin, Isoniazid und Paraaminosalicylsäure nicht nur wirksamer war, sondern auch zur Verhinderung von Antibiotikaresistenzen beitrug. In der Folge wurden die Streptomycin-Injektionen durch Rifampicintabletten ersetzt.

viele andere kluge Köpfe und Persönlichkeiten. Es wurde sogar vermutet, es bestünde ein Zusammenhang zwischen Genius und Tuberkuloseneigung.

Die Betroffenen litten an Fieber, Nachtschweiß und Husten, sie spuckten Blut und zehrten immer mehr aus, weil ihr entzündeter Kehlkopf die Nahrungsaufnahme erschwerte und andererseits der Durchfall nicht zu stoppen war. Die Tuberkuloseepidemie ging mit der Verstädterung und Industrialisierung um die Welt. Besonders schwer traf es die Armen, Alten und Unterernährten, doch die Seuche machte nirgendwo halt und raffte auch wohlhabende Bürger und viele junge Menschen dahin. Niemand wusste genau, womit man es zu tun hatte. Mit der Entdeckung des Tuberkuloseerregers im Jahr 1882 brachte der Begründer der Bakteriologie Robert Koch [14] endlich Licht in die Ätiologie der Krankheit (dennoch dauerte es einige Jahre, bis man überall davon überzeugt war). Für seine Verdienste wurde Koch 1905 der Nobelpreis verliehen.

THERAPIEMETHODEN

Das Wissen um die Ursache bedeutete zwar einen grundlegenden Fortschritt, aber eine wirkungsvolle

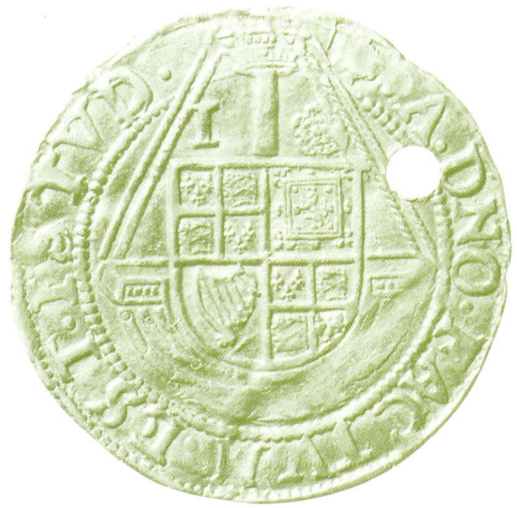

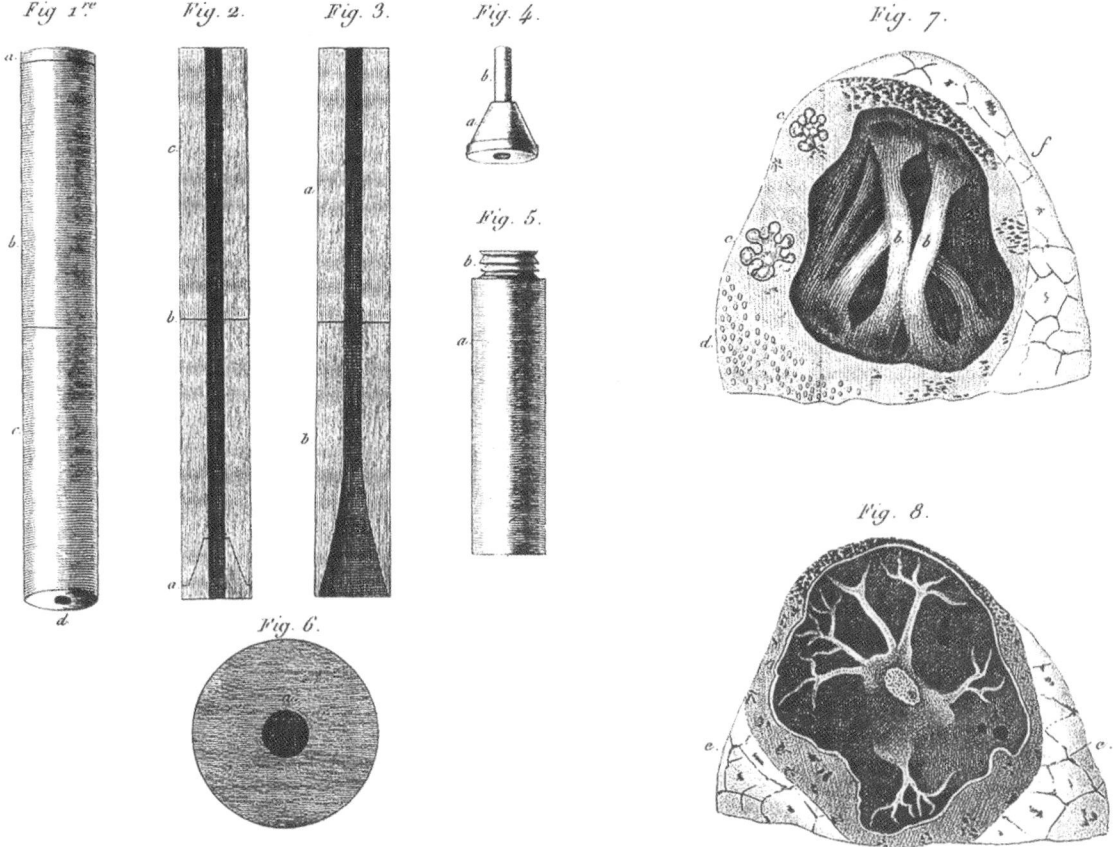

Fig. 1ʳᵉ Fig. 2 Fig. 3 Fig. 4 Fig. 5 Fig. 6 Fig. 7 Fig. 8

Allerdings gingen die Neuerkrankungen bereits zurück, als diese Präparate verfügbar wurden. Dies lag an der zunehmenden Verbesserung der Lebensumstände in den Industrieländern und teils auch an der 1921 eingeführten BCG-(Bacillus-Calmette-Guérin-)Impfung [63]. Nach der Entwicklung der Röntgentechnik wurden reihenweise Untersuchungen zur Früherkennung durchgeführt, und die Medikamente verhinderten weitere Epidemien, doch eine Ausrottung blieb illusorisch – in den Entwicklungsländern kam die Tuberkulose immer noch häufig vor.

In den letzten zwei Jahrzehnten des 20. Jahrhunderts trat die Infektion mit der Verbreitung von HIV/Aids [42] und der Entstehung einer neuen Unterschicht in den Industrieländern wieder verstärkt auf. Noch problematischer erwies sich die Lage in den Entwicklungsländern und den ehemals kommunistisch regierten Staaten, wo sich die sozialen Bedingungen und die medizinische Versorgung verschlechterten. Darüber hinaus erforderten arzneimittelresistente Tuberkulosestämme neue therapeutische Ansätze. Bei der sogenannten DOTS-Strategie *(directly observed treatment, short course)* der Weltgesundheitsorganisation (WHO) wird die sechsmonatige Medikamenteneinnahme überwacht, damit die Patienten die Tabletten nicht vorzeitig absetzen und die Tuberkulose vollständig ausheilen kann. Multiresistente Tuberkulosen werden auch in Zukunft eine große Herausforderung für die Arzneimittelforschung darstellen. Wir können nur auf eine erneute positive Trendwende durch eine Verbesserung der Lebensstandards und einen Rückgang anderer Infektionen hoffen.

Oben
Stiche von René Laënnecs Stethoskop (links) und Schnittdarstellungen einer tuberkulösen Lunge (rechts) aus Laënnecs Lehrbuch über die mittelbare Auskultation (1819), in dem er auch seine Theorie zum gemeinsamen Ursprung der Tuberkel darlegte, die an verschiedenen Stellen im Körper auftraten.

Gegenüber
Vor der Einführung von Antibiotika glaubte man, dass frische Luft und Sonnenschein zur Vermeidung der Tuberkulose beitragen könnten. Wohltätige Organisationen, die gegen die Tuberkulose kämpften, förderten Sommerferienlager für Kinder tuberkulosekranker Eltern. Der Verkauf von Briefmarken, der auf diesem französischen Plakat von 1917 beworben wird, half bei der Finanzierung solcher Aktivitäten.

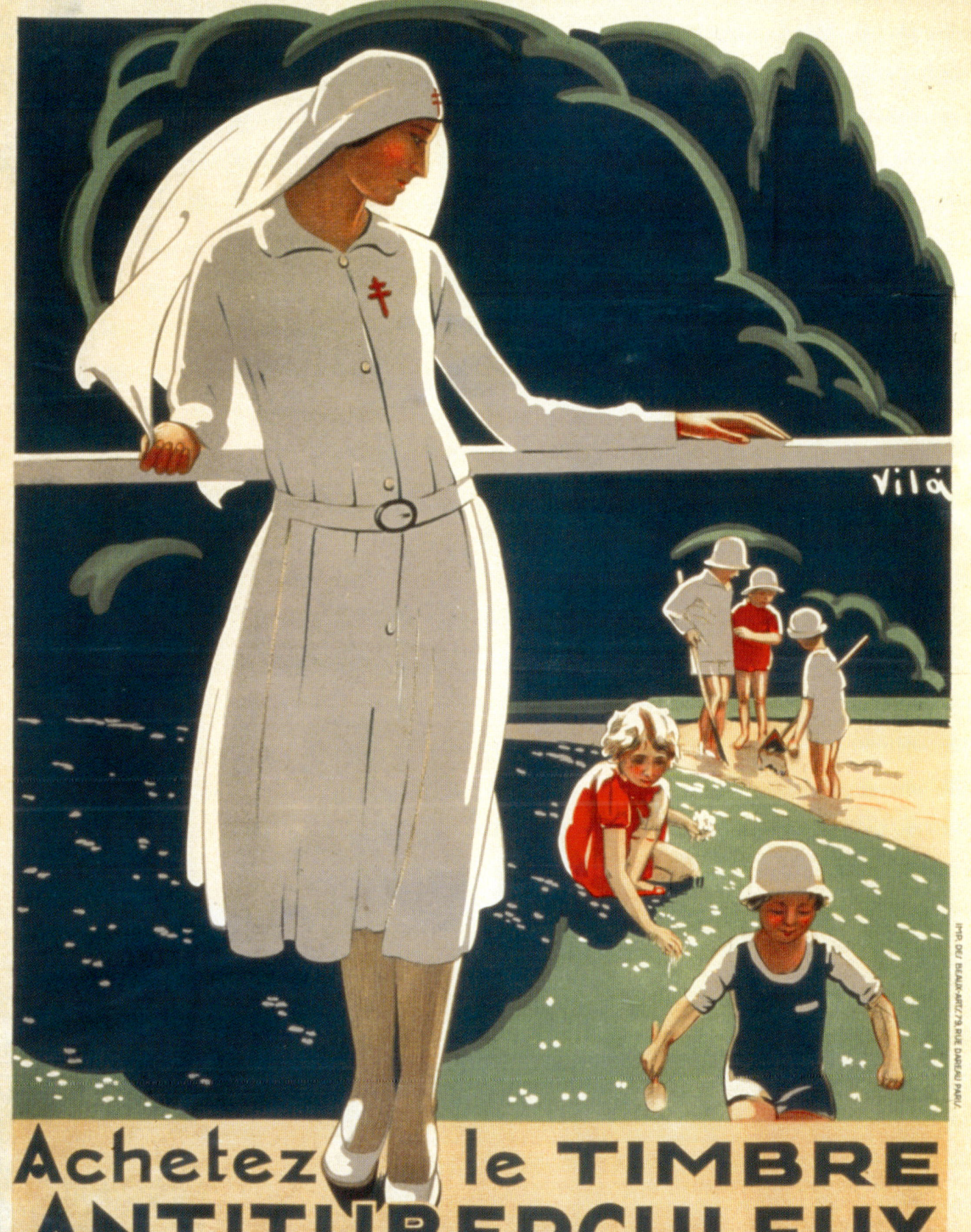

Achetez le TIMBRE
ANTITUBERCULEUX

DIE INFLUENZA
Ein wandelbares Virus

Dorothy Crawford und Ingo Johannessen

[…] direkt nach ihrer Ankunft wurde die Königin von einer neuartigen Krankheit befallen, die in der Stadt umgeht [...] und die sich auch in ihrem gesamten Hofstaat ausbreitete und niemanden verschonte, ganz gleich ob Lord oder Diener, Lady oder Hoffräulein, französisch oder englisch.
Bericht zur Grippewelle, die den Hof der schottischen Königin Maria Stuart 1562 in Edinburgh erfasste

Virologen haben das Influenza-A-Virus der Pandemie von 1918/19 nachgebildet, um zu bestimmen, welche Eigenschaften es damals zu einem solch tödlichen Erreger machten: Weltweit forderte es etwa 40 Millionen Todesopfer.

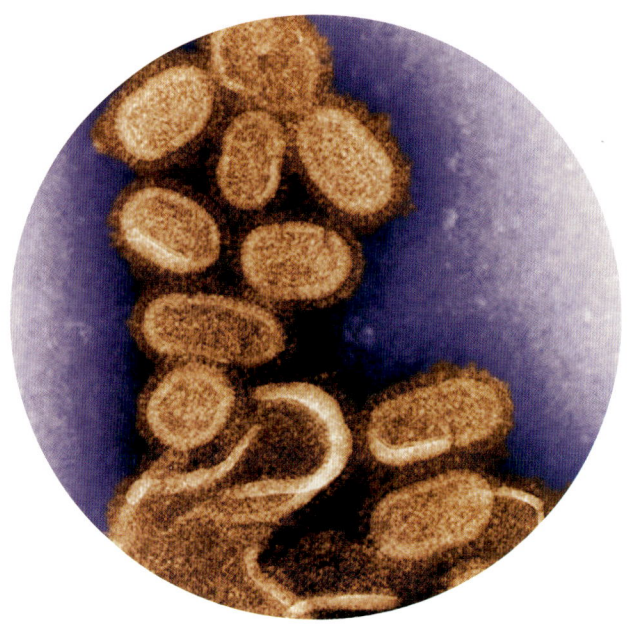

Von allen Krankheitserregern stellt das Influenza-A-Virus eine der größten Bedrohungen für den Menschen dar. Seine Ausbreitung wird weltweit überwacht und Wissenschaftler entwickeln ständig neue Medikamente und Impfstoffe, dennoch ist Vorsicht geboten gegenüber dieser oft tödlich verlaufenden Grippe.

VIRUSVORKOMMEN

Wasservögel sind häufig latent mit Grippeviren infiziert. Es gibt Hunderte von Virusstämmen, die sich in ihrem Verdauungstrakt vermehren und mit dem Kot ausgeschieden werden. Daher ist es nicht verwunderlich, dass sich Menschen, die Umgang mit solchen Tieren haben, gelegentlich infizieren. Doch nicht alle Grippestämme können auf den Menschen übergehen. Die Infektionsfähigkeit ist von der Kombination der Proteine Hämagglutinin (H) und Neuraminidase (N) in dem jeweiligen Virusstamm abhängig. Da es 16 H- und 9 N-Subtypen gibt, existieren viele verschiedene Virusstämme, die nach ihrer entsprechenden Zusammensetzung benannt sind. So steht H5N1 für das Virus der Vogelgrippe und H1N1 für das der Schweinegrippe.

Grippepandemien gibt es seit Langem. Während jeden Winter ein saisonaler Grippeausbruch zu beobachten ist, kommen echte Pandemien nur alle 10 bis 40 Jahre vor. Diese grassieren, wenn ein ganz neuer Grippestamm auftritt, gegen den noch keine Immunität besteht und der sich daher ungehindert global ausbreiten kann. Während des 20. Jahrhunderts gab es weltweit drei große Grippepandemien: Die Spanische Grippe (1918/19), die Asiatische Grippe (1957) und die Hongkong-Grippe (1968). Die Spanische Grippe begann gegen Ende des Ersten Weltkriegs und forderte mehr Opfer als die eigentlichen Kampfhandlungen. Das entsprechende Virus ging wahrscheinlich direkt von Vögeln auf den

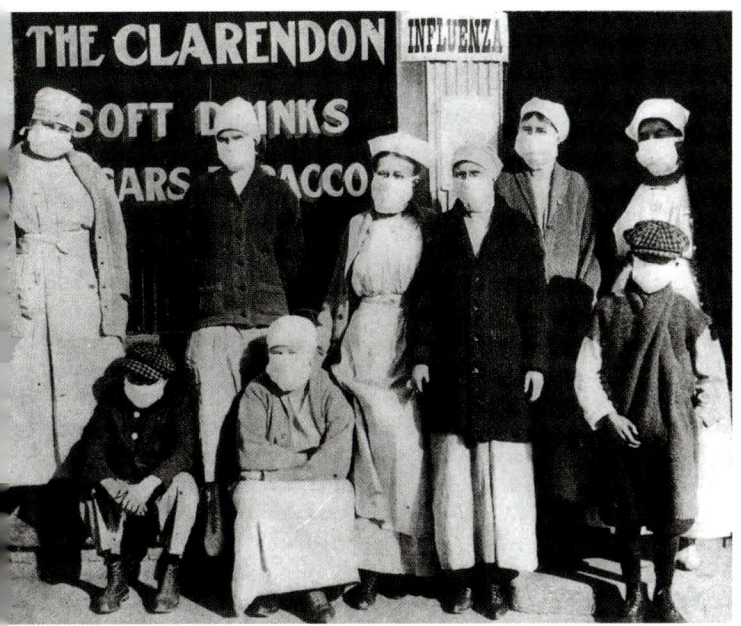

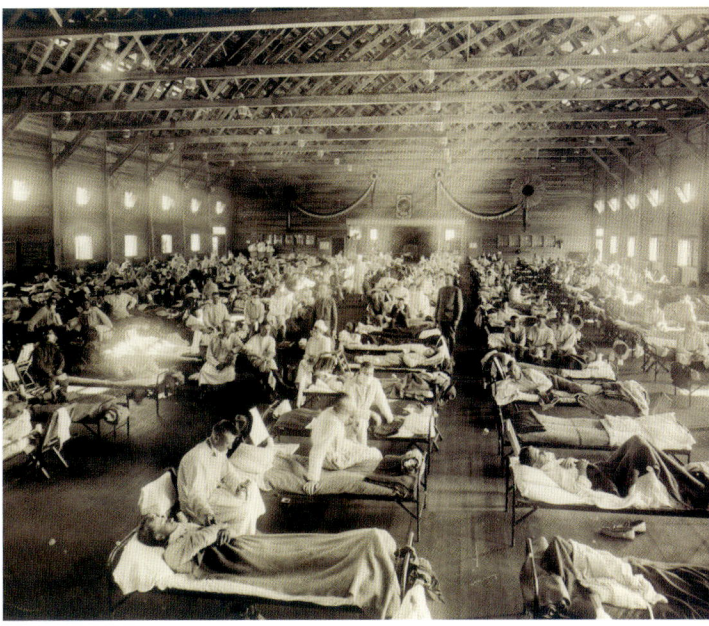

Die Menschen taten, was sie konnten, um sich vor der Spanischen Grippe zu schützen, unter anderem trugen sie auch Mundschutz. Beinah die Hälfte der Todesopfer waren junge, zuvor gesunde Erwachsene.

Die medizinischen Einrichtungen konnten die große Zahl der Patienten in der Zeit der Spanischen Grippe kaum bewältigen. Soldaten wurden vorübergehend auch in zivilen Krankenhäusern untergebracht und wie hier von Einheiten des Militärs betreut.

Menschen über, doch nicht immer erfolgt die Infektion auf diesem Wege, wie am Beispiel der Schweinegrippe deutlich wird.

ANTIGENSHIFT UND ANTIGENDRIFT

Das Genom des Influenzavirus besteht aus acht einzelnen Gensegmenten (Chromosomen). Aufgrund dieses Aufbaus kann eine genetische Vermischung stattfinden, wenn bei einem Tier eine Zelle mit zwei (oder mehr) Virusstämmen infiziert ist. Dieser Genaustausch wird auch »Reassortment« genannt und kommt bei Vögeln häufig vor. Es kann jedoch sein, dass die Viren erst ein Schwein infizieren müssen, bevor sie imstande sind, auf den Menschen überzuspringen. Umgekehrt kann ein Schwein sowohl von humanen als auch von aviären (von Vögeln stammenden) Viren befallen werden. Findet eine Vermischung statt (das Schwein wird in diesem Kontext auch als »Mischgefäß« bezeichnet), entsteht möglicherweise ein ganz neues Grippevirus. Das Ergebnis dieses Vorgangs, der sogenannte Antigenshift, kann Pandemien auslösen.

Die durch H5N1 verursachte Vogelgrippe wurde erstmals 1996 bei Gänsen in Südchina beobachtet. Im Folgejahr kam es zu Ausbrüchen auf Geflügelfarmen und Tiermärkten in Hongkong, dann starb ein dreijähriger Junge, ihm folgten fünf weitere Todesfälle. Durch die Massenkeulung von Geflügel konnte der Ausbruch eingedämmt werden, doch 2003 trat das Virus in Südostasien wieder auf und zog weitere Infektionen mit tödlichem Ausgang nach sich. Seitdem hat sich H5N1 in Asien und auch in Europa und Afrika weiträumig ausgedehnt. Noch während Wissenschaftler seine Ausbreitung verfolgten, wurde die Welt von einem neuen Virus aus Mittelamerika überrascht.

Die Schweinegrippe geht bisweilen auf die Menschen über, die mit den Tieren in Kontakt kommen. Doch das Virus der H1N1-Pandemie, die erstmals bei Schweinen in Mexiko auftrat und 2009 auch bei Menschen diagnostiziert wurde, enthält eine genetische Kombination aus aviären, humanen und porzinen (von Schweinen stammenden) Influenzaviren. H1N1 breitete sich rund um den Globus aus. Die Infektion nimmt zwar meist einen leichten Verlauf (ähnlich der saisonalen Influenza), für Schwangere, Kleinkinder, geschwächte und ältere Menschen kann das Virus aber eine Gefahr darstellen.

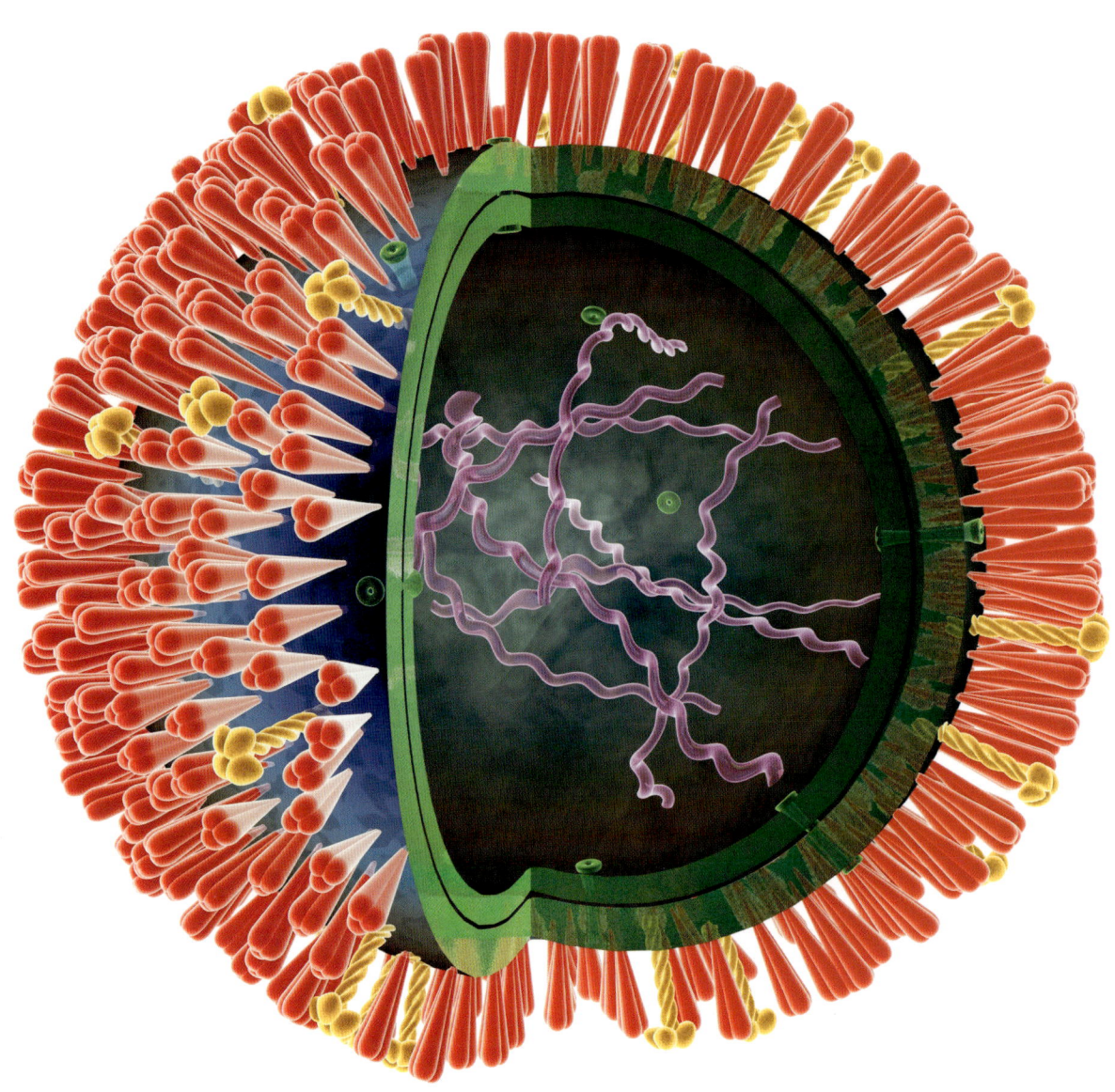

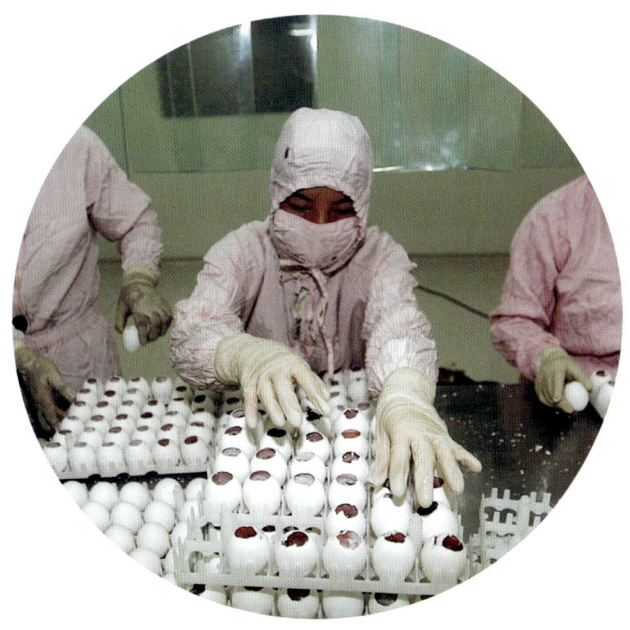

Zirkuliert ein Grippestamm in der Bevölkerung, entstehen mit der Zeit Mutationen an den H- und N-Protei-
nen auf der Virusoberfläche (Antigendrift). Durch diese
geringfügigen Veränderungen kann ein neues saisonales
Grippevirus entstehen, das auch diejenigen zu infizieren vermag, die gegen den letzten Stamm immun waren.

VORBEREITUNG AUF DAS UNBERECHENBARE
Das Virus wird durch eine Tröpfcheninfektion sowie
durch direkten oder indirekten Kontakt mit Infizierten
übertragen, etwa beim Händeschütteln oder Anfassen
von Türklinken. Nach einer Inkubationszeit von ein
bis vier Tagen führt die Infektion zu Symptomen wie
Frieren, Kopfschmerzen, trockenem Husten, Fieber,
Muskelschmerzen, allgemeinem Unwohlsein und Ap-
petitlosigkeit – allesamt halten sie fünf bis zehn Tage
an. Besonders bei einer pandemischen Grippe kann es
(im Gegensatz zur saisonalen Grippe) zu schwerwiegenden Komplikationen (z. B. einer Lungenentzündung)
kommen, von denen oft auch vormals gesunde junge
Menschen betroffen sind.

Zur Grippeprävention sind Impfungen [63] unerlässlich, doch wegen der Antigendrift müssen aus den
aktuell zirkulierenden Virusstämmen jedes Jahr neue
Impfstoffe gewonnen werden. Dies stellt eine große
Herausforderung dar, weil der Prozess etwa sechs Monate dauert und erst nach der genauen Bestimmung des
Virusstamms beginnen kann. Daher stützen sich Not-
fallpläne vor allem auf Virostatika – Arzneimittel, welche
die Vermehrung von Viren hemmen. Da die Pandemie
der Schweinegrippe ohne gravierende Folgen geblieben
ist, konzentriert man sich wieder mehr auf das Vogel-
grippevirus. Dieses besitzt alle Eigenschaften eines
pandemischen Virusstammes, abgesehen davon, dass es
sich nicht effizient von Mensch zu Mensch ausbreitet.
Jedoch hat sich seine Virulenz in letzter Zeit verstärkt,
und es befällt neuerdings auch Hühner, Wildvögel, Haus-
und Wildkatzen. H5N1 wurde ebenso bei Schweinen in
Südostasien gefunden, sodass eine erhöhte Wahrscheinlichkeit für einen Genaustausch mit humanen Virusstämmen besteht. Dadurch wäre eine Übertragung von
Mensch zu Mensch möglich.

H5N1 könnte das Potenzial besitzen, uns völlig lahm-
zulegen. Angesichts eines solch mächtigen, unberechen-
baren Feindes täten wir gut daran, uns ausreichend
vorzubereiten.

Sanjoy Bhattacharya

Die Ausrottung der Pocken zeigt, dass ambitionierte Ziele für die weltweite
Gesundheit durch entschlossenes Vorgehen und internationale Zusammenarbeit
im Geiste der Solidarität erreicht werden können.
Margaret Chan, WHO, 2010

Die Pocken, auch Blattern oder Variola genannt, waren
einst eine gefürchtete Infektionskrankheit. An der viru-
lenteren Form Variola major, die im Laufe der Geschichte
in vielen Gebieten Asiens und Afrikas häufig vorkam,
starben 25 bis 50 Prozent der Betroffenen. Die weniger
infektiöse Form Variola minor trat vor allem in Europa
und Amerika auf, jedoch wurde die Variola major gelegentlich über Handelswege eingeschleppt. Ein Pocken-
ausbruch galt stets als schwerwiegendes Ereignis, denn
viele Tote, durch Narben Entstellte und Verstümmelte
konnten die Folge sein.

INOKULATION UND FRÜHZEITIGE VAKZINATION

Mit der sogenannten Inokulation (Einimpfung) kann
eine lebenslange Immunität gegenüber dem Virus erreicht werden. Dabei wird virushaltiges Material aus
einer der typischen Pusteln auf einen Nichtinfizierten
übertragen und so eine leichte Pockenerkrankung
provoziert. Das Prinzip, das bei den Pocken mitunter
auch als Variolation bezeichnet wurde, ist bereits ur-
alt und wurde in großen Teilen Asiens und Afrikas
auf verschiedene Weise angewendet. Mary Wortley
Montagu (1689–1762), die Gattin des damaligen briti-

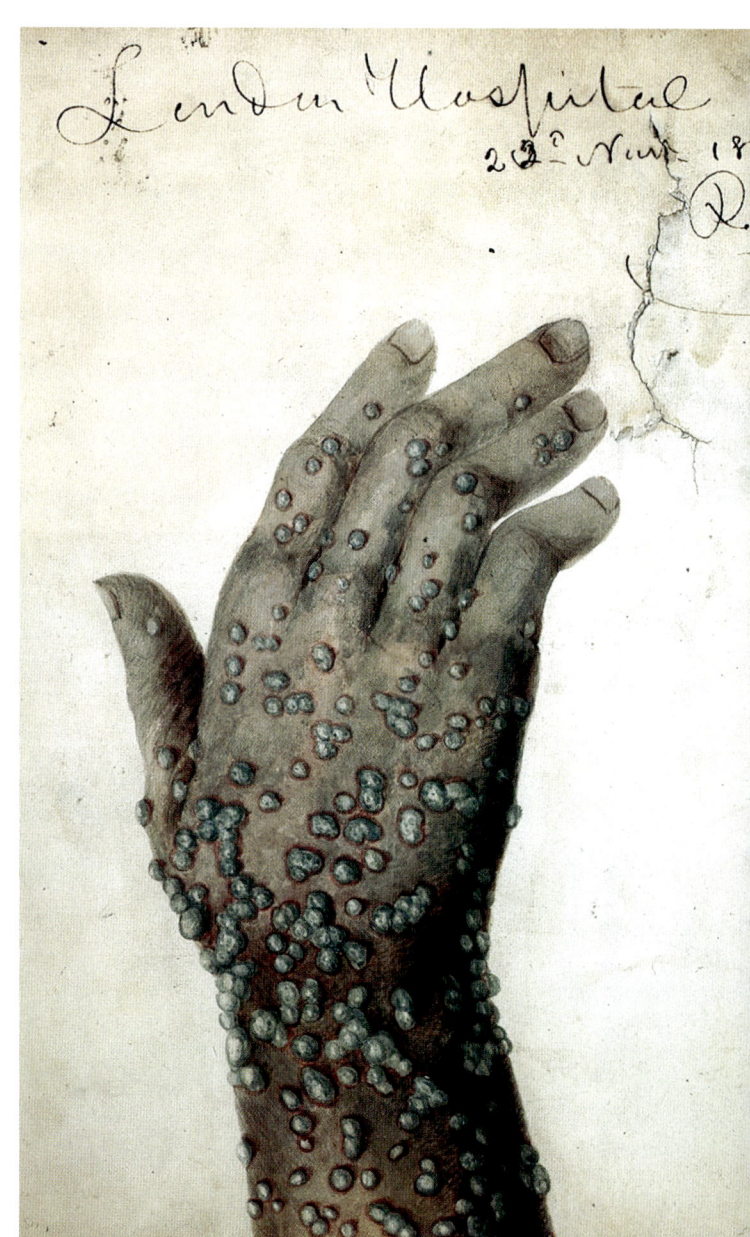

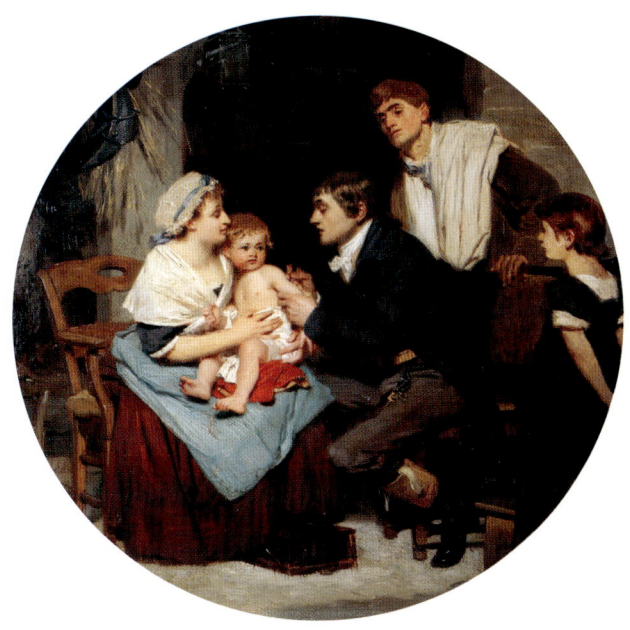

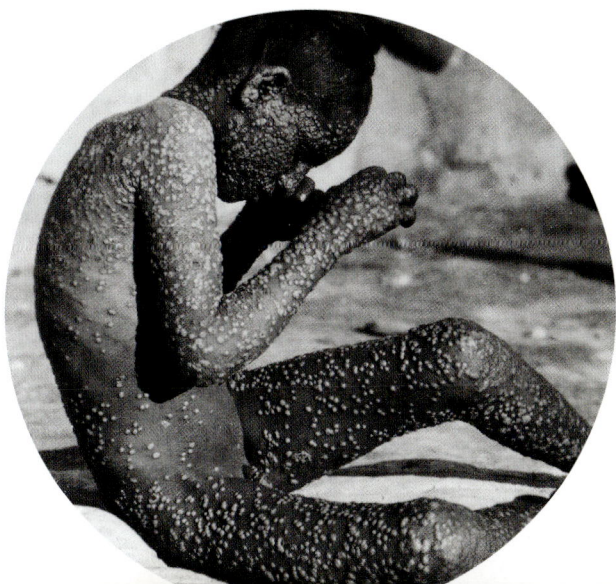

schen Botschafters in der Türkei, beobachtete die Anwendung dieser Methode im Jahr 1717. Es wird angenommen, dass sie infolgedessen auch in Großbritannien
eingeführt wurde, wo sie bald Anklang fand. Viele
verschiedene Inokulationsverfahren sind überliefert –
komplizierte (und teure) wie einfache. Noch im 18. Jahrhundert hatte sich die Inokulation bereits so weit
durchgesetzt, dass die Britische Ostindien-Kompanie
ihre europäischen Truppen standardmäßig gegen
Pocken impfen ließ.

Drei Personen leisteten Pionierarbeit bei der Entwicklung der Impfung [63]: Dem englischen Landwirt
Benjamin Jesty (1736–1816) war aufgefallen, dass
zwei Melkerinnen auf seinem Hof, die früher an Kuh-
pocken erkrankt waren, sich 1774 nicht ansteckten, als
die für Menschen so gefährlichen Pocken in der Umgebung grassierten. Daraufhin infizierte er seine Frau
und zwei seiner Söhne mit der Flüssigkeit aus einer Kuh-
pocke, woraufhin die Familie auch bei einer späteren
Epidemie immun blieb. Dieselbe Beobachtung machte
der auf einem Gut in Ostholstein unterrichtende Haus-
lehrer Peter Plett (1766–1823), der die drei Kinder des
Pächters erfolgreich immunisierte. Für diesen Vorgang
prägte der englische Landarzt Edward Jenner (1749–
1823) den Begriff »Vakzination« (Impfung, von lat. *vacca*,
Kuh). Jenners Experimente und die Technik, mit der
er Impfstoffe herstellte und Impfungen durchführte,
lieferten darüber hinaus die Basis für unzählige Versuche, die zur Entwicklung der verschiedensten Präparate führten.

Ab dem 19. Jahrhundert wurde das Verfahren in anderen europäischen Ländern und deren Kolonien übernommen. Die Pockenimpfung wurde dort nicht allein als
Notwendigkeit dargestellt, sondern auch als wirkungsvolles Beispiel für die Vorteile, welche die Kolonialherr-
schaft mit sich brachte. In verschiedenen Staaten war
die Impfung sogar vorgeschrieben, um der Krankheit
Herr zu werden. Manchmal musste sie wiederholt werden, denn im Gegensatz zur Variolation bot sie keine
lebenslange Immunität. Ab der Mitte des 20. Jahrhunderts galten die Pocken in der entwickelten Welt nicht
länger als Bedrohung.

EIN COURAGIERTER PLAN

Das Pockenvirus hat als Krankheitserreger eine entscheidende Schwachstelle: Es besitzt keinen tierischen
Wirt, sodass seine Ausbreitung viel einfacher zu kont-
rollieren ist. Kompliziert wurde es nur bei unbestän-
digen Impfstoffen, die besonders in den Tropen, wo die

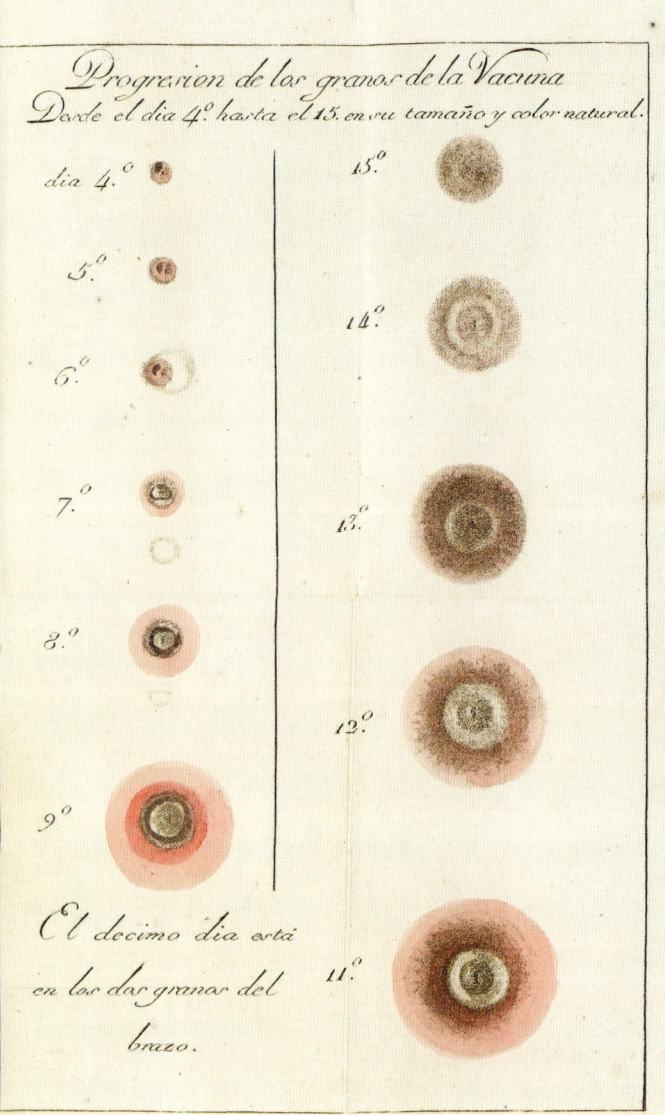

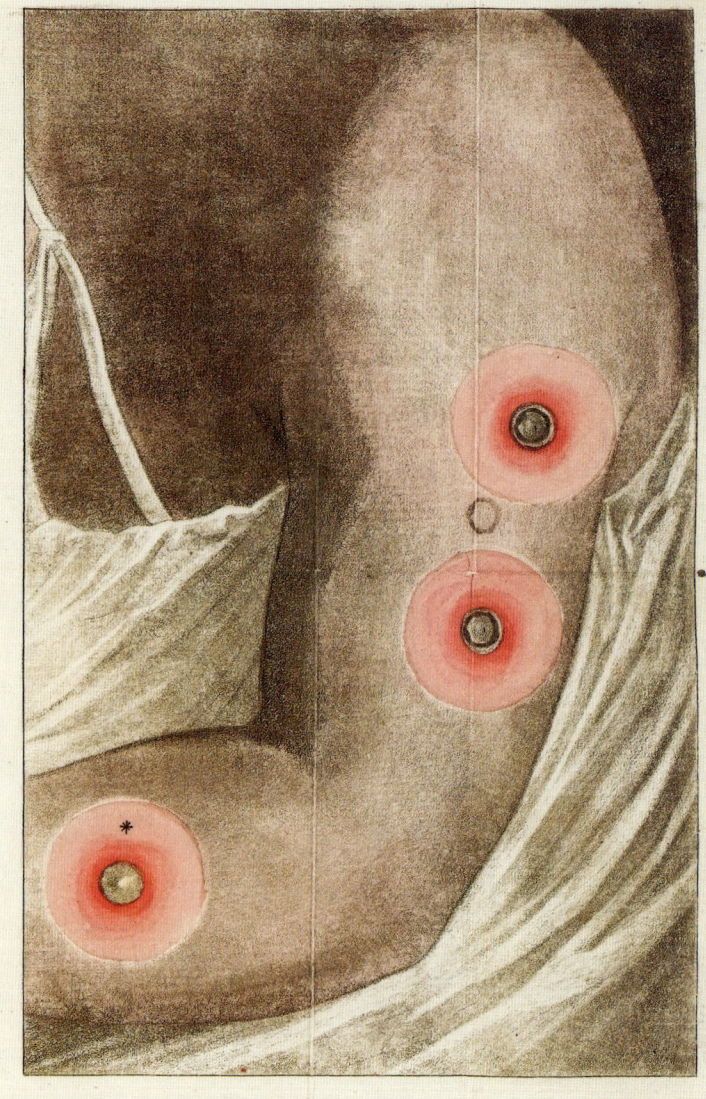

Oben
Faltkarte aus Francisco Javier de Balmis' (1753–1819) Schrift zur Geschichte und Praxis der Vakzination (1803). Sie zeigt, wie sich die Hautstelle, an der die Impfung vorgenommen wurde, von Tag zu Tag veränderte und schließlich vernarbte. Auf seinen Reisen durch die spanischen Herrschaftsgebiete lehrte und praktizierte er das Impfverfahren.

Gegenüber links
Eine Impfpistole zur Massenimmunisierung, mit der eine Dosis des Impfstoffs mit hohem Druck ohne Nadel durch die Haut verabreicht werden kann. Sie wurde während des Programms zur Ausrottung der Pocken eingesetzt, üblicher war jedoch die Verwendung einer gegabelten Impfnadel.

Gegenüber rechts
Im 12. Jh. wurde in Japan der legendäre Chinzei Hachiro Tametomo von seinen Feinden ins Exil auf die kleine Insel Oshima vertrieben, wo er sich mit wilder Entschlossenheit gegen den Pockendämon wehrte. Schließlich ist der Dämon nur noch so klein wie eine Erbse und stürzt ins Meer. Holzschnitt, um 1847–52.

Pocken am häufigsten vorkamen, zu Problemen führten. Dies erübrigte sich jedoch in den 1950ern nach der Einführung von gefriergetrockneten Vakzinen, die ihre Wirkkraft nicht verloren. Im Jahr 1958 rief die Weltgesundheitsorganisation (WHO) auf Vorschlag der UdSSR zur Einführung nationaler Programme zur Ausrottung der Pocken auf. In den 60ern wurde diese internationale Kampagne intensiviert, und seit 1973 wurde die Infektion nur noch auf dem Indischen Subkontinent und am Horn von Afrika beobachtet. Im Mai 1980 bestätigte die WHO die globale Ausrottung der Pocken.

Dieser außergewöhnliche Erfolg ist zahlreichen Menschen und Institutionen zu verdanken und wurde nur durch das Zusammenwirken von entsprechenden Aufklärungsmaßnahmen und den unermüdlichen professionellen Einsatz aller Beteiligten ermöglicht. Dabei wurde bei diesem Langzeitprojekt parallel auf internationaler und lokaler Ebene gearbeitet, und jede Phase des Plans beinhaltete verschiedene Komponenten: Massenimpfungsprogramme sowie eine gezielte Strategie der Überwachung, Eingrenzung und Impfung.

Das Ausrottungsprogramm erforderte ebenso eine Kooperation zwischen allen Verwaltungsebenen. Eine besondere Rolle spielten dabei die Mitarbeiter vor Ort:

Sie gingen von Haus zu Haus, um Pockenfälle ausfindig zu machen, und fungierten gleichzeitig als Inspektoren, Teamleiter, Übersetzer, Verabreicher der Impfungen sowie als Bewacher von Unterkünften, wo Infizierte isoliert wurden. Rückblickend sind es gerade diese lokalen Akteure, denen der Erfolg des Programms zu verdanken ist. Sie machten die Erfahrung, dass die politischen und infrastrukturellen Bedingungen vor Ort sorgfältig untersucht werden müssen und dass gewählte Strategien der Anpassung an die jeweilige Situation bedürfen, um Spannungen zu vermeiden. Daraus konnte man wertvolle Schlüsse für zukünftige Ausrottungsprogramme ziehen.

In amerikanischen und russischen Laboren existiert das Pockenvirus immer noch, und es hat hitzige Debatten darüber gegeben, ob diese Bestände zerstört werden sollten. Manche fürchten, dass sie zur Herstellung biologischer Waffen dienen könnten, während andere argumentieren, dass sie bei einem feindlichen Angriff mit »Waffen« auf Pockenbasis zur Gegenwehr benötigt würden.

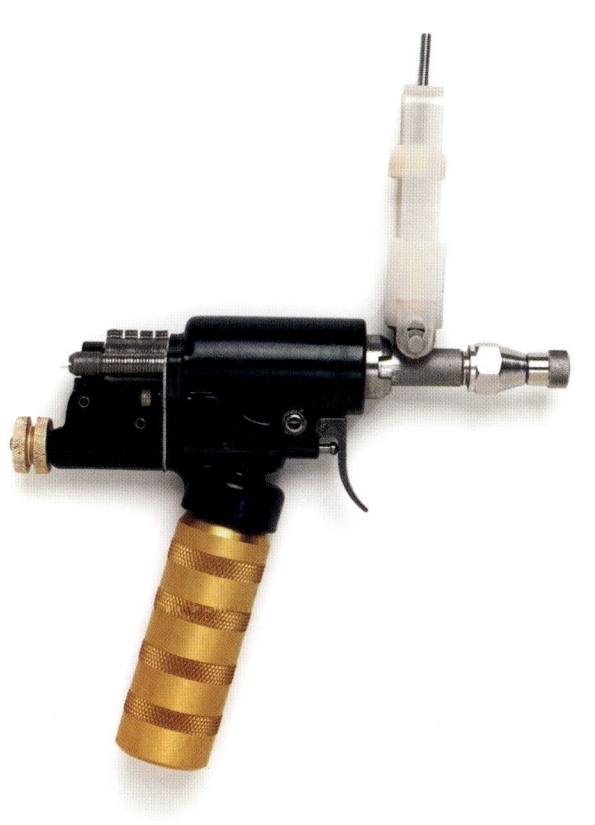

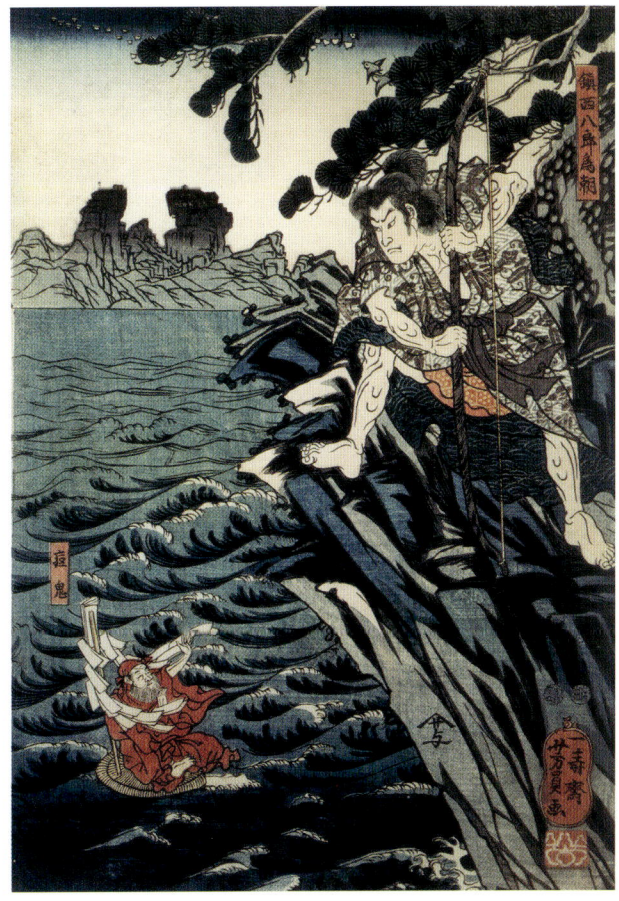

41

DIE KINDERLÄHMUNG
Eine folgenschwere Sommerkrankheit

Dorothy Crawford

Wenn du zwei Jahre damit verbracht hast zu versuchen, eine deiner Zehen zu bewegen, steht alles andere im richtigen Verhältnis.
Franklin D. Roosevelt, 1945

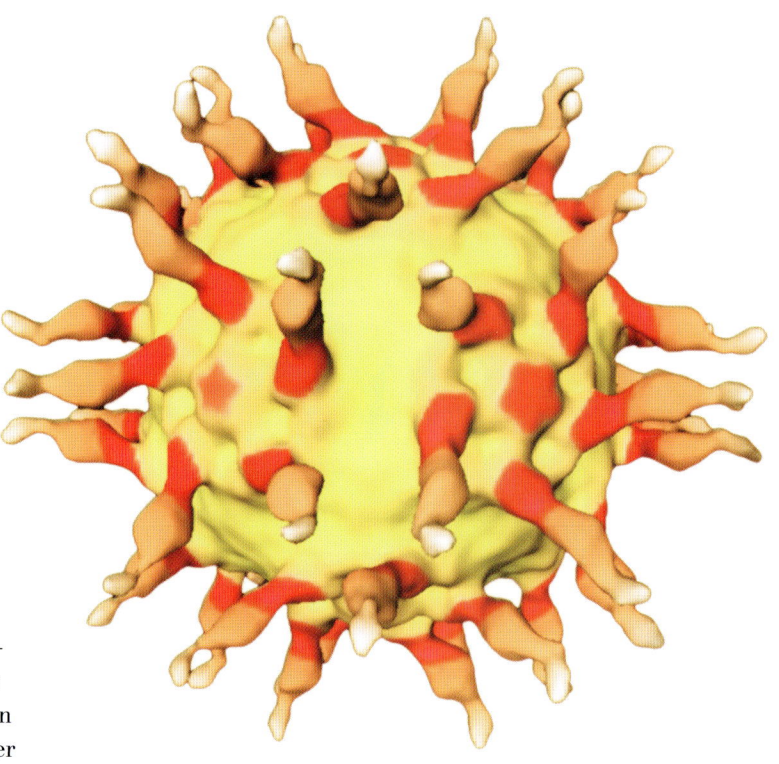

Rechts
Eine Kryo-Elektronenmikroskopaufnahme (ein bei Temperaturen unter -150 °C erzeugtes Bild) des Poliovirus. Auf der Virushülle sind die Rezeptoren erkennbar, die sich mit der Zellmembran am Zielort verbinden.

Unten
Eines der wenigen Fotos von Franklin D. Roosevelt im Rollstuhl. Er infizierte sich im Sommer 1921 beim Baden mit dem Poliovirus und konnte fortan nicht mehr alleine aufrecht stehen.

Gegenüber
Die an Kinderlähmung erkrankte fünfjährige Mary Kosloski auf dem Plakat einer amerikanischen Wohltätigkeitsorganisation gegen Polio (1955). Sie geht an Krücken und trägt die typischen Stützen, da ihre Beinmuskulatur durch das Virus stark geschädigt war.

Die klassische Kinderlähmung (auch Poliomyelitis oder kurz Polio) ist eine folgenschwere Erkrankung. Sie wird durch das Poliovirus verursacht, welches das Nervensystem angreift. Bekannte Opfer der Kinderlähmung sind zum Beispiel der amerikanische Präsident Franklin D. Roosevelt (1882–1945), der von der Brust abwärts gelähmt und ab einem Alter von 40 Jahren auf den Rollstuhl angewiesen war, sowie der schottische Schriftsteller Walter Scott (1771–1832), der sich als kleiner Junge infizierte und für den Rest seines Lebens hinkte.

Der Name der Krankheit rührt daher, dass sie in der Regel bei Kindern und gelegentlich auch jungen Erwachsenen auftritt. Sie setzt plötzlich ein und geht mit Kopfschmerzen, Fieber, Erbrechen und Nackensteifigkeit einher. Einige Betroffene erholen sich in diesem Stadium wieder, bei anderen greift das Virus die Nerven an, die für die Steuerung der Muskeln zuständig sind, wodurch schlaffe Lähmungen entstehen. Teils ist nur ein Muskel betroffen, teils ganze Muskelgruppen. Bei der schwersten Form (fünf Prozent aller Fälle) sterben die Patienten durch Paralyse der Atemmuskulatur. Etwa zehn Prozent genesen vollständig, doch die Mehr-

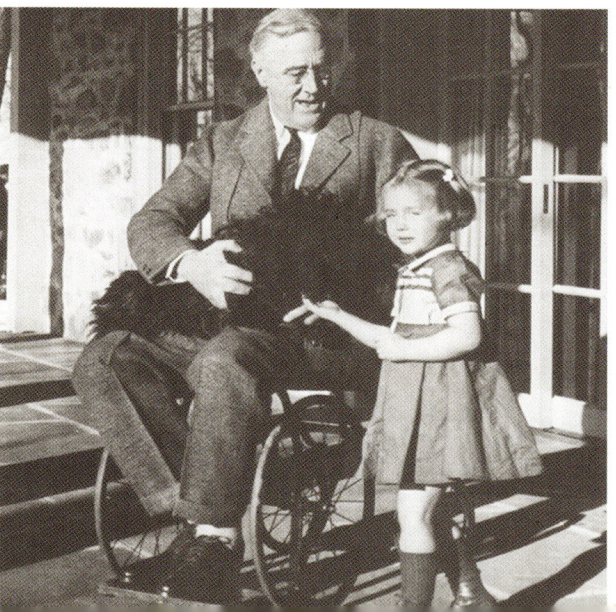

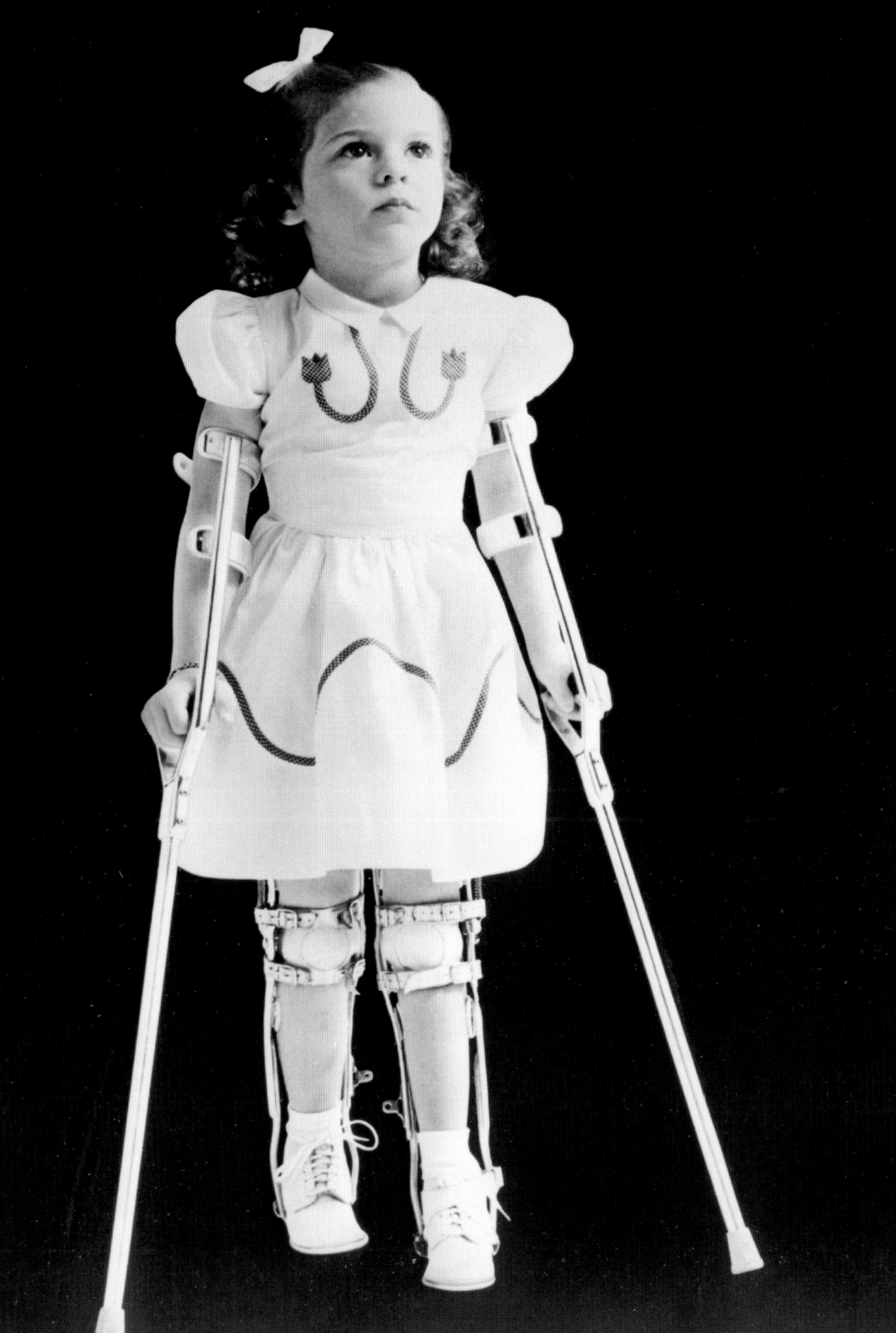

heit trägt lebenslange Lähmungen und Muskelschwund davon.

Polio ist eine noch relativ junge Erkrankung: In den 1940er- und 1950er-Jahren erregte sie großes Aufsehen, da sie sich insbesondere im Sommer epidemisch ausbreitete, dabei vor allem unter Kindern aus wohlhabenderen Familien in klimatisch gemäßigten Gebieten. Erst durch die Impfprogramme, die in den späten 50ern begannen, konnten diese Ausbrüche eingedämmt werden.

DER ÜBERTRAGUNGSWEG
Das Poliovirus wurde im Jahr 1948 erstmals isoliert. Der Grund für seine besondere Art der Ausbreitung konnte durch weitreichende Antikörpertests aufgedeckt werden. Das Virus infiziert Zellen im Darm, führt in der Regel nicht zu Beschwerden, wird aber in großen Mengen über den Stuhl ausgeschieden. In Abwässern kann es wochenlang überleben und wird meist durch orale Aufnahme von Mensch zu Mensch übertragen, oftmals beim Schwimmen in kontaminiertem Wasser. In Entwicklungsländern und ärmeren Gebieten in Industrieländern wird die Ausbreitung durch geringere Lebensstandards begünstigt und kommt daher nahezu überall vor. Fast jeder hat sich spätestens im Alter von fünf Jahren mit dem Virus infiziert, jedoch ohne irgendwelche Symptome zu entwickeln. Wo höhere hygienische

Standards herrschen, sind viele dem Virus in jungen Jahren nicht mehr ausgesetzt. Wenn sie sich dann später infizieren, haben sie ein höheres Risiko, an Kinderlähmung zu erkranken. Dennoch bleibt die Infektion auch bei älteren Kindern in der Regel ohne Symptome. Das Nervensystem ist nur in einem von 100 Fällen betroffen, wodurch der Eindruck entsteht, dass es insgesamt nur wenige unglückliche Fälle gäbe. In Wahrheit sind diese aber »die Spitze des Eisbergs«, denn das Virus vermehrt sich auch bei einer asymptomatischen Infektion im Darm der Betroffenen, die so unbemerkt eine Epidemie in Gang setzen können. Ein eindrucksvolles Beispiel hierfür ereignete sich in einem wohlhabenden Stadtteil von New Canaan, Connecticut, im Sommer 1954: Der Ausbruch konzentrierte sich auf eine Kindertagesstätte, wo 16 Fälle von Poliomyelitis gezählt wurden. Antikörpertests zeigten jedoch, dass fast die gesamte Bevölkerung dort mit dem Poliovirus infiziert war.

EINDÄMMUNG DES VIRUS
Das erste Vakzin gegen Polio war ein Totimpfstoff (mit abgetöteten Viren), den der US-amerikanische Immunologe Jonas Salk (1914–1995) entwickelte und der 1955 im Westen eingeführt wurde. Danach sank die Anzahl der Poliofälle drastisch, in den USA beispielsweise von 20000 auf 2000 Fälle pro Jahr. In den skandinavischen Ländern,

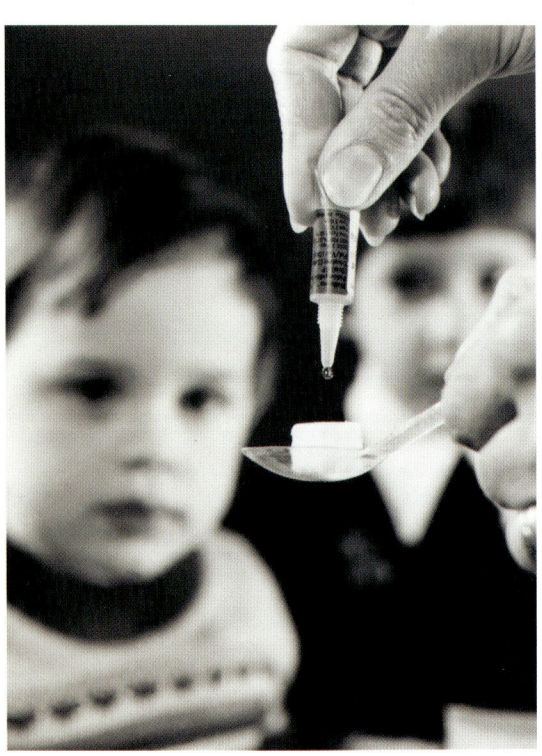

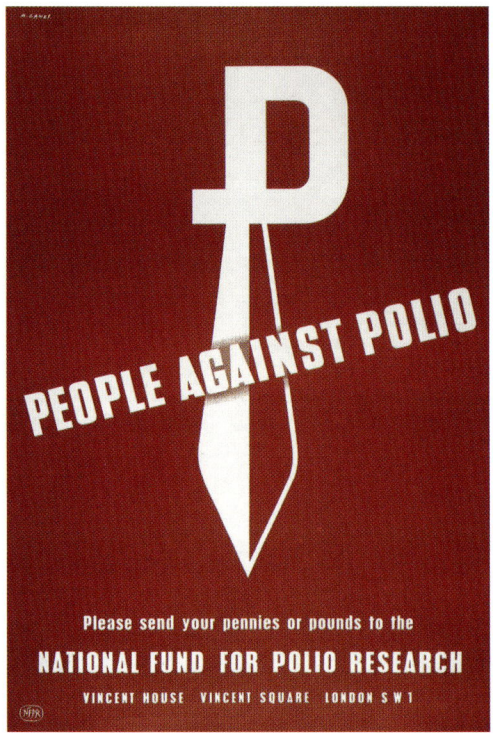

wo eine Impfpflicht bestand, konnte die Krankheit praktisch ausgelöscht werden. In den 60ern entwickelte ein anderer amerikanischer Virologe, Albert Sabin (1906–1993), einen attenuierten (abgeschwächten) Lebendimpfstoff, der nicht pathogen war und auch nicht injiziert werden musste – eine Schluckimpfung genügte. Diese vereinfachte die Anwendung in den Entwicklungsländern, und gleichzeitig hatte sie den Vorteil, dass sich die abgeschwächten Viren im Darm des Geimpften vermehrten und sich von dort auf andere Menschen ausbreiteten. Bald ersetzte die Schluckimpfung den Impfstoff von Salk [siehe auch 63].

1988 kündigte die Weltgesundheitsorganisation (WHO) ein globales Programm an, mit dem das Virus bis zum Jahr 2000 vollständig ausgerottet werden sollte. Obgleich die Inzidenz der Poliomyelitis seitdem um 99 Prozent gesunken ist, konnte das Ziel nicht ganz erreicht werden, da in Afghanistan, Indien, Pakistan und Nigeria immer noch kleine Virusherde existieren. In Ländern wie Angola, Tschad und Sudan wurde das Virus mitunter eingeschleppt und breitete sich in der lokalen Bevölkerung aus. Die WHO reagierte darauf mit einer Intensivierung der Impfprogramme, wovon man sich eine baldige Ausrottung des Virus erhofft.

In diesem Zusammenhang müssen dennoch einige Punkte berücksichtigt werden: Mit dem Lebendimpfstoff kann der Erreger nicht komplett ausgelöscht werden, da sich die abgeschwächten Viren von geimpften Personen ausgehend verbreiten. Diese Impfviren sind zwar gewöhnlich harmlos, aber sie können in einen pathogenen Stamm rückmutieren. Obwohl eine Polioerkrankung nur selten durch den Impfstoff bedingt ist (in einem von zwei Millionen Fällen), entstehen so trotzdem die meisten Poliofälle in Regionen, wo eine Ausbreitung des Wildtypvirus durch entsprechende Impfmaßnahmen verhindert wird. Aus diesen Gründen sind viele Länder wieder zur Verwendung des Totimpfstoffs übergegangen, was wohl weltweit erfolgen muss, bevor eine komplette Ausrottung erreicht werden kann.

Gegenüber links
Die Schluckimpfung mit dem abgeschwächten Lebendimpfstoff wurde traditionell auf einem Stück Zucker gegeben. Sie war von Albert Sabin entwickelt und 1962 eingeführt worden.

Gegenüber rechts
»Menschen gegen Polio« (1954) – das Plakat einer britischen Organisation, die sich gegen Kinderlähmung einsetzte und um Spenden warb.

Unten
Eine Szene aus dem Hynes Memorial Hospital, Boston 1955. Während der Polioepidemien hielten Eiserne Lungen (mechanische Beatmungsgeräte) die Patienten am Leben, indem sie ihre Atemmuskulatur so lange entlasteten, bis die Muskelfunktion wieder einsetzte.

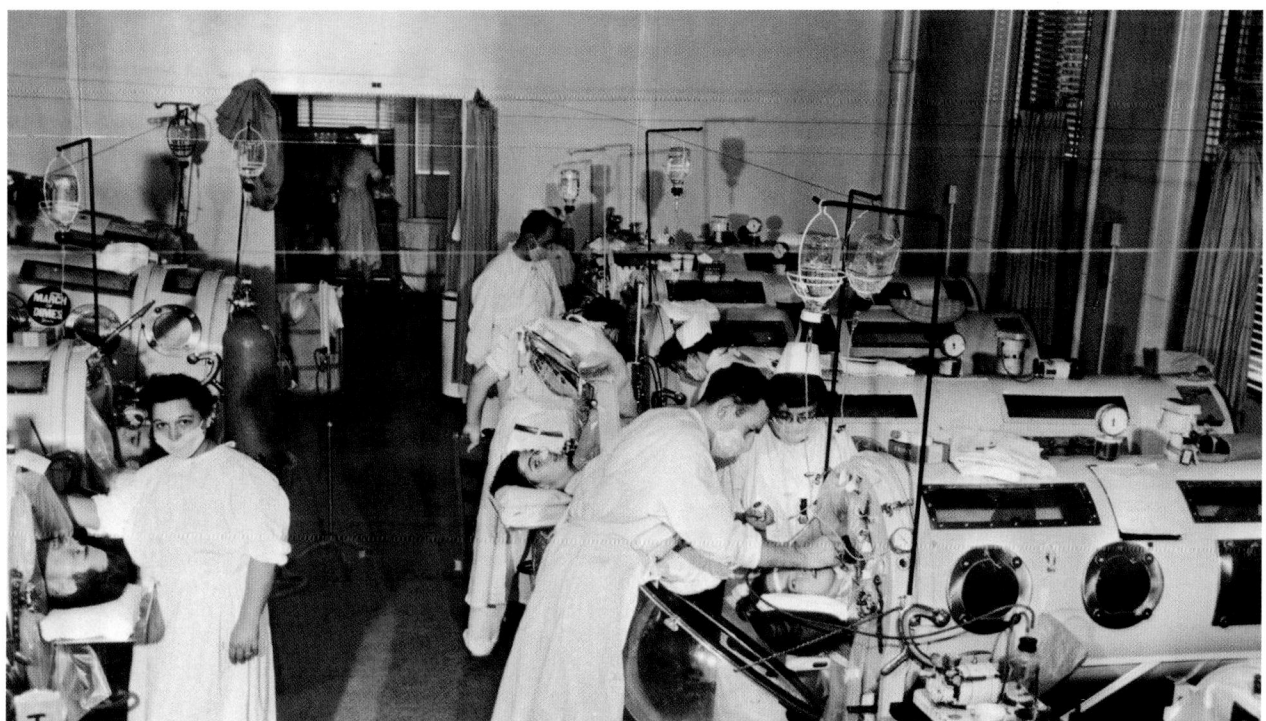

42

HIV
Die große Seuche unserer Zeit

Michael Adler

Aids erfordert weiterhin unseren höchstmöglichen Einsatz. Auf zwei Betroffene, die mit der Einnahme antiretroviraler Medikamente beginnen, kommen heute fünf Neuinfektionen.
Aus dem Jahresbericht 2008 der UN-Organisation UNAIDS zum aktuellen Stand der Epidemie

In den frühen 1980er-Jahren tauchte erstmals eine zuvor unbekannte Krankheit auf, die der Welt Rätsel aufgab. HIV/Aids ist seitdem zu einer weltweiten Epidemie mit tief greifenden sozialen und wirtschaftlichen Auswirkungen geworden, insbesondere in den Entwicklungsländern.

DIE ERSTEN FÄLLE

1981 wurde in den Vereinigten Staaten über eine Häufung von Fällen einer äußerst seltenen Form der Lungenentzündung (Pneumocystis-Pneumonie, PCP) und einer ebenso raren Tumorerkrankung (Kaposi-Sarkom) berichtet. Betroffen waren junge homosexuelle Männer, die alle eine Immunschwäche aufwiesen. Man attestierte ihnen ein »erworbenes Immundefektsyndrom« *(acquired immune deficiency syndrome, Aids)*. 1982 stellte man diese Diagnose zum ersten Mal auch in Deutschland. Der Erreger, das Humane Immundefizienz-Virus (HIV), wurde 1983 beinah zeitgleich von den Forschungsgruppen um Luc Montagnier (geb. 1932) am Pariser Institut Pasteur und Robert Gallo (geb. 1937) am US-amerikanischen Krebsforschungszentrum entdeckt und isoliert. Der 1984 eingeführte Antikörpertest stellte einen wissenschaftlichen Durchbruch dar, weil das Virus damit identifiziert und seine Verbreitung analysiert werden konnte.

Neben dem Kaposi-Sarkom lassen sich noch andere Tumorerkrankungen mit HIV in Verbindung bringen: Lymphome, die Gehirn, Gastrointestinaltrakt, Leber und Knochen betreffen, sowie das Hodgkin-Lymphom und Analkarzinome. Zudem können bei immungeschwächten Patienten außer der PCP zahlreiche weitere Infektionen auftreten (vor allem im Brustraum, Gehirn und Gastrointestinaltrakt).

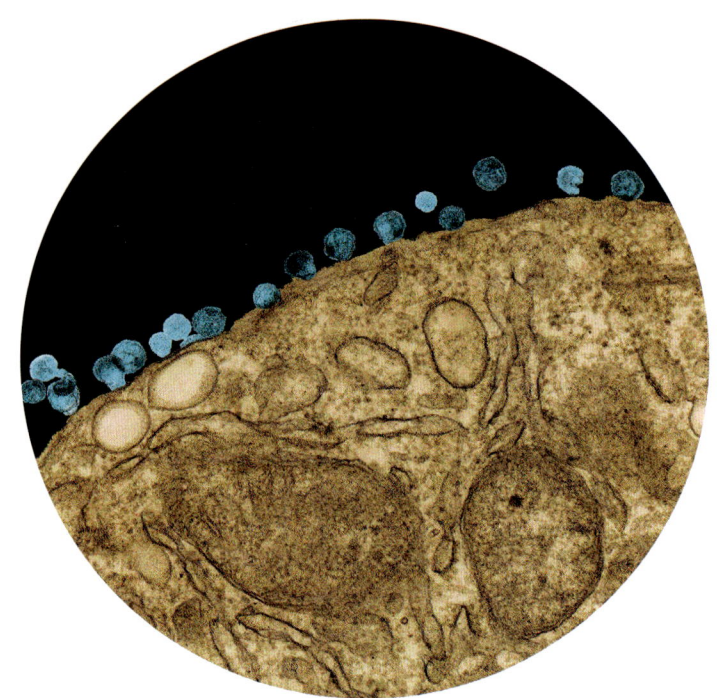

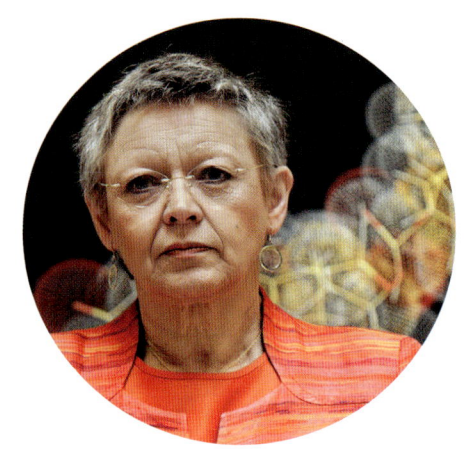

INFEKTIONSWEGE

Das Virus wird meist durch Geschlechtsverkehr übertragen und kann aus Sperma und Vaginalsekret isoliert werden. Es ist nicht entscheidend, ob der Geschlechtsverkehr anal oder vaginal stattfindet; eine Ansteckung durch oral-genitalen Kontakt kommt eher selten vor. Auch in Blut, Liquor (Gehirn-Rückenmarks-Flüssigkeit), Tränenflüssigkeit, Speichel, Urin und Muttermilch ist das Virus zu finden. Für eine Übertragung ist eine hohe Viruslast (Konzentration) erforderlich; daher sind nicht alle diese Flüssigkeiten Infektionsquellen. Zu Beginn der Epidemie, als sich das HI-Virus noch nicht isolieren ließ, wurde es bisweilen mit infizierten Blutkonserven oder Blutprodukten transferiert. Die Übertragung kann auch durch Spenderorgane, die Wiederverwendung kontaminierter Nadeln und von der Mutter auf das Kind (im Mutterleib, unter Umständen bei der Geburt und über die Muttermilch) erfolgen.

Anfänglich waren viele Leute in Angst, sie könnten sich sogar durch flüchtigen Kontakt mit einem HIV-Infizierten anstecken, hierfür gibt es aber keine Hinweise.

Gegenüber oben
Partikel des Humanen Immundefizienz-Virus (blau) auf der Oberfläche einer T-Zelle (einer Untergruppe der Lymphozyten). Das Virus vermehrt sich im Inneren der Zelle. Dabei sammeln sich die verschiedenen Komponenten an der Zellmembran und vereinen sich dann zu neuen Viruspartikeln.

Gegenüber unten
Zusammen mit Luc Montagnier gelang Françoise Barré-Sinoussi (geb. 1947) 1983 die Identifizierung des Aids auslösenden HI-Virus. Dafür erhielten die beiden 2008 den Nobelpreis für Physiologie oder Medizin.

Unten
Obwohl sich Robert Gallo (Zweiter von links) und Luc Montagnier (rechts) zunächst erbittert um die Erstentdeckung des Aids-Virus stritten, arbeiteten sie später zusammen für den gemeinsamen Zweck, wie hier bei einer Kampagne gegen die Immunschwächekrankheit 1999 in Paris.

Allerdings sind Infektionen durch versehentliche Nadelstichverletzungen bekannt, genauso haben sich Beschäftigte im Gesundheitsweisen angesteckt, nachdem ihre Haut oder Augen mit infizierten Blutproben beziehungsweise Körperflüssigkeiten in Berührung gekommen waren.

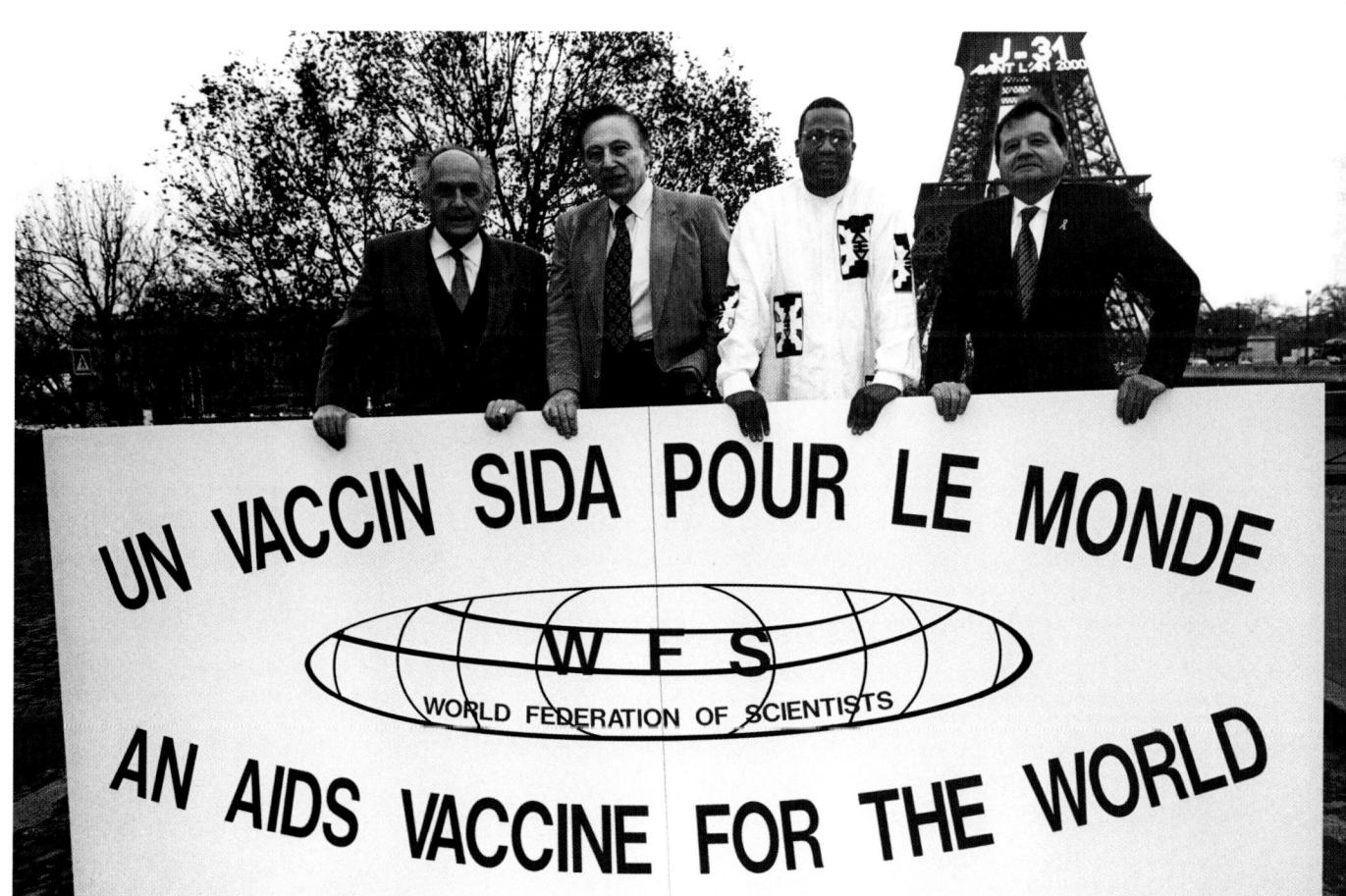

ZAHLEN UND FAKTEN

Nach einer Schätzung von UNAIDS, dem Aids-Programm
der Vereinten Nationen, aus dem Jahr 2008 sind weltweit
etwa 33,4 Millionen Menschen von HIV/Aids betroffen
(31,3 Millionen Erwachsene und 2,1 Millionen Kinder
unter 15 Jahren). Dazu müssen jährlich rund 2,7 Millionen Neuinfektionen addiert werden. 95 Prozent aller
HIV-Infektionen werden in den Entwicklungsländern
gezählt, hauptsächlich in Südostasien und den Staaten
südlich der Sahara. In diesem Teil Afrikas leben 65 Prozent aller HIV-Träger weltweit (Erwachsene und Kinder), zwei Drittel der afrikanischen HIV-Infizierten sind
Frauen. 2008 machte die Gruppe der 15–24-Jährigen
geschätzte 34 Prozent aller Neuinfizierten aus.

Die Zahl der HIV-Neudiagnosen in Deutschland ist
seit 2007 rückläufig und liegt laut aktuellen Daten des
Robert Koch-Instituts bei knapp unter 3000 jährlich. In
der ersten Zeit nach Ausbruch der Epidemie war die
Kurve steil nach oben gegangen, bis sie 1985 mit 6000
Neuinfektionen ihren Höhepunkt erreicht hatte. Die
größte Betroffenengruppe bilden nach wie vor Männer,
die Sex mit Männern haben (MSM). Anfänglich infizierten sich auch viele Drogenabhängige durch das Teilen
von Spritzen und Nadeln, doch mithilfe der früh eingeführten Nadelaustauschprogramme konnte diese In-
fektionsquelle deutlich eingedämmt werden; seit zehn
Jahren ist die Zahl der Neuinfektionen unter intravenös
Drogen Konsumierenden gleichbleibend.

FOLGEN, PRÄVENTION UND THERAPIE

Besonders in den Entwicklungsländern hat die HIV-
Epidemie verheerende Folgen. Die Lebenserwartung
ist gesunken, vor allem dort, wo über zehn Prozent der
Erwachsenen infiziert sind. Experten zufolge wird
sich die Lebenserwartung im Jahr 2015 in Kenia, Sim-
babwe, Südafrika, Sambia und Ruanda um über 15
Jahre verringert haben, mit entscheidenden Auswirkungen auf deren sozioökonomische Entwicklung. Es gibt
viele Waisen, und die traditionellen Großfamilien bre-
chen auseinander. Häufig sterben beide Elternteile an
der Infektion, und fortan muss ein Kind die Rolle des
Ernährers übernehmen, doch leider ist die Prostitution
oftmals seine einzige Verdienstmöglichkeit.

Daher sollte eine entsprechende Aufklärung so früh
wie möglich und vor den ersten Sexualkontakten stattfinden. Das Risiko einer HIV-Infektion kann durch verschiedene Maßnahmen verringert werden: Verwendung
von Kondomen bei jeder Form von Penetration beim Geschlechtsverkehr, weniger Sexualpartner und sicherere

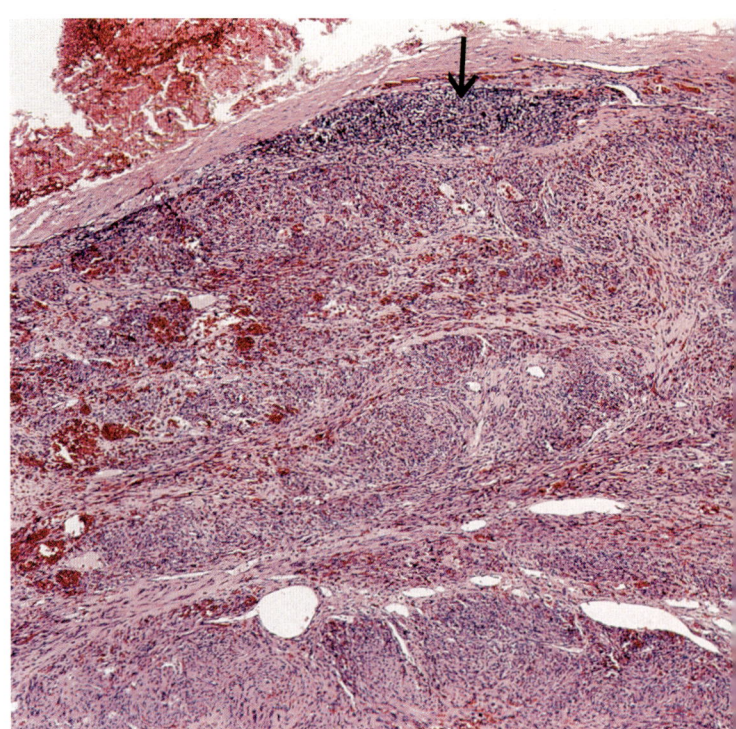

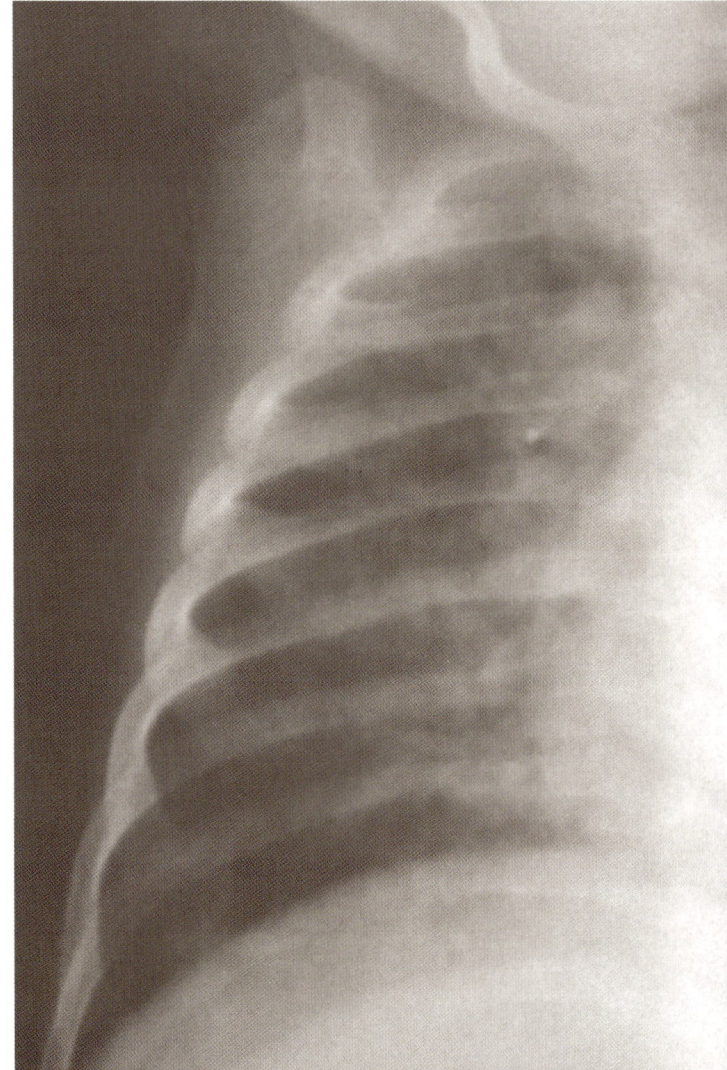

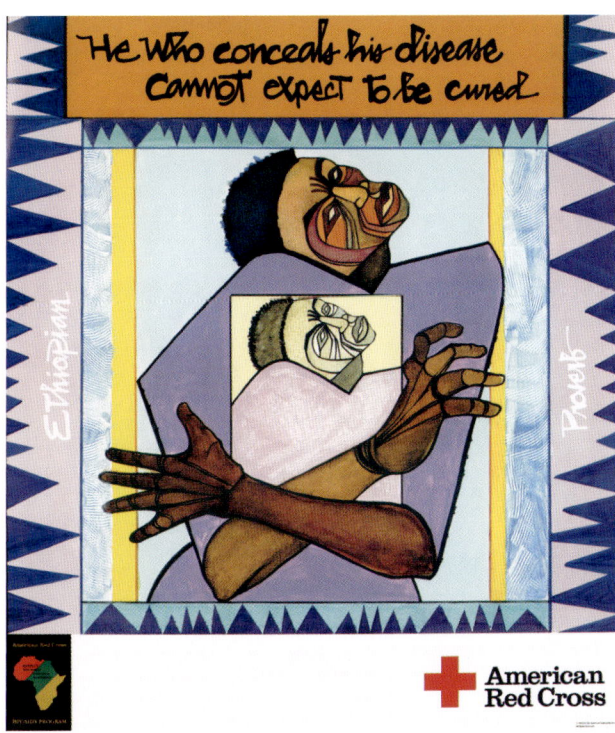

sexuelle Praktiken (etwa Oralverkehr, gemeinsame Masturbation) sowie möglichst später erster Geschlechtsverkehr und regelmäßige freiwillige HIV-Tests, besonders bei hohem Infektionsrisiko (z. B. nach Partnerwechsel).

Große therapeutische Fortschritte wurden 1987 mit der Entwicklung des ersten antiretroviralen Medikaments Zidovudin (AZT) und 1996 mit der ersten Kombinationstherapie erzielt. Durch Letztere ist die Lebenserwartung der Betroffenen deutlich gestiegen. Antiretrovirale Medikamente hemmen die Replikation des Virus und helfen dem Immunsystem, sich zu stabilisieren. In den Entwicklungsländern haben jedoch viele Menschen keinen Zugang zu solchen Therapien. Verschiedene Organisationen versuchen, dies in den Griff zu bekommen, aber derzeit erhalten 60 Prozent der dortigen Behandlungsbedürftigen noch keine Therapie. Nach einem Impfstoff wird weiterhin intensiv geforscht [63].

Die Herkunft des HI-Virus ist nicht vollkommen geklärt, doch es ähnelt in vielerlei Hinsicht einem Virus, das Schimpansen befällt. Die meisten Wissenschaftler glauben, dass dieser Erreger vor vielen Jahren in Afrika zufällig auf den Menschen übersprang und dass sich daraus die heutige Epidemie entwickelt hat. In Gewebeproben von Menschen, die in den 1950er-Jahren starben, konnten entsprechende Nachweise gefunden werden. Vermutlich ging das Virus schon viele Jahre um, bevor es sich weiträumig ausbreitete.

HIV hat auf der ganzen Welt unfassbares Leid hervorgerufen und ist nicht allein ein medizinisches Problem – sozioökonomische Faktoren spielen dabei ebenso eine Rolle wie Krieg, Migration und sexuelle Diskriminierung.

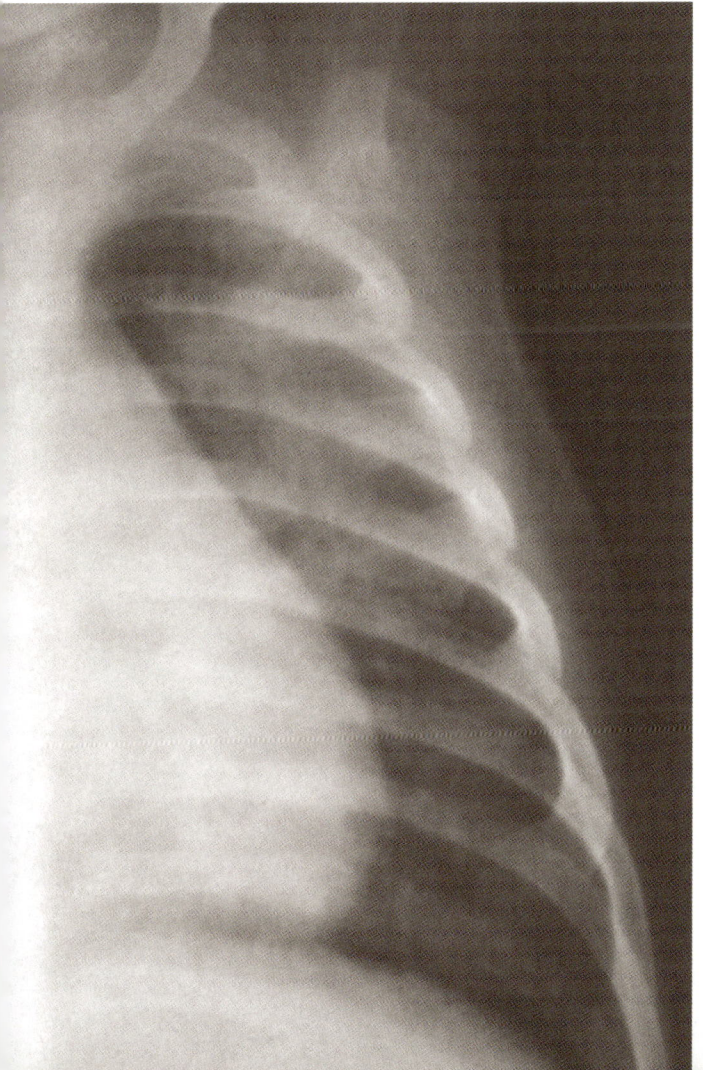

Gegenüber oben
Kaposi-Sarkom: Diese Gewebeprobe eines Lymphknotens wurde einem HIV-positiven afrikanischen Kind entnommen. Nur ein kleiner Rest Lymphgewebe ist erhalten (Pfeil), der überwiegende Teil jedoch besteht aus Tumorgewebe.

Oben
»Wer seine Krankheit verbirgt, kann nicht auf Heilung hoffen.« Dieses äthiopische Sprichwort wurde auf einem Plakat verwendet, mit dem Menschen dazu ermutigt werden sollten, sich auf HIV testen und bei Bedarf entsprechend behandeln zu lassen.

Links
Röntgenbild eines HIV-infizierten Kindes mit einer Pneumocystis-Pneumonie (PCP). Diese ansonsten seltene Form der Lungenentzündung tritt bei Aids-Kranken häufig auf und wurde schon früh mit der neuen Krankheit in Verbindung gebracht.

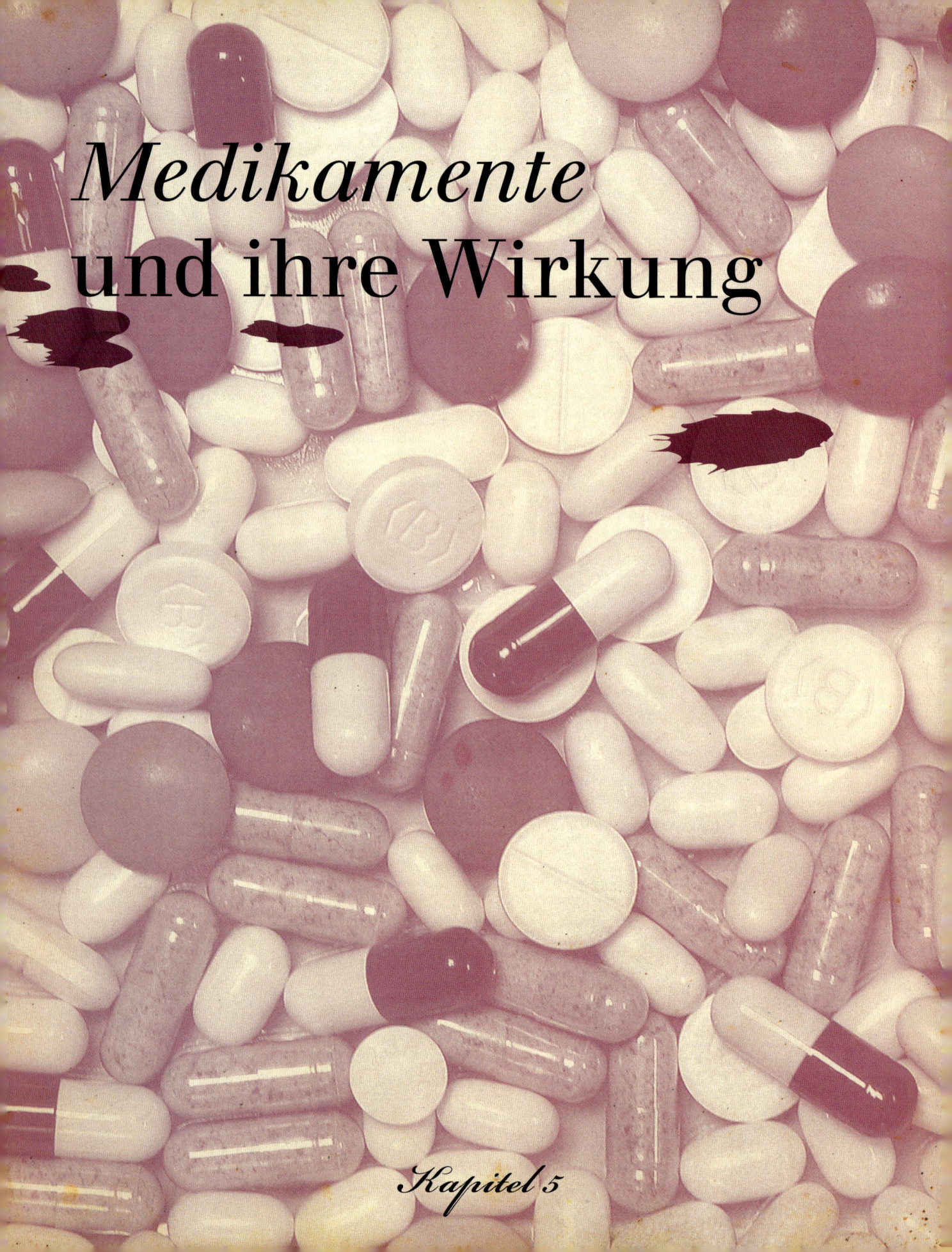

Medikamente
und ihre Wirkung

Kapitel 5

Fast alle Medikamente, die wir heutzutage einnehmen, wurden erst in jüngster Zeit entwickelt. Die Pharmakologie hat die Behandlungsmöglichkeiten der Ärzte maßgeblich erweitert. Medikamente sorgen dafür, dass unser Körper funktioniert, sie verbessern unsere Überlebenschancen, und mitunter heilen sie uns sogar von unseren Erkrankungen.

Es gibt nur noch wenige alte Heilmittel, die heute immer noch Anwendung finden. Dazu gehören Opiumpräparate, deren schmerzstillende und bewusstseinsverändernde Eigenschaften schon vor Jahrhunderten bekannt waren, sowie Chinin, das im 17. Jahrhundert aus Mittel- und Südamerika nach Europa eingeführt wurde, und Digitalis, das man bereits zu medizinischen Zwecken einsetzte, lange bevor sein besonderer Nutzen in der Behandlung von Herzerkrankungen nachgewiesen war. Diese typischen Beispiele für frühe Arzneistoffe haben eines gemeinsam: Sie sind pflanzlichen Ursprungs. Pflanzen bilden immer noch eine Hauptquelle für Medikamente, wenngleich ihre Wirkstoffe in der modernen Wissenschaft zunächst aufwendig isoliert und getestet werden, bevor man sie am Menschen erprobt. Vor der Markteinführung müssen neue Medikamente zur Bestätigung ihrer Wirksamkeit und Sicherheit nach Labor- und Tierversuchen eine Reihe streng kontrollierter (und teurer) klinischer Prüfungen durchlaufen.

Auch einige der in diesem Kapitel beschriebenen Medikamente konnten nur durch intensive Studien gefunden und hergestellt werden, etwa Penicillin, das aus einem Schimmelpilz gewonnen wird, oder das erste orale Kontrazeptivum, ein Extrakt aus der wilden mexikanischen Jamswurzel, oder die cholesterinsenkenden Statine, die ihren Ursprung ebenfalls in Pilzen haben und heute zu den meistverordneten Medikamenten überhaupt gehören. Sobald die Isolierung des jeweiligen Wirkstoffs gelungen war, folgten genauere Untersuchungen und schließlich chemische Modifikationen der ursprünglichen Zusammensetzung zur Verbesserung der Wirksamkeit und Darreichungsform sowie zur Reduktion von Nebenwirkungen. Dies ist auch heute noch ein Hauptbestandteil der modernen pharmazeutischen Wissenschaft. Gelingt danach die Patentierung eines Arzneimittels, winken dem entsprechenden Unternehmen hohe Gewinne.

In der modernen Pharmakologie werden vor allem die chemische Struktur eines Präparats und seine molekulare Wirkungsweise erforscht. Allein das Wissen um die Physiologie des Nervensystems und die molekulare Steuerung bestimmter Körperfunktionen konnte beispielsweise zur Entwicklung von Bronchospasmolytika und Betablockern führen, welche die Behandlung von Asthma beziehungsweise verschiedenen Herzerkrankungen revolutioniert haben. Im Gegensatz zu diesen »Designermedikamenten« wurden viele Wirkstoffe zur Behandlung psychischer Erkrankungen eher zufällig entdeckt. Die meisten Psychopharmaka wirken zwar beruhigend und bessern die teils heftigen Symptome der Patienten, führen jedoch auch zu Nebenwirkungen oder gar zu Abhängigkeit. Dennoch werden sie vielfach verschrieben und eingenommen. Hierunter fallen auch die sogenannten Antidepressiva, anhand derer deutlich wird, dass der Medizin eine zentrale Rolle in der modernen Gesellschaft zukommt.

Insgesamt profitieren wir von der zunehmend größeren Auswahl an Medikamenten, jedoch ist diese Vielfalt auch ein Grund für die enormen Kosten der heutigen medizinischen Versorgung.

Viele Medikamente werden in Form von Tabletten oder Kapseln eingenommen. Die ersten Tabletten entstanden im späten 16. Jh., als Arzneimittelpulver zu festen Stücken zusammengepresst wurde. Kapseln kamen im 19. Jh. auf. Damals versah man ekelerregende Medikamente mit einer Gelatineschicht, um sie einfacher verabreichen zu können.

43

OPIUM
Betäubend und berauschend

Virginia Berridge

Nicht Mohnsaft noch Mandragora / Noch alle Schlummersäfte der Natur
Verhelfen je dir zu solch süßem Schlaf.
William Shakespeare, *Othello,* 3. Akt, 3. Szene

Opium und Opiumpräparate waren in der ärztlichen
Praxis ebenso wie in der Selbstbehandlung seit jeher
von zentraler Bedeutung und spielen bis heute eine
große Rolle im globalen Handel. Dabei unterliegen sie
auf staatlicher wie internationaler Ebene strengen
Kontrollen und rechtlichen Vorschriften. Wie bei vielen
bewusstseinsverändernden Substanzen ist auch ihre
Regulierung mitunter schwierig.

EINE JAHRTAUSENDEALTE TRADITION
Opium wird aus den Kapseln des Schlafmohns *(Papaver somniferum)* gewonnen, der im Mittleren Osten
schon immer weitverbreitet war. Die Kapseln werden
angeritzt, der austretende Milchsaft trocknet, und
zurück bleibt eine bräunliche, harzige Substanz – Roh-
opium. Seine schmerzstillenden und beruhigenden
Eigenschaften sind seit Tausenden von Jahren bekannt.
In Aufzeichnungen der Sumerer aus der Zeit um etwa
4000 v. Chr. wird der Mohnsaft bereits erwähnt. In
Ägypten und Persien setzten Ärzte Opium spätestens
ab dem 2. Jahrhundert v. Chr. ein. Auch die Römer
waren damit vertraut, und die arabische Medizin [05]
machte gar ausgiebigen Gebrauch davon.

   In Europa gelangte es im 16. Jahrhundert zu neuer
Beliebtheit, nachdem der griechische Arzt Galen von
Pergamon [siehe 04] lange zuvor Opium als wertvolles
Mittel beschrieben hatte. Diesen Wert erkannte auch
der Schweizer Arzt Paracelsus (1493–1541). Zur Herstellung der schmerzstillenden Tinktur Laudanum löste
er Opium in Alkohol.

IMPORT UND EXPORT
Opium war früher ein wichtiges Handelsgut, vor allem in China, wenngleich die Chinesen im späten
18. Jahrhundert ein Verwendungsverbot verhängten.
Man rauchte es ursprünglich zusammen mit Tabak,

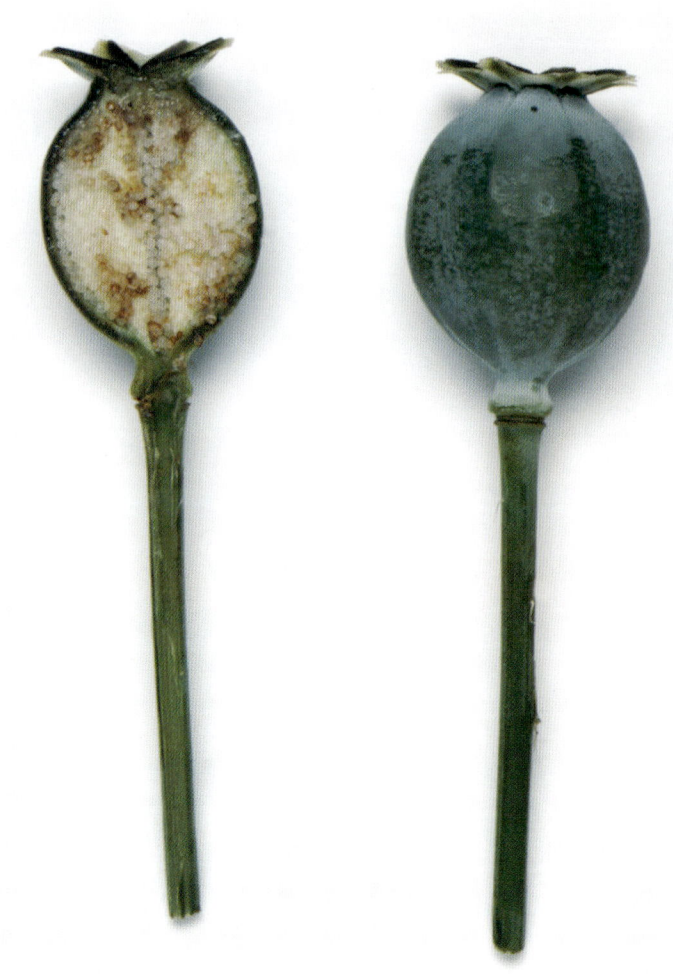

Unreife Samenkapseln des Schlafmohns. Die Kapseln wachsen nach dem
Abfallen der Blütenblätter an. Aus dem Milchsaft der unreifen Frucht-
stände wird das Opium extrahiert.

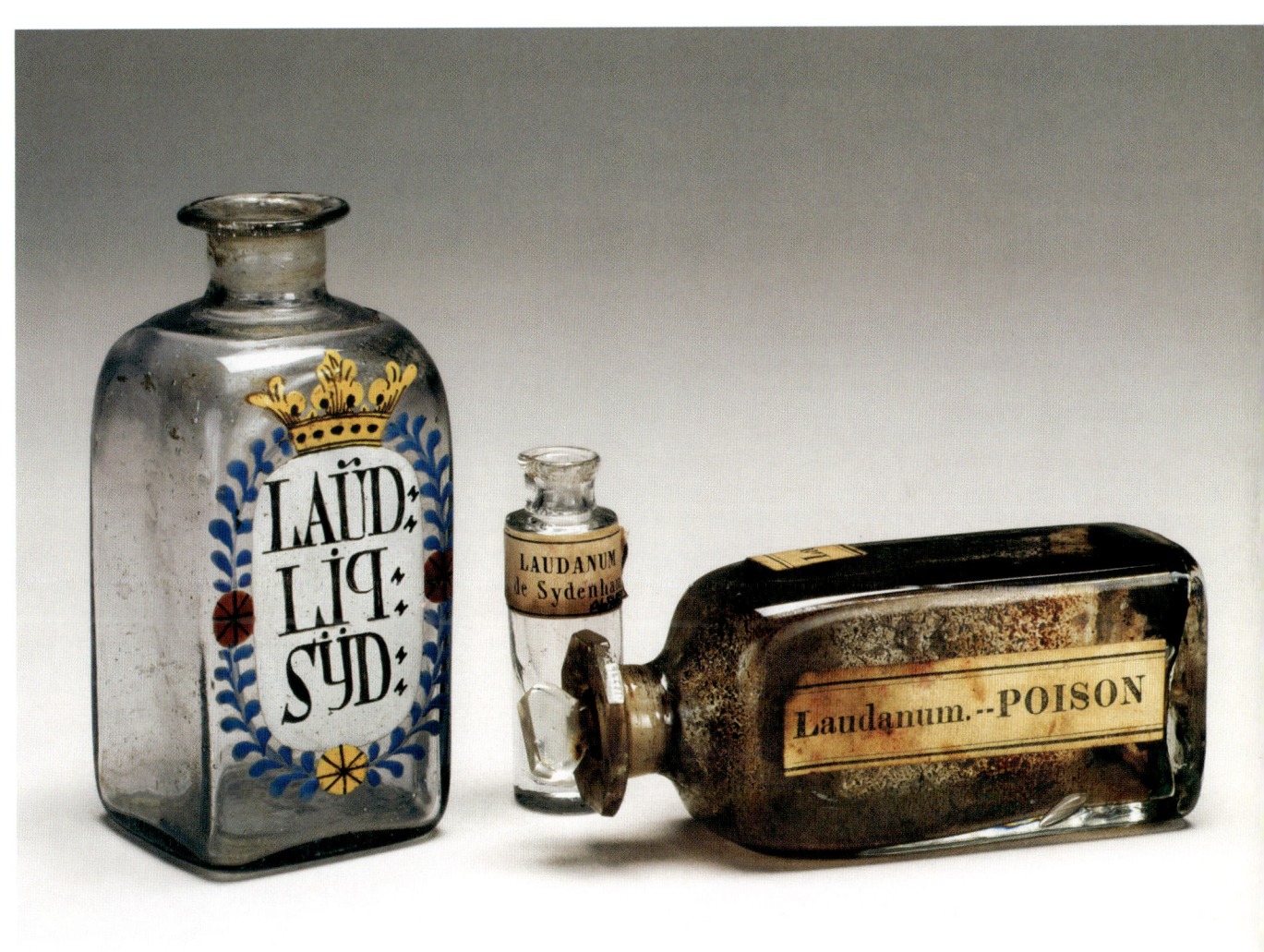

Laudanum, auch Opiumtinktur genannt, ist in Alkohol gelöstes Opium.
Während des 19. Jahrhunderts (aus dem diese Flaschen stammen)
wurde es vielerorts als Schmerzmittel eingesetzt. Die rechte Flasche
ist als Gift (»Poison«) gekennzeichnet.

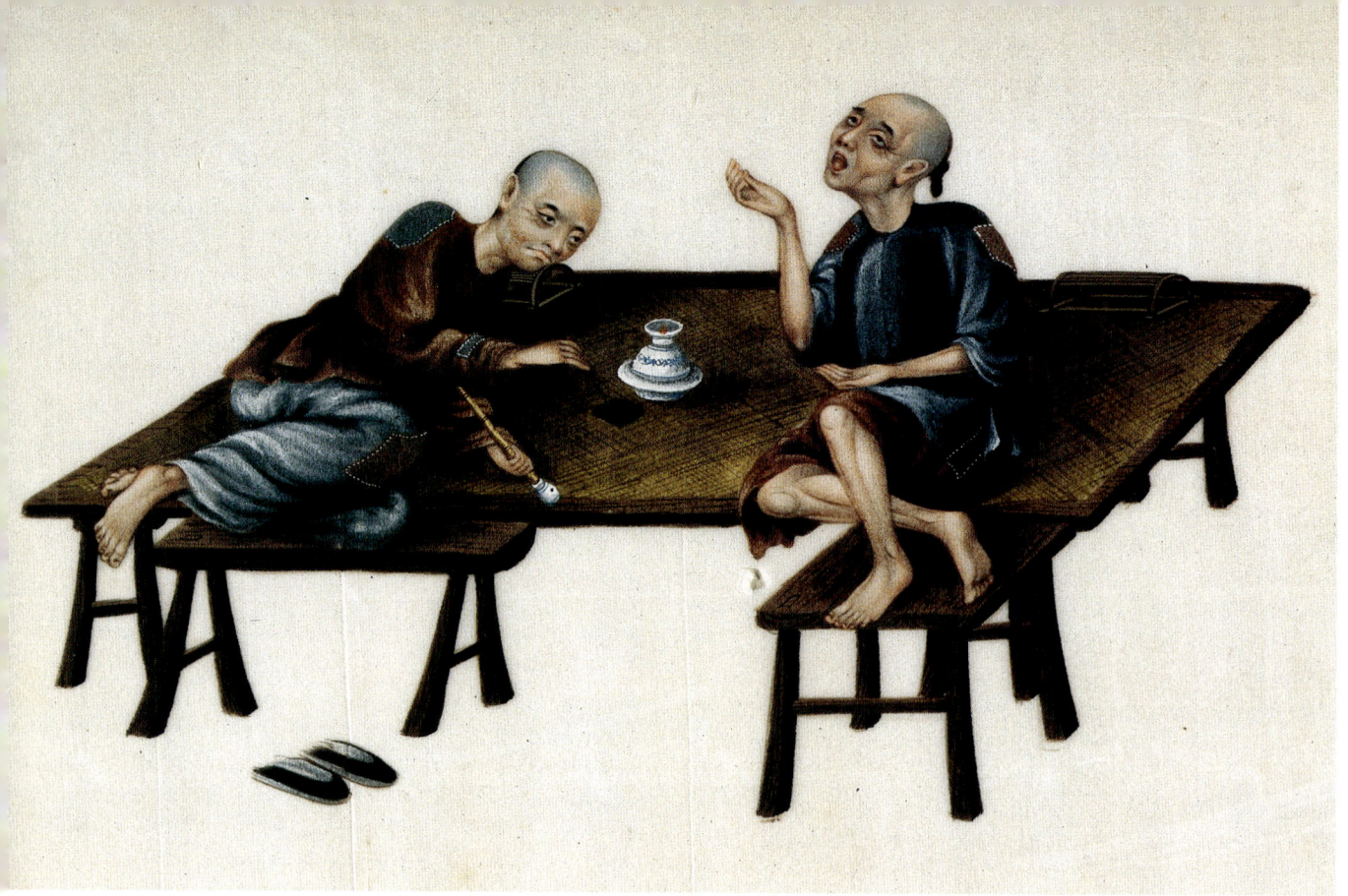

doch dann setzte sich das alleinige Rauchen von Opium durch. Die beträchtliche inländische Produktion wurde durch eingeführtes Opium ergänzt. Da die Briten große Mengen chinesischer Güter importierten, begannen sie zum Ausgleich ihrer Handelsbilanz mit dem Export von Opium aus Indien nach China. Der Markt wurde von britischen Kaufleuten dominiert, doch auch die Amerikaner waren beteiligt. Infolge der beiden Opiumkriege (1839–42, 1856–60), in denen das Kaiserreich den Opiumhandel zu unterdrücken versuchte, wogegen sich Großbritannien erfolgreich zur Wehr setzte, wurde der Import von indischem Opium legalisiert. Gegen Ende des 19. Jahrhunderts erreichte dieser Handel seinen Höhepunkt und verebbte dann bis zum Anfang des 20. Jahrhunderts.

DER STEIGENDE GEBRAUCH UND SEINE FOLGEN

Auch in Großbritannien selbst und in anderen westlichen Ländern wuchs im 19. Jahrhundert die Nachfrage. Da ein Großteil der Bevölkerung keinen Zugang zu einer ordentlichen medizinischen Versorgung hatte, wurde Opium häufig zur Selbstmedikation eingesetzt. Es galt als Allheilmittel und effektives Schmerzmedikament und war in verschiedenen Formen (z. B. als Tinktur oder Pillen) rezeptfrei erhältlich.

Neue pharmazeutische Entdeckungen förderten zudem seinen guten Ruf und steigenden medizinischen Gebrauch. Die Isolierung der im Opium enthaltenen Wirkstoffe, der Alkaloide, begann 1806 mit Friedrich Sertürners (1783–1841) Entdeckung des Morphins, das nach Morpheus, dem griechischen Gott des Schlafes und der Träume, benannt ist. 1832 folgte das Codein und 1898 brachte die Firma Bayer das Opioid Heroin auf den Markt. Durch die Einführung von Spritzen zur subkutanen Injektion [24] stand ab den 1850ern ein neuer Verabreichungsweg für diese Präparate zur Verfügung. Er sorgte für eine schnellere Wirkung und galt als sicherer als die »altmodische« orale Einnahme. Zudem war der Glaube, die neueren Mittel seien mit weniger Risiken verbunden, weitverbreitet.

Ab dem späten 19. Jahrhundert verlor Opium in der medizinischen Praxis an Bedeutung. Es kamen Theorien auf, welche die Risiken des Konsums von Alkohol und anderen Suchtmitteln wie Opiaten herausstellten. Daraufhin gründete sich eine Reihe von Organisationen, die sich international gegen den Gebrauch und Handel

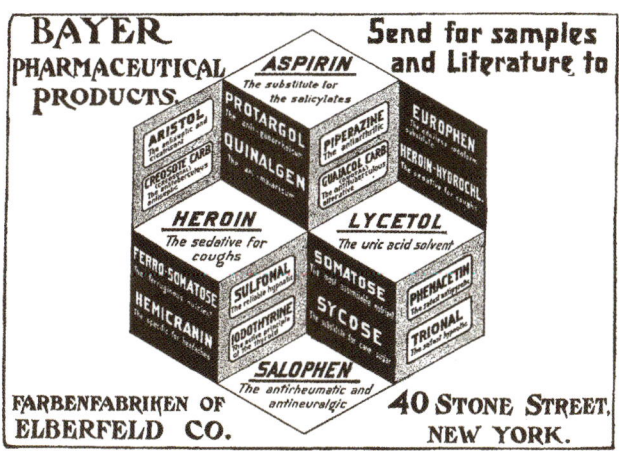

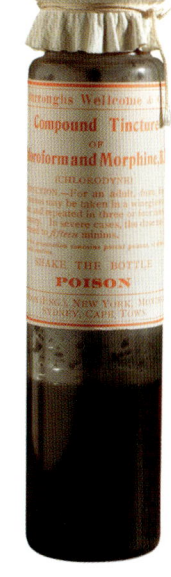

Gegenüber
Darstellung einer Opiumhöhle im China des 19. Jahrhunderts. Die linke Figur hält eine Opiumpfeife, mit der das Rauschgift inhaliert wird, während die rechte es möglicherweise schnupft. Zwischen den beiden steht eine Opiumlampe, die zum Erhitzen des Pfeifenkopfes dient. Dadurch entstehen die berauschenden Dämpfe.

Oben links
Die Firma Bayer verkaufte zur Jahrhundertwende Diacetylmorphin als Hustenstiller und nicht süchtig machenden Morphinersatz unter dem Handelsnamen »Heroin«.

Oben rechts
Eine Tinktur des britischen Arzneimittelunternehmens Burroughs Wellcome & Co., um 1881. Die Mischung aus Chloroform und Morphin wurde gegen Husten, Koliken, Alkoholentzugserscheinungen und als Schlafmittel eingesetzt.

von Opium einsetzte. Die Anti-Opiumbewegung konzentrierte sich auf den Handel in Indochina. Sie wurde seitens der Amerikaner aufgrund moralischer Bedenken aber auch aus wirtschaftlichen und politischen Interessen vorangetrieben. Das erste internationale Opiumabkommen kam zwischen 1909 und 1914 durch mehrere internationale Konferenzen und Verträge in Shanghai und Den Haag zustande. Mit dem Friedensvertrag von Versailles 1919 wurde ein umfassendes und international verbindliches Kontrollsystem eingeführt.

In den einzelnen Ländern gab es verschiedene Ansätze zur Opiumkontrolle. In den USA verfolgte man allgemein eine harte Linie im Kampf gegen Drogen. Deren Konsum unter medizinischer Aufsicht als eine Form der Suchttherapie wurde in den 1920ern verboten, und bis zu den 1970ern hat man Drogenabhängige kriminalisiert. In Großbritannien verfügte der medizinische Berufsstand über einen größeren Einfluss und setzte sich für derartige Therapien ein. Doch auch hier standen die Kriminalisierung und Strafverfolgung im Vordergrund der Drogenpolitik. Die Zeiten, in denen die Kolonialherren den Opiummarkt steuerten, gehörten nun der Vergangenheit an.

Nach dem Zweiten Weltkrieg übernahmen die Vereinten Nationen die oberste Kontrolle, wobei die USA ihr Strafmodell durchzusetzen versuchten. Auch im kommunistischen China gab es Bestrebungen, den Gebrauch von Opium durch Strafmaßnahmen zu unterbinden. Währenddessen florierte der internationale Schwarzmarkt. Die Anbauländer des dort verkauften Opiums wechselten in Abhängigkeit von der jeweiligen politischen Lage. In den 1970ern stand die Opiumproduktion in Südostasien im Zusammenhang mit dem Vietnamkrieg; in den 90ern wurde Afghanistan der weltweit führende Hersteller der Droge. Das Aufkommen von HIV/Aids [42] unter injizierenden Drogenkonsumenten in den 80ern warf Probleme auf, denen man unter anderem durch Konzepte zur Schadensminimierung, durch den sogenannten Spritzentausch und die Substitutionstherapie mit dem synthetischen Opiat Methadon, zu begegnen versuchte – Ansätze, die heute zum Teil stark in der Kritik stehen. Mit Sicherheit werden Opium und Opiate die nationale und internationale Politik auch im 21. Jahrhundert weiterhin beschäftigen.

44

CHININ
Fiebersenkender Extrakt

Tilli Tansey

*Die Chinarinde hat die Medizin so tief greifend revolutioniert
wie das Schießpulver die Kriegsführung.*
Bernardino Ramazzini, 1717

Chinin ist ein natürliches Heilmittel, das aus der Borke
des in Mittel- und Südamerika beheimateten Chinarindenbaums gewonnen wird. Es wird heutzutage nur
noch selten für medizinische Zwecke verwendet, war
jedoch fast 400 Jahre lang bis zur Mitte des 20. Jahrhunderts sehr gebräuchlich, vor allem als Medikament gegen das »Sumpffieber« – Malaria. Bereits die Ureinwoh-
ner von Peru und Bolivien nutzten die Chinarinde
zur Behandlung von Fiebererkrankungen, einschließlich jener, die wir heute Malaria nennen. Sie zermahlten
die sogenannte Fieberrinde zu einem Pulver und tran-
ken sie als Aufguss. Der botanische Name des Baums,
Cinchona, wurde erstmals 1742 durch den schwedischen
Naturforscher Carl von Linné (1707–1778) geprägt, vermutlich zum Angedenken an Gräfin Ana Chinchón, die
Gattin eines spanischen Vizekönigs in Peru, die der
Legende nach durch den Rindenextrakt von der Malaria
geheilt worden sein soll. Im 17. Jahrhundert fiel jesui-
tischen Missionaren der Gebrauch der wirkungsvollen
Rinde in der einheimischen Bevölkerung auf. Sie nahmen *quina-quina* (Quechua für »Rinde der Rinden«) mit
zurück nach Europa und führten sie dort als Arzneimittel ein (wahrscheinlich geht auch die deutsche Bezeichnung »Chinarinde« auf den Quechua-Begriff zurück).
Fortan wurde die Rinde regelmäßig nach Europa ver-
schifft, obgleich sie nicht überall auf Akzeptanz stieß.
Im protestantischen England betrachtete man Chinin
skeptisch als »päpstliches« Heilmittel.

DER WIRKSTOFF UND SEINE VERMARKTUNG
Zu Beginn des 19. Jahrhunderts versuchte der portugie-
sische Mediziner Bernardino Antonio Gomez (1768/69–
1823) den reinen Wirkstoff aus der Rinde zu isolieren.
Dabei entstand eine kristalline Substanz, die er Cincho-
nin nannte. Diese hatte nicht den bitteren Geschmack
des Rindenextrakts, und da sie auch nicht genauso

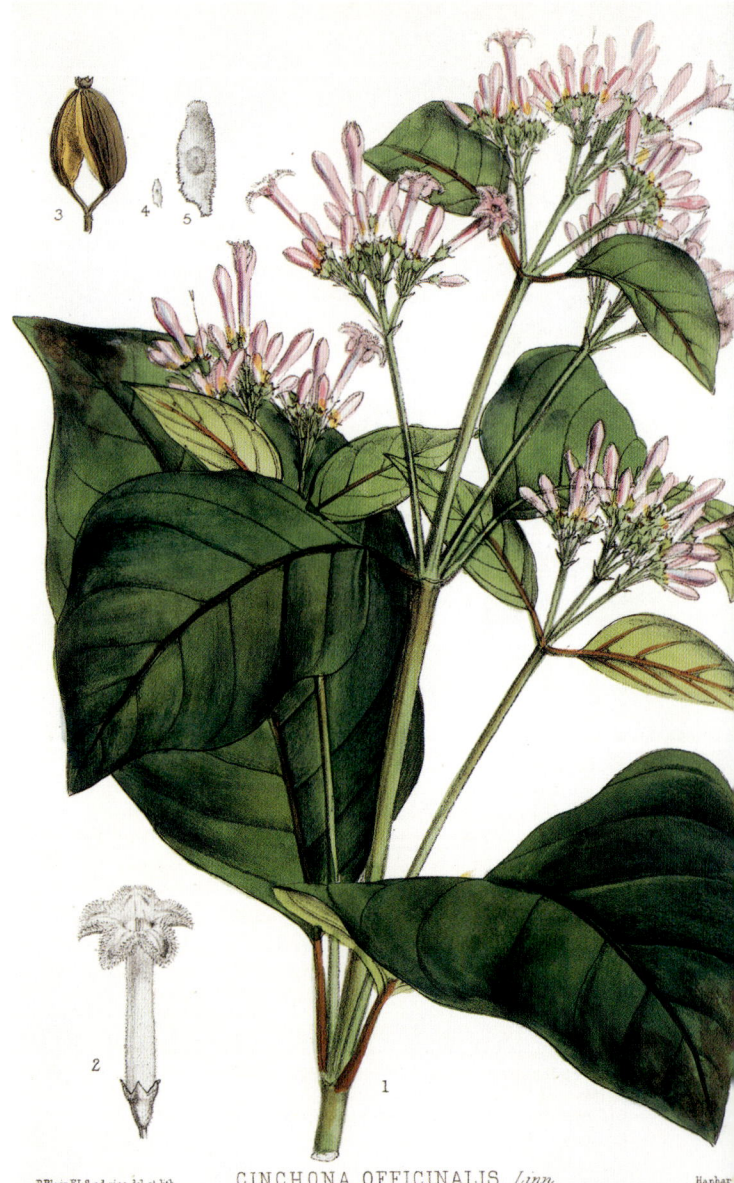

D.Blair FLS.ad sicc. del. et lith.   CINCHONA OFFICINALIS, *Linn.*   Hanhar

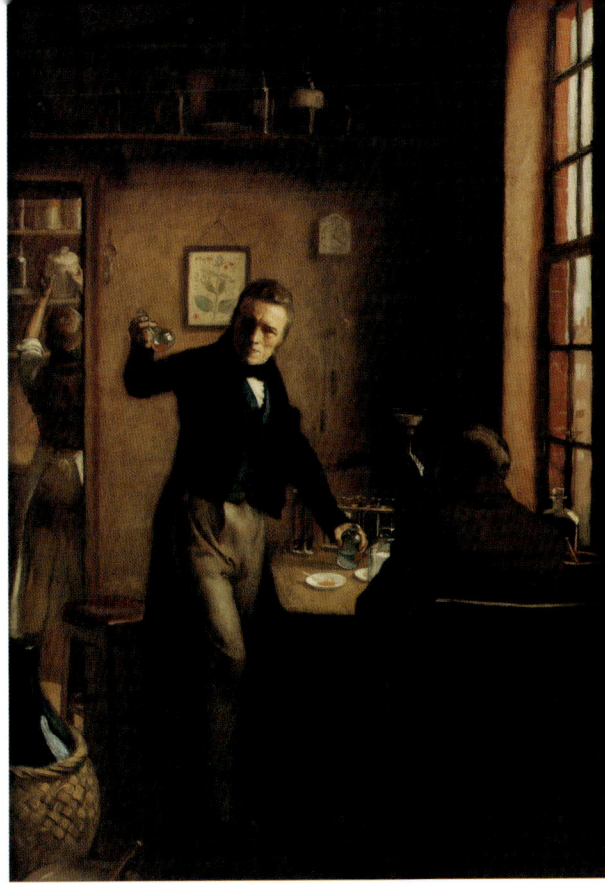

wirkte, vermutete er, dass die Rinde mehrere Hauptbestandteile haben musste. 1820 wiederholten die französischen Chemiker Pierre-Joseph Pelletier (1788–1842) und Joseph Bienaimé Caventou (1795–1877) Gomez' Experimente, und es gelang ihnen, ein Alkaloid zu isolieren, das sie Chinin nannten. Es wurde das erste wirksame Mittel gegen Malaria. Die Arbeit von Pelletier und Caventou förderte auch allgemein die therapeutische Verwendung reiner Pflanzenextrakte anstelle von Zubereitungen aus Ganzpflanzen – eine bedeutende Veränderung in der medizinischen Praxis. Sofort nach der Entdeckung wurde Chinin zu einem gefragten Produkt; 1826 verarbeitete Pelletiers eigene Firma bereits mehr als 150 000 kg Chinarinde.

Die steigende Nachfrage führte jedoch insbesondere unter den europäischen Kolonialmächten zu Bedenken um die Nachhaltigkeit der mittel- und südamerikanischen Wälder des Chinarindenbaums. Die peruanischen Behörden versuchten, den fremden Zugriff auf ihre Wälder zu verhindern und ihre Monopolstellung zu wahren. Daraufhin förderte die britische Regierung in den 1860er-Jahren eine Reihe von Expeditionen mit dem Ziel, festzustellen, ob gewisse Arten des Cinchonabaums auch in Indien angebaut werden können. Deren unterschiedliche chemische Komponenten wurden ebenso untersucht, um die wirksamste Kombination zur Behandlung der Malaria zu finden. Auch die Niederlande experimentierten mit dem Anbau verschiedener Cinchona-Arten in ihren ostindischen Kolonien, insbesondere auf der indonesischen Insel Java, wo ihnen schließlich der Durchbruch mit Samen gelang, die sie von dem in Peru lebenden Engländer Charles Ledger (1818–1905) trotz Ausführverbot erhalten hatten. Bald darauf boomte der niederländische Plantagenanbau und setzte dem peruanischen Monopol für Chinarindenbäume ein Ende. Bis zum Zweiten Weltkrieg lag die

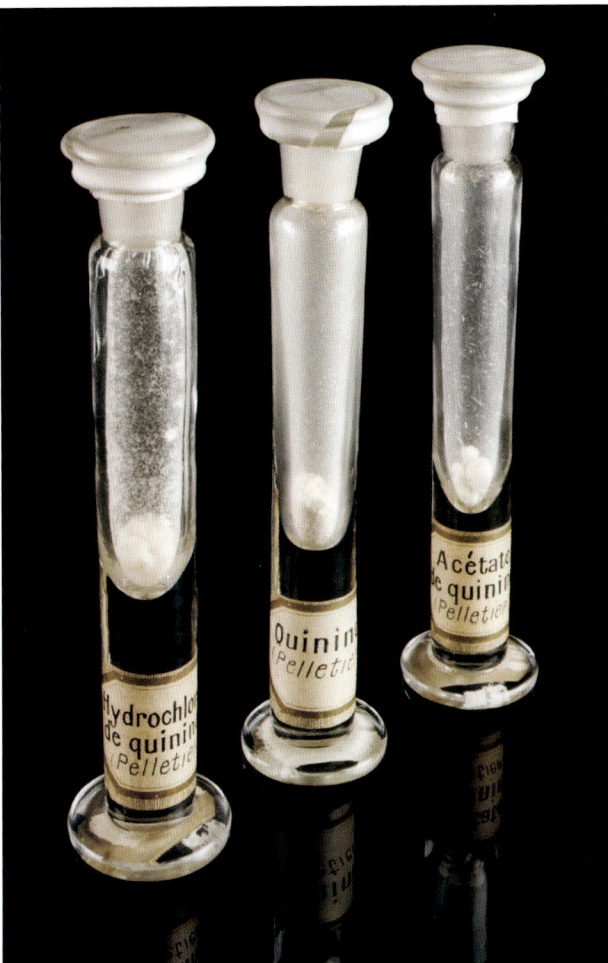

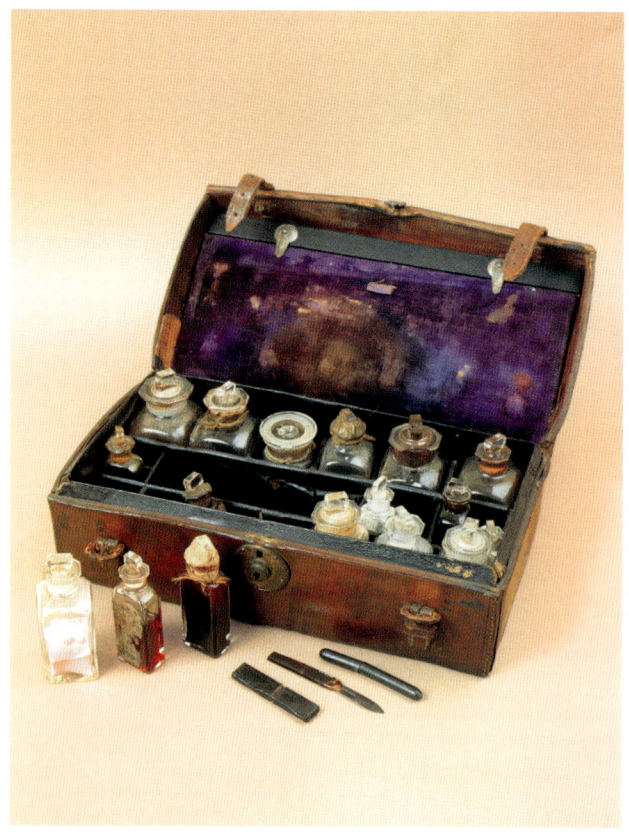

Der Arzneikoffer des schottischen Entdeckers und Missionars David Livingstone (1813–1873), den er auf seiner letzten Afrikaexpedition mitführte. Auch auf Chinin wollte er damals nicht verzichten. Er schätzte es als Mittel gegen Malaria und stellte daraus in Kombination mit anderen Pflanzenauszügen und Mineralien Pillen her, mit denen er fieberkranken Weggefährten wieder auf die Beine half.

Produktion von Chinin zu etwa 90 Prozent in den Händen der Niederländer.

Im Verlauf des 19. Jahrhunderts wuchs der Bedarf, und um 1880 war Chinin das meistverschriebene Medikament zur Behandlung von Fieber. Verschiedene Unternehmen stiegen in das Chiningeschäft ein und übernahmen dabei Pelletiers Methoden zur Chiningewinnung, die er selbst veröffentlicht hatte. Darunter war auch die britische Pharmafirma Burroughs Wellcome & Co. Der gebürtige Amerikaner Henry Wellcome (1853–1936) hatte zu Beginn seiner Karriere nach Chinarindenbäumen in Ecuador geforscht, und Chininpräparate gehörten zu den ersten, die das Unternehmen weltweit erfolgreich vermarktete. Eines seiner beliebtesten Produkte war eine Reiseapotheke – ein kleiner Arzneikoffer, der auch stets Chinin enthielt. Im Jahr 1916, während des Ersten Weltkriegs, wurden über 21 Tonnen Chinin (ausreichend für fast 65 Millionen Dosen) zur Behandlung von Malaria unter Soldaten geliefert. Doch Chinin wurde nicht ausschließlich gegen Malaria verabreicht: Während der 20er- und 30er-Jahre wurde es unter anderem auch als Mittel gegen Hexenschuss, Hörschäden, Herzerkrankungen und als Lokalanästhetikum angepriesen.

MALARIAPRÄVENTION FRÜHER UND HEUTE
Nachdem es gelungen war, einen einzelligen Parasiten der Gattung *Plasmodium* als Erreger der Malaria zu identifizieren [15], wurde die Wirkweise des Chinins auf diesen Parasiten untersucht. Man entdeckte, dass es dessen Reproduktionszyklus unterbricht und ihn in der Folge abtötet. Vielfach wurde versucht, Chinin für die Entwicklung neuer Malariamedikamente synthetisch herzustellen, doch erst nachdem Japan 1942 Niederländisch-Indien erobert und damit die Chininzufuhr der Alliierten gekappt hatte, wurden diese Versuche maßgeblich vorangetrieben. Ab 1944 verwendeten sie Chloroquin, das erstmals bereits 1934 von der I. G. Farben synthetisiert worden war, zur Malariaprävention innerhalb der Truppen. Nach dem Zweiten Weltkrieg gelangte es in den allgemeinen Gebrauch, ebenso wie Mepacrin, Mefloquin und Malarone in den folgenden 40 Jahren. Diese Medikamente sind mittlerweile jedoch nur noch bedingt wirksam, da zunehmend resistente Erreger auftauchen. In den letzten Jahrzehnten des 20. Jahrhunderts wurde weltweit ein Malariamedikament eingeführt, das bereits im alten China als Heilmittel bekannt war: der Pflanzenextrakt Artemisinin. Die Therapie mit Artemisinin erfolgt jedoch immer in Kombination mit anderen Wirkstoffen, um der Entwicklung von Resistenzen vorzubeugen.

Chinin spielt in der heutigen Medizin keine große Rolle mehr, aber es wird in besonderen Fällen, in denen Arzneimittelresistenzen auftreten, weiterhin eingesetzt. In äußerst geringen Mengen wird es auch als Aroma für Tonicwater verwendet – wegen seines typisch bitteren Geschmacks.

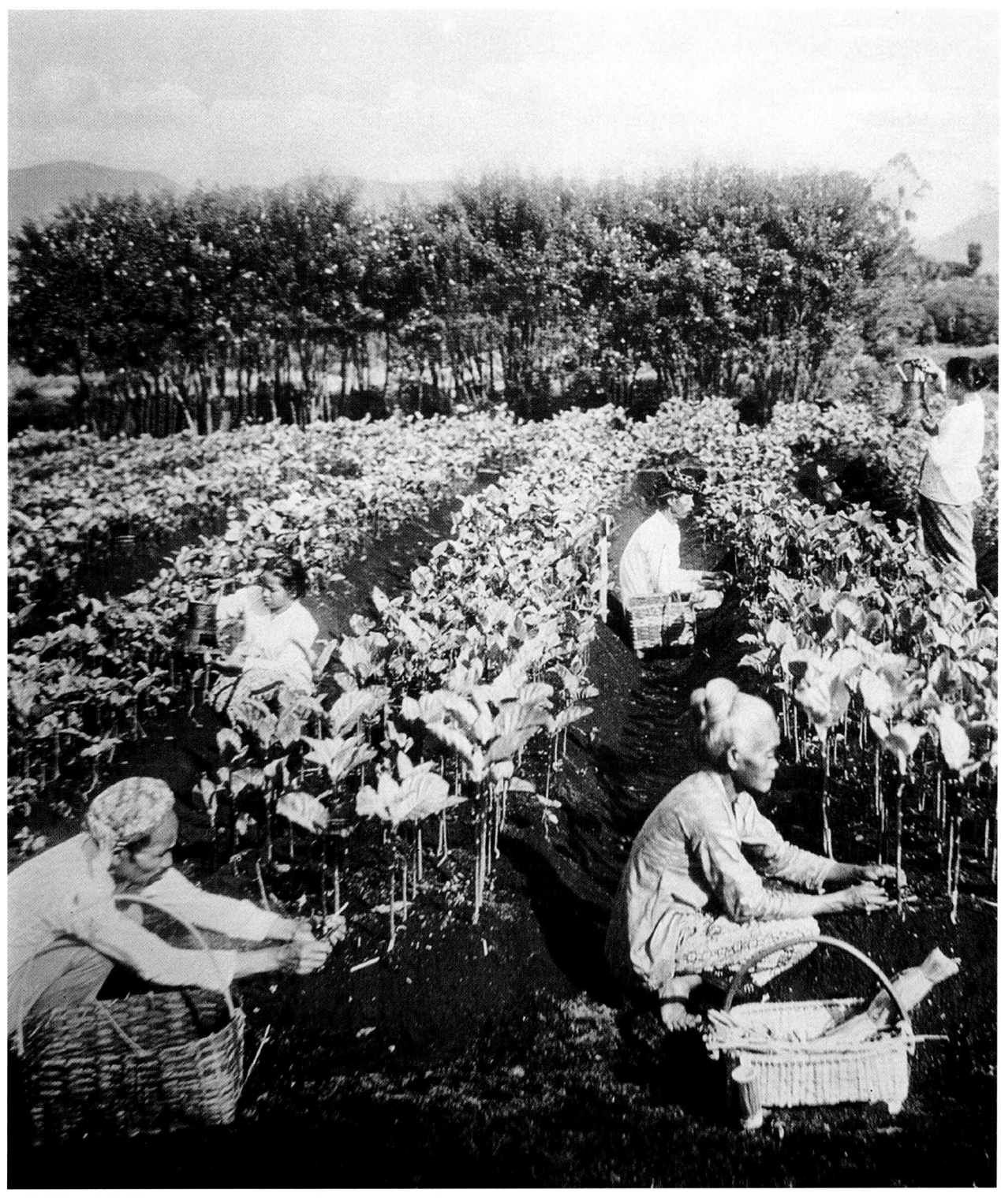

Die Niederländer legten Plantagen in Ostindien an und wurden zum
Weltmarktführer für Chinin, bis Indonesien 1942 an Japan fiel. Diese
Fotografie zeigt Plantagenarbeiter auf Java, die Sprösslinge der nach
Charles Ledger benannten Art *Cinchona ledgerina* setzen. Sie bringen
mit den höchsten Chininertrag.

45

DIGITALIS
Ein Herztonikum

William Bynum

Das wirksame Kraut konnte nur der Fingerhut sein.
William Withering, 1785

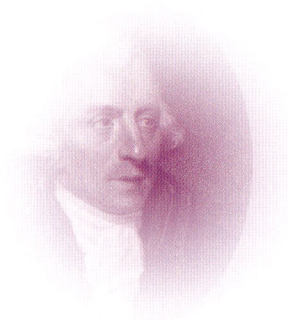

Die Einführung des Herzmittels Digitalis war einer der
größten medizinischen Triumphe des 18. Jahrhunderts.
Es wird aus dem Roten Fingerhut *(Digitalis purpurea)*
gewonnen, der in Waldgebieten wächst. Digitalis ist eines von vielen bedeutenden Medikamenten auf pflanzlicher Basis und hat seinen Ursprung in der Volksmedizin. Zunächst wurde der Wirkstoff in der medizinischen
Fachliteratur als zu giftig beschrieben, doch im Jahr
1775 erfuhr William Withering (1741–1799), ein angese-
hener britischer Mediziner und Botaniker, dass eine
alte Lady in Westengland die Wassersucht heilen könne
und zwar mit einer Mixtur aus Pflanzenextrakten. Er
untersuchte diese und identifizierte die Blätter des
Roten Fingerhuts als die wirkungsvolle Substanz. 1785
veröffentlichte er eine Abhandlung zum Einsatz von
Digitalis bei Wassersucht.

Heute spricht man nicht mehr von Wassersucht,
sondern von Ödemen – Flüssigkeitseinlagerungen im
Gewebe, die unter anderem als Symptom bei Herzinsuffizienz und Leberzirrhose auftreten können. Withering ging aber wie andere Ärzte jener Zeit davon aus,
dass es sich bei der Wassersucht um eine eigene Erkrankung handelt. Bei seinen Erprobungen beobachtete er

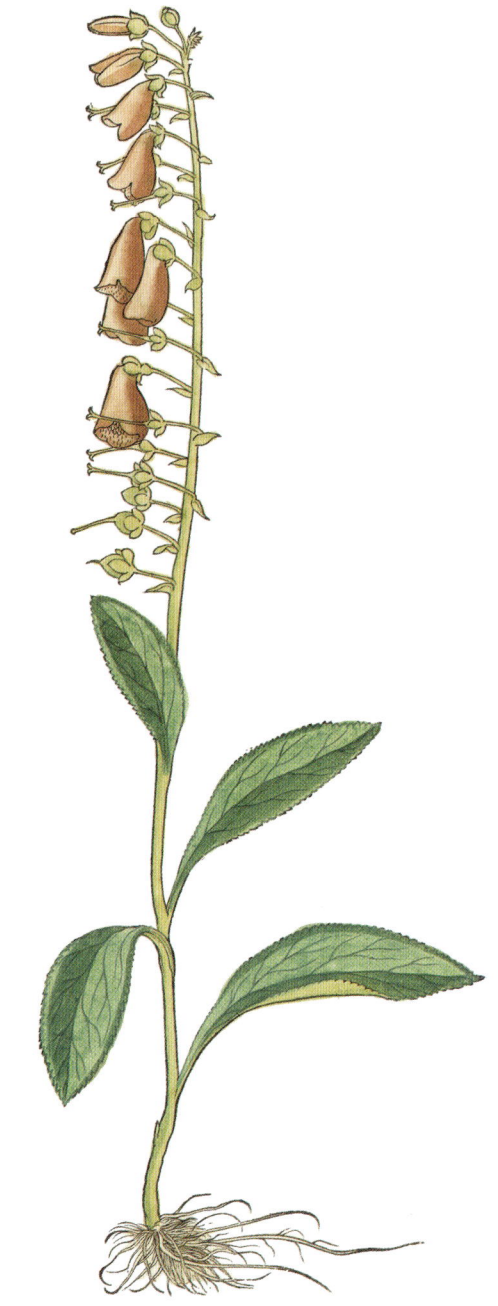

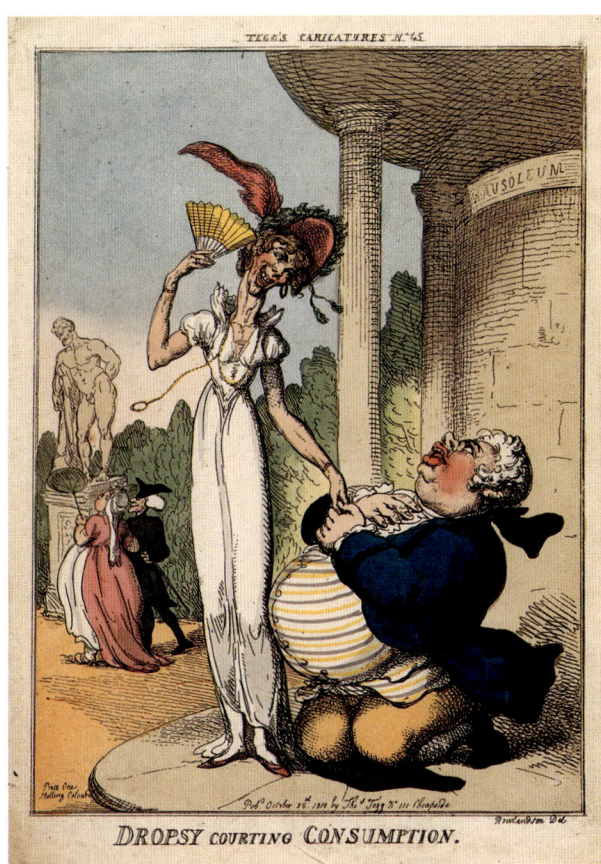

TEGG's CARICATURES N.º 45

MAUSOLEUM

DROPSY COURTING CONSUMPTION.

die Effekte verschiedener Dosen Digitalis und stellte fest, dass es bei manchen Patienten gar nicht wirkte, bei anderen beeinflusste es die Herzfrequenz.

Seine Erkenntnisse und Hinweise zur Verabreichung motivierten andere Ärzte, ihre Patienten ebenfalls mit Digitalis zu behandeln, und bis heute wird es bei Herzerkrankungen eingesetzt. Im 19. Jahrhundert verwendete man es – allerdings erfolglos – auch bei vielen anderen Leiden wie Epilepsie oder Tuberkulose. Ähnliche Versuche hat es in der Geschichte häufiger gegeben: Wenn sich ein Mittel als wirksam gegen eine bestimmte Krankheit erwiesen hatte, wurde es wahllos auch in anderen Fällen getestet. Dies gilt in der jüngeren Vergangenheit genauso für Cortison und Penicillin [46]. Digitalis kann jedoch zu schwerwiegenden Nebenwirkungen führen, und da es im 19. Jahrhundert oftmals unwissentlich falsch angewendet wurde, ließen viele Ärzte wieder ganz davon ab.

Um 1900 begannen Pharmakologen, seine Effekte genauer zu untersuchen. Karl Binz (1832–1913) und Arthur Cushny (1866–1926) erforschten den Einfluss von Digitalis auf die Herzfrequenz und wiesen seine Wirksamkeit in der Behandlung des Vorhofflimmerns

nach. Diese Form der Herzrhythmusstörung, an der viele Patienten mit einer Herzinsuffizienz leiden, kann zu Ödemen im Lungen- und Bauchgewebe sowie in den Extremitäten führen. Digitalis steigert die Kontraktionskraft des Herzmuskels und verlangsamt die Frequenz des kranken Herzens, wodurch der Körper überschüssige Flüssigkeit besser abbauen kann. 1970 war Digitalis in den USA das am vierthäufigsten verordnete Medikament. Physiologen haben seinen Wirkmechanismus schließlich auch auf zellulärer Ebene entschlüsselt. Es beeinflusst verschiedene chemische Elemente, insbesondere Calcium und Natrium, die für einen gesunden Herzrhythmus unerlässlich sind.

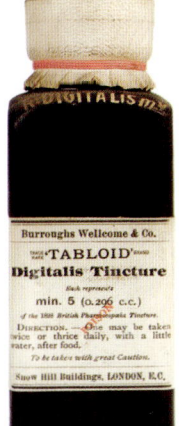

DIGITALIS

Burroughs Wellcome & Co.

TABLOID
Digitalis Tincture
Each represents
min. 5 (0.296 c.c.)
of the 1898 British Pharmacopia Tincture.
DIRECTION.—One may be taken twice or thrice daily, with a little water, after food.
To be taken with great Caution.

Snow Hill Buildings, LONDON, E.C.

46. PENICILLIN
Der heilende Pilz

Robert Bud

Man braucht keine Kristallkugel, um vorherzusehen,
dass die medizinische Wissenschaft noch in dieser Generation
alle Feinde des menschlichen Körpers bezwungen haben wird.
Ritchie Calder, 1958

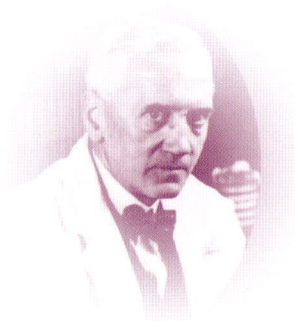

1928 entdeckte Alexander Fleming die antibakterielle Wirkung eines Pilzes der Gattung *Penicillium*.

Die Medizin erlebte ab den späten 1930er-Jahren eine grundlegende Revolution. Innerhalb eines guten Jahrzehnts wurden Infektionen, die bislang gefürchtet waren, Leid verursachten und oftmals zum Tod führten, nun als zumeist heilbar betrachtet. Der Hauptgrund dafür war die Verfügbarkeit von Penicillin, von der wir bis heute profitieren, die jedoch auch Schwierigkeiten mit sich brachte, denn Penicillin ist nicht das Wundermittel, als das es anfänglich propagiert wurde.

Vor seiner Entdeckung gab es zwar seit Jahrhunderten Anekdoten über die Nützlichkeit von Pilzen bei der Behandlung von Infektionen, jedoch keine konkreten, reproduzierbaren Ergebnisse – bis der Mediziner Alexander Fleming (1881–1955) in der Londoner St. Mary's Hospital Medical School im Jahr 1928 zufällig ein Phänomen beobachtete, das er daraufhin genauer untersuchte. Er wollte gerade eine Petrischale mit einer Bakterienkultur entsorgen, in die ein Schimmelpilz der Gattung *Penicillium* (von lat. *penicillus*, Pinsel) gelangt war, als er bemerkte, dass die Bakterien an den vom Pilz befallenen Stellen abgestorben waren. Bei weiteren Experimenten stellte er fest, dass der Pilz kleine Mengen einer gelblichen Flüssigkeit absonderte, die verschie-dene krankheitserregende Bakterienstämme abtötete, aber er fand keinen Weg, diese Flüssigkeit aufzureinigen und den Wirkstoff zu extrahieren. Fleming veröffentlichte die Erkenntnisse aus seinen akribischen Versuchen in einem Fachartikel und nannte die unreine Flüssigkeit darin Penicillin.

EXTRAKTION UND PRODUKTION

Erst gegen Ende der 30er ermöglichten neue Techniken die Extraktion des Penicillins. An der Universität Oxford stieß der aus Deutschland emigrierte Biochemiker Ernst Boris Chain (1906–1979) auf Flemings alten Artikel über das Penicillin. Er betrachtete die Gewinnung des Wirkstoffs als wissenschaftliche Herausforderung und stellte sich ihr. Mithilfe der Gefriertrocknung, eines damals neuen Verfahrens, mit dem sich bereits Blutprodukte gewinnen ließen, gelang es ihm im März 1940, eine trockene, wenngleich noch nicht reine Substanz herzustellen. Sein Kollege Norman Heatley (1911–2004) schlug daraufhin einen innovativen Ansatz vor, bei dem das Penicillin mit zwei verschiedenen Lösungsmitteln, die nicht vermischt wurden, extrahiert werden sollte. Durch die Kombination dieser beiden Methoden

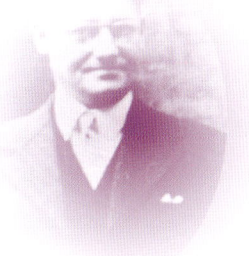 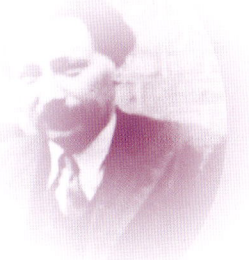

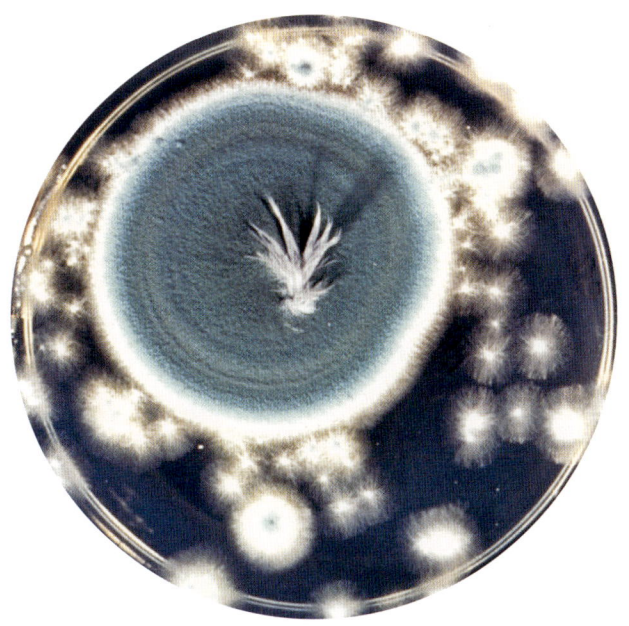

Oben

Howard Walter Florey (links) und Ernst Boris Chain (rechts) wurden zusammen mit Alexander Fleming für ihre Verdienste um die Entwicklung des Penicillins mit dem Nobelpreis geehrt. Da der Preis nur an maximal drei Personen verliehen wird, fand Norman Heatley keine Berücksichtigung.

Rechts

Petrischale mit einer Kultur des Pilzes *Penicillium notatum*.

Unten

Rasterelektronenmikroskopische Aufnahme der Sporenketten eines Pilzes der Gattung *Penicillium*. Dabei handelt es sich um Bodenpilze, die für ihr Wachstum kühle, gemäßigte Bedingungen und organisches Material benötigen.

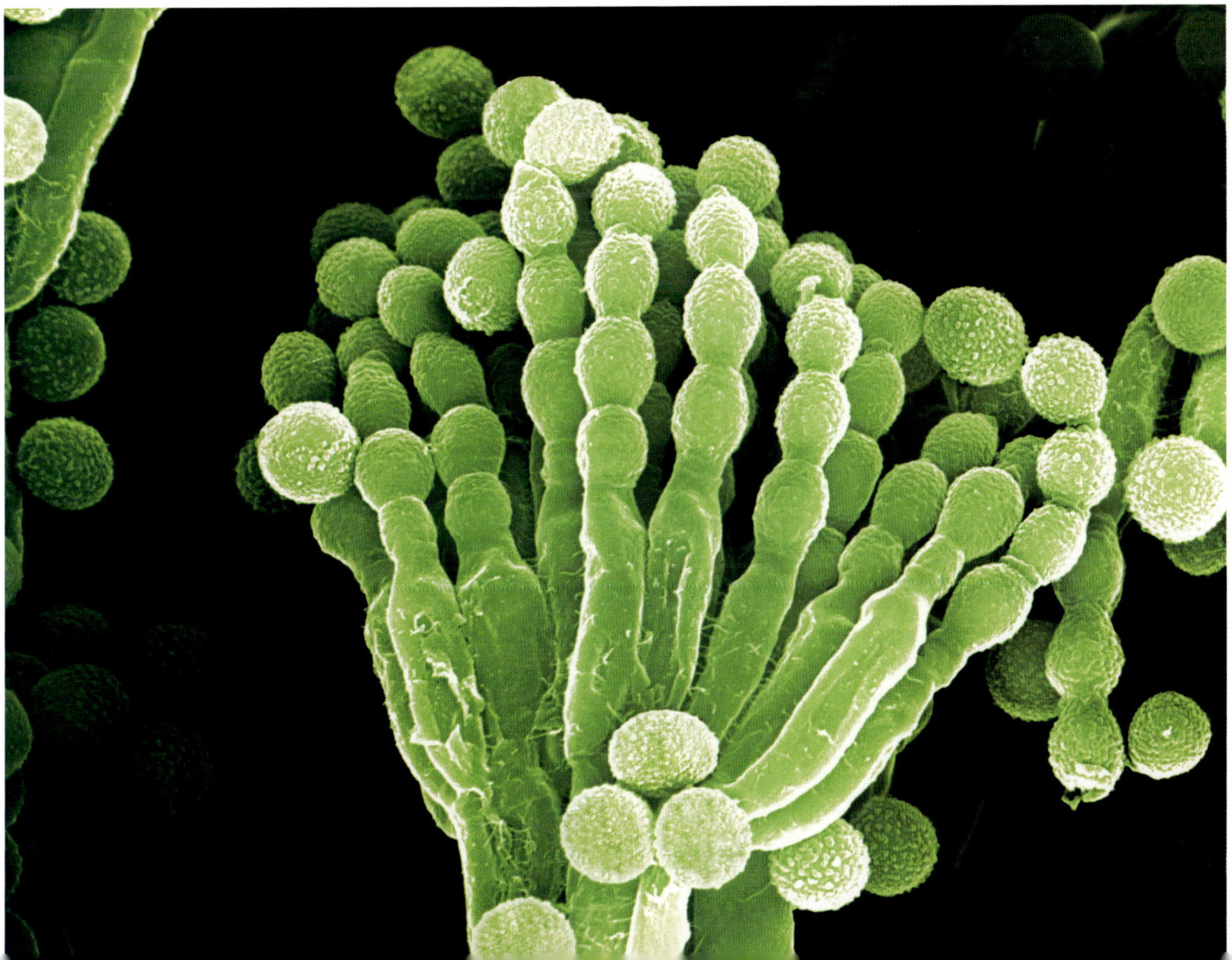

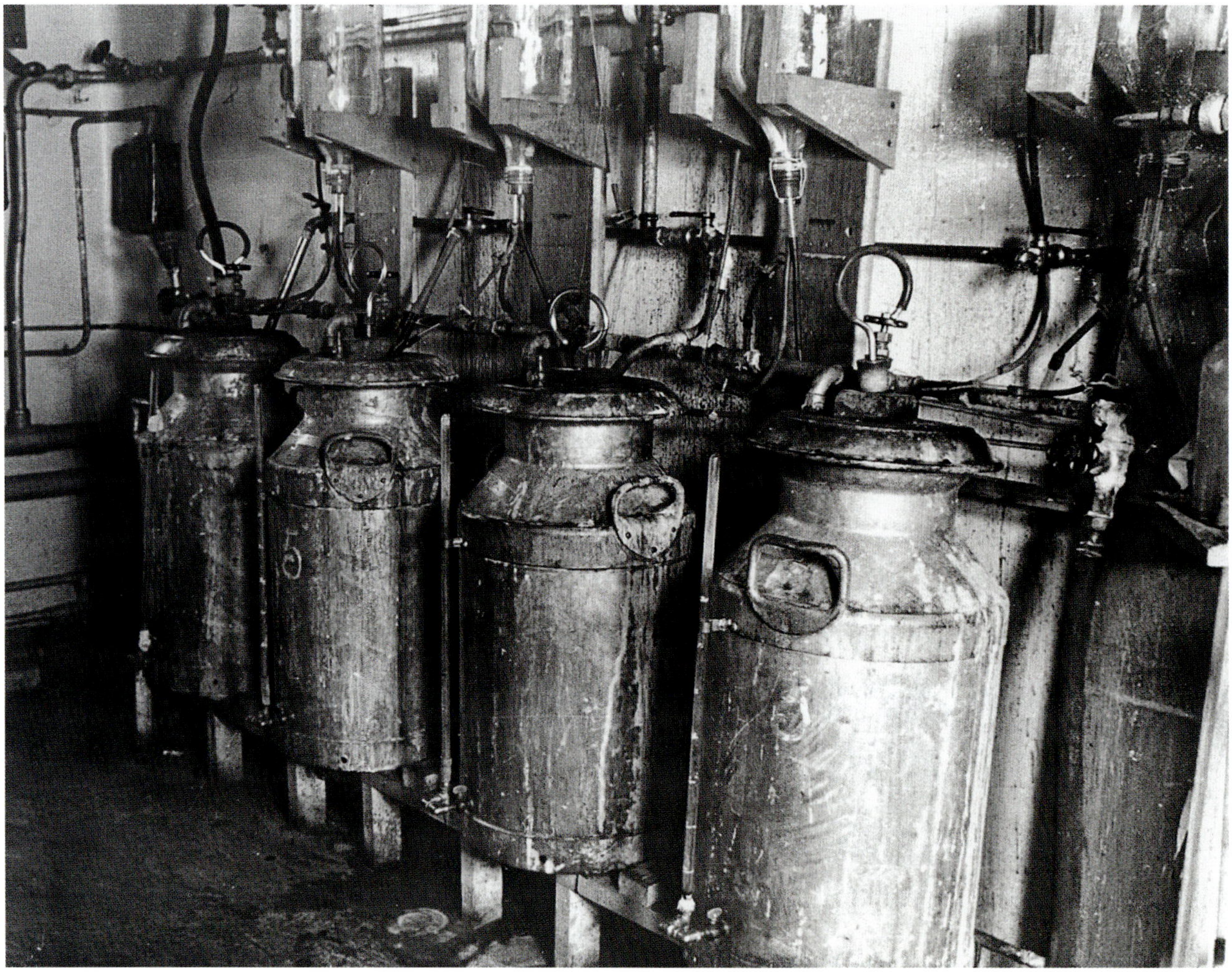

Oben
Norman Heatley löste das Grundproblem der Extraktion und Aufreinigung des Penicillins. Dank seines technischen Genies konnte der mehrphasige Herstellungsprozess automatisiert werden, wobei auch ungewöhnliche Komponenten wie Milchkannen, Benzinkanister und Keksdosen zum Einsatz kamen.

Rechts
Heatleys Skizzen der keramischen »Bettpfannen«, die an der Universität Oxford zum Anzüchten der *Penicillium*-Kulturen verwendet wurden. Die mit solch improvisierter Ausstattung gewonnene Penicillinmenge reichte gerade für einige wenige Versuche an Patienten aus.

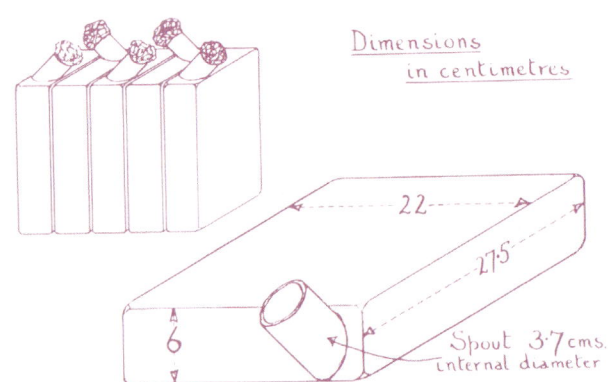

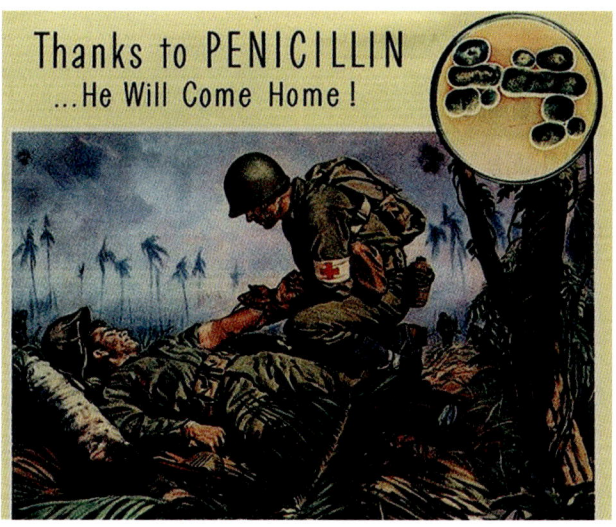

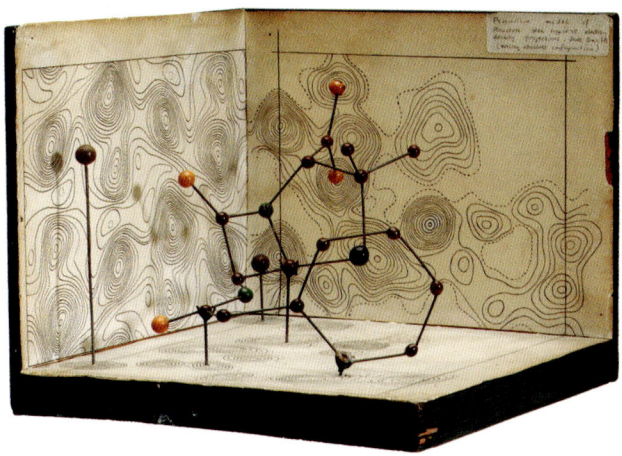

»Dank Penicillin wird er heimkommen!« – Ausschnitt aus einer Anzeige des amerikanischen Penicillinproduzenten Schenley Laboratories. Gegen Ende des Zweiten Weltkriegs bemühten sich die Alliierten um eine ausreichende Versorgung ihrer Soldaten mit Penicillin zur Behandlung der Verletzten.

Dorothy Crowfoot Hodgkins (1910–1994) Modell der atomaren Struktur des Penicillins. Nachdem 1944 geeignete Penicillinkristalle hergestellt werden konnten, bestimmte sie 1945 deren Struktur mithilfe einer Lochkartenmaschine. Dies war eine der ersten Computeranwendungen im Rahmen der Röntgenstrukturanalyse.

konnte in einem systematischen, jedoch langwierigen Prozess die neue Medizin gewonnen werden. Ein Versuch mit acht Mäusen im Mai 1940 zeigte, dass das Penicillin die Tiere wirksam vor einer ansonsten tödlichen Infektion schützte.

Beflügelt von diesen vielversprechenden Ergebnissen und dem aufgrund des Krieges dringenden Bedarf an einem solch wirksamen Medikament wurde in Oxford unter der Leitung von Howard Walter Florey (1898–1968) intensiv weitergeforscht. Anfang 1941 demonstrierte die Arbeitsgruppe das Potenzial des Präparats erstmals an einem Menschen. Unglücklicherweise erlitt jener Patient einen tödlichen Rückfall, da der Pencillinvorrat für seine Heilung nicht reichte. Trotz großer Anstrengungen in den folgenden Monaten blieb die Herstellung der kriegsbedingt benötigten Mengen unmöglich: Aus einer Tonne des flüssigen Ausgangsmaterials ließen sich nur 2 g Penicillin extrahieren, und die Zulieferer konnten auch keinen ausreichenden Materialnachschub bereitstellen, da der Krieg andere Prioritäten forderte. Im Juli 1941 flogen Florey und Heatley in die USA, um sich dort Unterstützung zu holen. Die Amerikaner, die sich nun ebenfalls

auf den Krieg vorbereiteten, setzten sofort alle Hebel in Bewegung: In einem Labor des Agrarministeriums wurde unter Anleitung von Heatley ein Verfahren entwickelt, mit dem der Pilz in einem Tank mit Maisquellwasser als Nährmedium deutlich effektiver gezüchtet werden konnte. Auch Firmen wie Pfizer und Merck, die damals noch keine pharmazeutischen Weltkonzerne waren, beteiligten sich an der Weiterentwicklung, um ein industriell herstellbares Produkt zu gewinnen.

In den folgenden beiden Jahren entstand durch die britisch-amerikanische Zusammenarbeit genügend Penicillin für die Behandlung zahlreicher verwundeter Soldaten und einiger ziviler Patienten. Das Penicillin erwies sich als revolutionäres Präparat und in der Kriegspropaganda wurde es als Wundermittel gepriesen.

EIN MEDIKAMENT FÜR ALLE FÄLLE

Gegen Ende des Krieges deckten die produzierten Mengen den amerikanischen Bedarf, bald darauf auch den britischen und schließlich den gesamteuropäischen. Die Patienten setzten große Hoffnungen in das neue Medikament, und die Ärzte, die versuchten, Hilfe

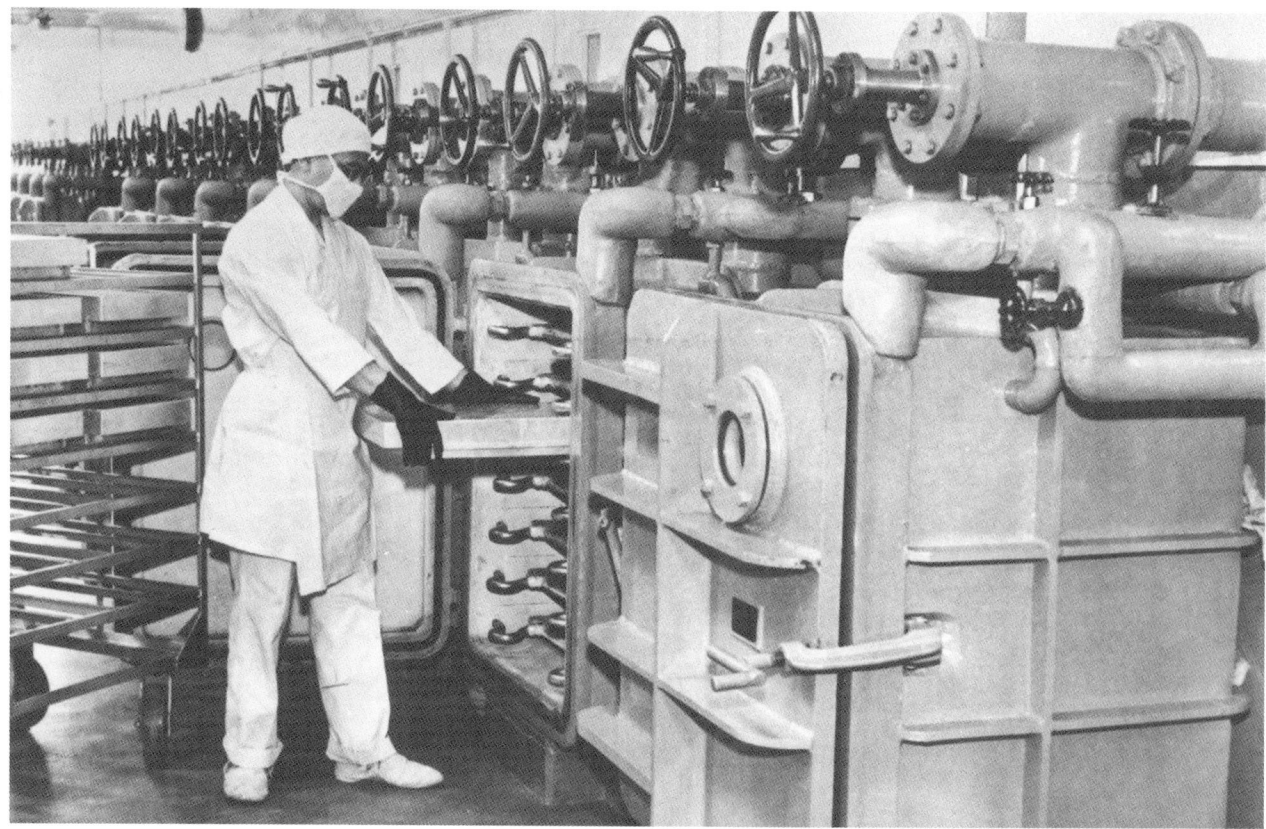

zu leisten, wo sie nur konnten, verwendeten es in großen Mengen und in den verschiedensten Fällen. Dabei wurde oftmals kaum berücksichtigt, ob es bei einer bestimmten Infektion, etwa bei einer Erkältung oder einer Virusgrippe, tatsächlich wirken würde, und teils rückte das Penicillin sogar an die Stelle grundlegender hygienischer Maßnahmen. Zudem weckte es die Hoffnung, noch bessere natürliche Wirkstoffe zu finden, und es begann eine intensive Suche nach neuen Antibiotika. Durch die Entdeckung der Tetracycline, einer Gruppe antibiotischer Arzneistoffe aus Streptomyceten, wurde diese Hoffnung bestätigt.

In den 50ern tauchten jedoch Bakterien auf, die selbst gegen die neuen Wirkstoffe Resistenzen zeigten. Dieses Problem schien wiederum nach einer Lösung auf der Basis von Penicillin zu verlangen. Noch während des Krieges waren weitere chemisch ähnliche Penicilline entdeckt worden. Zu jener Zeit war Chain in Rom tätig, wo er eine neue große Forschungsgruppe aufbaute, welche die Fermentationsprozesse zur Extraktion des Penicillins verbessern sollte. Dem Team hatten sich

auch zwei junge Wissenschaftler des britischen Pharmaherstellers Beecham zu Weiterbildungszwecken angeschlossen. Sie waren es, die zufällig entdeckten, wie die Grundsubstanz aller Penicilline isoliert werden konnte. Mit diesem Wissen kehrten sie in ihr Unternehmen zurück, wo sie fortan Alternativen zu natürlichen Penicillinen entwickelten und herstellten. 1960 brachte Beecham das Präparat Methicillin in den Handel, das gegen das gefürchtete Bakterium *Staphylococcus aureus* wirkte.

Schon bald entstanden weitere Verfahren zur Gewinnung von Penicillinen und neue Präparate wie Ampicillin und Amoxycillin. Jedoch traten binnen kurzer Zeit auch wieder erste *Staphylococcus-aureus*-Stämme auf, die Resistenzen gegen Methicillin aufwiesen. Nachdem sich diese in den 90ern weiträumig verbreitet hatten, wurde klar, dass der übermäßige Einsatz von Penicillinen maßgeblich zur Bildung solcher resistenten Keime beigetragen hatte und sich die Erreger von Infektionen zwar mit Antibiotika bekämpfen, aber nicht für immer auslöschen lassen.

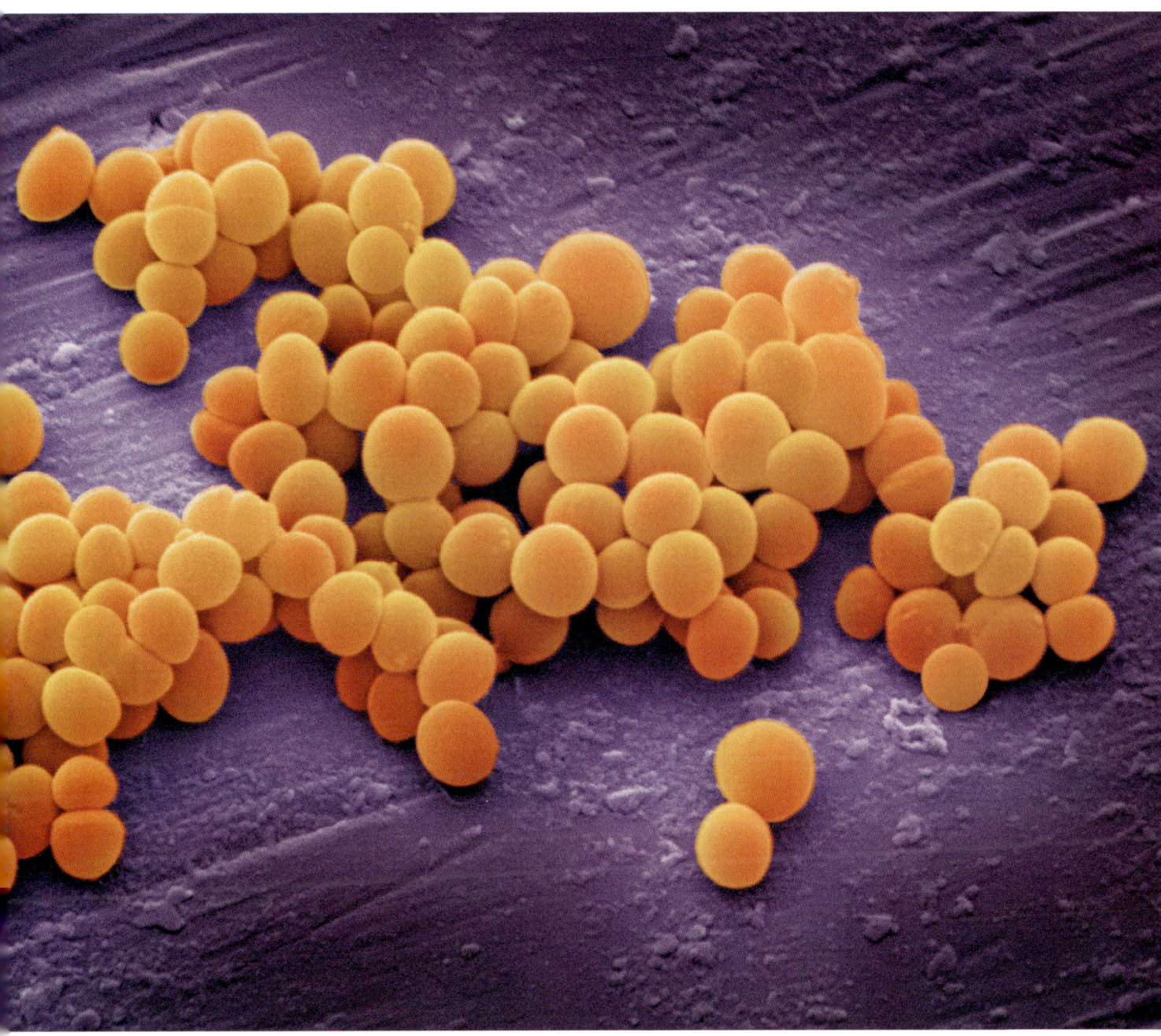

Gegenüber
In Amerika wurden Unmengen an Penicillin produziert. Hier stellt ein
Mitarbeiter der Firma Pfizer gerade einen Kasten mit Fläschchen, die
eine gefrorene Penicillinlösung enthalten, in einen Trockenschrank. Darin wird der Lösung das Wasser mittels Vakuumverdampfung entzogen.

Oben
Eine Anhäufung von Methicillin-resistenten *Staphylococcus-aureus*-
Bakterien (MRSA). Diese und viele andere Erreger haben im Laufe der
Zeit Resistenzen gegen Antibiotika entwickelt und liefern uns immer
wieder den Beweis dafür, dass es keine Wundermittel gibt.

47. DIE PILLE
Eine Frauensache

Lara Marks

Nach der Einführung der Sulfonamid-Tabletten in den 1930ern, mit denen die Lungen-
entzündung und andere Infektionen beherrscht werden können, hat keine andere kleine
Tablette einen solch weitreichenden Einfluss auf die Menschheit gehabt wie diese. Sie
könnte tatsächlich die populärste Pille seit dem Aspirin sein. Mit Sicherheit hilft sie gegen
größere Kopfschmerzen – auf familiärer wie globaler Ebene.
S. M. Spencer, 1966

Die Antibabypille ist eine der bedeutendsten medizinischen Erfindungen des 20. Jahrhunderts und hat
unser Leben in den vergangenen 50 Jahren radikal
verändert. In den 1960ern war sie eine Antriebsfeder
der sexuellen Revolution und galt als Lösung für die
wachsende Weltbevölkerung. Darüber hinaus kann sie
als eines der ersten »Lifestyle-« und »Designermedikamente« betrachtet werden. Seit der Einführung der
Antibabypille im Jahr 1960 haben rund 300 Millionen
Frauen weltweit von der Pille Gebrauch gemacht – mit
tief greifenden Auswirkungen auf die Gesellschaft.

Bereits 1912 forderte die amerikanische Krankenschwester und Frauenrechtlerin Margaret Sanger
(1879–1966), die sich für die Geburtenkontrolle einsetzte, die Entwicklung einer Verhütungspille, um den
gesundheitlichen und sozialen Status von Frauen zu
verbessern. Dies stellte jedoch keine einfache Aufgabe dar. Bereits in der Antike hatte man versucht, ein
orales Kontrazeptivum auf pflanzlicher oder minera-
lischer Basis zu finden, doch zu Beginn des 20. Jahrhunderts waren Barrieremethoden wie Kondom und
Diaphragma immer noch die wirksamsten Verhütungsmittel.

1921 schlug der österreichische Physiologe Ludwig
Haberlandt (1885–1932) vor, Sexualhormone für eine
Pille zur Empfängnisverhütung zu verwenden. Allerdings erwies sich dies aus Kostengründen als schwierig, da es keine wirksamen und günstig herstellbaren
Sexualhormone gab. Ein Teil des Problems wurde
durch den amerikanischen Chemiker Russell Marker
(1902–1995) gelöst, der in den 1940ern die wilde mexi-
kanische Jamswurzel erforschte. Ihm gelang damit ein
biochemischer Durchbruch, der den Weg für die kos-

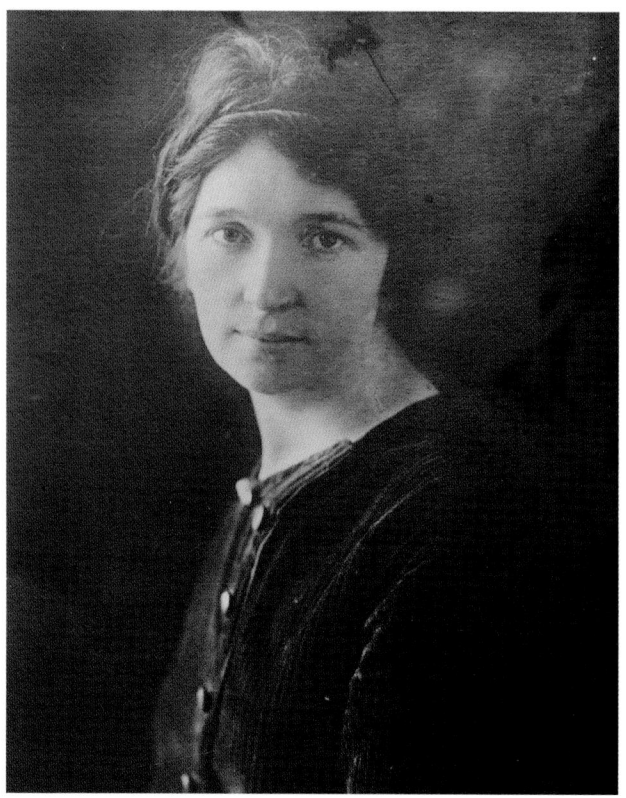

Oben
Die amerikanische Aktivistin für Geburtenkontrolle Margaret Sanger
wollte Frauen mit der Pille mehr Selbstbestimmung und geschlecht-
liche Gleichstellung ermöglichen und die mit häufigen Geburten und
versuchten Abtreibungen verbundenen Gesundheitsrisiken minimieren.

Gegenüber links
Eine Packung des Diaphragmas *Clinocap*. Für den Einsatz von Diaphrag-
men und anderen Barrieremethoden machte sich auch die Britin Marie
Stopes (1880–1958) stark. 1921 gründete sie in London die erste Klinik
für Geburtenkontrolle.

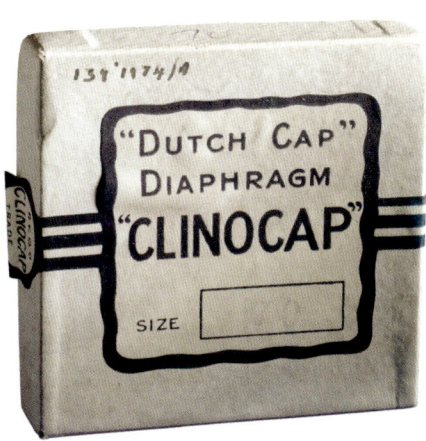

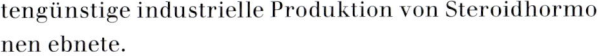

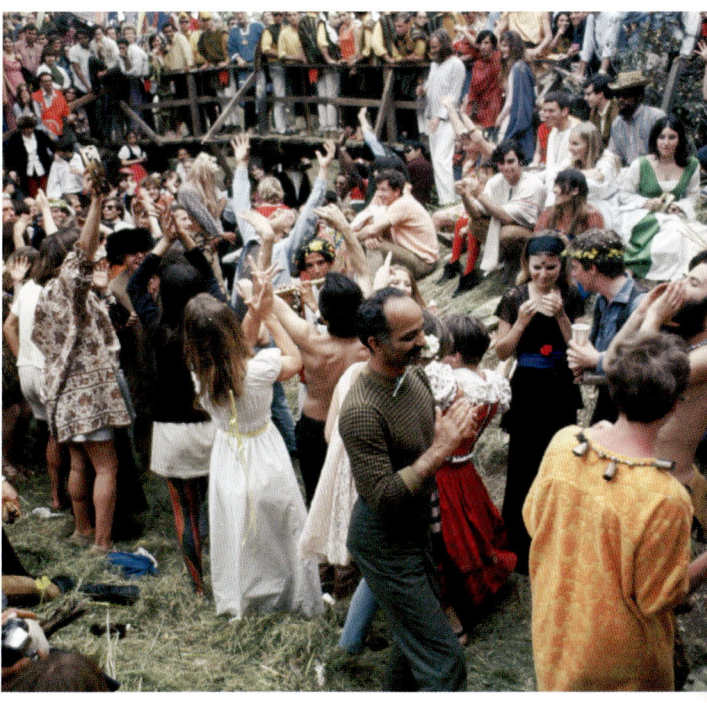

tengünstige industrielle Produktion von Steroidhormonen ebnete.

ERSTE STUDIEN

Während sich die Verfügbarkeit und Wirksamkeit von Hormonen über die Jahre verbesserten, beschäftigten sich nur wenige Wissenschaftler mit ihren potenziellen kontrazeptiven Eigenschaften. Ein Grund lag darin, dass die Verhütung damals noch tabuisiert wurde und mancherorts sogar verboten war. Dadurch wurden wissenschaftliche Bemühungen erschwert und auch keine Fördermittel bereitgestellt. Margaret Sanger jedoch konnte 1950 die finanzielle Unterstützung der amerikanischen Biologin und wohlhabenden Witwe Katherine Dexter McCormick (1875–1967) für ihr Vorhaben gewinnen. Beide waren davon überzeugt, dass eine Pille zur Verhütung ungewollter Schwangerschaften den Frauen nicht nur mehr Selbstbestimmung geben würde, sondern auch als Mittel zur Bekämpfung der Überbevölkerung dienen könne, die damals häufig als Bedrohung des Weltfriedens empfunden wurde.

In den frühen 50ern beauftragte McCormick Gregory Pincus (1903–1967) mit der Entwicklung einer Verhütungspille. Als Reproduktionsbiologe und leitender Angestellter eines unabhängigen Forschungsinstituts verfügte Pincus über die nötige Fachkompetenz sowie gute Verbindungen zu anderen Wissenschaftlern, um mögliche Komponenten für die Pille zu finden. 1951 begannen Pincus und sein chinesischer Kollege Min Chueh Chang (1908–1991), verschiedene Hormone an Tieren zu testen. Bis 1953 ermittelten sie zwei infrage kommende Substanzen, die jüngst auf den Markt gekommen waren.

Im selben Jahr startete Pincus zusammen mit dem Bostoner Gynäkologen John Rock (1890–1984) die erste klinische Erprobung. Die Tests konnten nur unter dem Vorwand, die weibliche Unfruchtbarkeit untersuchen zu wollen, an wenigen Frauen durchgeführt werden. Ihre Ergebnisse deuteten darauf hin, dass das Projekt seinem Ziel näher kam. Es bedurfte größerer Studien, die jedoch nicht in Massachusetts, wo bislang zumeist getestet wurde, stattfinden konnten, da dort drakonische Gesetze gegen Empfängnisverhütung herrschten. Aber einen Ort zu finden, wo diese nicht illegal war und wo sich viele Frauen auf die komplizierten Regeln und die intensive medizinische Überwachung im Rahmen der Studie einlassen würden, gestaltete sich für Pincus und seine Kollegen als äußerst schwierig. Schließlich wurden 1956 in Puerto Rico zwei groß angelegte Studien mit Frauen aus einkommensschwachen Großfamilien initiiert, denen weitere Untersuchungen in verschiedenen amerikanischen Staaten und anderen Teilen der Welt folgten.

HERAUSFORDERUNGEN UND ERFOLGE

Die erste erhältliche Pille war Frank Coltons (1923–2003) Präparat der Firma G. D. Searle & Co. Sie trug den Markennamen Enovid und wurde 1957 zugelassen, zunächst jedoch nur als Medikament gegen Menstruationsbeschwerden. 1960 wurde sie offiziell als orales Kontrazeptivum freigegeben. Die Zahl der Anwenderinnen wuchs rapide, und 1965 nahmen bereits elf Millionen Frauen weltweit die Pille. Das neue Verhütungsmittel stieß jedoch nicht überall auf Begeisterung: Zu seinen schärfsten Kritikern gehörten die katholische Kirche sowie die Regierungen Indiens und Japans, die das Präparat als unnatürlich ansahen. Ab den frühen 60ern wurde auch von anderen Seiten Kritik laut, nachdem das erhöhte Risiko für Krebs und kardiovaskuläre Erkrankungen bei Einnahme der Antibabypille bekannt geworden war. Die Frage kam auf, inwieweit man allein den Frauen die Verantwortung für die Verhütung zumuten könne. Damit wurde der Ruf nach einer Verhütungspille für den Mann lauter – ein Ziel, das bis heute nicht erreicht werden konnte.

Die Pille war einzig in ihrer Art, denn im Gegensatz zu den meisten anderen Medikamenten zuvor war sie zur Langzeiteinnahme für gesunde Personen bestimmt. Sie war eine Herausforderung für die Arzneimittelüberwachung und der Anlass für einige der größten medizinischen Studien, die jemals zu einem Präparat durchgeführt wurden. Nicht nur warf sie neue Fragen zu den Nutzen und Risiken von Medikamenten auf, sondern sie wurde im Hinblick auf ihre Wirksamkeit und ihren Einfluss auf den Geschlechtsverkehr auch zum Maßstab für andere Kontrazeptiva. Darüber hinaus hat die Pille es den Frauen ermöglicht, die eigene Fruchtbarkeit in zuvor nie da gewesener Form zu steuern und damit auch höhere Ausbildungs- und Karriereziele zu verfolgen.

Die sozialen und wirtschaftlichen Vorteile beschränken sich jedoch im Wesentlichen auf die Industrieländer. In den Entwicklungsregionen, wo Sanger und McCormick vor allem zur Geburtenkontrolle beitragen wollten, haben zahlreiche Frauen weiterhin nur begrenzten Zugang zu Verhütungsmitteln – mit entsprechenden Folgen.

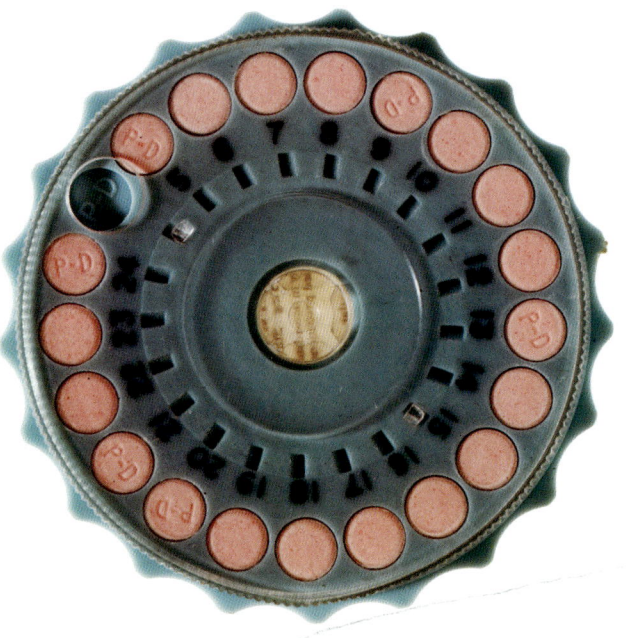

Links
Eine frühe Einphasen- oder Kombinationspille (Einnahme täglich gleicher Östrogen- und Gestagenmengen über 21 Tage, danach 7 Tage Einnahmepause) um 1960 in einer Plastikpackung mit transparentem, drehbarem Deckel.

Unten
Enovid wurde 1957 zunächst als Präparat für Menstruationsbeschwerden zugelassen, bevor es 1960 als erstes orales Kontrazeptivum vermarktet werden durfte.

Gegenüber
Dieses Foto aus der britischen Zeitung *Daily Herald* zeigt eine Verpackungslinie für die Antibabypille Ovulen in einer südenglischen Niederlassung von G. D. Searle & Co., wo 1965 jede Woche acht Millionen Verhütungspillen produziert wurden.

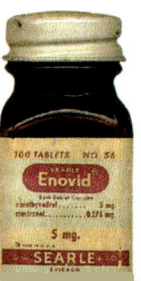

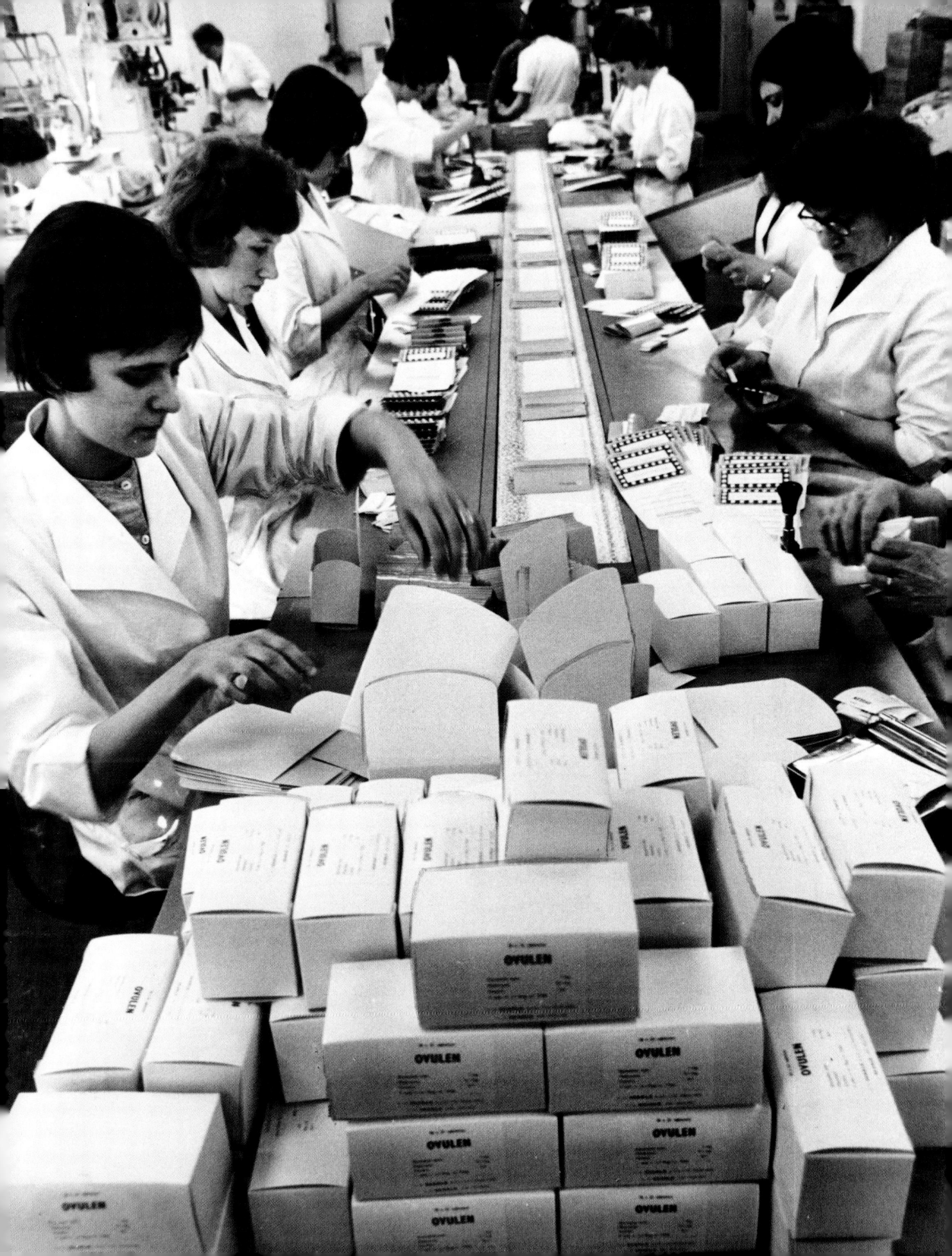

48. PSYCHOPHARMAKA
Arzneimittel für die Seele

Andrew Scull

Ich vermute, wir werden beizeiten feststellen, dass die moderne Psychopharma-kologie, wie einst Freud seiner Tage, ein einziges Meinungsklima geworden ist, unter dem wir unsere individuellen Leben führen.
Peter D. Kramer, 1993

Psychoaktive Stoffe werden schon seit langer Zeit zur Linderung psychiatrischer Symptome angewendet. Einige Psychiater des 19. Jahrhunderts gaben ihren Patienten versuchsweise Marihuana, die meisten ließen jedoch bald wieder davon ab. Opium [43] wurde bei manischen Patienten als Schlafmittel eingesetzt. Später fanden auch Chloralhydrat und die Bromide ihre Anhänger, obwohl Letztere in übermäßigen Mengen zu starken psychotischen Symptomen führen können, die vielen Anwendern unter der Annahme, sie seien verrückt geworden, eine Einweisung in die »Irrenanstalt« einbrachten [12]. Und Chloral war zwar ein wirksames, aber süchtig machendes Schlafmittel und konnte bei längerer Anwendung Halluzinationen und Entzugssymptome bis hin zum Delirium tremens verursachen.

Lithiumsalze zeigten bei manischen Patienten eine beruhigende Wirkung, das Lithium führte jedoch auch schnell zu toxischen Nebenwirkungen: Anorexie, Depressionen und sogar ein tödliches Herz-Kreislauf-Versagen konnten die Folge sein. Doch nachdem der australische Psychiater John Cade (1912–1980) nach dem Zweiten Weltkrieg den therapeutischen Nutzen der Lithiumsalze beschrieben hatte, wuchs in Europa und Nordamerika das klinische Interesse an derartigen Präparaten.

In den 1920ern gab es Experimente mit Barbituraten, beispielsweise wurden psychisch kranke Patienten in der Hoffnung, sie zu heilen, damit zeitweise in einen Zustand der Bewusstlosigkeit versetzt. Aber auch die Barbiturate hatten entscheidende Nachteile: Sie machten abhängig und konnten bei Überdosierung rasch fatale Folgen haben; wurden sie abgesetzt, traten starke, mitunter sogar gefährliche Entzugserscheinungen auf. Darüber hinaus führten sie wie frühere in der Psychiatrie eingesetzte Substanzen neben viel-

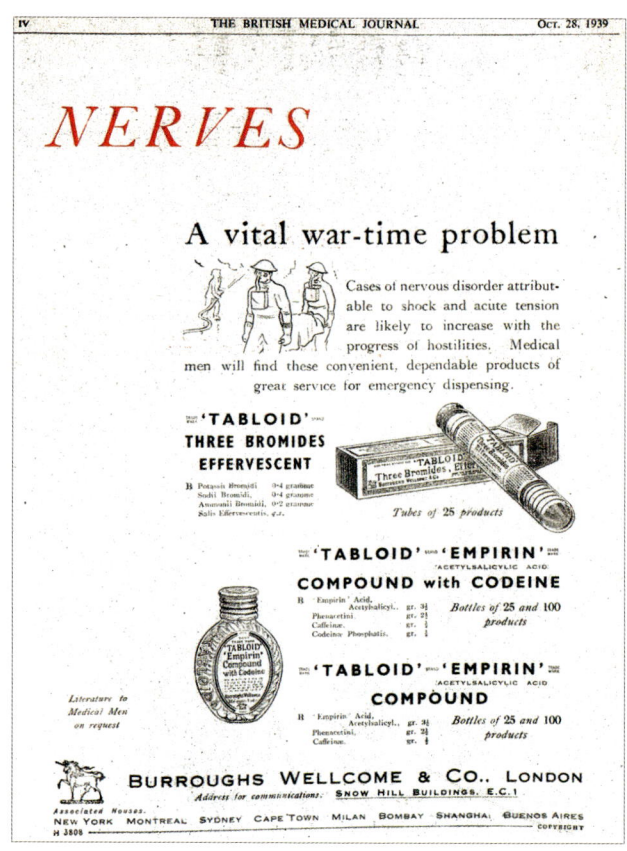

Kaliumbromid wurde speziell als Antiepileptikum eingesetzt, doch im späten 19. Jh. auch häufig allgemein zur Beruhigung. Im Ersten Weltkrieg litten zahlreiche Soldaten unter der nervlichen Belastung durch extreme Stresssituationen einerseits und andererseits unter den langen Perioden des untätigen Wartens in den Schützengräben. Kaliumbromid galt als die Lösung, um ihre Nerven zu beruhigen.

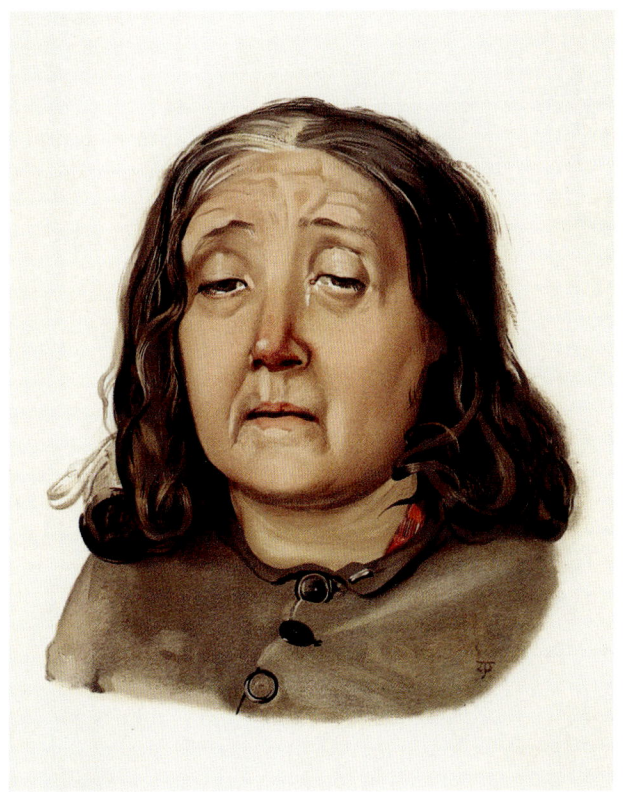

Ein Porträt der »Georgina W.« im Alter von 46 Jahren. Georgina arbeitete als Hausangestellte, bis sie 1864 als 20-Jährige in eine psychiatrische Anstalt in Edinburgh eingewiesen wurde, wo sie fortan lebte. 22 Jahre später brachte man sie in ein Armenhaus, wo dieses Porträt von ihr gemalt wurde. Das Bild wurde zur Illustration von »Melancholie« in einem Atlas der Medizin (von B. Bramwell, 1892–96) verwendet.

fachen körperlichen Beschwerden zu geistiger Verwirrung, vermindertem Urteilsvermögen und Konzentrationsschwäche.

DIE ERSTEN PSYCHOPHARMAKA

In den frühen 50ern kam mit den Phenothiazinen eine ganz neue Medikamentenklasse auf den Markt, von der man zunächst annahm, dass sie mit weniger Nebenwirkungen verbunden sei. Diese sogenannten Psychopharmaka lösten eine Revolution in der psychiatrischen Praxis aus. Durch sie wurde die medikamentöse Behandlung zur vorherrschenden Therapie bei allen psychischen Erkrankungen, und die meisten Ärzte ebenso wie die breite Öffentlichkeit waren nun davon überzeugt, dass mentale Störungen biologischen Ursprungs seien. Das erste Präparat dieser Klasse war Chlorpromazin, das in den USA unter dem Namen Thorazine und in Europa als Largactil bekannt wurde. Sein therapeutischer Wert wurde jedoch eher zufällig entdeckt, nachdem verschiedene pharmazeutische Unternehmen (zuerst Rhône-Poulenc in Frankreich, dann auch Smith Kline and French in den USA) Versuche mit Chlorprom-

azin als Anästhetikum und als Mittel zur Behandlung von Übelkeit und Hautreizungen durchgeführt hatten.

Bei Psychiatrie-Patienten verminderte Chlorpromazin heftige Symptome und wirkte stark beruhigend, indem es eine gewisse Gleichgültigkeit hervorrief, die manche Beobachter dazu veranlasste, Chlorpromazin als »chemische Lobotomie« zu bezeichnen, die damals noch positiv betrachtet wurde. Es schien im Gegensatz zu den bisher bekannten Substanzen keine Abhängigkeit oder andere bedeutsame Nebenwirkungen zu verursachen. Chlorpromazin entwickelte sich zum Verkaufsschlager: 13 Monate nach seiner Markteinführung im Jahr 1954 wurde es allein in den Vereinigten Staaten schätzungsweise zwei Millionen Patienten verabreicht. 1970 verkauften US-amerikanische Unternehmen Psychopharmaka im Wert von mehr als einer halben Milliarde Dollar, wovon über 110 Millionen auf die Medikamentenklasse der Phenothiazine entfielen. Die Konkurrenten des Herstellers Smith Kline and French versuchten sofort, ähnliche Präparate wie Chlorpromazin zu entwickeln, um sie sich patentieren zu lassen und ebenfalls davon profitieren zu können.

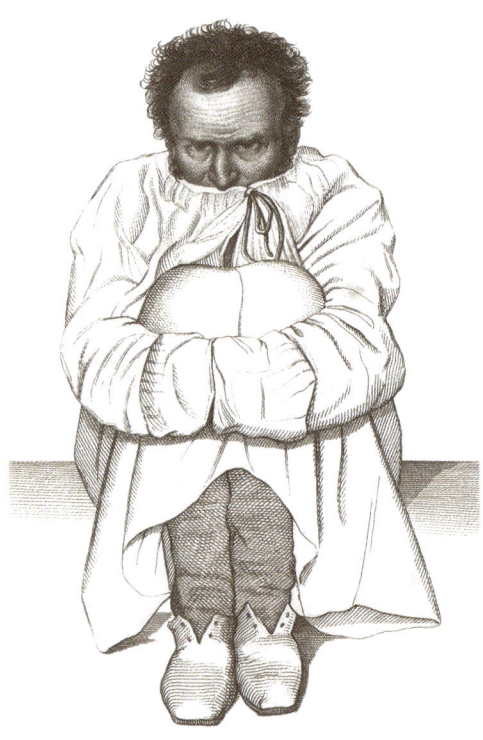

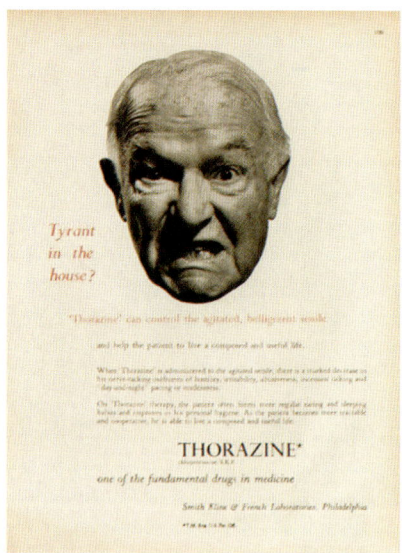

Chlorpromazin und seine Derivate waren einfach zu verabreichen und stellten für die Psychiatrie die erste Behandlungsmethode dar, die den allgemein anerkannten medizinischen Ansätzen bei Erkrankungen jenseits der Psychiatrie glich. Doch so groß die anfängliche Begeisterung über die Verfügbarkeit jener Medikamente auch war – sie vermochten allenfalls die psychiatrischen Symptome zu vermindern, nicht aber die eigentliche Erkrankung zu heilen. Zudem zeigten sich mit den Jahren schließlich doch gravierende Nebenwirkungen, unter anderem Rastlosigkeit, Bewegungsstörungen sowie schwerwiegende und oftmals irreversible neurologische Komplikationen, allen voran die Spätdyskinesien. Letztere sind für die Betroffenen besonders stigmatisierend, da sie sich durch unkontrollierbare Zuckungen und unfreiwilliges grimassenhaftes Verziehen der Gesichtsmuskulatur äußern.

PILLEN ALS STIMMUNGSAUFHELLER

Lange bevor diese Nebenwirkungen zu erheblichen Bedenken führten, hatte die Pharmaindustrie schon wieder neue Klassen psychoaktiver Medikamente auf den Markt gebracht. Zuerst kamen die sogenannten Tranquillanzien oder Tranquilizer, die über eine schwache Beruhigungswirkung verfügten. Dazu gehörten die Präparate Miltown und Equanil, deren Wirkstoff Meprobamat den Anwender schläfrig machte. Das war

bei den später eingeführten Präparaten Valium und Librium (den Benzodiazepinen) nicht der Fall. Diese schienen eine Lösung für frustrierte Hausfrauen, emotional überforderte Mütter und Betroffene einer Midlife-Crisis zu sein. Statistiken aus dem Jahr 1956 legen nahe, dass einer von 20 Amerikanern jeden Monat Beruhigungsmittel einnahm. Ob Ängste und Sorgen, Stress oder Unzufriedenheit – die Pillen halfen scheinbar gegen alles.

Diese Vorteile hatten jedoch wiederum ihren Preis: Viele wurden abhängig und konnten nur schwer oder gar nicht mehr von den Tranquilizern loskommen, weil das Absetzen der Medikamente für die Anwender schlimmere psychische Probleme nach sich gezogen hätte als jene, die sie ursprünglich zur Einnahme bewogen hatten.

Weitere »Stimmungsaufheller« wurden in den späten 50ern erfunden: Iproniazid, ein Monoaminooxidase-Hemmer, kam 1957 auf den Markt, die sogenannten trizyklischen Antidepressiva Tofranil und Elavil folgten 1958 beziehungsweise 1961. Trotzdem hielt sich der Glaube, dass die Depression eine vergleichsweise seltene Erkrankung sei, vielleicht auch weil viele depressive Menschen im Stillen leiden. Der späte Erfolg des Wirkstoffs Fluoxetin in den 90ern hat diese Sichtweise verändert und aufgezeigt, dass Depressionen weitverbreitet sind.

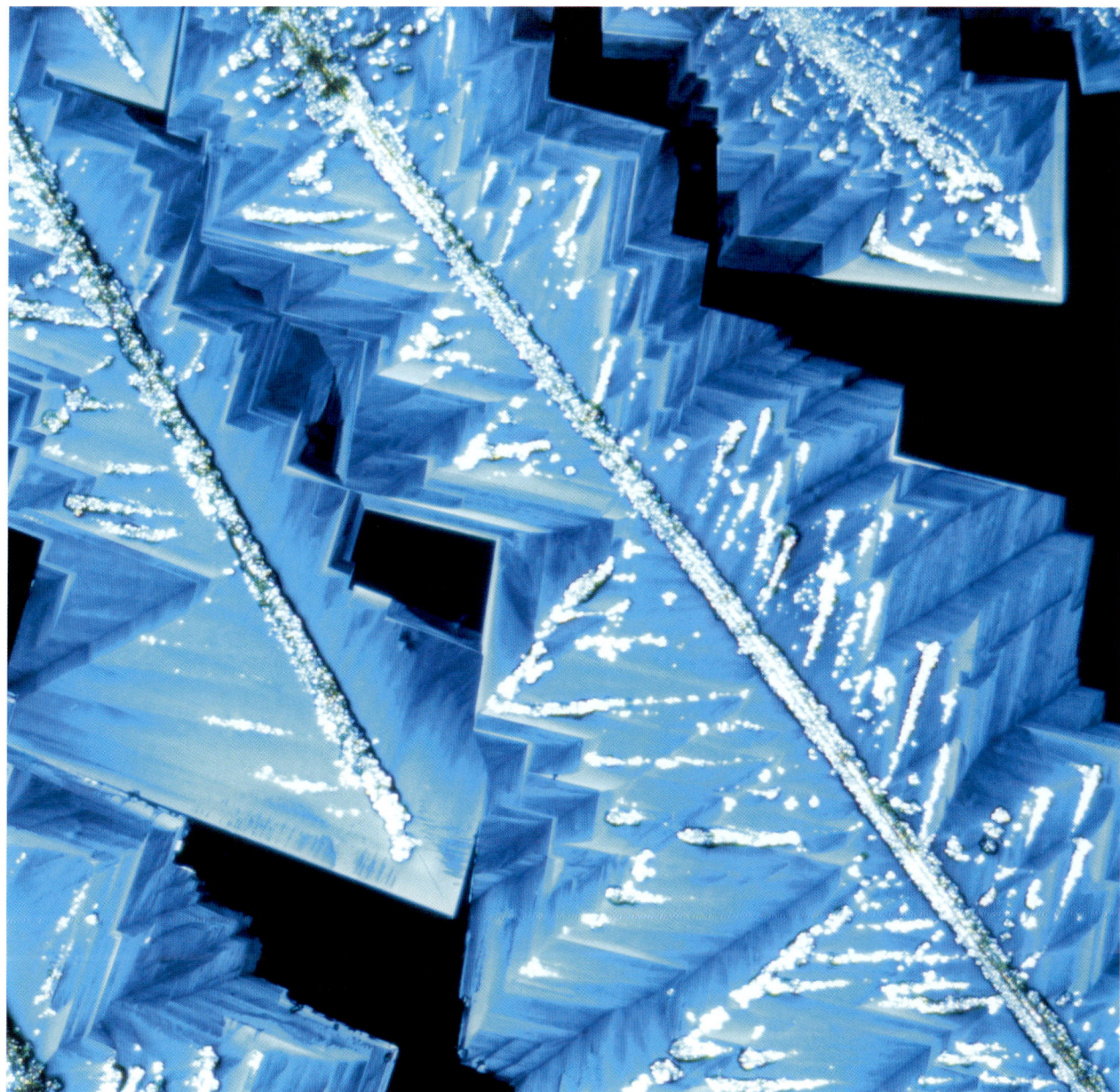

Gegenüber links

Darstellung eines Patienten mit Zwangsjacke in einer französischen psychiatrischen Klinik in den 1830er-Jahren. Obwohl der Einsatz körperlicher Zwangsmaßnahmen im 19. Jh. abnahm, gehörten diese bei Patienten, die zu extremen Gewaltausbrüchen neigten, immer noch zum Standard. Kritiker urteilten über die in den 1950ern eingeführten Psychopharmaka, sie »fesselten« den Geist wie die Zwangsjacken früher den Körper gefesselt hätten.

Gegenüber rechts

Chlorpromazin, das in den USA unter dem Markennamen Thorazine bekannt wurde, war eines der ersten Psychopharmaka. Diese Werbung von 1957, die mit »Tyrann im Haus?« überschrieben ist, empfiehlt Thorazine bei älteren Menschen, die anfängliche Zeichen von Senilität zeigen und deshalb schwierig im Umgang sind. Das Medikament wirkte durch die Blockierung verschiedener Rezeptoren im Zentralnervensystem, führte jedoch auch zu unerwünschten Nebenwirkungen wie Verstopfung, starker Sedierung und niedrigem Blutdruck.

Oben

Kristalle des Neurotransmitters Serotonin. Bei Depressionen, einschließlich der Saisonal Abhängigen Depression (SAD), kann der Serotoninspiegel vermindert sein. Medikamente wie Fluctin mit dem Wirkstoff Fluoxetin werden als Selektive Serotonin-Wiederaufnahme-Hemmer (kurz SSRIs) bezeichnet. Sie steigern die verfügbare Serotoninmenge, indem sie seine Wiederaufnahme durch die ursprünglich abgebenden Zellen an den Synapsen blockieren.

49. SALBUTAMOL
Leichter atmen

Mark Jackson

Das meistverwendete Bronchospasmolytikum der Welt.
David Jack, 1996

Als das britische Pharmaunternehmen Allen & Hanburys in den späten 1960er-Jahren den Wirkstoff Salbutamol unter dem Handelsnamen Ventolin einführte,
stellte das einen Wendepunkt in der Behandlung von
Asthma dar. Der kleine blaue Inhalator wurde rasch
zur Standardtherapie. Er schaffte Abhilfe bei Atemnot
und trug zur Verhinderung akuter Asthmaanfälle bei,
die tödliche Folgen haben konnten.

Die Krankheit war bereits in der Antike bekannt
und wurde ursprünglich als eine Atmungsstörung betrachtet, die mit Keuchen und Husten einherging. Im
20. Jahrhundert definierte man Asthma zunehmend als
reversible Obstruktion der Atemwege, die oftmals durch
allergische Reaktionen auf Hausstaubmilben, Pollen,
Tierhaare oder psychischen Stress ausgelöst wird. Jahrhundertelang hatten Asthmatiker mit verschiedenen
pflanzlichen Mitteln experimentiert, um die Schleim-
bildung zu reduzieren, die verengten Atemwege zu weiten und so die Atmung zu erleichtern. Im frühen 20. Jahrhundert kamen durch die Entdeckung verschiedener
Arzneistoffe neue therapeutische Möglichkeiten hinzu:
Ephedrin, das aus Kräutern der Gattung *Ephedra* gewonnen wird, und Adrenalin wurden zur Relaxation
der glatten Bronchialmuskulatur verabreicht, Amino-
phyllin, orale Steroide und Antihistaminika verwendete
man zur Entzündungshemmung und Weitung der
Atemwege. Trotz dieser Entwicklungen erhöhten sich
die Morbidität (Krankheitshäufigkeit) und Mortalität
(Sterblichkeit) bei Asthmapatienten um die Jahrhundertmitte.

Der Einführung von Salbutamol gingen zwei entscheidende Fortschritte voraus: Zum einen verbesserte sich die Technik von Inhalatoren. Die Inhalation
wurde bereits in den ältesten Kulturen zur Linderung
von Asthmaanfällen angewendet und hatte während
des 18. und 19. Jahrhunderts in medizinischer und wirt-

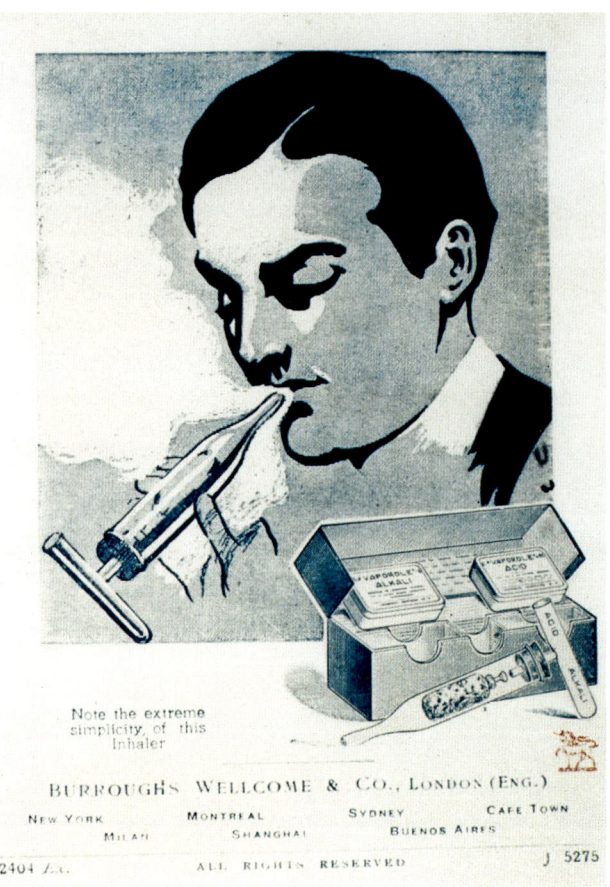

Oben
Eine Werbung für einen Inhalator von Burroughs Wellcome & Co. um
1910, die dessen »extrem einfache« Handhabung anpreist. Zu dieser Zeit
benutzten Asthmatiker viele verschiedene Substanzen zur Inhalation,
einschließlich Phenol, Kreosot und Chloroform, während die Giftpflanze
Datura stramonium (Gemeiner Stechapfel) in Form von Zigaretten geraucht wurde.

schaftlicher Hinsicht an Bedeutung gewonnen. Die Einführung des Dosieraerosols in den 50ern ermöglichte jedoch erstmals die inhalative Aufnahme bestimmter Wirkstoffmengen in fein vernebelter Form. Zum anderen konnte Salbutamol nur aufgrund neuer wissenschaftlicher Erkenntnisse zur Physiologie der Adrenozeptoren entdeckt werden. Diese sitzen auf der Zelloberfläche und reagieren auf Adrenalin und Noradrenalin.

Die ersten Bronchospasmolytika (Arzneistoffe zur Erweiterung der Bronchien), etwa Isoprenalin, stimulierten sowohl die Rezeptoren in der Lunge als auch die im Herz, führten allerdings gelegentlich zu tödlichen kardialen Nebenwirkungen. In den frühen 60ern wurde der Unterschied zwischen den Beta-1-Rezeptoren im Herz [50] und den Beta-2-Rezeptoren in der Lunge festgestellt. Daraufhin entwickelten der Pharmakologe David Jack (1924–2011) und sein Team bei Allen & Hanburys Salbutamol, das die Atemwege wirksam weitete, gleichzeitig aber das Herz kaum beeinflusste.

Salbutamol war schon bald die bevorzugte Therapie bei akuten Asthmaanfällen in allen Situationen. Es brachte zahlreichen Patienten mehr Lebensqualität, David Jack neben Preisen und Ehrungen auch den Ritterschlag und seinem Arbeitgeber unter dem Markennamen Ventolin satte Gewinne: 1985 belief sich der Jahresumsatz durch Ventolin auf über 171 Millionen britische Pfund, 1995 waren es über 500 Millionen.

Der Erfolg von Ventolin förderte weitere Entwicklungen in der Behandlung von Asthma. 1972 wurde unter Jacks Leitung Becotid eingeführt, ein inhalatives Steroid zur Verhinderung von Asthmaanfällen, und in den 90ern kamen länger wirksame Beta-2-Agonisten wie Salmeterol auf den Markt. Mittlerweile haben Bronchospasmolytika mit einer langen Wirkdauer, die oftmals zusammen mit inhalativen Steroiden wie Fluticason verabreicht werden, Salbutamol in der Asthmatherapie teilweise ersetzt. Es ist jedoch immer noch der wichtigste Arzneistoff zur Behandlung asthmatisch bedingter Atembeschwerden.

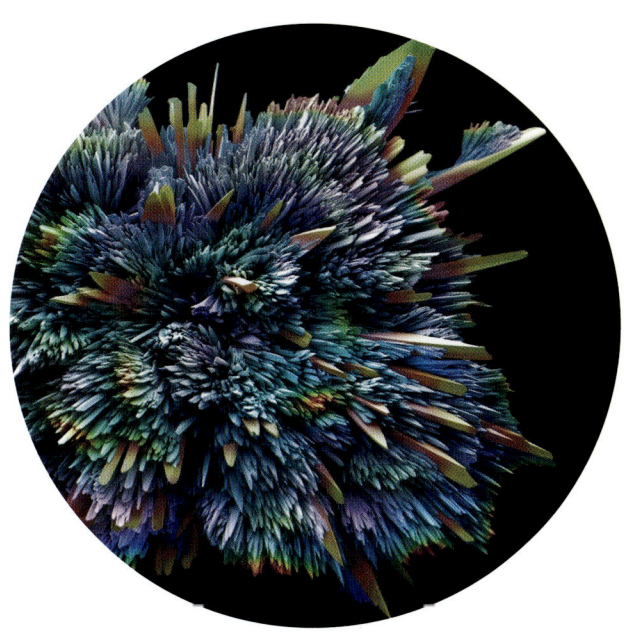

Oben
Salbutamol-Kristalle: ein Inhalationsmittel zur Behandlung verengter Atemwege, etwa bei Bronchitis, Asthma und Lungenemphysem. Salbutamol ist ein kurz wirksamer Beta-2-Agonist, der auf Rezeptoren in der Lunge wirkt. Werden diese Rezeptoren durch den Wirkstoff stimuliert, entspannt und weitet sich die Atemmuskulatur. Dieses Kristallbündel hat einen Durchmesser von rund 600 Mikrometer.

Rechts
Ein moderner Inhalator zur Verabreichung von Arzneistoffen wie Salbutamol. Da auf diese Weise verschiedene Wirkstoffe inhaliert werden können, unterliegen die Plastikgehäuse einer Farbkodierung, um den Patienten die Einnahme des richtigen Medikaments zu erleichtern. Der innere Behälter mit dem Heilmittel steht unter Druck; wird er hinuntergedrückt, entweicht eine bestimmte Dosis.

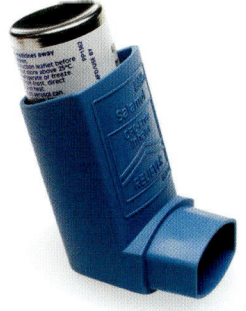

50. BETABLOCKER
Die ersten Designermedikamente

Tilli Tansey

[…] haben weltweit Millionen von Menschen das Leben gerettet […]
Aus dem Nachruf für James Black, *The Times*, 2010

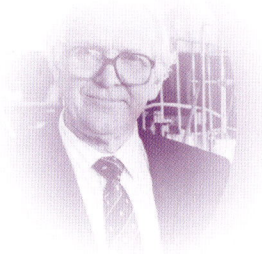

Betablocker werden zur Behandlung verschiedener Herzerkrankungen wie Herzrhythmusstörungen eingesetzt, ebenso zum Schutz nach einem Herzinfarkt sowie zur Blutdrucksenkung. Genau genommen wurden diese Medikamente nicht »entdeckt«, sondern in den 1950ern ganz gezielt »designt«. Ihr Entwickler, der Pharmakologe James Black (1924–2010), stützte sich dabei auf jüngst von anderen Wissenschaftlern entdeckte Zusammenhänge. Betablocker wirken über eine Hemmung beziehungsweise Blockade der Katecholamine. Zu diesen chemischen Stoffen zählt etwa das Noradrenalin. Sie sind im vegetativen (autonomen) Nervensystem an der Steuerung der unbewusst ablaufenden Routinefunktionen des Körpers wie Atmung, Herzschlag und Drüsensekretionen beteiligt.

DIE WISSENSCHAFTLICHE BASIS
Zu Beginn des 20. Jahrhunderts erkannte man, dass das vegetative Nervensystem aus zwei anatomisch und physiologisch unterschiedlichen Teilen besteht: dem parasympathischen System (Parasympathikus), das vor allem für Ruhe und Verlangsamung sorgt, und dem sympathischen System (Sympathikus), das unter anderem die sogenannte Fight-or-flight- (Kampf-oder-Flucht-) Reaktion auslöst. Dabei steigt die Herzfrequenz, die Pupillen weiten sich und die Skelettmuskulatur wird stärker durchblutet.

Untersuchungen hatten gezeigt, dass im parasympathischen Nervensystem vor allem der chemische Stoff Acetylcholin als Neurotransmitter fungiert (diese Nervenbotenstoffe übertragen Informationen von einer Nervenzelle zur anderen oder von einer Nervenzelle zu einer Zelle in einem Erfolgsorgan, zum Beispiel in einer Drüse oder im Herz), während im sympathischen System ein Stoff zum Tragen kommt, der dem im Nebennierenmark gebildeten Hormon Adrenalin stark ähnelt [17]. Jedoch erwiesen sich die chemischen Zusammenhänge des Sympathikus komplizierter als die des Parasympathikus. Die Wissenschaftler, die sich mit der Wirkungsweise des Adrenalins und seinen chemisch ähnlichen Verbindungen einschließlich des im Labor synthetisierten Noradrenalins befassten, fanden heraus, dass diese Stoffe in Abhängigkeit von ihrer Struktur, ihrer Dosis und ihrem Wirkungsort entweder zur Kontraktion oder zur Relaxation der glatten Muskulatur führen.

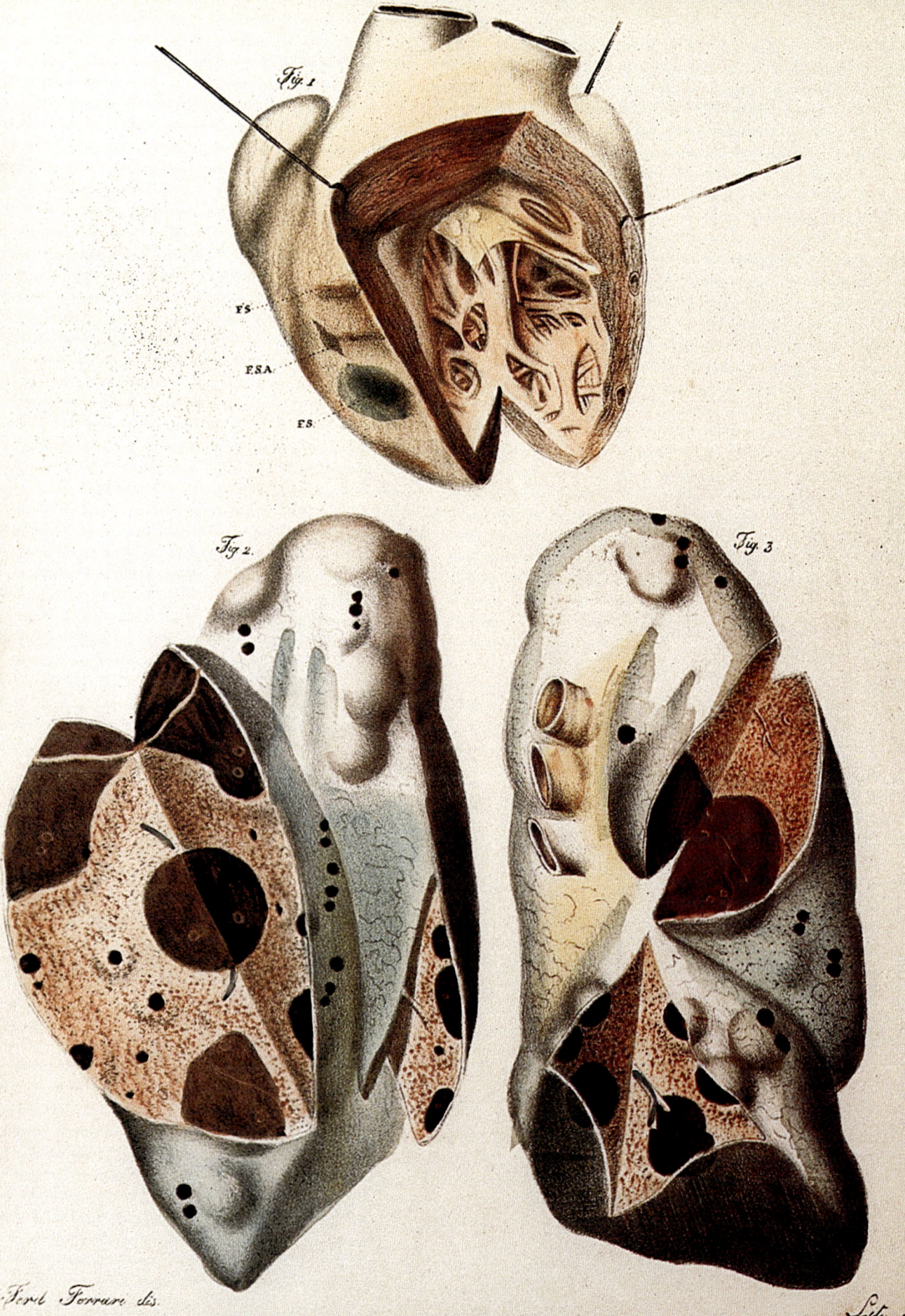

Fig. 1

F.S.

F.S.A.

F.S.

Fig. 2.

Fig. 3

Ferd. Ferrari dis.

Lit. Ratelli

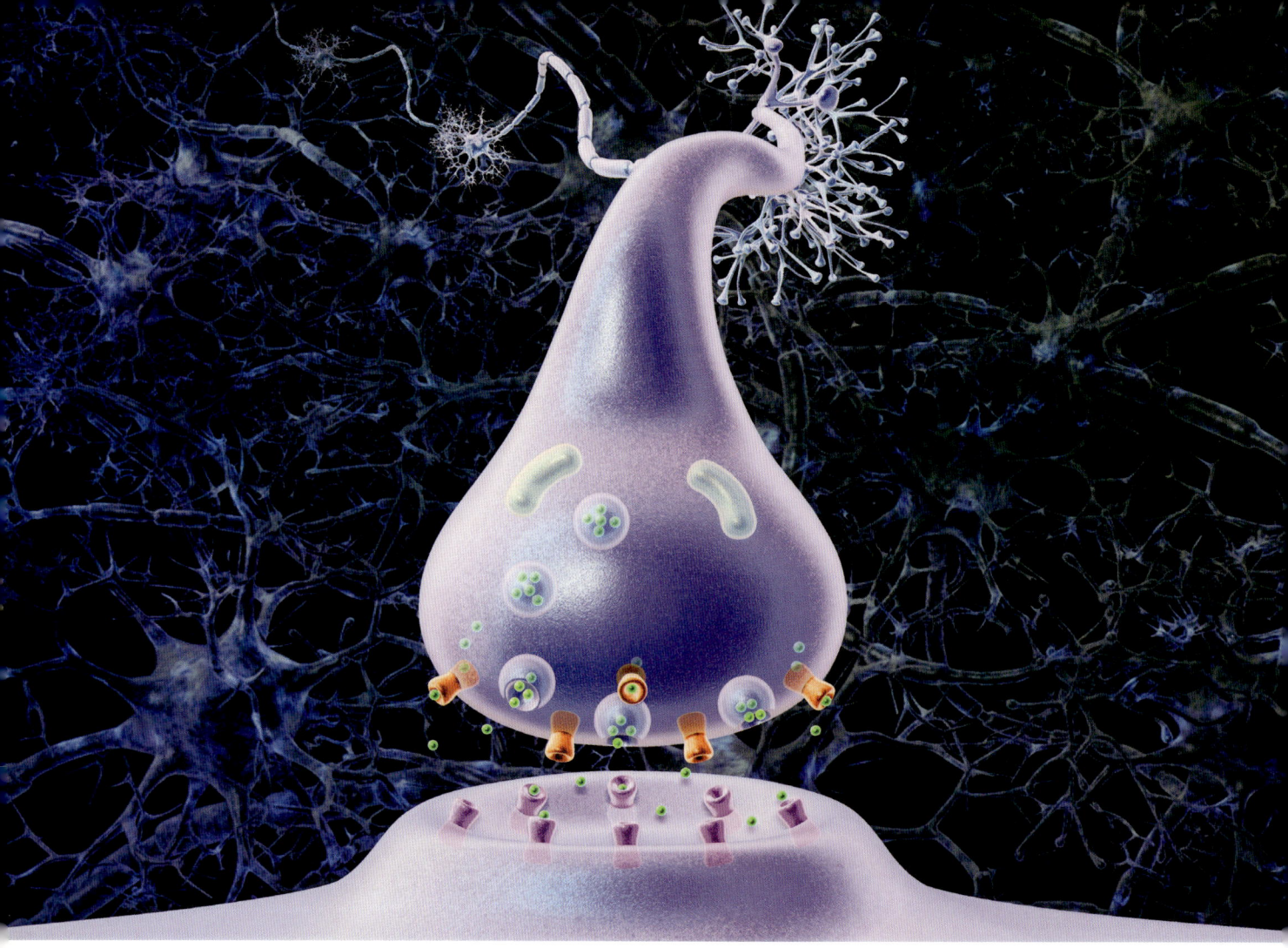

Dieses Digitalbild illustriert die Wirkungsweise von Neurotransmittern wie dem Noradrenalin im synaptischen Spalt, dem schmalen Raum zwischen einer Nervenzelle (oben) und deren Rezeptoren auf andere Nerven-, Muskel- oder Drüsenzellen (unten). Die Vesikel mit dem Neurotransmitter (grün) bewegen sich auf die präsynaptische Endigung zu, wo sie mit der Zellmembran fusionieren, bevor sie ihren Inhalt in den synaptischen Spalt abgeben. Die Botenstoffmoleküle wirken auf die Zielzelle, indem sie an bestimmte Rezeptoren auf der Zelloberfläche (violett) binden. Im Anschluss nehmen die orangefarbenen Rezeptoren die Moleküle erneut auf, wodurch die Nervenzelle sie wiederverwerten kann.

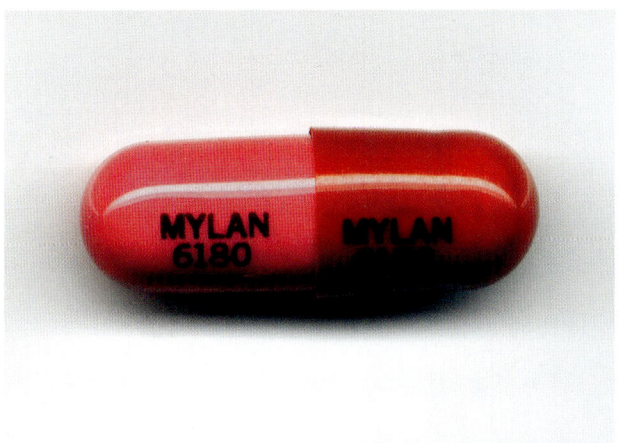

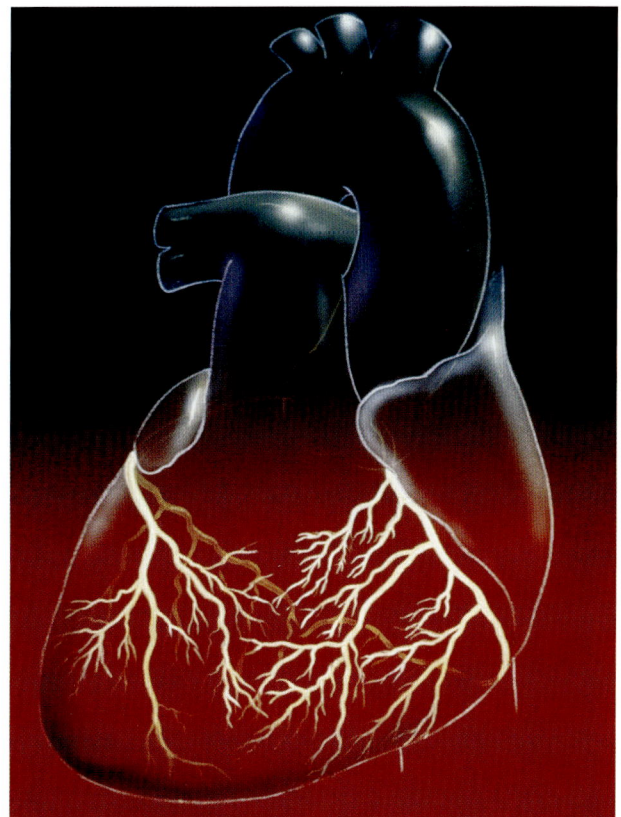

Oben
Diese Kapsel enthält Propranolol – den zweiten Betablocker, den James Black gegen Ende der 1950er entwickelte. Er wurde zu einem der meistverkauften Medikamente der Welt.

Rechts
Eine anschauliche Darstellung der Ursache von Herzattacken bei Angina pectoris. Die Schmerzen treten plötzlich auf und werden durch eine mangelnde Blut- und folglich Sauerstoffzufuhr des Herzmuskels verursacht. Ihre Ausprägung und Lokalisierung sind charakteristisch für diese Erkrankung.

FORTSCHRITTE

In den 1940ern erfolgten zwei wesentliche Fortschritte: Zum einen entdeckte der schwedische Neurophysiologe Ulf von Euler (1905–1983), dass Noradrenalin ein körpereigener Stoff ist. Zum anderen stellte der amerikanische Pharmakologe Raymond P. Ahlquist (1914–1983) die anfänglich stark kritisierte Hypothese auf, dass der Sympathikus über zwei verschiedene Typen von Rezeptoren verfügt, die sich durch ihre Reaktionen auf verschiedene Katecholamine unterscheiden: Alpha-Rezeptoren reagieren hauptsächlich auf Noradrenalin, dann auf Adrenalin und dann auf Isoprenalin und spielen eine Rolle bei der Entspannung der glatten Muskulatur, während Beta-Rezeptoren vor allem auf Isoprenalin und dann gleichermaßen auf Adrenalin und Noradrenalin ansprechen und mit der Kontraktion der Herzmuskeln und der glatten Muskulatur zusammenhängen.

DER DURCHBRUCH

Diese Hypothese inspirierte James Black zur Entwicklung von Molekülen, die fähig sind, die unerwünschten Wirkungen körpereigener Stoffe, die bei Erkrankungen wie der Angina pectoris beteiligt sind, zu blockieren. Sein Vater hatte jahrelang an Angina pectoris gelitten, doch zu jener Zeit stellte die Einnahme von Nitroglycerintabletten die einzige »Therapie« dar. Damit sollte die Durchblutung im erkrankten Herzen zeitweise gesteigert werden. Black fragte sich, ob die gleiche Wirkung auch erzielt werden könne, wenn man stattdessen den Energiebedarf des Herzens verringerte. Ausgehend von Ahlquists Annahme begann er mit der Entwicklung eines selektiven Blockers der Betarezeptoren. Das Ergebnis war der erste in der Praxis eingesetzte Betablocker namens Pronethalol, der bald darauf durch Propranolol abgelöst wurde.

Damit hatte Black die ersten »Designermedikamente« geschaffen und die Arzneimitteltherapie revolutioniert. Wenngleich heute größtenteils noch präziser wirksame selektive Rezeptorblocker verwendet werden, ist Propranolol immer noch in Gebrauch. Die Entwicklung der Betablocker gilt als einer der bedeutendsten Fortschritte in der klinischen Medizin und Pharmakologie des 20. Jahrhunderts.

51. STATINE

Die Cholesterinsenker

Akihito Suzuki

[...] das Penicillin der Arteriosklerose.
New England Journal of Medicine, 1981

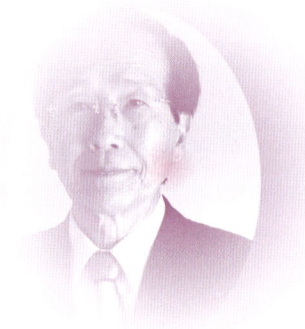

Links
Akira Endo: Sein langjähriges Interesse an der Biochemie von Pilzen führte zur Entdeckung der Statine und ihrer Wirkung auf den Cholesterinstoffwechsel. 2008 erhielt er für seine Verdienste um die Medizin den renommierten Lasker Award.

Gegenüber
Gewebeschnitt einer arteriosklerotisch veränderten Arterie. Das sogenannte Lumen, ein röhrenförmiger Hohlraum (weiß), ist umgeben von den Arterienwänden (violett), in denen sich mehrere Cholesterinkristalle (rot) abgelagert haben. Solche Kristalle können die Arterien der betroffenen Patienten regelrecht »verstopfen«; durch Statine verringert sich ihre Größe und Anzahl.

Statine sind eine Gruppe von Arzneistoffen, die den Cholesterinspiegel im Blut senken. Sie werden zur Verhinderung von Arteriosklerose (Arterienverkalkung) eingesetzt, einer Hauptursache für Herzerkrankungen. 1981 wurden Statine als neue Wundermedikamente gefeiert, und tatsächlich hatte man sich nicht zu viel versprochen: Heute nehmen 40 Millionen Patienten weltweit täglich Statine. Das entspricht einem Jahresumsatz der Pharmaindustrie von etwa 2,6 Milliarden US-Dollar. An der Entwicklung dieser erfolgreichen Medikamente waren rund um den Globus zahlreiche Experten beteiligt: Epidemiologen, wissenschaftlich und klinisch tätige Mediziner sowie pharmazeutische Unternehmen.

NEUE KRANKHEITEN

In den 1920er-Jahren begann in den zu jener Zeit wirtschaftlich entwickelten Ländern der epidemiologische Wandel – die Abnahme von Infektionskrankheiten und die Zunahme von degenerativen Erkrankungen. Dieser Trend hat sich seitdem vielerorts wiederholt. Mit der Verbesserung der Lebensstandards und der Verfügbarkeit von wirksamen Medikamenten gegen Infektionen kamen in den Industrieländern neue »Zivilisations-

krankheiten« auf. Die Arteriosklerose ist eine davon. Gegen Mitte des 20. Jahrhunderts wurden erstmals klinische Studien dazu durchgeführt, zum Beispiel die bekannte *Framingham Heart Study*, die 1948 begann [siehe auch S. 125]. Bei dieser Studie wurden 5209 Einwohner der Stadt Framingham im US-Bundesstaat Massachusetts zur Feststellung von Risikofaktoren untersucht, die zur Entwicklung koronarer Herzerkrankungen führen. Weitere große, oftmals internationale Studien schlossen sich an. Sie zeigten nicht nur, dass ein Zusammenhang mit dem Alter sowie erblichen Faktoren und Rauchen besteht, sondern auch, dass ein erhöhter Choleringehalt im Blut zur Entwicklung von Herzerkrankungen beitragen kann.

Diese epidemiologischen Ergebnisse wurden durch pathologische und experimentelle Studien, die sich mit dem Cholesterin befassten, unterstützt. In den 50ern fanden die beiden Biochemiker Konrad Bloch (1912–2000) und Feodor Lynen (1911–1979) unabhängig voneinander heraus, dass das Cholesterin im Körper vor allem in der Leber synthetisiert wird. Für diese Entdeckung erhielten sie 1964 den Nobelpreis für Physiologie oder Medizin.

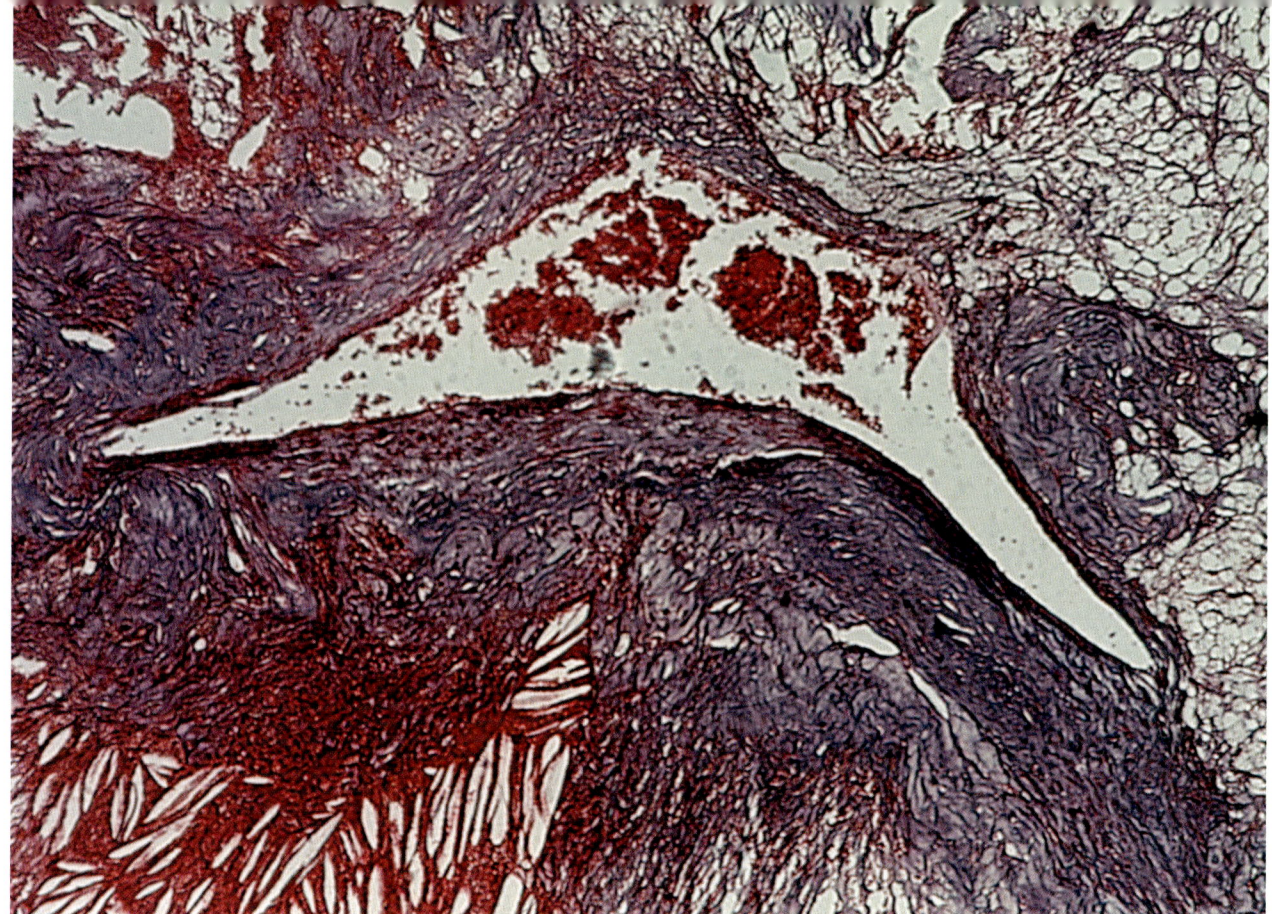

NEUE LÖSUNGEN

Die Entdeckung eines wirksamen Arzneistoffs zur
Senkung des Cholesterinspiegels erfolgte jedoch über
Umwege. Einen maßgeblichen Anteil daran hatte der
japanische Biochemiker Akira Endo (geb. 1933), der für
das Pharmaunternehmen Sankyo arbeitete. Er forschte
nach einem Stoffwechselprodukt eines Pilzes, das die
Cholesterinsynthese durch Hemmung des beteiligten
Enzyms HMG-CoA-Reduktase unterbrechen könnte.
Er und sein Team hatten bereits zwei Jahre mit der
Untersuchung von 6000 Pilzarten zugebracht, als sie
1973 beobachteten, dass *Penicillium citrinum*, ein Pilz,
den sie aus Reis isoliert hatten, eine Substanz bildete,
welche die Synthese von Cholesterin in vitro blockierte.
Das war das erste Statin namens Mevastatin, das als
Compactin bekannt wurde.

Trotzdem hätte Sankyo die weitere Untersuchung
dieser Substanz mehrfach beinah abgebrochen. Zunächst stellte man fest, dass sie bei Ratten keine Senkung des Cholesterinspiegels bewirkte, doch Endo
konnte deren Wirksamkeit bei Hühnern und Hunden
nachweisen. Dann fürchteten andere Mitarbeiter des

Unternehmens, dass Compactin bei Tieren zu einer
Schädigung der Leberfunktion führen könne, doch
daraufhin erhielt Endo Unterstützung von universitä-
rer Seite. 1977 bat Akira Yamamoto, ein Mediziner der
Universitätsklinik in Osaka, Endo um Compactin zur
Behandlung von Patienten mit stark erhöhten Choles-
terinwerten. Endo hielt den klinischen Versuch Sankyo
gegenüber geheim, doch zum Glück gelang das Experiment, und 1978 startete Sankyo die erste offizielle klinische Studie zu Compactin.

Nachdem der internationale Pharmariese Merck von
dem Wundermittel gegen Arteriosklerose erfahren hatte,
versuchte das US-Unternehmen, die japanischen Kollegen für eine Zusammenarbeit zu gewinnen – mit Erfolg.
Merck konnte das Präparat daraufhin systematisch und
effizient weiterentwickeln, 1987 gab die amerikanische
Zulassungsbehörde FDA die erste Gruppe von Statinen
für die Vermarktung frei. Allerdings wurde ihre Wirksamkeit teilweise immer noch angezweifelt, bis in den
90ern mehrere große klinische Studien zeigten, dass
Statine tatsächlich Herzinfarkten und Schlaganfällen
vorbeugen und das Leben insgesamt verlängern können.

Meilensteine
in der *Chirurgie*

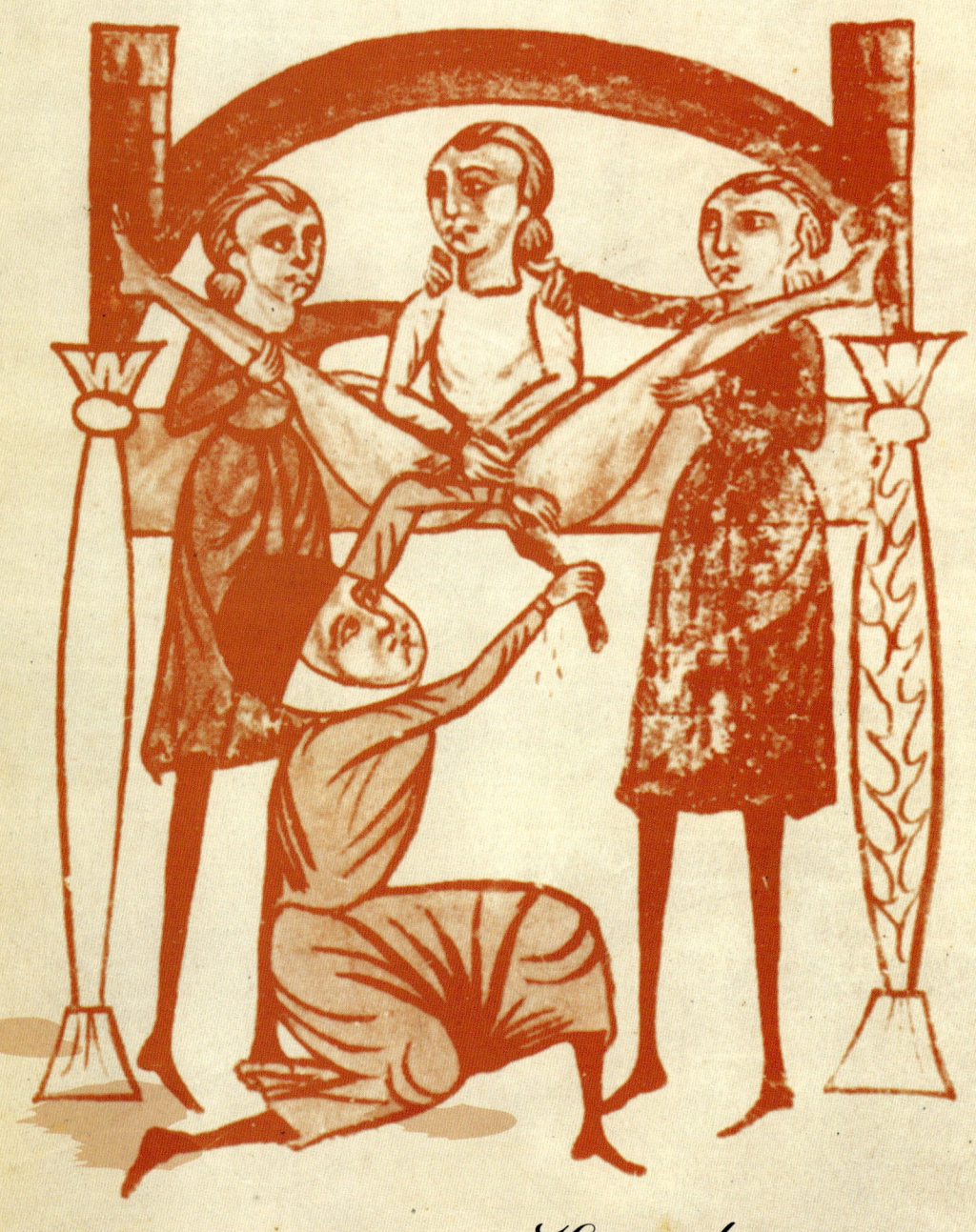

Die Chirurgie ist zugleich ein sehr altes und ein sehr modernes Fachgebiet der Medizin. Doch bevor sich im 19. Jahrhundert mit der Anästhesie und der Antisepsis vollkommen neue Mittel und Wege eröffneten, konnten Ärzte in chirurgischer Hinsicht oftmals nicht viel für ihre Patienten tun. Da hohe Blutverluste, Kreislaufschocks und Infektionen drohten, waren operative Eingriffe auf die Extremitäten und die oberflächlichen Körperteile beschränkt. Man wusste Abszesse, Furunkel, einfache Frakturen und Prellungen sowie Fleischwunden und Hauterkrankungen zu behandeln. Die schwierigsten Operationen, die in früheren Zeiten durchgeführt wurden, waren Amputationen und die Entfernung von Blasensteinen. Vor diesem Hintergrund leistete der Franzose Ambroise Paré im 16. Jahrhundert Pionierarbeit in der Wundbehandlung. Er gilt als Wegbereiter der modernen Chirurgie.

Die Einführung der anästhetischen und antiseptischen Verfahren zur Ausschaltung des Schmerzes beziehungsweise zur Bekämpfung von Infektionen hat die Chirurgie revolutioniert. Unter der Wirkung anästhetischer Mittel konnten nun Eingriffe in den Brust- und Bauchraum (einschließlich des Kaiserschnitts) sowie in das Gehirn vorgenommen werden. Diese Körperregionen waren zuvor aufgrund der hohen Risiken im Grunde unerreichbar gewesen, auch wenn sich die Anfänge der Neurochirurgie anhand von Schädelfunden bis weit in die Geschichte zurückverfolgen lassen. Obgleich viele neue operative Ansätze anfänglich erschreckend häufig zum Tod der Patienten führten, sind durch die kontinuierliche Weiterentwicklung aus vormals gefährlichen Operationen mit der Zeit Routineeingriffe geworden. Chirurgen betrachtete man dabei als Vorreiter der modernen Medizin, weil sie mit einem operativen Eingriff heilen konnten, während eine medikamentöse Behandlung keinen solch unmittelbaren Effekt zeitigte.

Die erfolgreiche Durchführung von Transplantationen wäre ohne die Erlangung fundamentaler Kenntnisse über das Immunsystem und die Entwicklung von Medikamenten zur Unterdrückung von Abwehrreaktionen niemals möglich gewesen, und ohne die Erfindung der Herz-Lungen-Maschine hätten tief greifende Herzoperationen nie zur Routine werden können. Selbst Herztransplantationen sind heutzutage möglich, wenngleich die Umstände hierbei immer noch prekär sind, denn versagt das Spenderherz, führt dies unweigerlich zum Tod des Patienten.

In einer immer älter werdenden Gesellschaft bringt die Implantation eines künstlichen Hüftgelenks vielen Menschen mehr Lebensqualität. Hüftprothesen funktionieren deshalb so gut, weil sie heute aus äußerst beständigen Materialien gefertigt sind, die keine Abstoßungsreaktionen hervorrufen. Auch ein weiteres altersbedingtes Leiden, der graue Star, kann mit modernen Techniken und Materialien chirurgisch behandelt werden. Die heutige Chirurgie ist insgesamt durch den Einsatz zahlreicher Instrumente und komplexer Verfahren geprägt. Technische und wissenschaftliche Innovationen eröffnen den Operateuren immer wieder neue Möglichkeiten, die sich nicht zuletzt dank der engen Zusammenarbeit mit Anästhesisten und Operationsassistenten erfolgreich umsetzen lassen.

In keinem Bereich der modernen Chirurgie aber steht die Technologie so sehr im Vordergrund wie bei minimal-invasiven Operationen, die für den Patienten besonders schonend sind. Dank der Innovationen auf dem Gebiet der »Schlüssellochtechnik« wird die Chirurgie in der heutigen Zeit mehr und mehr zu einer ambulanten Disziplin.

Illustration einer Lithotomie (Blasensteinentfernung) in einer chirurgischen Handschrift aus dem 14. Jh. Da es noch keine anästhetischen Verfahren gab, wurden dem Patienten die Hände zusammengebunden, und die Assistenten des Chirurgen hielten ihn zusätzlich fest. Folglich wurde das Können jener Ärzte auch danach beurteilt, wie schnell sie eine Operation durchführen konnten.

52. PARÉ UND DIE WUNDVERSORGUNG
Innovationen auf dem Schlachtfeld

Simon Chaplin

Ich versorgte seine Wunden, und Gott heilte ihn.
Ambroise Paré, 1585

Der Franzose Ambroise Paré (um 1510–1590) war einer
der einflussreichsten Mediziner seiner Zeit und wird
häufig als der archetypische Chirurg betrachtet, obgleich
er vielen medizinischen Dogmen widersprach. So war
er kein studierter Arzt, und seine medizinischen Erfahrungen sammelte er vor allem auf den Schlachtfeldern
Frankreichs. Seine Karriere hatte Paré als Bader begonnen. Eine Anstellung im Hôtel-Dieu, dem öffentlichen
Krankenhaus von Paris, ermöglichte es ihm, anatomische Sektionen durchzuführen und auf diese Weise
wertvolle Kenntnisse für die klinische und chirurgische Praxis zu erlangen. 1533 verließ er das Krankenhaus, um als Militärarzt die französische Armee nach
Italien zu begleiten.

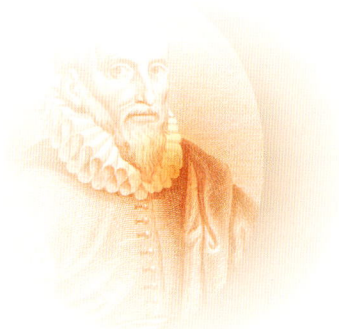

IM DIENST DES MILITÄRS

Die Verletzungen, welche die Soldaten bei den Feldzü-
gen erlitten, stellten für Paré neue Herausforderungen
dar. Vor allem ihre zerklüfteten Schusswunden waren
besonders anfällig für Infektionen. Doch die Existenz
von Bakterien [14] war damals noch vollkommen unbekannt, die Ärzte des 16. Jahrhunderts machten die
»giftige Natur« des Schießpulvers für die Komplikationen verantwortlich.

Als Gegenmaßnahme wurde siedendes Öl auf die
Wunden gegeben – ein Verfahren, das der römische
Arzt Giovanni da Vigo (um 1450–1525) verbreitet hatte.
Paré verwendete diese Methode anfänglich, doch während einer Schlacht bei Turin im Jahr 1537 ging ihm
das Öl aus, und er improvisierte, indem er Eigelb, Ro-
senöl und Terpentin zusammenmischte und als kalte
Wundsalbe auftrug. Nach einer sorgenvollen Nacht
stellte er am nächsten Morgen erleichtert fest, dass es
den mit der neuen Mixtur behandelten Soldaten deutlich besser ging, während diejenigen, die eine Ölkur
erhalten hatten, an Fieber und Schmerzen litten.

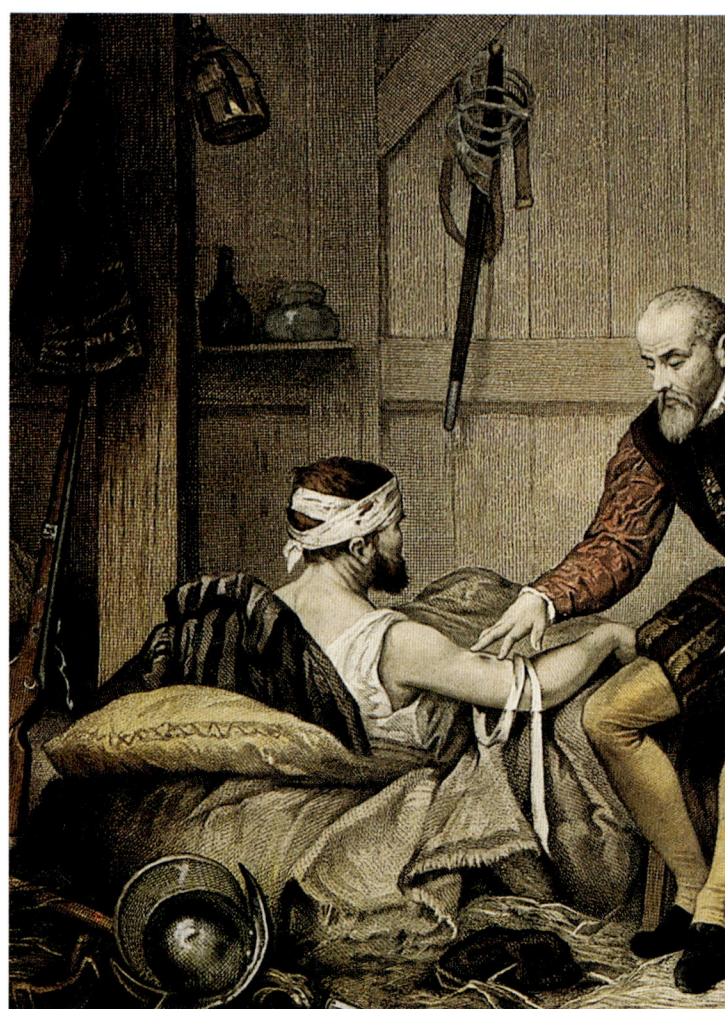

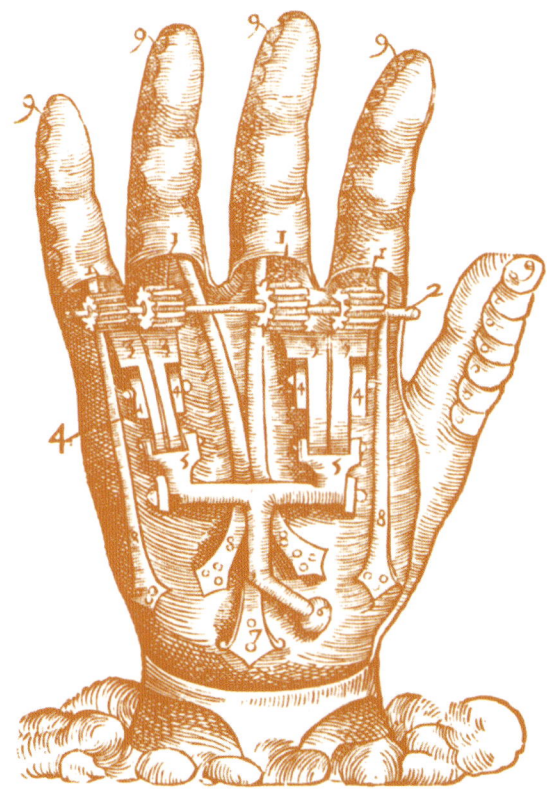

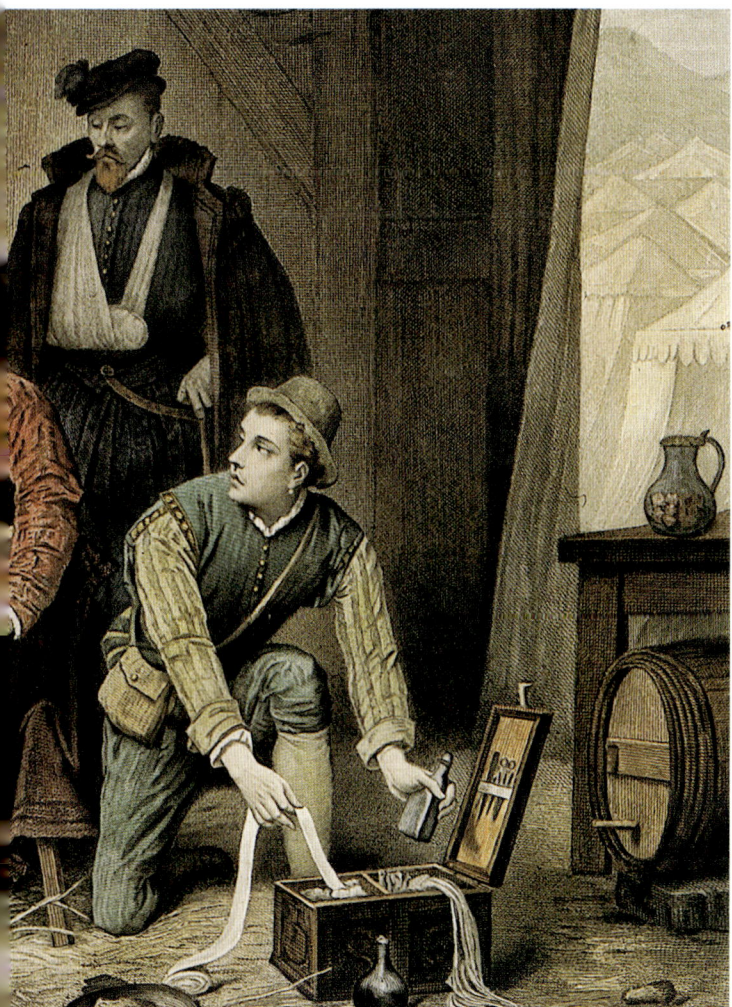

Paré schilderte diese Erfahrung in seinem ersten Buch *Die Behandlung von Schusswunden* (1545). Neben der Wundversorgung beschrieb er darin auch, wie Projektile durch eine sorgfältige Untersuchung des Patienten lokalisiert und entfernt werden können. Sein Buch war im Gegensatz zu den traditionellen lateinischen Medizintexten in einem ansprechenden Stil auf Französisch verfasst, sodass seine Ideen für ein viel breiteres Publikum zugänglich waren.

JENSEITS DES SCHLACHTFELDES

Paré begleitete noch viele Feldzüge und behandelte zwischendurch auch zivile Patienten. Er war so erfolgreich, dass der französische König Heinrich II. (1519–1559) ihn 1552 an seinen Hof berief, wo er über einen Zeitraum von fast 40 Jahren noch drei nachfolgenden Königen als Chirurg diente. Überdies publizierte er weitere Bücher, nicht nur über Chirurgie, sondern auch über Anatomie, Geburtsheilkunde und Teratologie (Lehre von Fehlbildungen) sowie über die Behandlung von Tumoren und Erkrankungen wie Pest und Masern. Seine chirurgischen Abhandlungen beinhalten überdies Beschreibungen vieler Instrumente. Darunter war auch der *bec de corbin* (»Rabenschnabel«), eine Zange, mit der Arterien während einer Amputation zur Stillung des Blutflusses abgebunden werden konnten – diese »Ligatur« genannte Technik zog Paré der Kauterisation mit dem Brenneisen vor. Sie war ebenso wie andere seiner Ideen nicht vollkommen neu, stellte jedoch eine innovative Adaptation eines bekannten Verfahrens dar.

Mit seinen späteren Schriften, die neben medizinischen Inhalten auch autobiografisch gefärbte Reiseberichte enthalten, festigte er seinen Ruf weit über seinen Tod hinaus.

Gegenüber oben
Ambroise Paré hatte keine umfassende medizinische Ausbildung, dennoch machte ihn seine innovative Behandlung von Kriegsverletzungen berühmt.

Oben
Illustration einer mechanischen Hand – eine von mehreren Prothesen, die Paré entwarf und für seine Schriften stechen ließ.

Links
Paré bei der Versorgung eines verletzten Soldaten. Am rechten Bildrand sind die Zelte des Kriegslagers erkennbar, während nirgends heißes Öl zur Behandlung von Wunden zu sehen ist – Paré verbannte diese sinnlose Praktik und ermutigte andere, ihm zu folgen. Er galt als aufmerksamer Beobachter und sorgsamer Wundarzt, nicht zuletzt aufgrund seiner zahlreichen Veröffentlichungen.

53. DIE ANÄSTHESIE
Eine neue chirurgische Ära

Stephanie Snow

Sie ist die großartigste und segenreichste aller Entdeckungen.
Charles Darwin, 1850

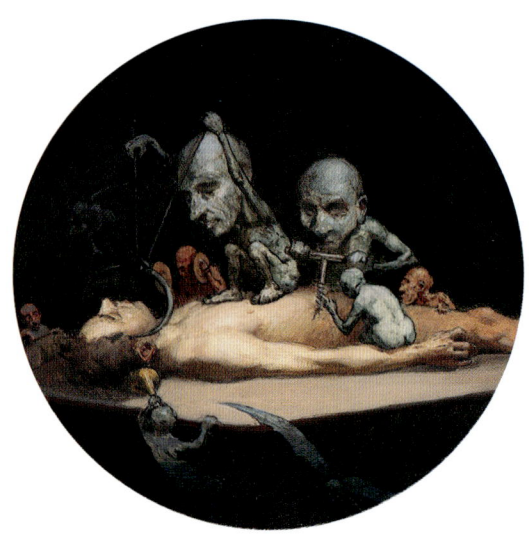

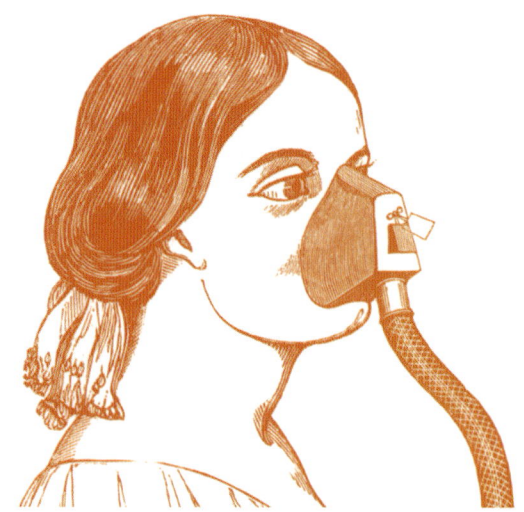

Die Anästhesie – die Ausschaltung der Schmerzempfindung – war eine der bedeutendsten und zugleich eine der umstrittensten Entdeckungen des 19. Jahrhunderts. Chirurgen hatten lange nach einer solchen Methode gesucht, doch die ersten Anästhetika – Ether (Diethylether) und Lachgas (Distickstoffmonoxid) – wurden zufällig entdeckt. Distickstoffmonoxid war bereits seit den 1790er-Jahren bekannt. Ab den 1840ern war es eine Attraktion auf Jahrmärkten und erhielt dabei die Bezeichnung Lachgas. Im Jahr 1844 fiel dem Zahnarzt Horace Wells (1815–1848) im US-Bundesstaat Connecticut auf, dass ein junger Mann unter Einfluss des Gases die Schmerzen in seinem verletzten Bein anscheinend gar nicht spürte. Daraufhin setzte er Lachgas erfolgreich bei seinen Patienten ein, doch als er seine Methode 1845 am Massachusetts General Hospital in Boston vorführen wollte, schlug sie fehl, und er wurde als Schwindler abgetan.

ETHER UND CHLOROFORM
Nur ein Jahr später experimentierte der Zahnarzt und Schüler Wells' William T. G. Morton (1819–1868) mit Diethylether, einem chemischen Stoff mit stechendem Geruch, der häufig zur Behandlung von Bronchialerkrankungen verwendet wurde. Vor ihm hatte bereits Crawford Williamson Long (1815–1878) aus Georgia Ether bei Operationen eingesetzt. Da er seine Ergebnisse bis dato aber nicht veröffentlicht hatte, erntete Morton die Lorbeeren, als er am 16. Oktober 1846 Ether in Boston als Anästhetikum vorstellte.

Die Nachricht verbreitete sich binnen weniger Monate rund um den Globus. In London wurde das neue Verfahren umgehend übernommen. Am 21. Dezember 1846 wendete der Chirurg Robert Liston (1794–1847) eine Ethernarkose erfolgreich bei einer Beinamputation an. Die Vorteile der Anästhesie waren unbestreitbar, jedoch taten sich viele Ärzte mit der richtigen Dosierung schwer. Bei zu kleinen Dosen wurden die Patienten meist sehr unruhig und benahmen sich oftmals »unschicklich«, sodass die Chirurgie in diesen Fällen eher als Farce und nicht als ernsthafte Angelegenheit erschien.

Die Schwierigkeiten entstanden dadurch, dass viele Ärzte die wissenschaftlichen Hintergründe nicht kannten und die Narkose einfach ausprobierten. Erst durch die Untersuchungen des Londoner Mediziners John

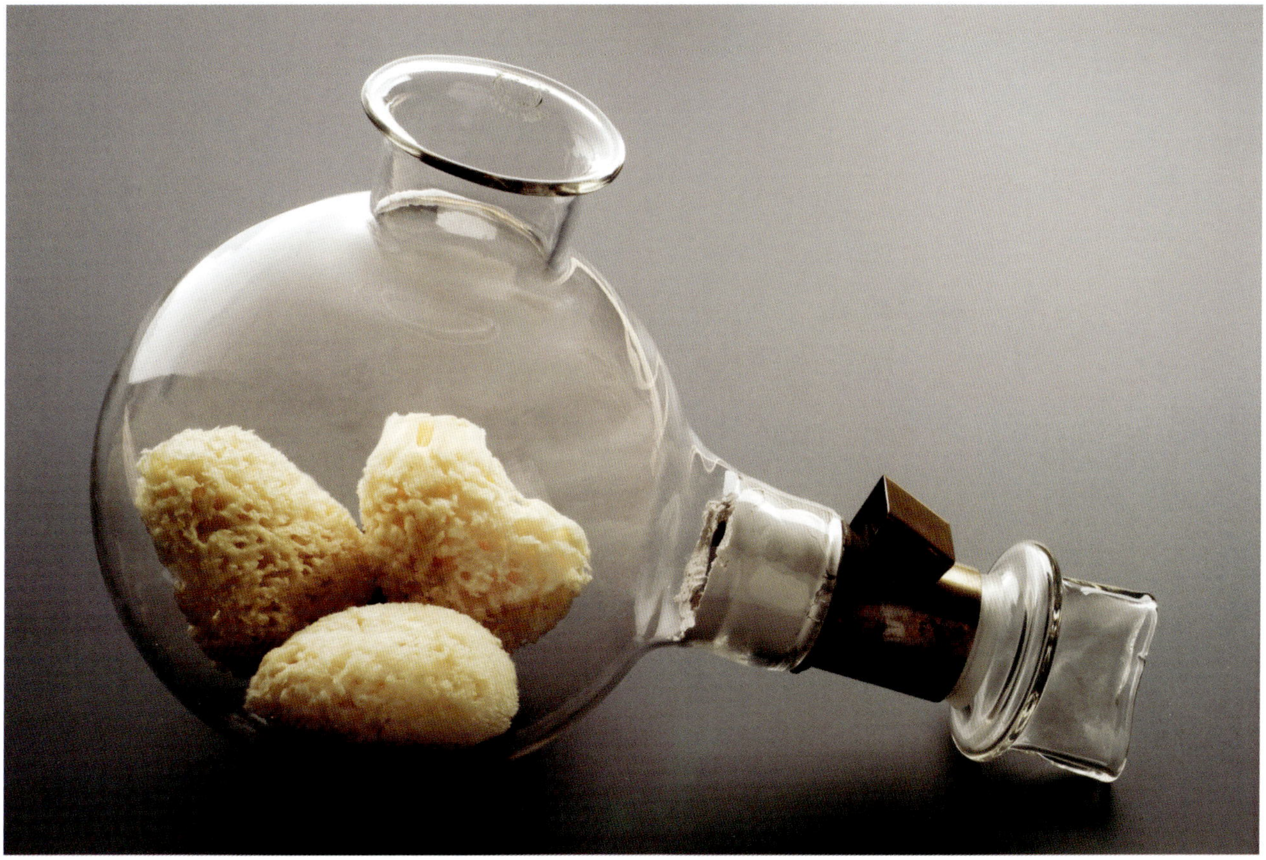

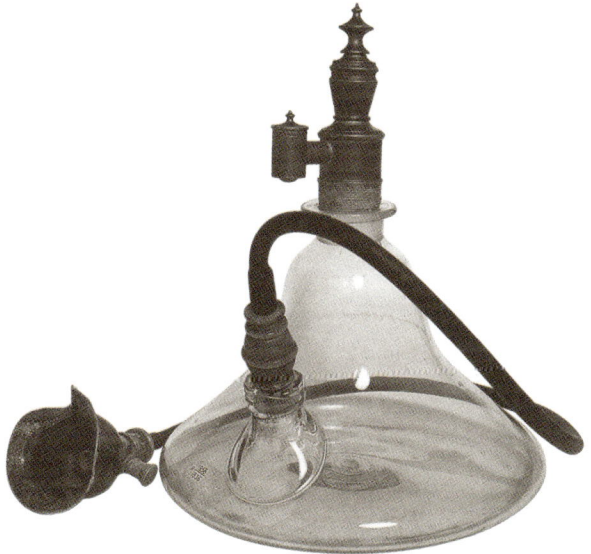

Gegenüber links
Eine makabre Darstellung der Wirkung von Chloroform auf den Körper, Ausschnitt aus einem Gemälde von Richard Tennant Cooper, um 1912. Ein narkotisierter Mann wird von Dämonen angegriffen, die ihn mit verschiedenen chirurgischen Instrumenten traktieren.

Gegenüber rechts
Der von John Snow gegen Mitte des 19. Jahrhunderts entwickelte Inhalator zur Verabreichung der Chloroformnarkose im Einsatz. Das Gerät entstand nach intensiven Studien und ermöglichte eine genaue Dosierung des Narkosemittels.

Oben
Ein Nachbau des Inhalators, den William T. G. Morton erstmals 1846 bei einer Zahnoperation verwendete. Der Ether wurde auf die Schwämme in dem Glasgefäß gegeben. Über einen Schlauch war dieses mit einer Atemmaske verbunden (nicht abgebildet).

Rechts
Replik des Narkosegeräts, das der Chirurg Robert Liston für die erste Ethernarkose bei einer Operation am 21. Dezember 1846 am Londoner Universitätsklinikum einsetzte.

POETRY.

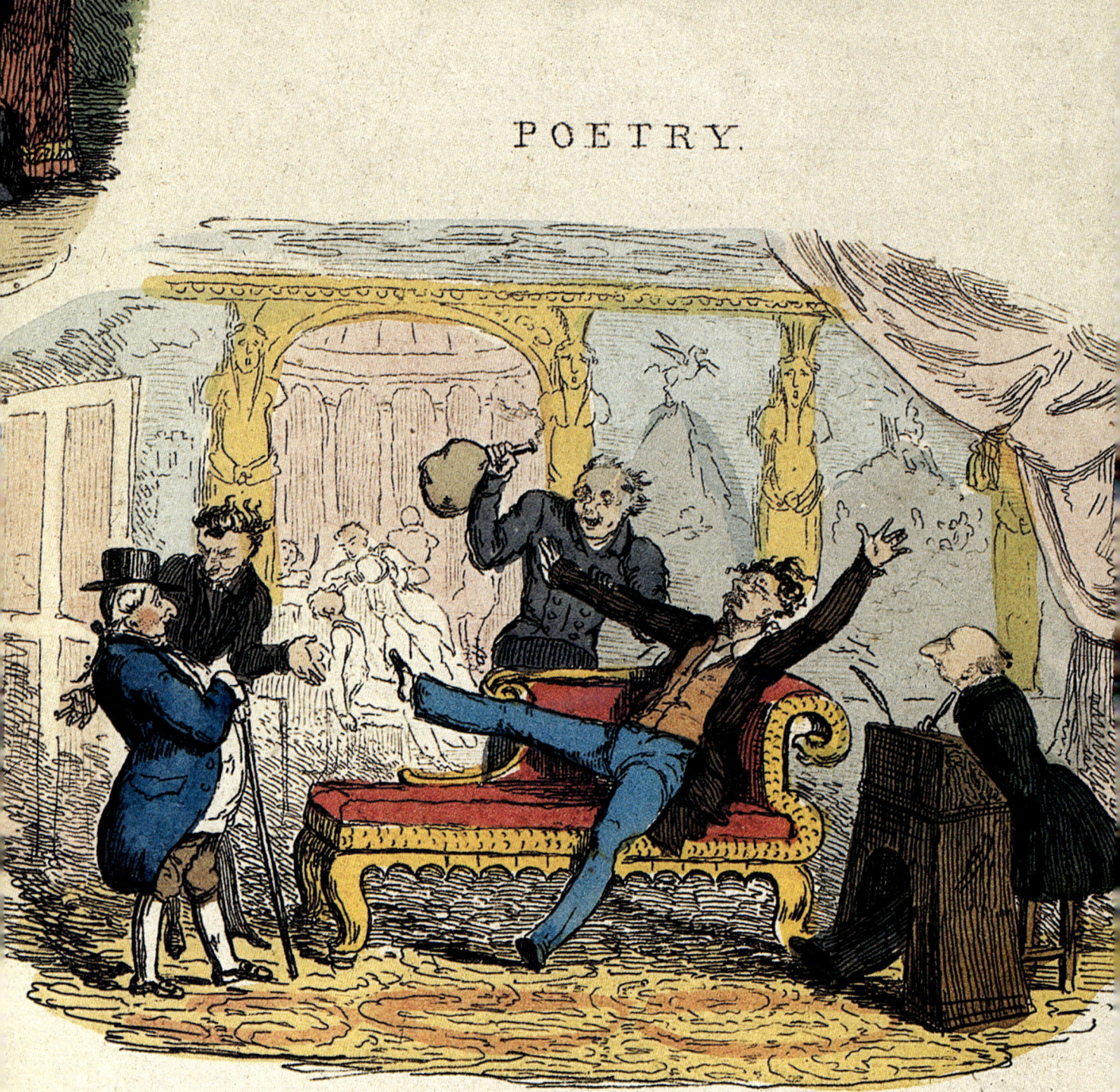

This is not the Laughing, but the Hippocrene or Poetic Gas, Sir, the Gentleman you see inspired here is throwing out the rough materials for an Heroic Poem. we have various sorts as the Terrific much in request. the Simple by which all the new Songs are done, and many others.

Snow (1813–1858), der später für die Erforschung der Cholera berühmt wurde [36], konnten die physikalischen und chemischen Eigenschaften des Ethers geklärt werden. Snow stellte fest, dass die Tiefe der Narkose durch die Etherkonzentration im Blut bestimmt wird, die wiederum von der Umgebungstemperatur abhängt. Daraufhin entwickelte er einen Inhalator mit einem Wasserbad zur Steuerung der Lufttemperatur und somit der Ethermenge, die dem Patienten verabreicht wurde. Snow schlussfolgerte, dass die betäubende Wirkung des Ethers durch dessen Aufnahme ins Blut und Wirkung auf das Nervensystem herbeigeführt wird. Tatsächlich wirkt Ether zuerst auf die höheren Hirnfunktionen. Mit Zunahme der Konzentration im Blut nimmt das Empfindungsvermögen ab und die wesentlichen Körperfunktionen wie die Atmung werden kontinuierlich vermindert.

Im November 1847 entdeckte der Mediziner James Young Simpson (1811–1870) aus Edinburgh die anästhetischen Eigenschaften von Chloroform, und schon bald rückte das neue Betäubungsmittel weltweit an die Stelle des Ethers. Doch als im Januar 1848 eine 15-Jährige bei der Entfernung eines Zehennagels plötzlich verstarb, nachdem sie nur zwei Minuten Chloroform inhaliert hatte, löste dies heftige Debatten aus. Hatte das Chloroform eine tödliche Wirkung auf die Atemwege ausgeübt oder hatte eine Überdosis das Herz des Mädchens zum Stillstand gebracht? Diese Fragen blieben lange unbeantwortet, bis der Physiologe A. Goodman Levy (1866–1954) 1911 nachwies, dass geringe Chloroformdosen ein Kammerflimmern im Herz auslösen und zum Tod führen können [28].

MORALISCHE UND MEDIZINISCHE KONFLIKTE

Patienten betrachteten die Narkose zunächst als positive Entwicklung, jedoch lösten die Todesfälle im Zusammenhang mit Chloroform Bedenken aus. Und obwohl Ärzte grundsätzlich seit jeher die Linderung von Schmerzen anstrebten, galten sie in der westlichen Medizin dennoch als physiologisch und moralisch wertvoll. Bei körperlich belastenden chirurgischen Eingriffen wurden Schmerzen als stimulierend und lebenserhaltend betrachtet.

Nach einer Reihe von Todesfällen durch Chloroformnarkosen stufte die medizinische Fachzeitschrift *The Lancet* im Jahr 1853 die mit einer Narkose verbundenen Risiken als zu hoch ein, selbst bei Amputationen. Bei Entbindungen fürchteten Ärzte, Chloroform könne zu Komplikationen führen, außerdem galten Schmer-

zen bei der Geburt als natürlich und göttlich vorgesehen. Die Mütter verlangten jedoch immer wieder nach Schmerzlinderung. Die berühmteste Verfechterin des Chloroforms war Königin Victoria (1819–1901), der das betäubende Gas während der Geburt ihrer letzten beiden Kinder von John Snow verabreicht worden war. Aufgrund unzähliger operativer Eingriffe, die im Laufe der Zeit unter Narkose durchgeführt wurden, kam man schließlich zu der Erkenntnis, dass der Schmerz für die Physiologie eines Patienten ein größeres Risiko darstellt als die Narkose.

Zusammen mit den antiseptischen Verfahren zur Verhinderung von Infektionen [54] hatte die Anästhesie das Fachgebiet der Chirurgie gegen Ende des 19. Jahrhunderts vollkommen revolutioniert. Als Anästhetika dienten Ether, Lachgas und in einigen Ländern das noch immer risikoreichere Chloroform; zu ihrer Verabreichung wurden verschiedenste Gerätschaften entwickelt.

ANÄSTHESIE HEUTE

Im 20. Jahrhundert kamen neue Techniken auf, etwa die Intubation – die Einführung eines Schlauchs in die Luftröhre zur Kontrolle der Atmung –, sowie neue Narkosemittel wie die intravenös verabreichten Barbiturate. Diese Entwicklungen erhöhten die Sicherheit der Narkose und machten sie für den Patienten angenehmer. Dadurch fiel das Sterberisiko auf 1:100 000. Zudem konnten die Operationsbedingungen durch die sogenannten Muskelrelaxanzien nochmals verbessert werden. Heute kommt bei jeder Narkose eine Kombination aus verschiedenen Anästhetika zum Einsatz, um eine ausgewogene und individuell abgestimmte Bewusstseins- und Schmerzausschaltung zu erzielen. Weltweit profitieren Millionen von Menschen von der Anästhesie, einer Entdeckung des 19. Jahrhunderts, die dem Schmerz den Schrecken nahm.

Gegenüber
Eine »Lachgasparty«; Karikatur von Robert Seymour, 1829. Nach der Entdeckung der bewusstseinsverändernden Eigenschaften des Distickstoffmonoxids durch den Chemiker Humphry Davy (1778–1829) experimentierte eine Gruppe von Doktoren, Wissenschaftlern und Poeten in Bristol mit dem Gas. Im ersten Drittel des 19. Jahrhunderts wurde ihnen in vielen intellektuellen Kreisen nachgeeifert.

DIE ANTISEPSIS UND DIE ASEPSIS
Keimbekämpfung und Keimfreiheit

Thomas Schlich

Eine Operation, die auf den Prinzipien der aseptischen Chirurgie beruht,
ist ein bakteriologisches Experiment.
Charles Barrett Lockwood, 1896

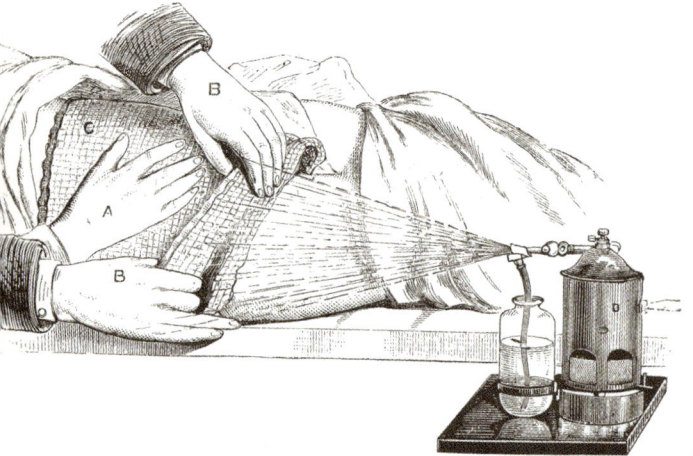

Links
Ein Patient mit einem zu dränierenden Abszess bekommt einen Lister'-schen Verband angelegt. Dieser ist mit Karbolsäure (Phenol) getränkt. Die Karbolsäure wurde während des Verbandwechsels zusätzlich auch auf die Wunde gesprüht [siehe S. 70].

Gegenüber
Skizzen von Bakterienkulturen, angefertigt von Joseph Lister im Rahmen seiner mikroskopischen Untersuchungen im Jahr 1873. Zu diesem Zeitpunkt hatte Lister die Keimtheorie bereits als wissenschaftliche Basis seiner antiseptischen Praktiken übernommen, glaubte jedoch immer noch, dass Wundkomplikationen die Folge von Fermentationsprozessen seien, die durch Mikroorganismen verursacht werden. Dass es sich vielmehr um bakterielle Infektionen handelt, wurde erst später durch Robert Koch, den Begründer der Bakteriologie, bekannt.

Mit der Entwicklung neuer Techniken stieg die Zahl der operativen Eingriffe im frühen 19. Jahrhundert beträchtlich an. Dennoch starben viele erfolgreich operierte Patienten einige Zeit nach dem Eingriff an Infektionen, die damals als »Wundbrand« bezeichnet wurden. Bei Oberschenkelamputationen lag die Mortalität beispielsweise zwischen 45 und 65 Prozent. Man stellte aber auch fest, dass die Todesraten von Chirurg zu Chirurg sehr unterschiedlich ausfielen.

Viele Ärzte glaubten, dass die Komplikationen auf Prozesse innerhalb des Körpers zurückzuführen seien oder spontan in beschädigtem Gewebe entstünden. Entsprechend fielen die Maßnahmen zur Wundbehandlung ganz unterschiedlich aus. Die Sauberkeit seitens der Ärzte schien dabei von geringerer Bedeutung zu sein. Vor den 1860ern operierten Chirurgen häufig in alten Kitteln, an denen Blut und Eiter klebten, und ohne die Hände und Instrumente vorher desinfiziert zu haben. Schwämme zum Auswaschen von Wunden wurden oft für verschiedene Patienten benutzt und zwischendurch nur unter dem Wasserhahn abgespült.

DAS »LISTERN« MIT KARBOLSÄURE
All das änderte sich zwischen 1860 und 1890, als eine wahre Reinlichkeitsrevolution zur Vermeidung von Wundinfektionen stattfand. Dieser Wandel wurde durch den britischen Chirurgen Joseph Lister (1827–1912) maßgeblich vorangetrieben. Lister verfolgte die Strategie, mögliche Infektionserreger, die sich bereits in der Wunde oder in der Umgebung befanden, durch den Einsatz von Karbolsäure (Phenol) zu eliminieren. Diese Maßnahmen zur Keimbekämpfung werden als Antisepsis bezeichnet (griech., »gegen Fäulnis«). Karbolsäure war damals als wirksames Mittel gegen Verwesungsgerüche bekannt. Zu diesem Zweck wurde sie häufig eingesetzt und gelegentlich auch zur Behandlung faulender Wunden.

Am 12. August 1865 verwendete Lister in Glasgow erstmals Karbolsäure bei einem elfjährigen Jungen, dessen Bein von einem Fuhrwerk überrollt worden war. Er verband den offenen Schienbeinbruch mit Mull, den er in Leinöl und Karbolsäure getränkt hatte. Der Verband wurde mit Stanniol umwickelt, um die Verdunstung zu verhindern, und vier Tage lang nicht abgenommen. Die

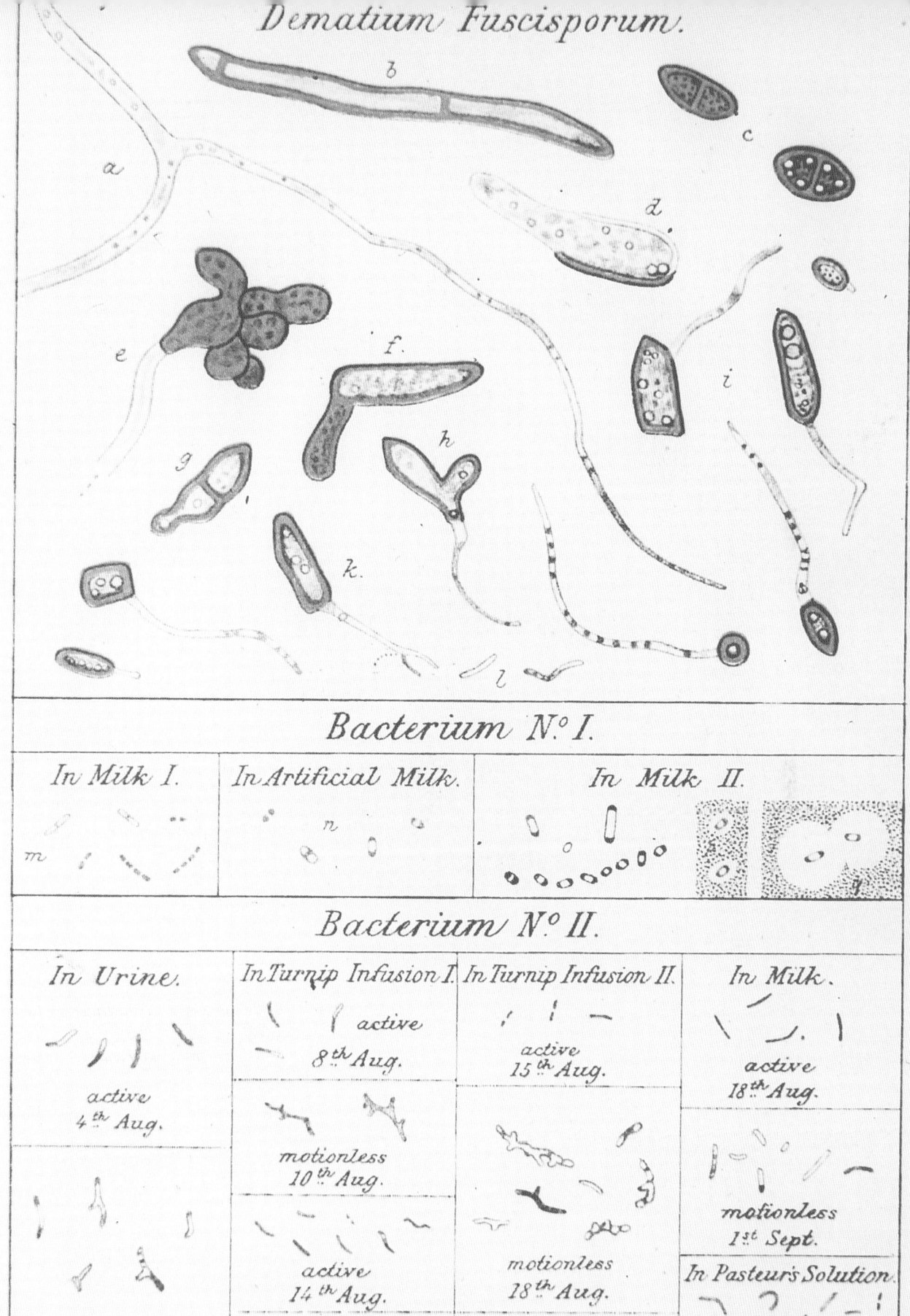

Dematium Fuscisporum.

Bacterium Nº I.

In Milk I.	In Artificial Milk.	In Milk II.

Bacterium Nº II.

In Urine.	In Turnip Infusion I.	In Turnip Infusion II.	In Milk.
active 4ᵗʰ Aug.	active 8ᵗʰ Aug.	active 15ᵗʰ Aug.	active 18ᵗʰ Aug.
	motionless 10ᵗʰ Aug.		motionless 1ˢᵗ Sept.
motionless 6ᵗʰ Aug.	active 14ᵗʰ Aug.	motionless 18ᵗʰ Aug.	In Pasteur's Solution. active 20ᵗʰ Aug.
	motionless 20ᵗʰ Aug.	active 20ᵗʰ Aug.	motionless on 28ᵗʰ Aug.

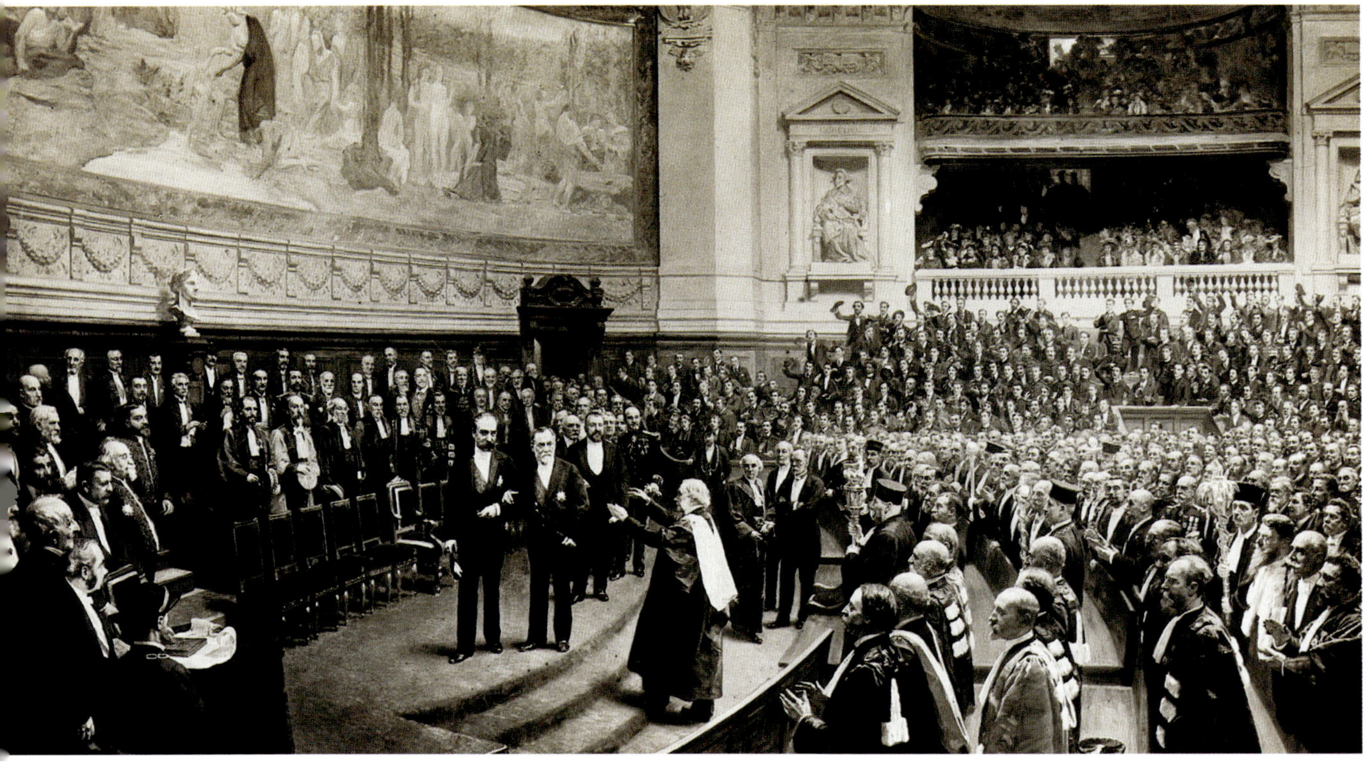

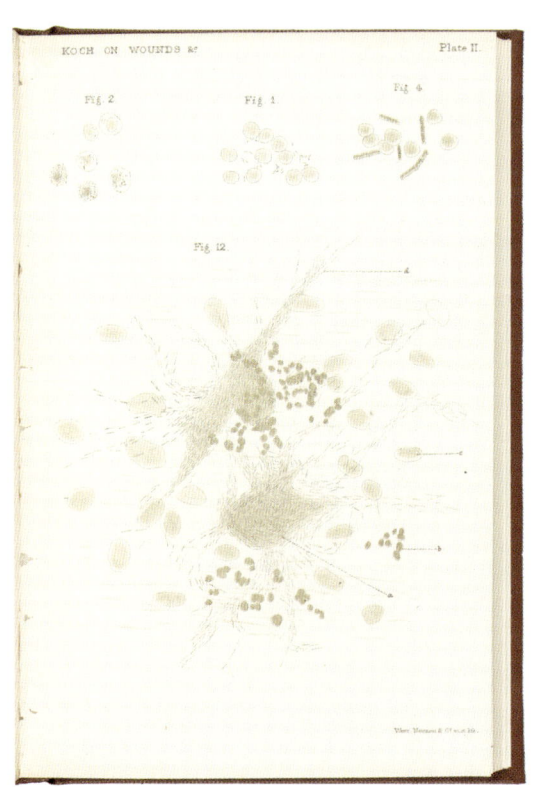

Wunde heilte optimal ab, und sechs Wochen später konnte der Junge das Krankenhaus wieder verlassen.

Als er seine Erfahrungen mit der Anwendung von Karbolsäure 1867 erstmals veröffentlichte, konnte Lister auch eine Erklärung dafür aufweisen, warum seine Methode funktionierte: Er hatte von der Keimtheorie des Louis Pasteur (1822–1895) erfahren, der davon ausging, dass es überall mikroskopisch kleine Organismen gebe, die zur Fermentation bestimmter Lebensmittel führen könnten [14]. Lister behauptete, dass diese Keime auch imstande sind, in Wunden einzudringen, sich dort von abgestorbenem Gewebe zu ernähren und Fäulnisprozesse zu verursachen, und dass deshalb alle Wunden vor diesen Mikroorganismen geschützt werden müssten. Lister arbeitete an der Perfektionierung seiner antiseptischen Methoden und erfand 1871 ein besonderes Verfahren: Um die Mikroorganismen bereits vor dem Eindringen in die Wunde abzutöten, setzte er eine Sprühflasche ein, welche die Karbolsäure in der Luft verteilte.

Er versuchte, seine Kollegen von seiner Methode zu überzeugen und berichtete, dass in der Zeit von 1864 bis 1866 16 von 35 Patienten, bei denen er eine Amputation durchführte, gestorben seien (46 Prozent), wäh-

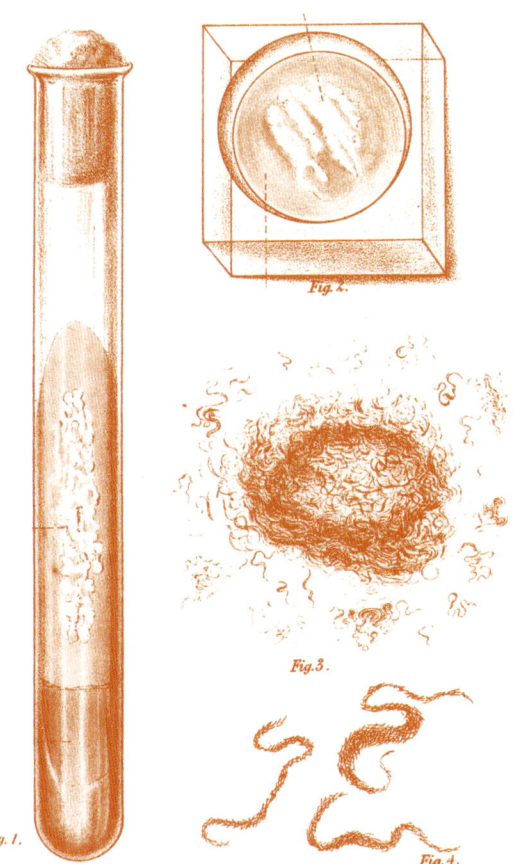

Fig. 1.

Fig. 2.

Fig. 3.

Fig. 4.

Gegenüber oben
Ein Zusammentreffen mit Symbolcharakter: Louis Pasteur wird bei einem feierlichen Akt zu seinem 70. Geburtstag an der Pariser Sorbonne 1892 von Joseph Lister freudig begrüßt. Beide Männer hatten zu diesem Zeitpunkt mit der Einführung antiseptischer Verfahren bereits Geschichte geschrieben.

Gegenüber unten
Eine Bildtafel aus Robert Kochs Buch *Untersuchungen über die Aetiologie der Wundinfectionskrankheiten* aus dem Jahr 1878. Die abgebildeten Bakterien wurden bei Wundinfektionen von Mäusen und Kaninchen im Rahmen von Laborversuchen festgestellt. Lister erlangte dank der Übersetzung des von ihm protegierten Chirurgen William Watson Cheyne (1852–1932) rasch Kenntnis von dem Inhalt des Buches.

Links
Der Erreger der Tuberkulose in einer bakteriologischen Reinkultur auf festem Blutserum im Proberöhrchen und in der Petrischale (Fig. 1 und 2) sowie einzeln und in einer Kolonie (Fig. 3 und 4). Mit dem Aufkommen der aseptischen Chirurgie bemühte man sich verstärkt, operative Behandlungsmöglichkeiten für die verschiedenen Formen der Tuberkulose zu finden. Infizierte Gelenke wurden durch gelenkerhaltende chirurgische Maßnahmen gerettet und Amputationen nur noch als letzter Ausweg durchgeführt. Infiziertes Lungengewebe wurde entfernt, allerdings mit begrenztem Erfolg.

rend sich diese Zahl nach der Einführung der Antisepsis von 1867 bis 1869 auf 6 von 40 Patienten reduziert habe (15 Prozent). Doch nicht alle glaubten, dass diese Verbesserung durch die Antisepsis herbeigeführt worden sei, und viele stellten Listers Theorie der allgegenwärtigen Infektionserreger in der Luft infrage.

Überdies hatte die Erfahrung gezeigt, dass Wunden oft besser heilten, wenn sie einfach nur sauber gehalten und nicht abgedeckt wurden und auch nicht ständig in Kontakt mit einer Desinfektionsflüssigkeit kamen. Kritiker behaupteten, dass mit weniger aufwendigen Methoden, vor allem durch mehr Sauberkeit, in etwa die gleichen oder sogar bessere Heilungserfolge als mit Listers komplizierten antiseptischen Verfahren erzielt werden könnten, zumal Lister immer noch in seinem besudelten Kittel operieren würde.

DIE BAKTERIOLOGIE UND DIE KEIMTHEORIE

Nicht alle Ärzte, die zur Vermeidung von Risiken hygienische Verbesserungen in der Chirurgie anstrebten, waren davon überzeugt, dass Wundkomplikationen durch lebende Infektionserreger ausgelöst werden. Doch in den späten 1870ern legte der deutsche Arzt Robert Koch (1843–1910) eine neue wissenschaftliche Basis für die Antisepsis in der Chirurgie. Es gelang ihm, diverse Bakterienstämme zu kultivieren und zu identifizieren. Außerdem lieferte er den überzeugenden Beweis, dass die verschiedenen Bakterien unterschiedliche Erkrankungen auslösen können, unter anderem Wundinfektionen. All die bekannten Probleme wie Fäulnis, Vereiterung oder Wundbrand konnten nun darauf zurückgeführt werden, dass Krankheitserreger in den menschlichen Organismus eindrangen, diesen als Wirt benutzten und sich dort vermehrten. Mit anderen Worten: Der Begriff »Infektion« wurde damit zum ersten Mal so aufgefasst, wie wir ihn heute verstehen.

Die neue Wissenschaft der Bakteriologie bot darüber hinaus objektive Kriterien zur Bewertung der Effektivität der Maßnahmen, die im Operationssaal zur Vorbeugung von Infektionen ergriffen wurden, und ein Krankheitsverdacht konnte nun durch eine bakteriologische Laboruntersuchung bestätigt werden.

DIE ASEPSIS

Die neuen antiseptischen Methoden zielten auf die sogenannte Asepsis (griech., »ohne Fäulnis«) – die Keim-

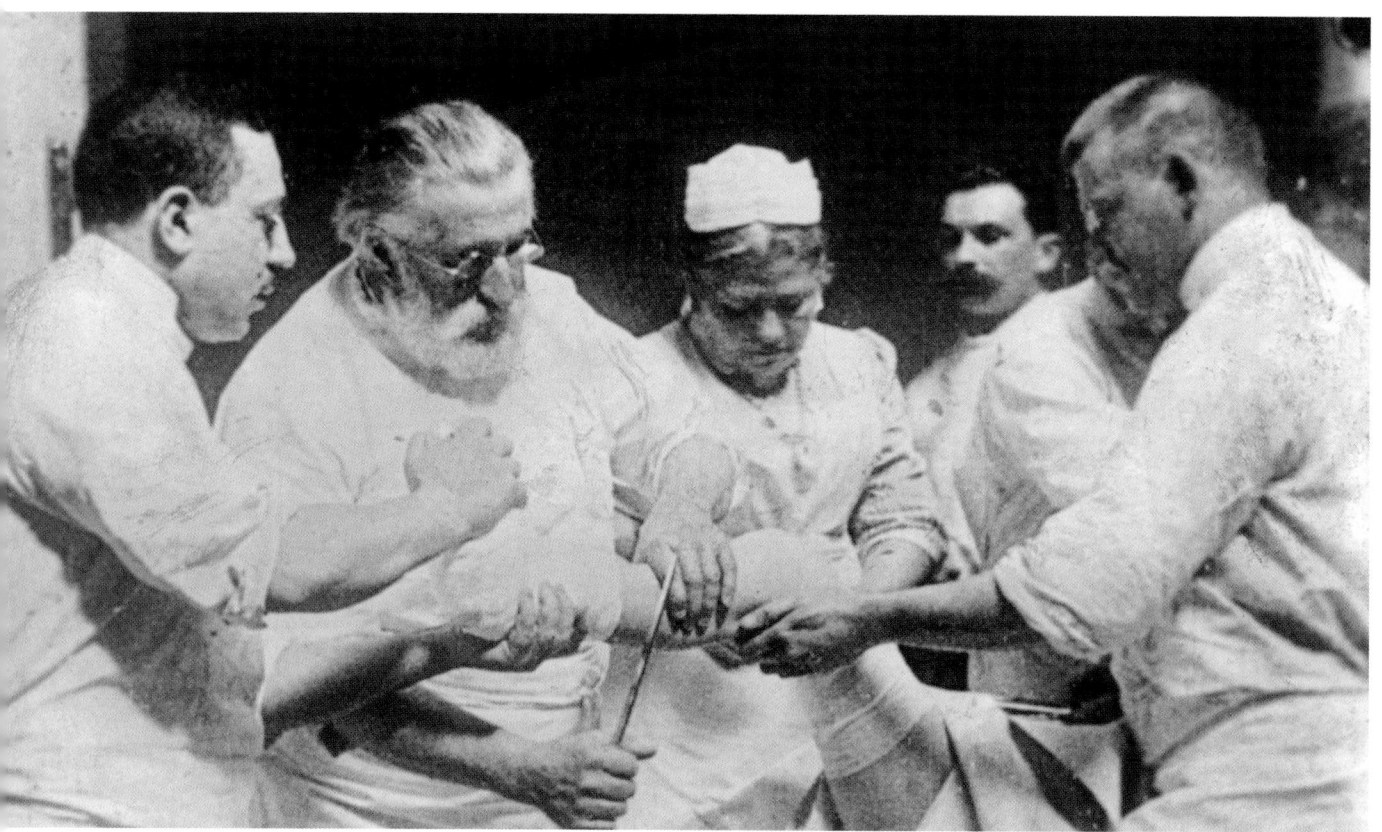

freiheit – ab. Die Einführung der Asepsis und der damit verbundenen fortschrittlichen, standardisierten Arbeitsweise in den 1880ern wird dem deutschen Chirurgen Ernst von Bergmann (1836–1907) zugeschrieben. Das Prinzip der Asepsis beruht im Gegensatz zur Antisepsis auf der Vermeidung jeglicher Keime von Beginn an. Seit diesem Zeitpunkt wurde alles, das mit einer Operationswunde in Berührung kam, einschließlich der Hände des Chirurgen, akribisch gewaschen und desinfiziert. Man sterilisierte die Instrumente und Operationskittel der Ärzte mithilfe von Heißluft – ein Verfahren, das zu einem wesentlichen Bestandteil der aseptischen Chirurgie wurde. Nach und nach entstand das moderne Prozedere zur Schaffung einer keimfreien Umgebung.

Der Chirurg Johann von Mikulicz-Radecki (1850–1905) propagierte 1897, dass durch das Sprechen während des Operierens Tröpfcheninfektionen – ein von ihm geprägter Begriff – begünstigt würden, und dass dieses Risiko durch das Tragen eines Mundschutzes deutlich vermindert werden könne. Zudem gingen einige Chirurgen dazu über, bei ihren Eingriffen Baumwoll- oder Seidenhandschuhe zu tragen. Im Jahr 1890 führte der amerikanische Chirurg William Stewart Halsted

(1852–1922) die Verwendung von Gummihandschuhen im OP ein.

Dank der Antisepsis und der Asepsis verringerte sich die Sterberate in der Chirurgie im letzten Viertel des 19. Jahrhunderts merklich. Die meisten Chirurgen übernahmen die entsprechende Arbeitsweise, und schon bald erfolgten operative Eingriffe in einer ähnlichen Form wie wir sie heute kennen: mit Operationsteams, die sterilisierte Kittel, Gummihandschuhe und einen Mundschutz tragen und die sich ruhig und konzentriert in einem isolierten, hell erleuchteten Raum bewegen.

Oben
Ernst von Bergmann amputiert 1897 an der Berliner Charité ein Bein unter aseptischen Bedingungen – allerdings noch ohne Handschuhe und Mundschutz.

Gegenüber
Der englische sozialrealistische Maler Reginald Brill schuf dieses Bild einer Operation 1934/35. Zu der Zeit kam die chirurgische Praxis dem heutigen Standard schon viel näher.

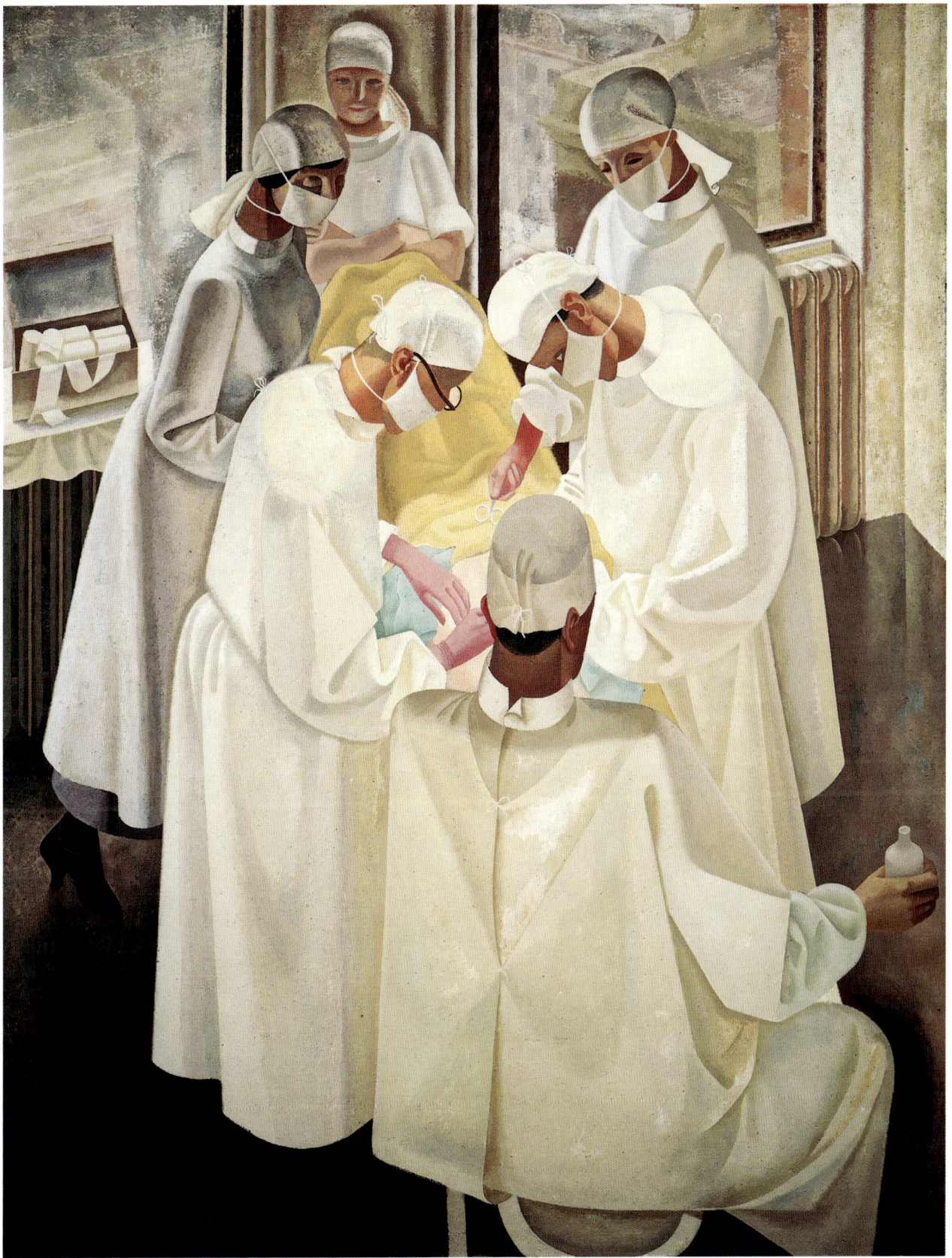

55

DIE BLUTTRANSFUSION
Lebensrettende Nächstenliebe

William Bynum

Blut ist ein ganz besonderer Saft.
Johann Wolfgang von Goethe, 1808

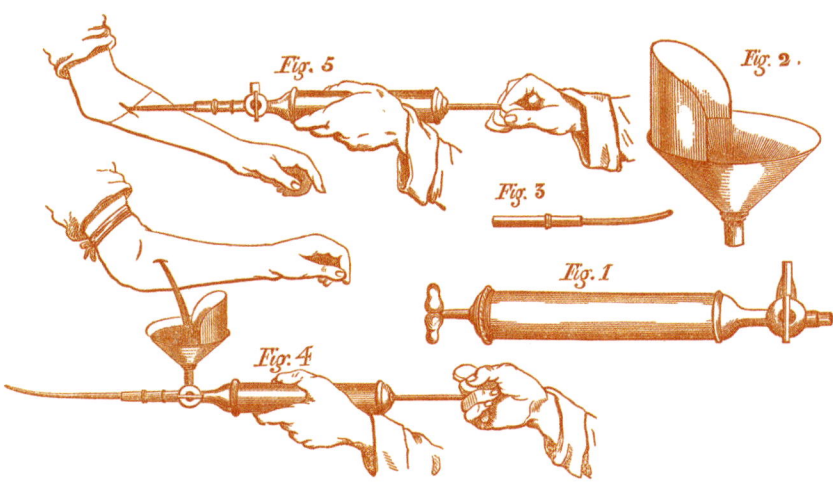

Blut gilt seit jeher als Inbegriff des Lebens, und schon vor langer Zeit wurden ihm besondere Eigenschaften zugeschrieben, die der Mensch verschiedentlich zu übertragen versuchte. Das Trinken vom Blut des Feindes (zur Erlangung seiner Stärke und seines Mutes), das Baden im Blut von Jungfrauen (zum Erwerb ihrer Jugend und Schönheit) und das Opfern des Blutes von Tieren (zur Versöhnung der Götter) sind nur einige Beispiele für die besondere Bedeutung des Lebenssaftes.

Die Geschichte der Transfusion begann in den 1660er-Jahren, als englische und französische Wissenschaftler die Übertragung des Blutes von einem Organismus zum anderen an ihren Akademien vorführten. Anfangs diente ein Lamm als Spenderorganismus, und obwohl zunächst keine negativen Auswirkungen auf die menschlichen Empfänger bekannt wurden, verstarb später ein Patient in Frankreich nach einer Transfusion. Daraufhin kam das Verfahren in Verruf.

Im 19. Jahrhundert sorgte der Londoner Geburtshelfer James Blundell (1790–1878) für ein Wiederaufleben der Transfusion: Er zog menschliche Spender im Fall von hohen Blutverlusten bei der Entbindung heran. Auch andere Ärzte waren damals der Meinung, dass die Bluttransfusion Leben retten könne. Doch sie war auch gefährlich und führte oftmals zu unerwünschten Reaktionen, beispielsweise zu Blutgerinnseln und zur Übertragung von Infektionen.

BLUTGRUPPEN

Die Entdeckung der menschlichen Blutgruppen (die letztendlich A, B, AB und 0 genannt wurden) durch den österreichischen Pathologen und späteren Nobelpreisträger Karl Landsteiner (1868–1943) im Jahr 1901 markierte schließlich den Wendepunkt. Die Blutgruppen stehen für erblich bedingte immunologische Eigenschaften der roten Blutkörperchen. Landsteiner war später auch an der Entdeckung der Rhesusfaktoren (Rh) beteiligt, die weitere Blutgruppenmerkmale repräsentieren. Eine Rhesus-Inkompatibilität zwischen einer Mutter (Rh-negativ) und ihrem Kind (Rh-positiv) kann in seltenen Fällen eine tödliche Blutreaktion beim Kind verursachen. Dies lässt sich heutzutage durch entsprechende Gegenmaßnahmen aber verhindern. Darüber hinaus wurden im Laufe der Zeit viele weitere genetische Unterschiede der roten Blutkörperchen des Menschen gefunden, doch für Bluttransfusionen sind vor allem die ABO-Kompatibilität und der Rhesusfaktor entscheidend.

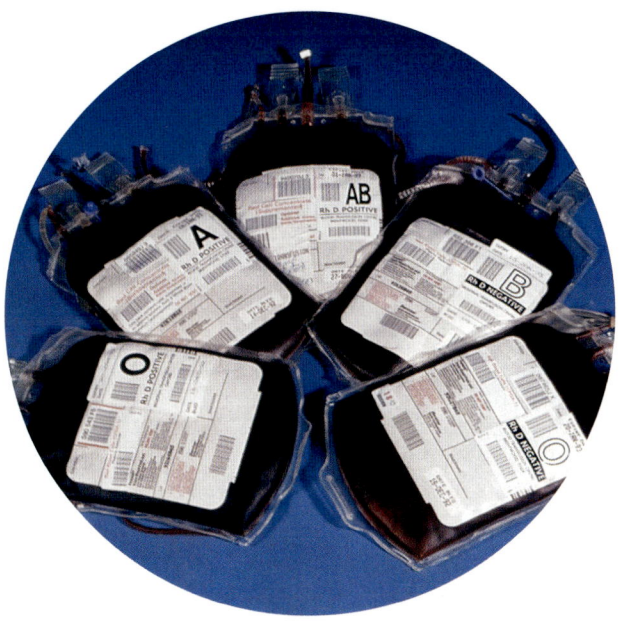

Oben
Transfusionsfertig abgepackt: Auf jedem Beutel sind die Blutgruppe
(A, B, AB oder 0) und der Rhesusfaktor (positiv oder negativ) eindeutig
vermerkt. Diese genetisch bedingten Unterschiede sind die wichtigsten Merkmale, die bei einer Transfusion zur Vermeidung potenziell tödlicher Immunreaktionen berücksichtigt werden müssen.

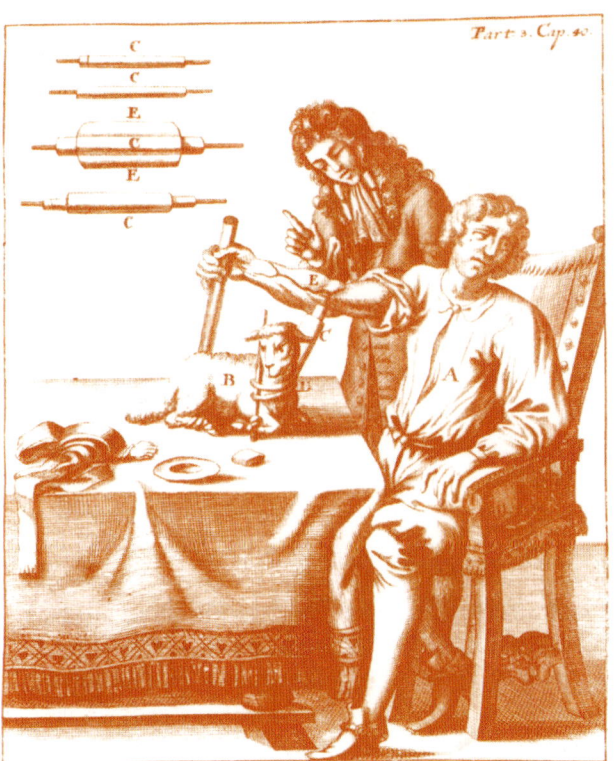

Werden diese Blutgruppenmerkmale bei der Transfusion nicht berücksichtigt, können eine Verklumpung
des Blutes und andere unerwünschte, mitunter sogar
tödliche Reaktionen die Folge sein.

BLUTBANKEN
Während des Ersten Weltkriegs erlangten die Bluttransfusion und die zur Vermeidung von Unverträg-
lichkeiten durchgeführte Bluttypisierung einen hohen
Stellenwert. Transfusionen erfolgten jedoch immer
direkt von Arm zu Arm, da gelagertes Blut verklumpte.
Erst in der Zeit zwischen den beiden Weltkriegen entdeckte man, dass Spenderblut durch die Hinzugabe von
Citrat nicht gerinnt und durch Tiefkühlung haltbar
gemacht werden kann.

Viele Krankenhäuser begannen daraufhin mit
dem Aufbau von Blutbanken, und es entstanden auch
nationale Systeme zur Versorgung der Patienten mit
Blutkonserven. Schon damals war das Rote Kreuz am
Bluttransfusionsdienst maßgeblich beteiligt. Die ersten Blutspenden erfolgten freiwillig und unentgeltlich.
Heutzutage erhalten die Spender oftmals eine Aufwands-
entschädigung als Anreiz, und so hat sich in einigen
Ländern ein kommerzieller Markt für Blutprodukte
entwickelt. Dies kann unter Umständen zu Problemen
führen, da die Spender, die ihr Blut »verkaufen«, zum
Teil aus sozioökonomischen Randgruppen kommen
und an Infektionen leiden, die über das Blut übertragen
werden können, zum Beispiel Hepatitis oder das HI-
Virus [42].

Es gab in der Vergangenheit Fälle, in denen Patienten
mit Hämophilie (Bluter), die regelmäßige Transfusionen
benötigen, aufgrund kontaminierter Blutprodukte an
Aids erkrankten. Zur Gewährleistung sicherer Bluttransfusionen wird Spenderblut daher immer gründlich untersucht und typisiert.

Links
Gegen Ende des 17. Jahrhunderts bestand großes Interesse an der Bluttransfusion. Hier wird die damals übliche Praxis dargestellt, die von
wissenschaftlichen Akademien auch öffentlich vorgeführt wurde. Als
Blutspender benutzte man ein Lamm.

Gegenüber
Charles Wallers Instrumente für Bluttransfusionen, um 1850. Wie sein
Kollege James Blundell nahm Waller Blutübertragungen nach Gebur-
ten vor, bei denen die Frauen viel Blut verloren hatten. Damals war die
Existenz von Blutgruppen allerdings noch nicht bekannt, und oftmals
wurden die Ehemänner als Spender herangezogen.

DIE NEUROCHIRURGIE
Eingriffe in das Gehirn

Michael Bliss

Mit Cushing begann ein komplett neues Kapitel der Chirurgie.
William Osler, 1901

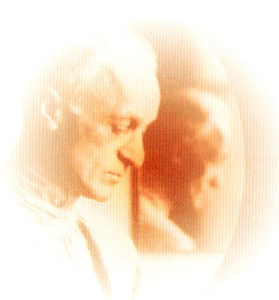

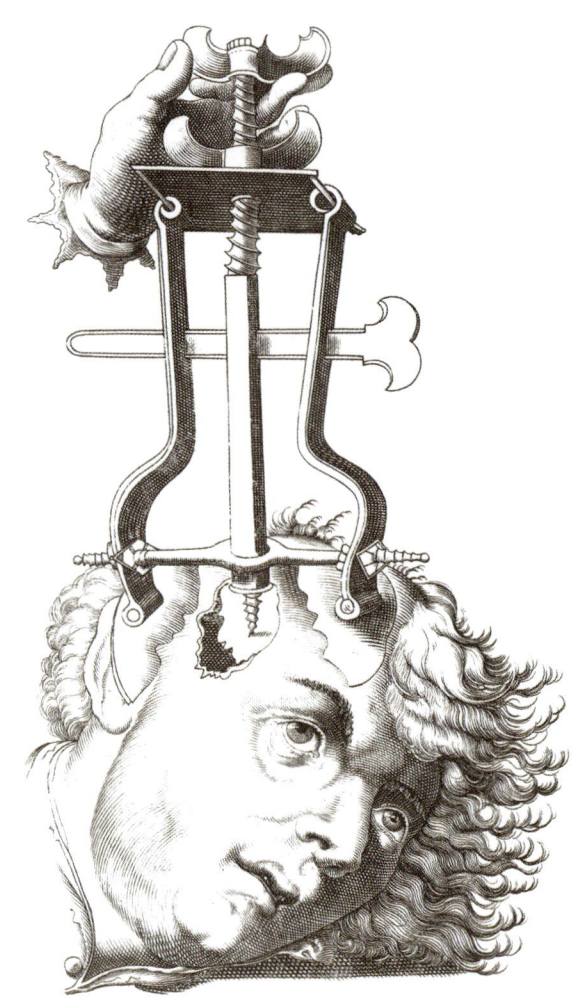

Operative Eingriffe in das Gehirn wurden bereits vor
Tausenden von Jahren versucht, in der Regel aber mit
desaströsen Ergebnissen. Erfolge konnten in diesem
Bereich erst nach der Entwicklung neuer Operationstechniken durch den amerikanischen Chirurgen Harvey Cushing (1869–1939) zu Beginn des 20. Jahrhunderts erzielt werden.

ÖFFNUNG DES SCHÄDELS

Bereits in den hippokratischen Schriften werden die
alten Praktiken der Trepanation, der operativen Schädelöffnung, erwähnt. Und schon seit alters her war bei Patienten mit unerträglichen, chronischen Kopfschmerzen
versucht worden, die Schädeldecke zu durchbrechen,
um die »bösen Geister« zu befreien. Doch nur wenige
überlebten derartige Maßnahmen. Wenn sie nicht auf
der Stelle verbluteten, starben sie bald darauf an Infektionen des verletzten Hirngewebes.

    Als im 19. Jahrhundert die Anästhesie [53] und die
aseptische Arbeitsweise [54] aufkamen, hofften die
Chirurgen, sich auch dem Gehirn systematisch nähern
zu können. Man versuchte, die Schädelknochen zu
durchbohren, die Hirnhäute zu durchschneiden und

Oben links
Harvey Cushing, der Wegbereiter der Neurochirurgie. Er studierte in
Harvard und ging dann zu William Stewart Halsted an das Johns Hop-
kins Hospital in Baltimore, wo er sich dessen innovative chirurgische
Techniken aneignete.

Oben
Die Trepanation ist ein sehr altes Verfahren. An neolithischen Schädeln
wurden entsprechende Spuren gefunden, und auch in hippokratischen
Schriften wird die Schädelöffnung beschrieben. Diese Illustration aus
dem 16. Jh. zeigt, wie bei der Trepanation nach Hippokrates der Knochen
zu entfernen ist.

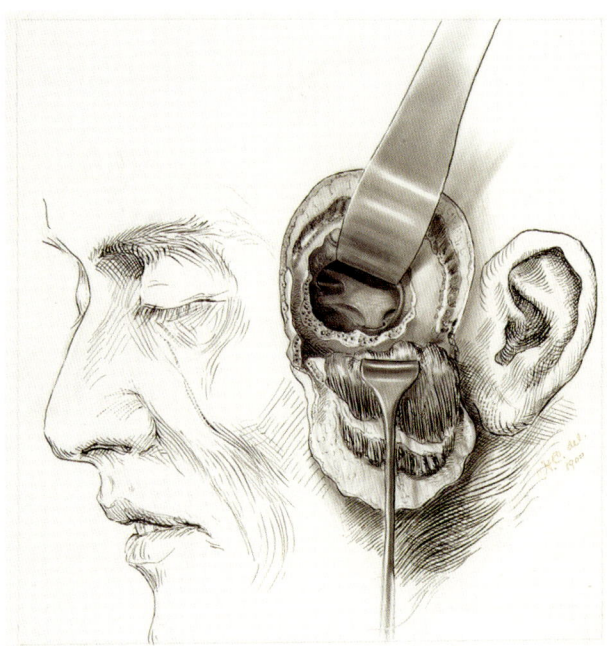

Oben
Cushing brillierte nicht nur chirurgisch, sondern auch künstlerisch. Seine Zeichnungen illustrieren seine außerordentlichen Leistungen in der Neurochirurgie auf höchst anschauliche Weise. Auf diesem Blatt von 1900 veranschaulicht er die von ihm erfundene Technik, die Zugriff auf den tief im Schädelinneren liegenden Nervenknoten Ganglion Gasseri erlaubt.

Unten
Ein Trepan aus dem 18. Jh., der genutzt wurde, um die knöcherne Schädeldecke zu durchbohren. Das Instrument ist mit aufwendigen Verzierungen versehen – dass sich hier Krankheitserreger leichter absetzen konnten, wusste damals noch niemand.

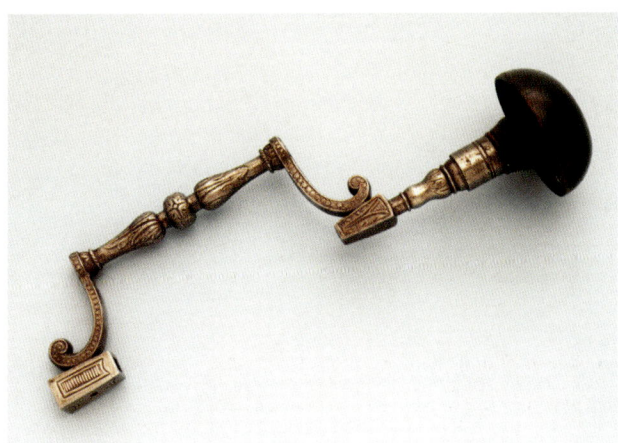

beispielsweise Abszesse oder Tumoren zu entfernen, doch waren die Ergebnisse meist niederschmetternd, und nur wenige Chirurgen berichteten von größeren Erfolgen. Zu ihnen gehörten Alexander Hughes Bennett (1848–1901) und Rickman Godlee (1849–1925), denen es 1884 in London gelungen war, einen Hirntumor herauszuoperieren. Leider verstarb ihr Patient nach dem Eingriff aber an einer Infektion. Die Sterblichkeit bei Hirnoperationen lag in den 1890er-Jahren bei etwa 50 Prozent. Manche Pioniere der Neurochirurgie konnten geringfügig bessere Ergebnisse vorweisen, so etwa William Macewen (1848–1924) und Victor Horsley (1857–1916) in Großbritannien, William Williams Keen (1837–1932) in Amerika und der deutsche Chirurg Fedor Krause (1857–1937). Jedoch ließen die meisten Chirurgen, die einmal eine Hirnoperation gewagt hatten, danach die Finger davon, und die Mehrheit der Neurologen glaubte ohnehin nicht an die Neurochirurgie.

CUSHINGS SCHONENDERE ANSÄTZE
Harvey Cushing erhielt seine medizinische Ausbildung an der Harvard Medical School und dem Massachusetts General Hospital in Boston. Danach wechselte er für seine Facharztausbildung an das Johns Hopkins Hospital in Baltimore und befasste sich dort in den späten 1890ern vor allem mit der Weiterentwicklung der Hirnchirurgie. Er eignete sich die innovativen Operationstechniken seines Mentors William Stewart Halsted (1852–1922) an, der neben der Asepsis und der sorgfältigen Stillung von Blutungen viel Wert auf die Erhaltung von Geweben legte.

Diese schonenden Ansätze übernahm Cushing auch bei seinen Hirnoperationen, die er mit äußerster Sorgfalt und dem ihm eigenen Perfektionismus durchführte. Zunächst fand er einen Weg, wie er Patienten mit Hirntumoren eine Druckentlastung verschaffen konnte, ohne dabei Blutungen, Infektionen oder einen Hirnprolaps zu verursachen. In der ersten Dekade des 20. Jahrhunderts brachte er schrittweise in Erfahrung, wie verschiedene Tumoren lokalisiert werden konnten (damals keine einfache Aufgabe, da es die modernen Bildgebungsverfahren noch nicht gab und selbst Röntgenaufnahmen bei Hirntumoren meist nutzlos waren), und immer öfter gelang ihm die Entfernung von Geschwülsten. Seine Eingriffe und deren Ergebnisse dokumentierte er akribisch und seine Erfolgsquoten waren deutlich höher als die jedes anderen Chirurgen.

1908 entfernte Cushing einem Patienten einen Hirnhauttumor, während dieser bei vollem Bewusstsein war

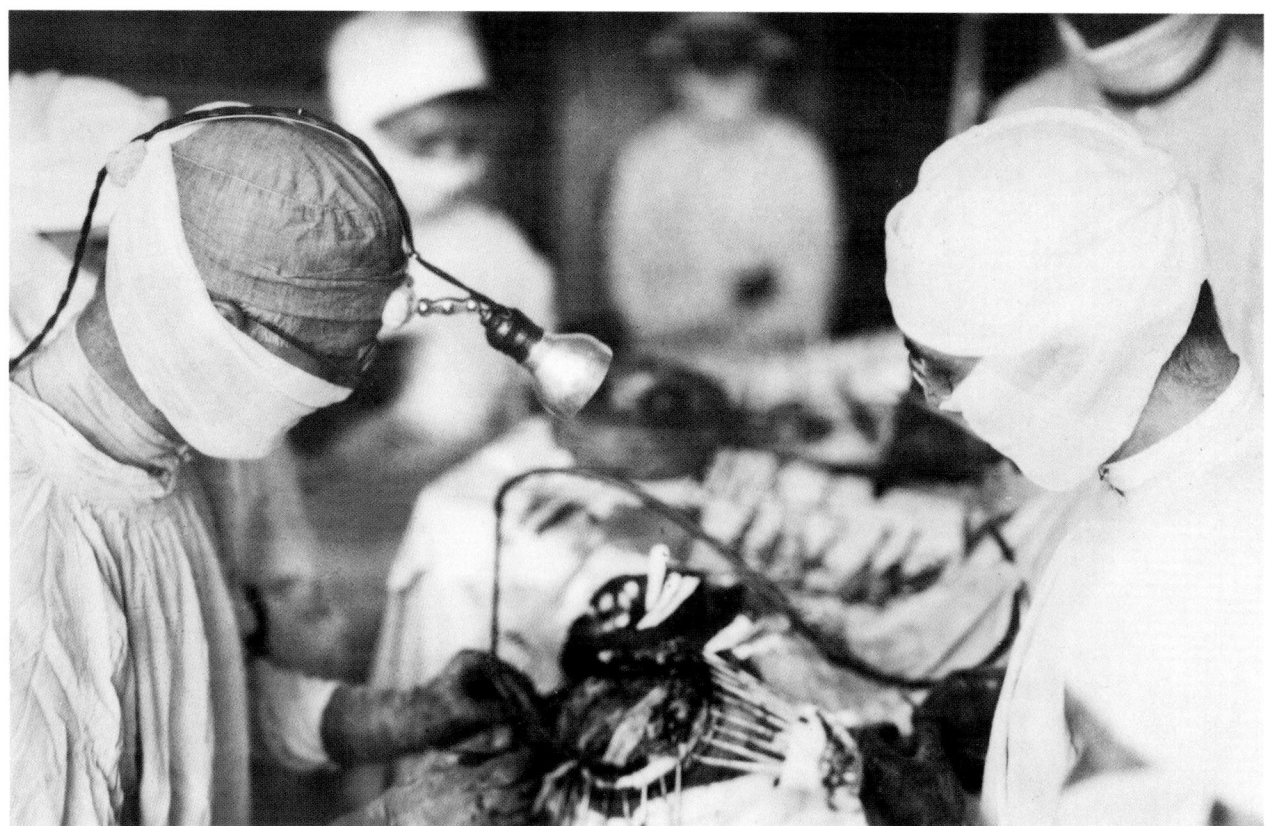

Harvey Cushing (links) bei einer Operation: Da es noch keine Antibiotika gab, war Cushing peinlich genau auf aseptische Arbeitsbedin-
gungen und die sofortige Stillung von Blutungen bedacht. Die Klam-
mern, die am unteren Rand der Fotografie zu sehen sind, wurden zum
Abklemmen der zahlreichen Blutgefäße im Kopf benutzt.

und sich sogar mit seinem Operateur unterhalten konnte.
Bis zum Jahr 1910 hatte Cushing außerdem Techniken
zur Behandlung von Tumoren der Hypophyse (Hirnan-
hangdrüse [17]) entwickelt, die zuvor als unzugänglich
galt, da sie sich mitten im Schädel befindet.

1913, als Cushing bereits als Stammvater der modernen, erfolgreichen Neurochirurgie gefeiert wurde, ging
er ans Peter Bent Brigham Hospital in Boston, wo sein
Operationssaal in den nächsten 20 Jahren ein Mekka
der chirurgischen Welt war und ein Bildungszentrum
für angehende Neurochirurgen, die Cushings revolutionäre Verfahren erlernen wollten.

CUSHINGS ERBEN

Cushings Studenten verbreiteten ihr gewonnenes Wissen in ganz Nordamerika und Europa und gaben dieses
wiederum an ihre Nachfolger weiter. Bis heute können

die meisten Neurochirurgen in der westlichen Welt ihre
wissenschaftliche »Abstammung« über drei bis vier Generationen zu Harvey Cushing zurückverfolgen.

Ihr strenger Lehrmeister war jedoch nicht nur ein
absoluter »Workaholic«, sondern auch ein Multitalent:
So schrieb er unter anderem eine Biografie seines Mentors William Osler (1849–1919), für die er den Pulitzer-
preis erhielt, und auch in der Endokrinologie tat er sich
durch die Beschreibung des nach ihm benannten Cu-
shing-Syndroms, einer hormonellen Störung [siehe auch
S. 84], hervor.

In den 1920ern entwickelte er ein System zur histo-
logischen Klassifikation von Hirntumoren, das immer
noch angewendet wird, und er war auch der Erste, der
bei Hirnoperationen elektrochirurgische Techniken
einsetzte. Trotz alledem gruppierte sich um Cushings
ehemaligen Studenten und Nachfolger am Johns Hop-

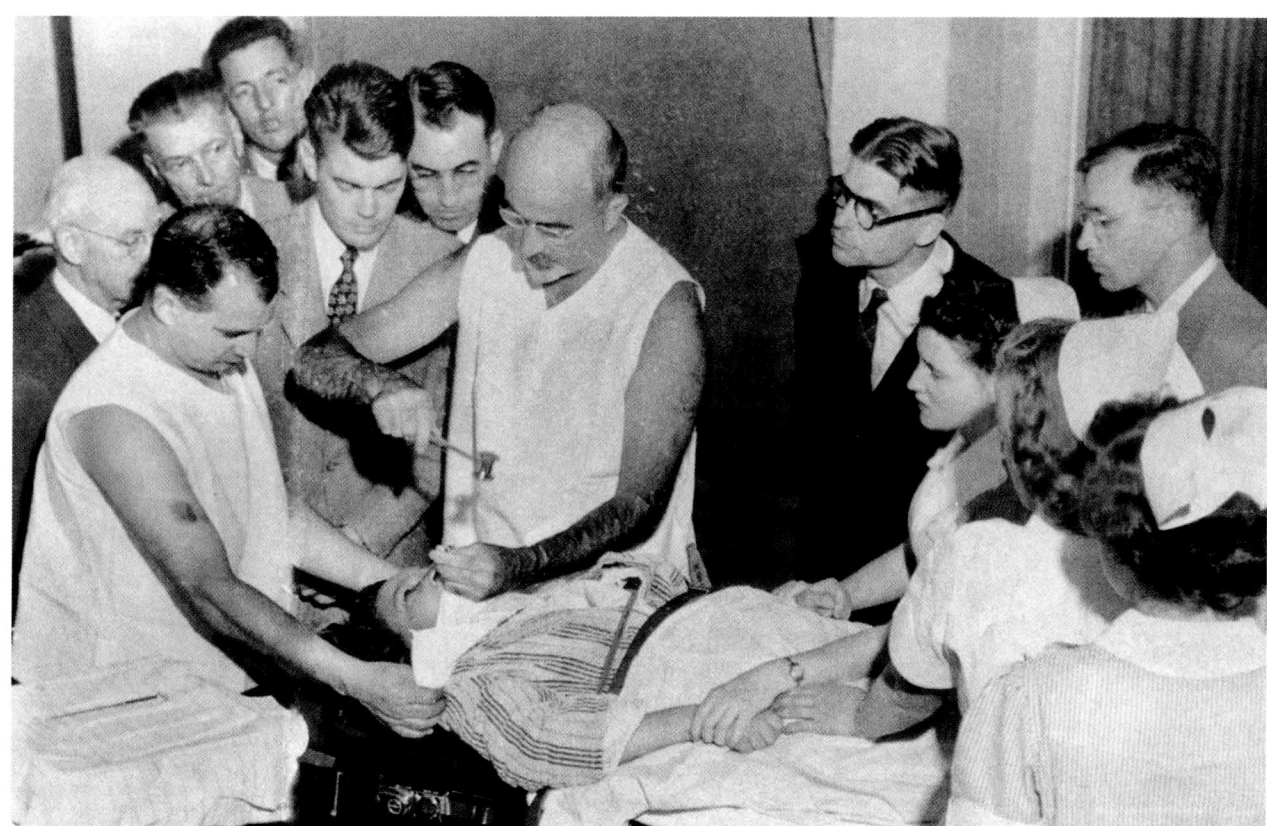

Cushings schonende Arbeitsweise stand in einem starken Kontrast zum groben Verfahren der Lobotomie. Hier benutzt Walter Freeman (1895–1972) ein von ihm selbst entworfenes Instrument, das an einen Eispickel erinnert. Er führt es vor Zuschauern unter dem Oberlid der Patientin ein, um die Nervenbahnen im vorderen Teil des Gehirns zu durchtrennen.

kins Hospital, Walter Edward Dandy (1886–1946), ein Kreis jüngerer Neurochirurgen, die bei der Entfernung schwieriger Tumoren deutlich aggressiver als ihr Mentor vorgingen und dadurch Fortschritte in der Behandlung von Patienten mit Aneurysmen, Epilepsie und Hydrozephalus (Wasserkopf) erzielten.

Der Berufsstand spaltete sich daraufhin im Wesentlichen in zwei Lager: Die einen Neurochirurgen verfolgten eher konservative und die anderen eher rabiate Ansätze. Die Spuren dieser Entwicklung sind bis heute erkennbar. In den 30ern und 40ern versuchten sich die Radikalsten unter ihnen an der Psychochirurgie, der Entfernung der Frontallappen bei psychisch gestörten Patienten.

In den 50ern geriet diese sogenannte Lobotomie in Verruf, allerdings gibt es heute wieder Neurochirurgen, die zur Behandlung von Depressionen mit radikalen, invasiven Methoden experimentieren. Andere sind vielmehr bestrebt, neue, nicht-invasive oder mikrochirurgische Ansätze zur Behandlung von Tumoren und anderen Hirnerkrankungen voranzubringen. Heutzutage werden chirurgische Eingriffe in das Gehirn in zahlreichen medizinischen Zentren weltweit routinemäßig durchgeführt. Die meisten Neurochirurgen bedienen sich dabei immer noch der Instrumente und Techniken, die der Ausnahmechirurg Harvey Cushing vor rund 100 Jahren entwickelte – er war seiner Zeit weit voraus.

57. DIE KATARAKTCHIRURGIE
Wiederherstellung der Sehkraft

John Pickstone

*Der altersbedingte graue Star ist für 48 Prozent der weltweiten Fälle von
Erblindung verantwortlich; das entspricht etwa 18 Millionen Betroffenen.*
Weltgesundheitsorganisation, 2010

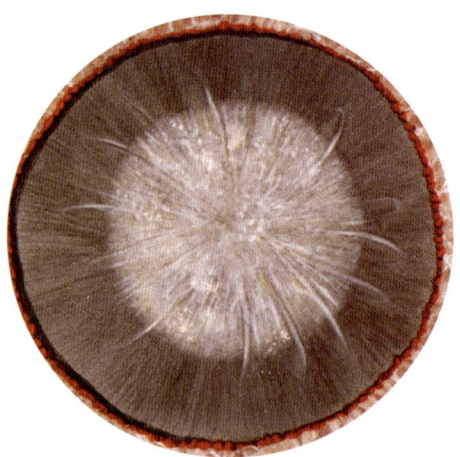

Die Katarakt, auch grauer Star genannt, ist eine fortschreitende Trübung der Augenlinse und bei älteren Menschen die häufigste Ursache für ein vermindertes Sehvermögen. Zur Behandlung wurde früher das sogenannte Starstechen durchgeführt. Dabei wurde die getrübte Linse mit einer Nadel aus der Sichtlinie geschoben. Im alten Indien entstanden, verbreitete sich diese Technik weltweit. Im 18. Jahrhundert gab es umherziehende »Okulisten«, die den Starstich praktizierten, und im 19. Jahrhundert wurde die Augenchirurgie zu einer der frühen Fachrichtungen in der Medizin. Bis zum Zweiten Weltkrieg bestand die einzige Behandlungsmöglichkeit in der Entfernung der Linse (meist inklusive der Linsenkapsel), sodass Licht auf die Netzhaut fiel, jedoch keine klare Fokussierung möglich war. Dieser Zustand konnte selbst mit starken Brillen nur unzureichend korrigiert werden. Da die Operation zudem Schäden am Auge oder Infektionen zur Folge haben konnte, galt sie in der Regel als Ultima Ratio.

ENTWICKLUNG DER INTRAOKULARLINSE
Kurze Zeit nach dem Zweiten Weltkrieg begann der erfahrene Londoner Augenchirurg Harold Ridley (1906–2001) mit der Suche nach Kunststofflinsen, die nach der Entfernung der getrübten Linse in die Linsenkapsel eingesetzt werden konnten. Die in den 1930ern erfundenen Kontaktlinsen aus Kunststoff hatten sich bereits als gut verträglich erwiesen, und er wusste auch, dass sich selbst Plexiglassplitter im Auge von Kampfpiloten inert verhielten und somit dem Auge nicht schadeten. Mithilfe der Unterstützung zweier Fachfirmen entwickelte er *Perspex CQ* (Letzteres steht für »Clinical Quality«), ein Plexiglasmaterial für Intraokularlinsen (IOLs).

Am 29. November 1949 implantierte Ridley die erste IOL, wartete jedoch bis Juli 1951, bevor er die Ergebnisse seiner ersten acht Patienten bekannt gab. Die Reaktion war größtenteils ablehnend. Anfänglich waren die künstlichen Linsen dick und schwer und konnten nur schwierig steril gemacht werden. Daher mussten sie bei etwa 15 Prozent der Patienten wieder entfernt werden. Obwohl sich viele Ärzte nicht auf die Operation einlassen wollten, gab es doch einige, die versuchten, die Linsen und ihre Platzierung im Auge auf mehrerlei Arten zu verbessern, aber alle neuen Ansätze erwiesen sich als problematisch.

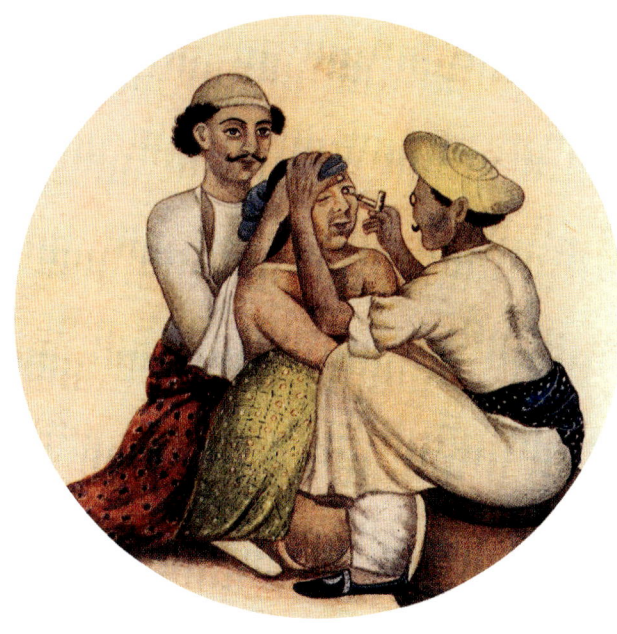

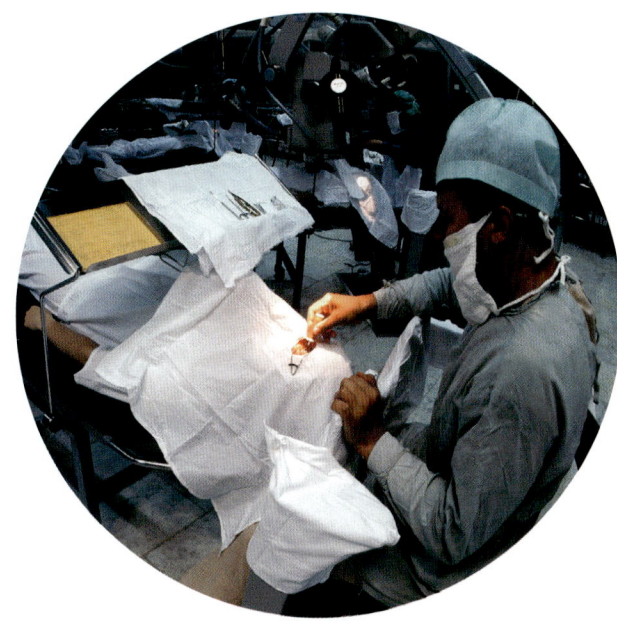

EMULSIFIKATION UND FALTBARE LINSEN

Der wichtigste Fortschritt, der Ridleys Innovation schließlich doch zu einem Standardverfahren machte, war die sogenannte Phakoemulsifikation. Diese Technik wurde von dem New Yorker Augenarzt Charles Kelman (1930–2004) entwickelt, der versucht hatte, die Größe des chirurgischen Einschnitts in die Linsenkapsel zu verringern. Mechanische Instrumente hatten sich bei den harten, trüben Linsen älterer Patienten als nutzlos erwiesen. Daraufhin probierte Kelman ein Ultraschallverfahren aus, und es gelang ihm, die Linse mit einer vibrierenden Nadel zu zertrümmern und durch Absaugen zu entfernen. Dafür war nur ein winziger Einschnitt nötig. Rasch wurde die neue Methode weiterentwickelt, und 1970 waren die ersten entsprechenden Geräte verfügbar.

Doch es ist sinnlos, die getrübte Linse durch eine minimale Öffnung zu entfernen, wenn man für das Einsetzen der relativ starren Kunstlinse einen größeren Einschnitt durchführen muss. Also experimentierten die Hersteller mit verschiedenen Materialien, um weiche, biegsame Linsen zu erhalten. Mitte der 80er war es dann so weit: Die künstlichen Linsen konnten

nun gefaltet in das Auge eingebracht werden und entfalteten sich erst im leeren Kapselsack.

Bis zum Ende des 20. Jahrhunderts war die Implantation der Intraokularlinse in den Industrieländern zum Standardverfahren der Kataraktchirurgie und einem der häufigsten ambulanten Eingriffe überhaupt geworden.

Gegenüber
Die meisten Katarakte sind altersbedingt, können aber durch Fehlernährung, Dehydratation (Austrocknung), Diabetes [65] und möglicherweise intensive Sonneneinstrahlung begünstigt werden. Bei dem hier abgebildeten sogenannten zonulären Katarakt handelt es sich um eine seltene, angeborene Form des grauen Stars. Der klare Bereich in der Mitte der Linse ist von einem getrübten Ring umgeben.

Oben links
Darstellung eines Starstichs, dessen Ursprünge in Indien liegen: Die getrübte Linse wurde mit einer gebogenen Nadel aus der Sichtlinie geschoben. Dabei musste der Starstecher mit sehr ruhiger Hand arbeiten, während sein Assistent den Kopf des Patienten fixierte.

Oben rechts
Der bekannte russische Augenarzt und Pionier auf dem Gebiet der Implantation von Kunststofflinsen Swjatoslaw Nikolajewitsch Fjodorow (1927–2000) bei einer Operation. Er führte ein »Fließbandsystem« ein, bei dem der Patient verschiedene Chirurgen passierte, die jeweils einen bestimmten Teil der Operation durchführten. Sein Team behandelte täglich 150 Patienten.

DER KAISERSCHNITT
Die operative Entbindung

Janette Allotey

*Durch diesen knöchernen Ring [das Becken] muss jedes Kind, das auf die
Welt kommt, hindurch, es sei denn, es wird per Kaiserschnitt geholt.*
Margaret Stephen, 1795

In den griechischen Mythen wird beschrieben, dass Babys aus dem Bauch der Mutter und erstaunlicherweise auch aus anderen weiblichen Körperteilen und sogar aus dem Körper von Männern geschnitten wurden. Auch in hinduistischen, jüdischen und muslimischen Texten wird über die Durchführung von Kaiserschnitten an lebenden und verstorbenen Müttern berichtet. Nach dem ägyptischen und dem römischen Gesetz *(lex regia)* wurde das Herausschneiden des Kindes aus dem Leib der Frau nicht nur gebilligt, sondern war sogar verpflichtend, wenn die Frau während der Geburt verstarb und das Kind demnach keine Überlebenschance gehabt hätte. Es wurde einst vermutet, es bestünde ein Zusammenhang zwischen Gaius Julius Cäsar (100–44 v. Chr.) und der abdominal-operativen Entbindung. Hierfür gibt es jedoch keine eindeutigen Hinweise, plausibler erscheint die Erklärung, dass sich die Sectio caesarea vom lateinischen Verb *caedere*, schneiden, herleitet.

Die mittelalterliche christliche Kirche legte viel Wert auf die Entbindung und Taufe von Kindern, die im Mutterleib zu sterben drohten. Den wenigen, die eine solche Operation überlebten, wurden besondere Kräfte nachgesagt. Andererseits wurde diese Art der »unnatürlichen« Geburt im Mittelalter auch skeptisch betrachtet und mit der Geburt des Antichristen in Beziehung gesetzt.

Bis zur Renaissance wurden Kaiserschnitte an verstorbenen Frauen von Hebammen vorgenommen. Die erste erfolgreiche Schnittentbindung an einer lebenden Frau soll Berichten zufolge im Jahr 1500 in der Schweiz von dem Schweinekastrator Jacob Nufer an seiner Gattin ausgeführt worden sein. Ab dem 16. Jahrhundert wurde die Sectio caesarea von europäischen Medizinern umfassend dokumentiert und diskutiert. Die ärztliche Durchführung der Operation an lebenden Frauen war

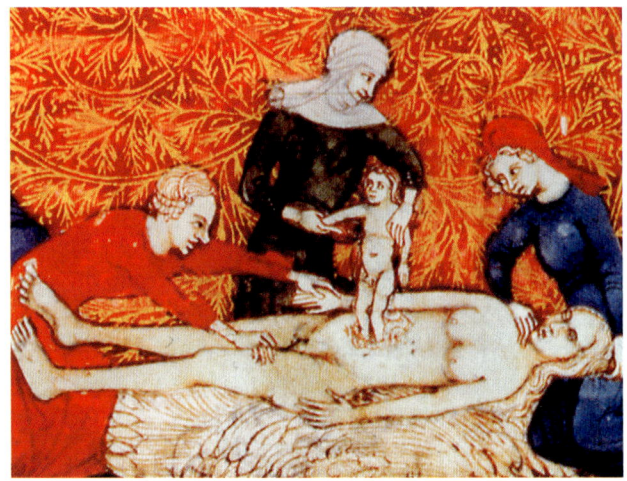

Oben
Im Mittelalter wurde der Mythos um Julius Cäsars Leben und seine wundersame, angeblich per Kaiserschnitt erfolgte Geburt schöngefärbt und war Gegenstand vieler Werke wie auch dieser Illustration eines französischen Manuskripts aus dem 14. Jh.

Gegenüber
Darstellung eines Kaiserschnitts in Zentralafrika (heute Uganda). Die Zeichnung stammt aus den 1880er-Jahren.

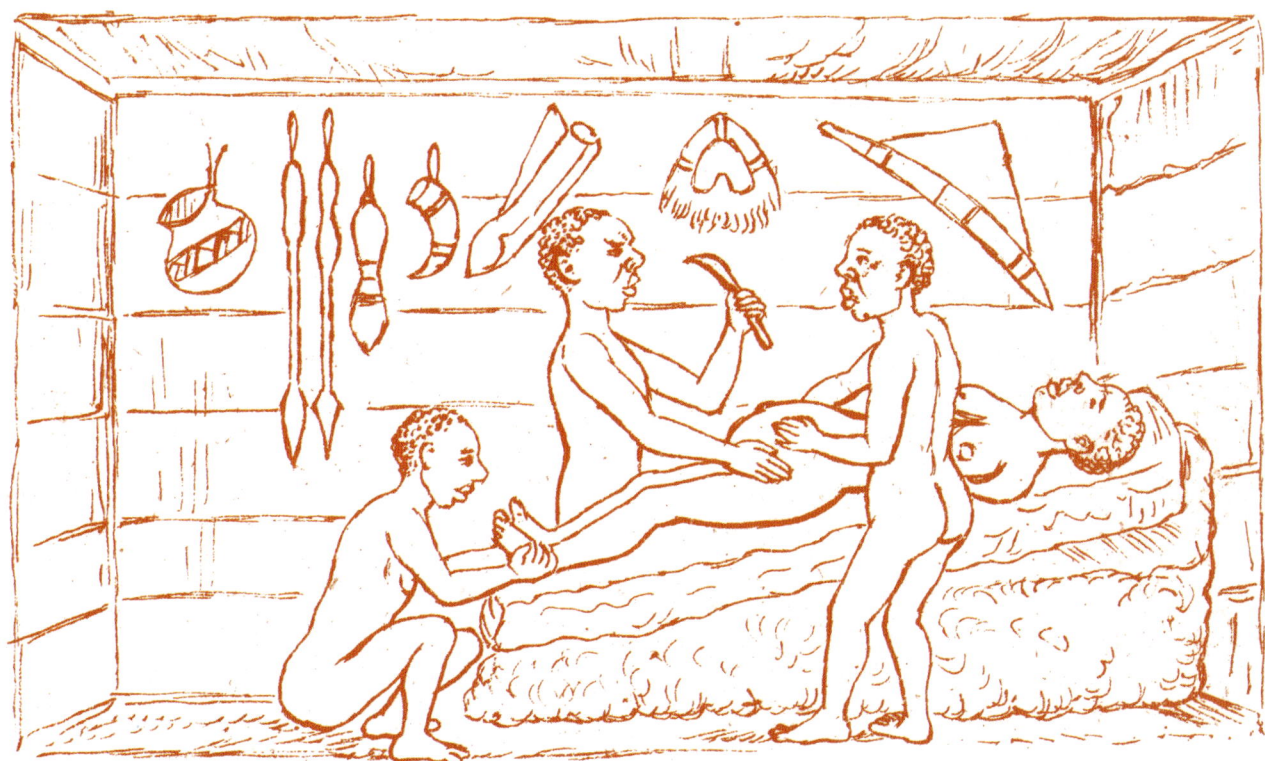

aufgrund der enorm hohen Sterblichkeit jedoch stets umstritten.

FRÜHE VERSUCHE UND ERSTE ERFOLGE

Traten während der Geburt Komplikationen auf, etwa durch ein zu enges oder verkrümmtes Becken, litten die betroffenen Frauen oft tagelang. War der Fetus durch die Scheide erreichbar, zog man ihn mit der Hand oder in komplizierten Fällen mit Instrumenten aus Holz oder Metall heraus – bisweilen nur als Torso. Im 18. Jahrhundert wurden bei drohenden Komplikationen mitunter auch die sogenannte Symphysiotomie (Durchtrennung der Schamfuge zur Erweiterung des Beckens) und die vorzeitige Einleitung der Geburt praktiziert.

Bis ins 19. Jahrhundert gab es keine anästhetischen Mittel [53] und nur begrenzte chirurgische Möglichkeiten. Schnittentbindungen waren immer höchst riskant und zahlreiche Frauen, die durch die Strapazen ohnehin schon geschwächt waren, starben infolge des Eingriffs an starken Blutungen oder Blutvergiftungen durch Wundinfektionen [54]. Daher wagten viele Mediziner die Operation erst gar nicht, zumal sie ihren Ruf nicht aufs Spiel setzen wollten. Erschwerend kamen

ethische und theologische Fragen hinzu: Sollte man dem Leben der Mutter oder dem des Kindes Priorität geben?

Den ersten nachweislichen Kaiserschnitt, bei dem die Mutter überlebte, nahm die irische Hebamme Mary Donelly im Jahr 1738 vor. Im 19. Jahrhundert unternahmen Geburtshelfer auch in England und Schottland eine Reihe erfolgreicher Schnittentbindungen, und langsam verbreitete sich die Methode, blieb aber bis zum Jahrhundertwechsel noch relativ selten. 1876 führte der italienische Geburtshelfer Eduardo Porro (1842–1902) ein Verfahren ein, bei dem die Gebärmutter während der Operation entfernt wurde. Dadurch sank zwar das Risiko für Blutungen und Wundinfektionen ebenso wie die Todesrate, die Frauen verloren allerdings ihre Fruchtbarkeit.

VOM LETZTEN AUSWEG ZUM STANDARDEINGRIFF

Im 19. und 20. Jahrhundert erfolgten in der Medizin und der Gesundheitsvorsorge entscheidende Verbesserungen. Durch neue chirurgische Techniken, die Anästhesie und die Verfügbarkeit von Antibiotika, intravenösen Therapien, Bluttransfusionen [55] und

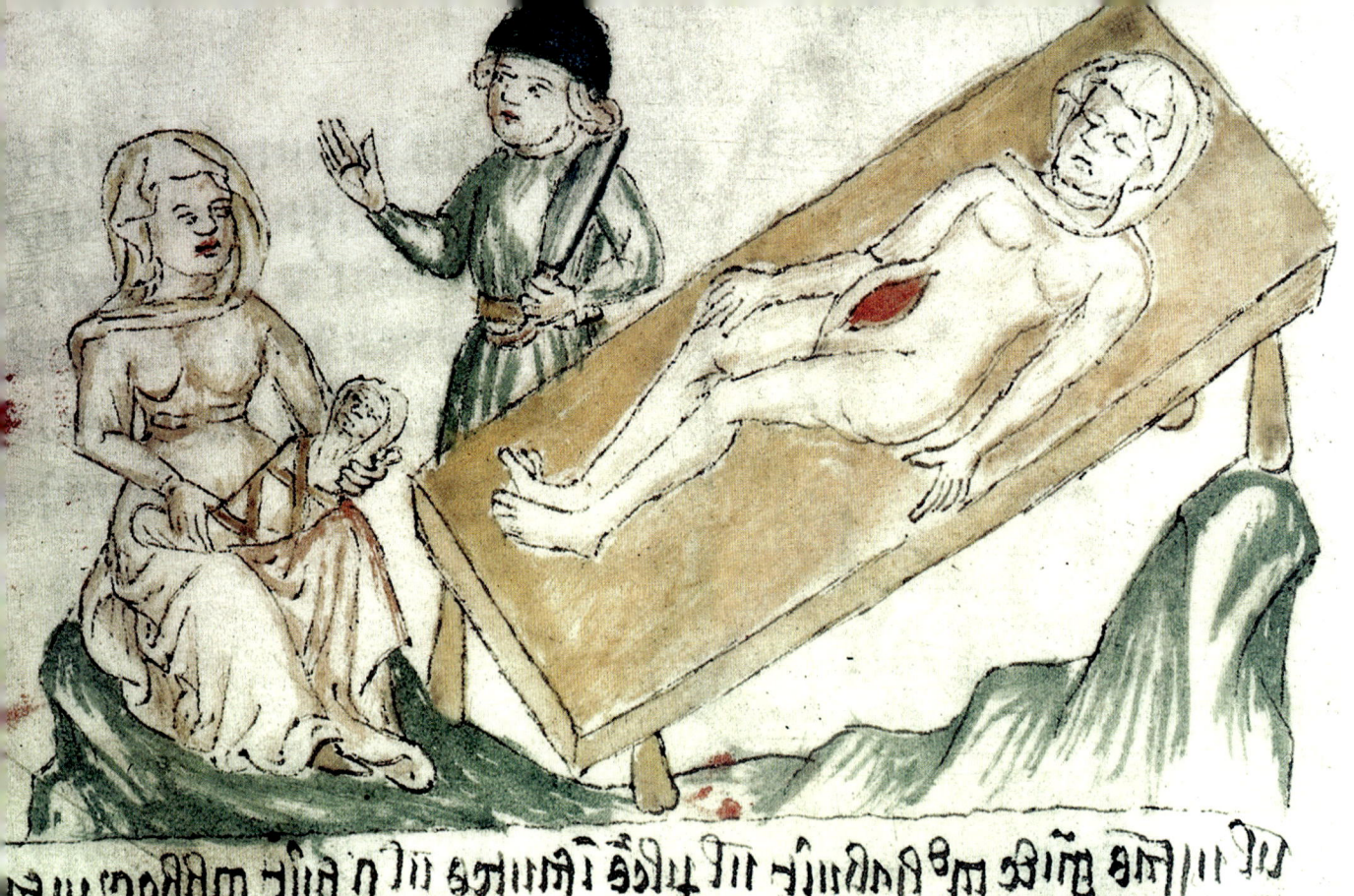

Wehenmitteln und nicht zuletzt durch die Schwange-
renvorsorge wurde der Eingriff deutlich sicherer.

Zudem haben die wachsende Wirtschaft und die verbesserten Transport- und Kommunikationsmöglich-
keiten, die Urbanisierung und die Entstehung großer
Entbindungsstationen zum Rückgang von Geburtskom-
plikationen beigetragen. Dementsprechend gering ist
heutzutage die Mütter- und Säuglingssterblichkeit in den
Industrienationen.

Der Kaiserschnitt gilt bei Geburtsschwierigkeiten
als schnelle, sichere Alternative zur natürlichen Entbindung, und immer häufiger wird er auch aus nicht-
medizinischen Gründen als Geburtsmodus gewählt
(»Wunschkaiserschnitt«). Trotz allem bleibt er ein großer operativer Eingriff, der nicht ganz ohne Risiken ist,
weder für die Mutter noch für das Kind.

ZU VIELE KAISERSCHNITTE?
Während die Anwendung eines Kaiserschnitts in früherer Zeit umstritten war und als Ausweg galt, müssen
sich Ärzte heute häufiger – auch gerichtlich – für dessen
Nichtanwendung rechtfertigen. Der Anteil der Schnitt-

entbindungen ist in Deutschland von etwa 3 Prozent in
den 1950er-Jahren auf rund 30 Prozent in der heutigen
Zeit angestiegen. Obgleich die Operation zahlreichen
Frauen das Leben rettet, halten viele Mediziner und
Gesundheitsökonomen die hohe Zahl der Geburten per
Kaiserschnitt in einigen Teilen der Welt für besorgnis-
erregend. Bedenklich ist auch, dass sich nach Angaben
der Weltgesundheitsorganisation das Überleben von
Mutter und Kind bei einer Kaiserschnittrate von über
10 bis 15 Prozent nicht verbessert.

Oben
Eine Illustration aus der Offenbarung des Johannes, um 1420–30. Neben
der toten Mutter steht der Arzt mit einem Messer in der Hand, während
eine Frau das gewickelte Kind im Arm hält – möglicherweise wird hier
die Geburt des Antichristen dargestellt.

Gegenüber
Eine Bildtafel aus Hermann Friedrich Kilians (1800–1863) *Geburts-
hülflichem Atlas* (1835). Sie zeigt die einzelnen Schritte bei einem Kaiserschnitt: das Ansetzen des Messers, die Entbindung mithilfe einer
Geburtszange und die anschließende Wundversorgung.

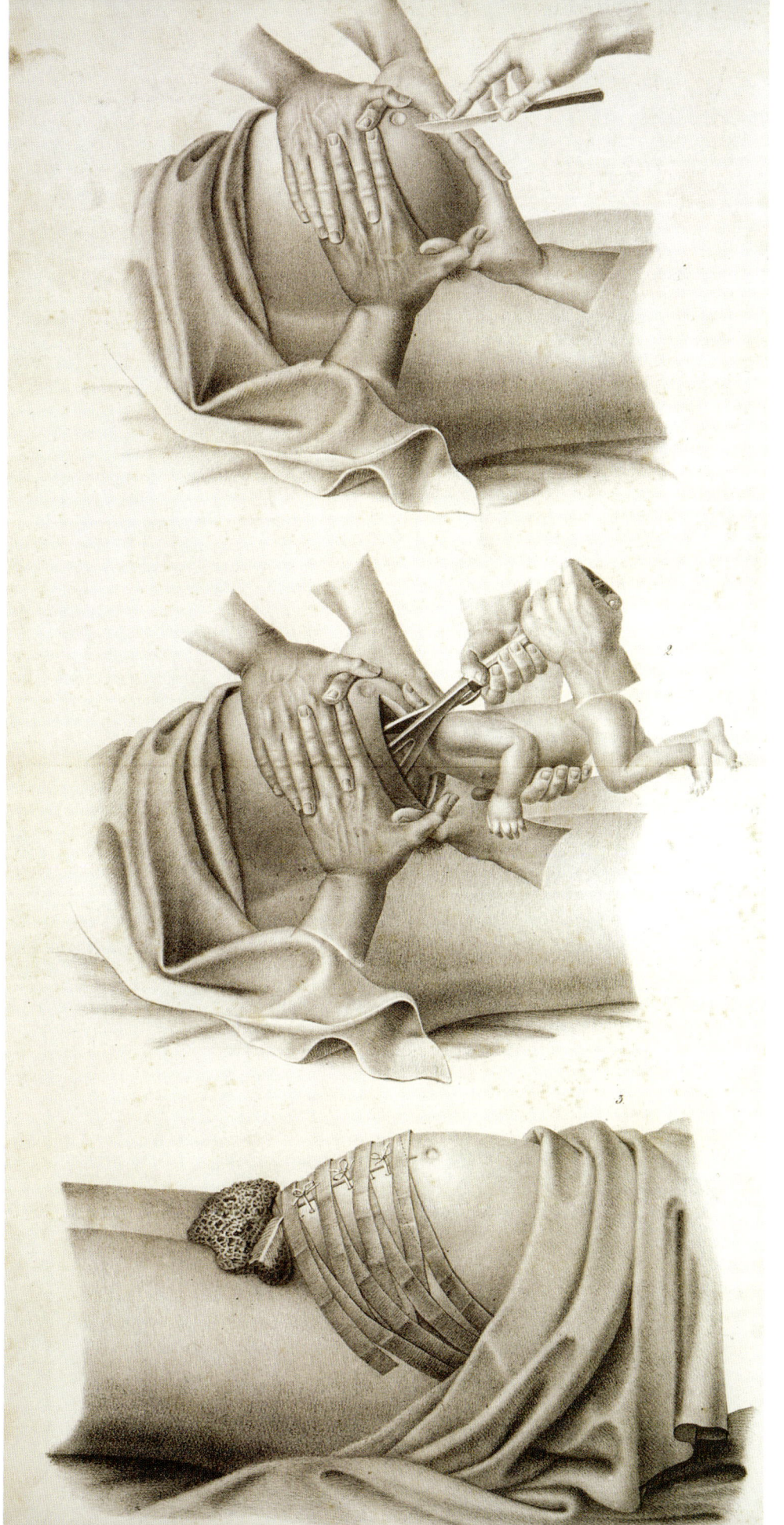

59. DIE HERZCHIRURGIE
Überwindung von Grenzen

Tom Treasure

Mit operativen Eingriffen am Herzen stößt die Chirurgie wahrscheinlich an ihre naturgegebenen Grenzen: Durch keine neue Methode und keine Entdeckung können die natürlichen Schwierigkeiten bewältigt werden, die mit einer Wunde am Herzen verbunden sind.
Stephen Paget, 1896

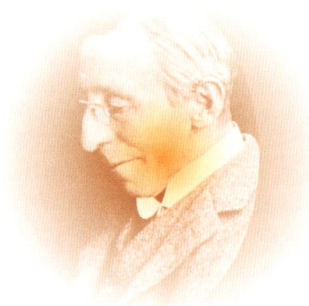

Rechts
Porträt des englischen Chirurgen Stephen Paget. Er war gegen Ende des 19. Jahrhunderts davon überzeugt, dass das Herz nicht operabel sei.

Gegenüber
Eine Bildtafel aus Robert Carswells (1793–1857) meisterlich illustriertem Atlas *Pathological Anatomy* (1838). Sie zeigt die Veränderungen an der Herzwand, die der Entstehung pathologischer Erweiterungen (Dilatationen) des Herzmuskels vorausgehen beziehungsweise damit einhergehen.

Noch über 50 Jahre nachdem Stephen Paget (1855–1926) die obigen Worte niederschrieb, schien es für die medizinische Fachwelt ausgeschlossen, dass das Herz chirurgisch behandelbar ist. In seinem 460 Seiten starken Fachbuch *The Surgery of the Chest (Die Thoraxchirurgie)* beschrieb der Londoner Chirurg Paget den Stand der Wissenschaft und die chirurgischen Techniken zu jener Zeit, einschließlich der zu erwartenden Behandlungserfolge für bestimmte Indikationen. Doch gab es seiner Meinung nach für das Herz keine einzige mögliche Form der chirurgischen Naht, wie sie beispielsweise für den Verschluss einer Stichwunde nötig gewesen wäre. Dies spiegelte den allgemeinen damaligen Standpunkt wider. Der Herzschlag bestimmte über das Leben; und die praktischen Hindernisse, die eine Operation am Herzen mit sich gebracht hätte, schienen unüberwindbar. Und dennoch gehört die Kardiochirurgie heute zum medizinischen Alltag.

VORSICHTIGE ANFÄNGE
Zu Pagets Zeit besaßen die Ärzte bereits ein klares Verständnis von der Funktionsweise des Herzens. Sie wussten, wie die Herzkammern das Blut über die Arterien

in die Lunge und den gesamten Körper pumpten [11]. Durch den Vergleich der mit dem Stethoskop [22] hörbaren Herztöne mit den Befunden am Herzen nach dem Tod eines Patienten war bekannt, dass die Herzklappen verengt oder undicht sein konnten, wodurch der Blutfluss behindert oder eine Herzinsuffizienz verursacht wird. Im 19. Jahrhundert, als viele Patienten am rheumatischen Fieber litten, wurde nur allzu deutlich, dass diese Erkrankung die Herzklappen beeinträchtigt und insbesondere zu einer Verengung der Mitralklappe (Mitralstenose) führt. Die beiden Londoner Ärzte D. W. Samways und Thomas Lauder Brunton (1844–1916) regten daraufhin 1898 beziehungsweise 1902 an, die Mitralklappe chirurgisch zu öffnen. Diese Idee stieß jedoch auf heftige Kritik. Erst 1923 wagte Elliot Cutler (1888–1947) eine solche Operation in Boston und 1925 ebenso Henry Souttar (1875–1964) in London. Bei beiden überlebten die Patienten, und ihre Symptome verbesserten sich. Danach verliefen jedoch mehrere Eingriffe nicht erfolgreich, sodass über 20 Jahre lang keine weiteren Versuche unternommen wurden. In dieser Zeit verfestigte sich die Überzeugung der Mediziner, dass das Herz nicht operabel sei.

Plate III.

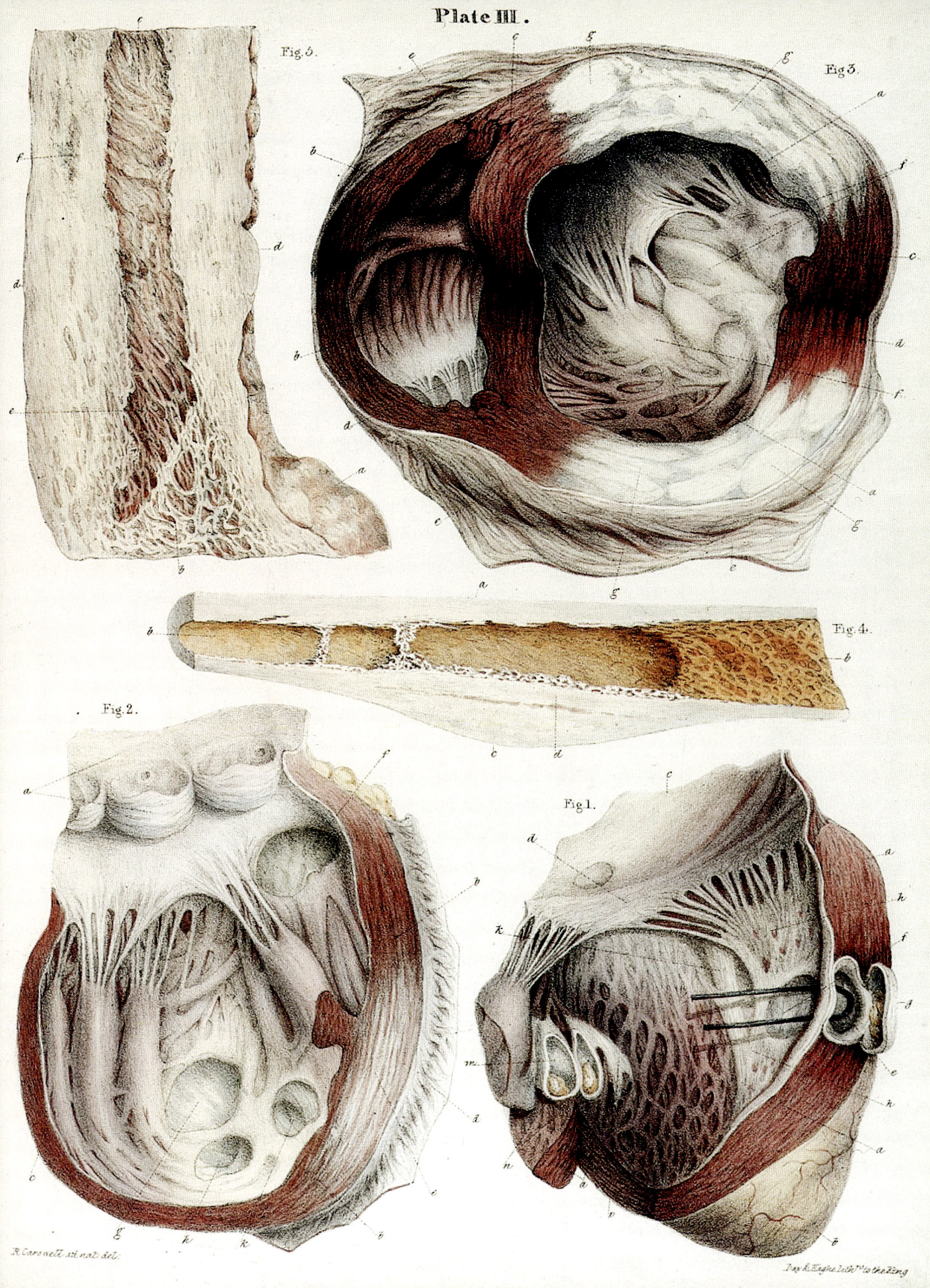

Fig. 5.

Fig. 3.

Fig. 4.

Fig. 2.

Fig. 1.

R. Carswell ad nat. del.

Day & Haghe lith.rs to the King.

WACHSENDES ZUTRAUEN

Mit der Zeit wuchsen die chirurgischen Fähigkeiten wie auch das Zutrauen, Operationen im Brustraum durchführen zu können, selbst wenn dabei die großen herznahen Arterien betroffen waren. Während des Zweiten Weltkriegs gelang es dem amerikanischen Chirurgen Dwight Harken (1910–1993), der in einem US-Militärkrankenhaus in England arbeitete, in 139 Fällen Projektile und Bombensplitter, die ins Herz oder in Herznähe eingedrungen waren, operativ zu entfernen, ohne dass ein Patient infolge des Eingriffs verstarb. Wenn dies also möglich war, warum sollte dann nicht auch eine verengte Mitralklappe operativ erweitert werden können? 1948 war Harken einer der drei Chirurgen, die genau diese Operation, die sogenannte Valvulotomie, erfolgreich durchführten.

Auch der britische Facharzt für Thorax- und Kardiochirurgie Russell Brock (1903–1980) wandte die Valvulotomie bei Mitralstenose an, publizierte seine Ergebnisse aber erst, nachdem er den Eingriff an neun Patienten vorgenommen hatte und sieben dieser Operationen geglückt waren. Nach Bekanntgabe konnte sich die Dehnung der Mitralklappe etablieren.

ERWEITERTES REPERTOIRE

Zusammen mit dem Amerikaner Alfred Blalock (1899–1964) versuchte Brock in London, neue operative Ansätze für Säuglinge mit einer Zyanose zu entwickeln. Bei den betroffenen Babys wird aufgrund eines angeborenen Herzfehlers Blut in die Arterien gepumpt, ohne vorher mit genügend Sauerstoff durch die Lungen versorgt worden zu sein, was zu bläulichen Verfärbungen führt. Die beiden Chirurgen erarbeiteten verschiedene Operationsmethoden, um den Fehler zu beheben, doch gab es nur sehr begrenzte Möglichkeiten, da die Funktion des Herzens während des Eingriffs stets aufrechterhalten werden musste. Das war die nächste Hürde, die es zu überwinden galt.

Dazu wurden vier Lösungsansätze in Betracht gezogen: Es musste ein Weg gefunden werden, wie man am schlagenden Herzen arbeiten konnte. Dank der modernen bildgebenden Verfahren und der innovativen Kathetertechnik ist dies heute bei verschiedenen Herzerkrankungen tatsächlich möglich. Ein anderer Ansatz bestand darin, den Blutkreislauf des Kindes über Schläuche mit dem der Mutter zu verbinden. Dies wurde einige Male versucht, jedoch lag die Sterblichkeit jenseits des

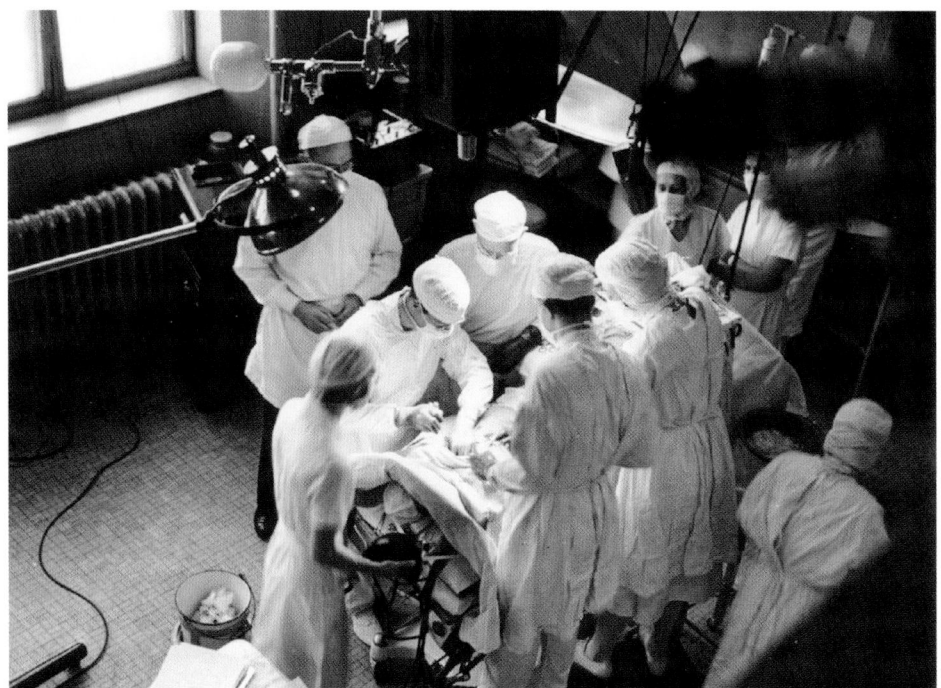

Links
Alfred Blalock bei der Operation eines zyanotischen Babys im Jahr 1945. Hinter ihm steht sein Assistent Vivien Thomas (1910–1985), der maßgeblichen Anteil an Blalocks Erfolg hatte. Bei der OP wurde ein Blalock-Taussig-Shunt angelegt – ein alternativer Weg, um die Rückführung des sauerstoffarmen Blutes zur Lunge zu ermöglichen.

Gegenüber
Eine Bildtafel aus Henry Souttars Artikel im *British Medical Journal* von 1925, in dem er seine Operation zur Erweiterung einer infolge von rheumatischem Fieber verengten Mitralklappe beschrieb.

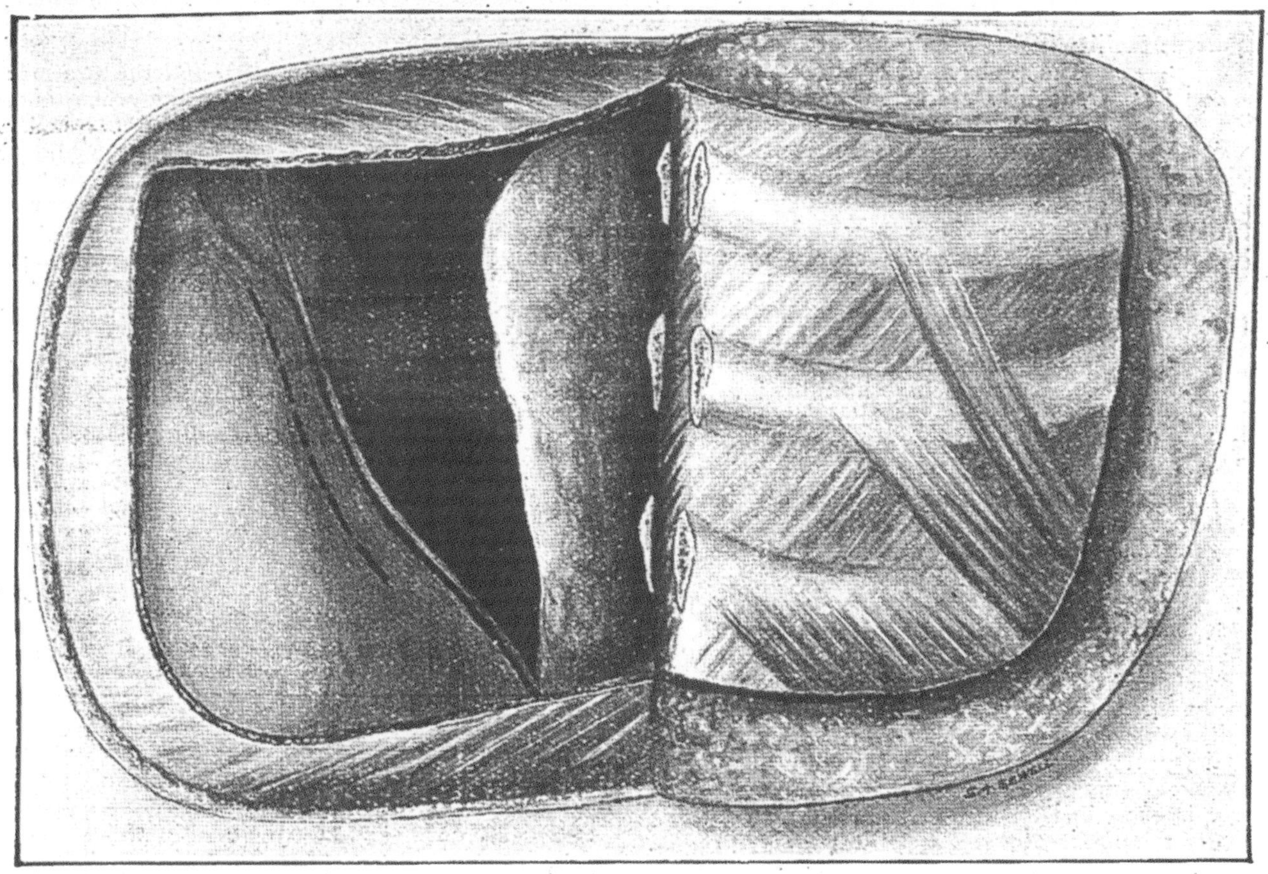

FIG. 2.—Ribs divided, and flap, formed by cutting through muscles and costal cartilages, turned back; left side of pericardium exposed.

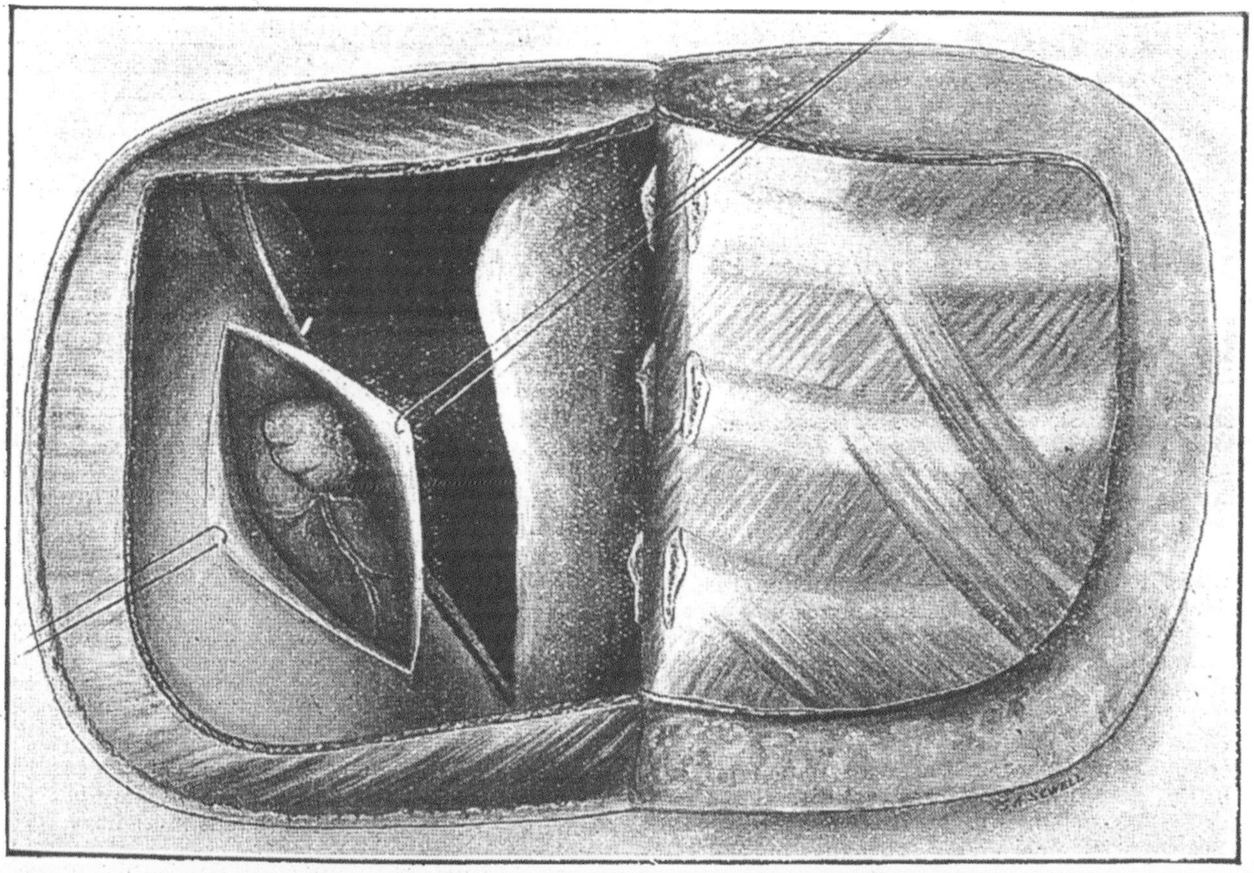

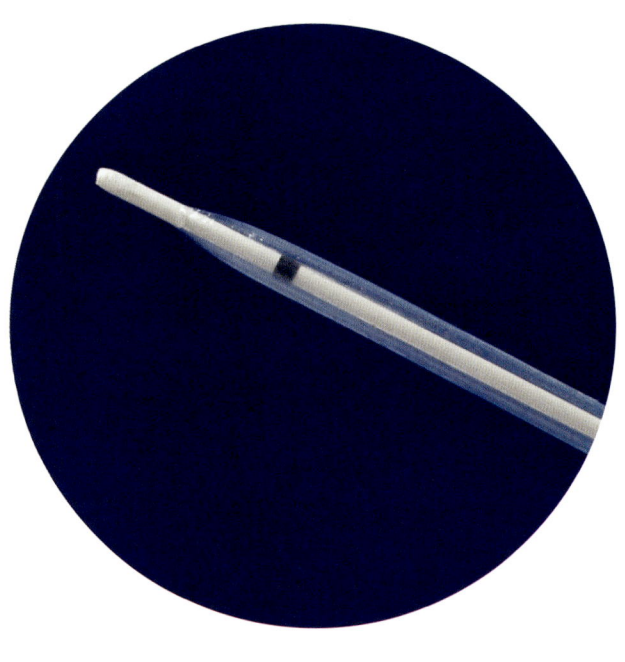

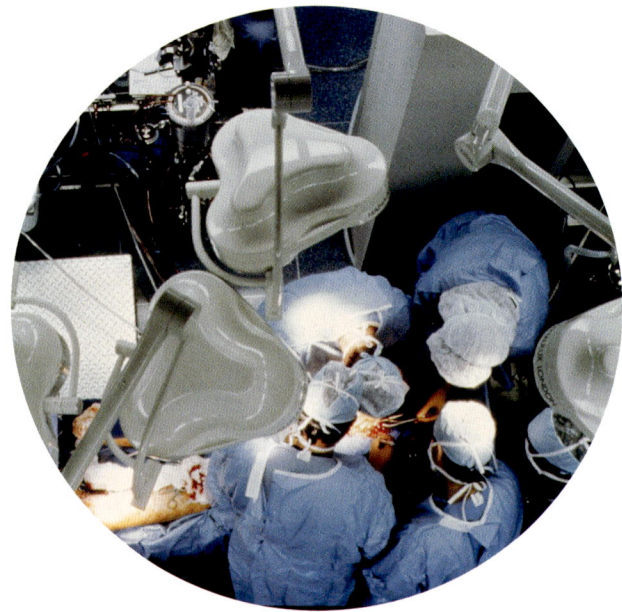

Vertretbaren. Der dritte Ansatz, die Herunterkühlung der Körpertemperatur des Patienten auf 20°C, war eine etablierte Methode und wird auch heute noch zum Schutz des Gehirns angewendet, wenn die Durchblutung unterbrochen werden muss.

Die vierte Lösung war diejenige, die sich zum heutigen Standardverfahren entwickelte – der kardiopulmonale Bypass. Dabei ersetzt eine Maschine die Funktionen des Herzens und der Lunge, indem sie das Blut des Patienten über ein Schlauchsystem empfängt, mit Sauerstoff anreichert und wieder in den Körper zurückführt. John H. Gibbon (1903–1973) hatte die erste Herz-Lungen-Maschine bereits gegen Ende der 30er in den USA konstruiert, doch erst 1953 waren die Geräte so weit ausgereift, dass sie praxistauglich wurden. Dennoch blieb ihr Einsatz zunächst riskant. Bis zu den 90ern erfolgten nach und nach Verbesserungen am Material und an der Technik, sodass sie bei qualifizierter Anwendung schließlich nur noch mit einem sehr geringen Risiko verbunden waren. Dank dieser Technik können heute die meisten Herzfehler – sowohl angeborene als auch erworbene – operativ korrigiert werden.

Ab den 60ern ermöglichten verschiedene mechanische und biologische (aus tierischem Gewebe hergestellte) Nachbildungen den künstlichen Ersatz der natürlichen Herzklappen. Jedoch ist ihr Nutzen häufig begrenzt. Biologische Herzklappen versagen bislang im Allgemeinen nach etwa sieben bis zwölf Jahren, sodass sich die Patienten, die häufig schon älter sind, später einer weiteren Operation unterziehen müssen. Bei mechanischen Klappen ist aufgrund der Gefahr, dass sich Blutgerinnsel bilden, eine lebenslange Einnahme von Antikoagulanzien (Gerinnungshemmern) erforderlich. Daher wird – aller Technik zum Trotz – in der heutigen Praxis an erster Stelle versucht, die natürlichen Klappen zu erhalten.

VON DER OPERATION ZUR TRANSPLANTATION

Die erste Herztransplantation wurde 1967 in Kapstadt von Christiaan Barnard (1922–2001) durchgeführt [60]. Die Fachwelt war begeistert, und in den folgenden drei bis vier Jahren wurden weltweit etwa 150 weitere Herzen transplantiert. Doch vielen Operateuren fehlte die Erfahrung, und die meisten Patienten überlebten danach nur kurzzeitig. Zur Sicherung des Erfolgs be-

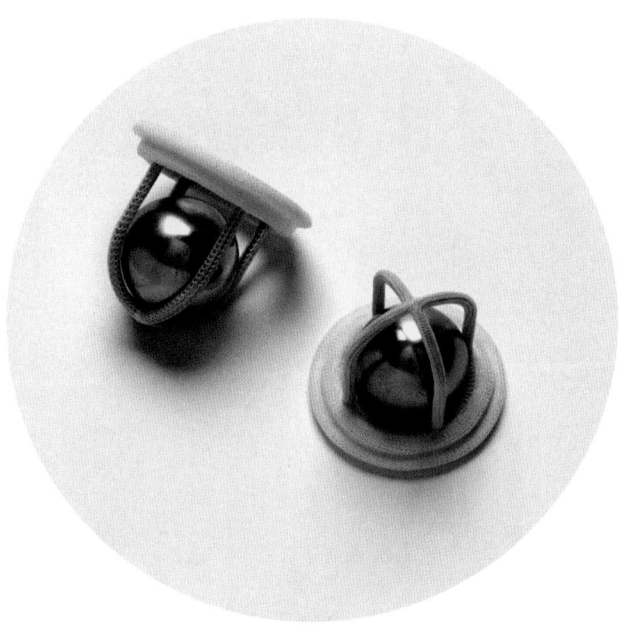

durfte es zudem einer neuen Definition des Todes, und
so wurde der Hirntod und nicht der Herzstillstand als
entscheidend erklärt. Nach diesem mutigen Vorstoß,
dem wiederholten klinischen Versagen und den laut-
starken öffentlichen Diskussionen über die ethische
Vertretbarkeit der Verpflanzung von Herzen, die unter
Umständen noch schlugen, erfolgte ein weltweites
Moratorium.

Erst ab den 80ern wurden wieder mehr Herztransplantationen vorgenommen. Dabei verbesserten sich
die Überlebenschancen deutlich; einige einschränkende
Probleme bestehen aber bis heute fort: Zum einen hat
man mit den Abstoßungsreaktionen nach einer Herztransplantation zu kämpfen und zum anderen mit der
unausweichlichen Tatsache, dass zunächst jemand sterben muss, bevor ein Herz transplantiert werden kann.
Spenderorgane sind weltweit rar, und längst hat sich
ein illegaler, mitunter hoch krimineller internationaler
Organhandel entwickelt.

In den letzten 30 Jahren kommt der Kardiochirurgie vor allem in der Behandlung arteriosklerotischer
Herzerkrankungen, die in den Industrieländern durch
den übermäßigen Verzehr tierischer Fette, Rauchen
und Bewegungsmangel begünstigt werden, große Bedeutung zu. Die operative Behandlung der Koronararterien ist äußerst effektiv und mit erstaunlich geringen
Risiken verbunden, ihre Notwendigkeit durch eine
Änderung des Lebensstils und die Einführung choles-
terinsenkender Medikamente [51] aber insgesamt gesunken. Seit den 80ern kommen auch immer häufiger
Techniken zum Einsatz, bei denen die verengten Koronararterien mithilfe eines Ballonkatheters gedehnt
werden (Angioplastie). Durch solche minimal-invasiven Eingriffe können Operationen am offenen Herzen
nicht selten vermieden werden.

60. TRANSPLANTATIONEN
Organersatz und Organaustauschbarkeit

Thomas Schlich

Man sollte eine Therapie, die auf den Ersatz eines funktionsgestörten Organs abzielt, nicht vorzeitig verurteilen.
Otto Lanz, 1894

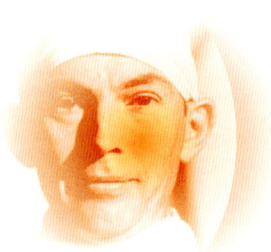

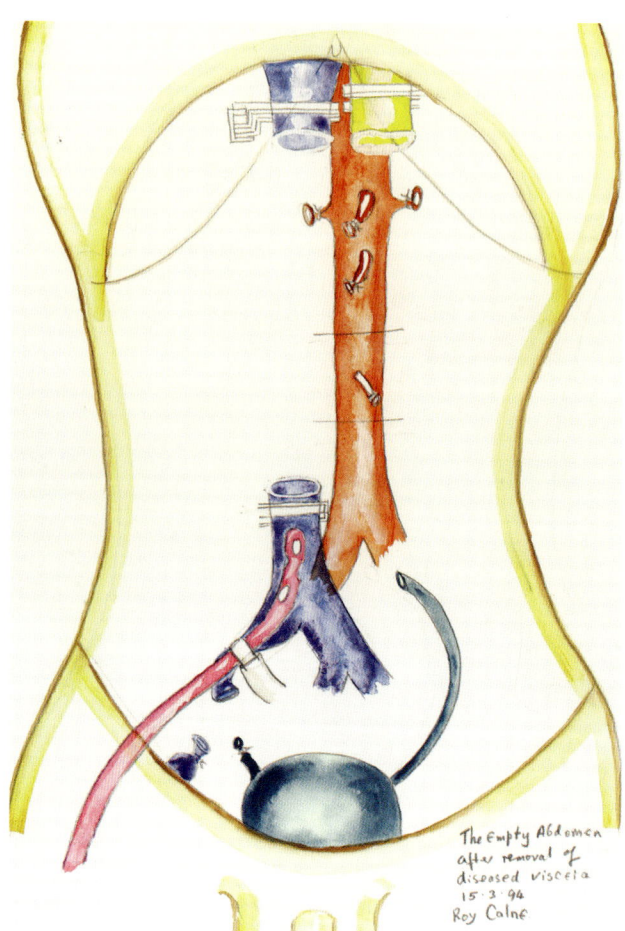

The Empty Abdomen after removal of diseased viscera 15·3·94 Roy Calne

Am 2. Dezember 1967 nahm der südafrikanische Chirurg Christiaan Barnard (1922–2001) das Herz der hirntoten Denise Darvall (1943–1967), die einem Verkehrsunfall zum Opfer gefallen war, und pflanzte es seinem Patienten Louis Washkansky (1913–1967) ein, der an einer Herzerkrankung im Endstadium litt [siehe auch S. 245]. Das transplantierte Herz schlug 18 Tage lang in seiner Brust weiter, bevor Washkansky an einer Lungenentzündung starb. Das Ereignis faszinierte damals weltweit und wurde als Meilenstein in der Geschichte der Menschheit betrachtet. Organtransplantationen bedeuteten tatsächlich eine radikale Veränderung der bislang üblichen Behandlungsweise von Erkrankungen und des althergebrachten Körperverständnisses.

Die Transplantationschirurgie basiert auf zwei wesentlichen Thesen: Erstens geht man davon aus, dass sich eine komplexe, schwerwiegende Erkrankung eines inneren Organs (z. B. Herz, Leber oder Niere) durch den Ersatz dieses Organs heilen lässt, und zweitens, dass das Organ eines anderen Menschen die Funktion des erkrankten Organs übernehmen kann. Mit anderen Worten: Man nimmt an, dass die Grenze zwischen zwei menschlichen Körpern überwunden werden kann.

Oben links
Christiaan Barnard in OP-Kleidung. Nach der Durchführung der ersten Herztransplantation im Jahr 1967 wurde er zu einer weltberühmten Ikone der Chirurgie.

Oben rechts
Eine Aquarellzeichnung von Roy Calne (geb. 1930), dem britischen Pionier der Lebertransplantation. Sie zeigt den Bauchraum eines Patienten vor der Einpflanzung mehrerer Organe als Ersatz für die erkrankten und symbolisiert den relativ neuen medizinischen Ansatz der Transplantation.

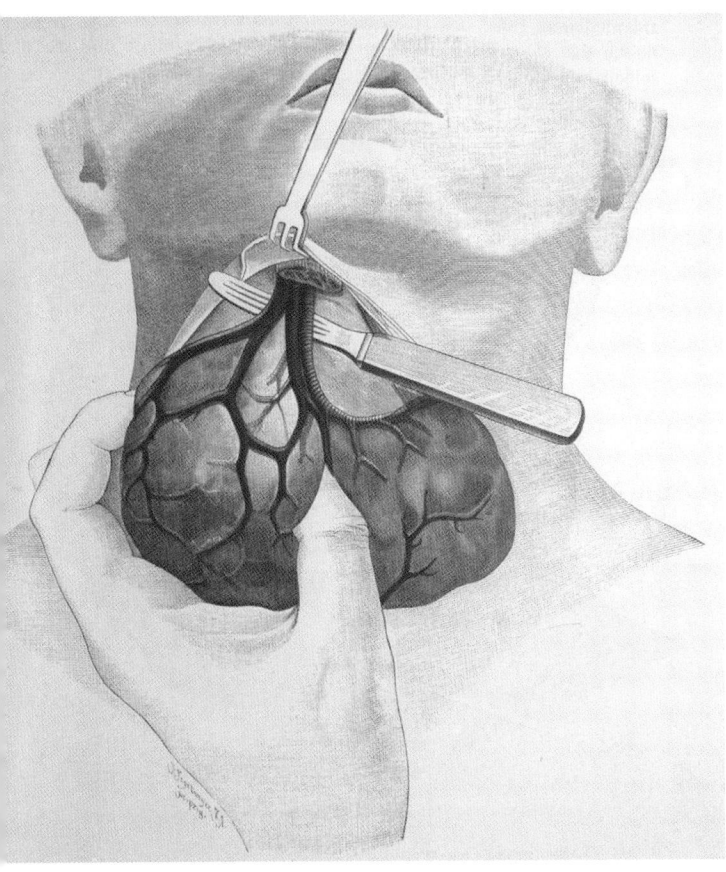

Die operative Entfernung der Schilddrüse: Diese Bildtafel aus Theodor Kochers Fachbuch *Chirurgische Operationslehre* (1892) illustriert den ersten Schritt seiner revolutionären Transplantationsmethode bei Schilddrüsenerkrankungen. Dabei entnahm er Patienten mit einer Struma Gewebe und pflanzte es jenen ein, die Schilddrüsengewebe benötigten.

Diese Ideen hatten vor den 1880er-Jahren noch gar nicht existiert. Bis dato wurde der Körper als individuelle und funktionale Einheit betrachtet, die mit ihrer Umgebung interagierte. Der Ersatz eines Organs erschien vielen Menschen damals undenkbar oder gar lächerlich.

DIE ERSTEN SCHRITTE

Im Gegensatz dazu gilt der Körper in der modernen Chirurgie als ein Verbund einzelner Organe und Gewebe mit individuellen Funktionen. Bei krankheitsbedingten Schäden oder Störungen kann die Chirurgie auf zweierlei Art helfen: Die betroffenen Stellen können operativ entfernt werden oder die Funktion des betroffenen Organs lässt sich wiederherstellen. In der zwei-

ten Hälfte des 19. Jahrhunderts erwies sich das Herausschneiden pathologischer Gewebe, etwa bei Krebs oder tuberkulösen Gelenken, als besonders erfolgreich. Auch die Struma, eine potenziell lebensbedrohliche Vergrößerung der Schilddrüse (»Kropf«) gehörte zu diesen Erkrankungen.

Dem Schweizer Chirurgen Theodor Kocher (1841–1917) ist es zu verdanken, dass eine sichere Methode zur Behandlung einer Struma gefunden wurde. Kocher beherrschte die operative Entfernung der Schilddrüsenvergrößerung so gut, dass er das gesamte hormonproduzierende Organ [17] entnehmen konnte, ohne dabei das Leben seines Patienten zu gefährden. Diese radikale Methode (Thyreoidektomie) wurde bei Patienten vorgenommen, bei denen sich die Struma ansonsten wahrscheinlich wieder entwickelt hätte, sodass der komplizierte Eingriff später noch einmal oder gar mehrmals nötig geworden wäre. Zu jener Zeit war die Rolle der Schilddrüse im Körper aber noch völlig unbekannt. Ihre Bedeutung wurde erst klar, nachdem Kocher die Radikalentfernung eingeführt hatte, da sich daraufhin stets ein charakteristisches klinisches Bild entwickelte: Die Betroffenen zeigten körperliche Schwäche und Antriebslosigkeit, geschwollene Hände und Füße sowie ein aufgequollenes Gesicht und Anämie (Blutarmut). Heute weiß man, dass solche Symptome bei einer gestörten Schilddrüsenfunktion auftreten können.

Um diesen unerwarteten Folgen entgegenzuwirken, versuchte Kocher, die Operation rückgängig zu machen. Im Juli 1883 pflanzte er einem Patienten, der an den Folgen der Radikalentfernung litt, Schilddrüsengewebe eines Patienten mit einer Struma ein. Dieser Versuch, einen Symptomenkomplex durch den Ersatz eines Organs zu behandeln, stellte die erste Organtransplantation im heutigen Sinne dar und war wegbereitend für alle weiteren Transplantationsarten. Daraufhin wurde auch begonnen, die Möglichkeiten des Organersatzes wissenschaftlich zu erforschen.

Verschiedene Wissenschaftler untersuchten an Tieren, wie sich die Entnahme und Wiedereinpflanzung der Schilddrüse auswirkte. Das gleiche Verfahren wurde auch für andere Organe übernommen, beginnend mit den endokrinen Drüsen (Bauchspeicheldrüse, Hoden, Eierstöcke und Nebennierenrinde). Durch das gezielte Hervorrufen und Beenden von Krankheitssymptomen erhielt man wertvolle Aufschlüsse über die Funktion bestimmter Organe, ein besseres Verständnis von bislang rätselhaften Krankheiten sowie mögliche Behandlungsansätze. Beispielsweise wurde damals der Diabetes neu definiert, nämlich als partielle Funktionsstörung des Pankreas [65]. Für seine Entdeckung der Schilddrüsenfunktion erhielt Kocher 1909 als erster Chirurg den Nobelpreis für Physiologie oder Medizin.

DAS PROBLEM DER ABSTOSSUNG

Parallel zu den Transplantationsversuchen an Tieren wurde auch mit der Verpflanzung von Organen in der Humanmedizin begonnen. Neben vielen anderen Transplantationen führte der französische Chirurg Alexis Carrel (1873–1944) 1905 in New York die erste Herztransplantation bei einem Hund durch, und 1906 unternahm sein früherer Professor Mathieu Jaboulay (1860–1913) in Lyon den ersten Versuch zur Nierenverpflanzung bei einem Menschen. Es schien nur eine Frage der Zeit zu sein, bis sämtliche krankhaften Organe und Gewebe durch gesunde ersetzt werden könnten, und die Weiterentwicklung der chirurgischen Techniken wurde intensiv vorangetrieben. Die Idee des Organersatzes hatte sich bis dahin allgemein durchgesetzt, nun rückte die zweite These der Transplantationsmedizin – die Austauschbarkeit von Körperteilen – mehr in den Mittelpunkt.

Carrel, der 1912 als zweiter Chirurg den Nobelpreis erhielt (für seine Arbeiten in Bezug auf die Gefäßnaht und die Transplantation), perfektionierte seine Operationstechnik immer weiter. Dabei stellte

er fest, dass dem Erfolg einer Transplantation zwischen zwei Individuen etwas im Wege stand, das nicht durch chirurgische Mittel gelöst werden konnte. Bei seinen experimentellen Verpflanzungen zeigte sich, dass die entsprechenden Organe eine unbegrenzte Zeit weiterfunktionierten, sofern sie vom selben Tier stammten. Wenn die Organe jedoch zwischen verschiedenen Körpern verpflanzt wurden, versagten sie ausnahmslos alle irgendwann. Anscheinend besaßen die Organgewebe also individuelle biologische Eigenschaften.

Einige Wissenschaftler machten das Immunsystem [18] für die Abstoßung des fremden Gewebes verantwortlich. Doch schlugen alle Versuche fehl, diese Abwehrreaktion durch Immunsuppression oder durch die Auswahl geeigneter Spender zu verhindern. Infolgedessen wurde die Organtransplantation im Laufe der 1920er nach und nach wieder aufgegeben.

Erst als im Jahr 1945 am Peter Bent Brigham Hospital in Boston einer Frau mit Niereninsuffizienz die Niere eines toten Spenders verpflanzt wurde, begann

Gegenüber
Eine Karikatur des »Zauberers« Alexis Carrel aus dem medizinisch-satirisch orientierten französischen Magazin *Chanteclair*. Carrels Anstrengungen auf dem Gebiet der Transplantation brachten ihm 1912 den Nobelpreis ein, gleichzeitig aber auch eine argwöhnische Beobachtung seiner weiteren Experimente am Menschen.

Meilensteine in der Transplantationsmedizin

1883	erste Organtransplantation (Schilddrüse) zur Behandlung einer komplexen Erkrankung
um 1900	Das Konzept des Organersatzes wird allgemein anerkannt.
1902	erste Nierentransplantation bei einem Hund
1905	erste Herztransplantation bei einem Hund
1906	erste Nierentransplantation bei einem Menschen
1912	Alexis Carrel erhält den Nobelpreis für seine revolutionäre Gefäßnahttechnik bei Organtransplantationen.
1920–45	Stagnation der Transplantationsforschung
1945	Wiederaufnahme der Transplantationsmedizin; Nierentransplantation in Boston
1954	erste erfolgreiche Nierentransplantation zwischen eineiigen Zwillingen
1962	erste erfolgreiche Nierentransplantation von einem nicht verwandten Spender
1967	erste erfolgreiche Herztransplantation
1968	Ein Fachausschuss in Harvard definiert den Hirntod als medizinischen Tod des Menschen.
1969	Gründung der Stiftung *Eurotransplant* für die länderübergreifende Zuteilung von Spenderorganen nach bestimmten Eignungskriterien
1982	Einführung des neuen Immunsuppressivums Cyclosporin
1980er	Verbesserung der Überlebenszeiten; erfolgreiche Herz-, Lungen-, Leber- und Pankreastransplantationen

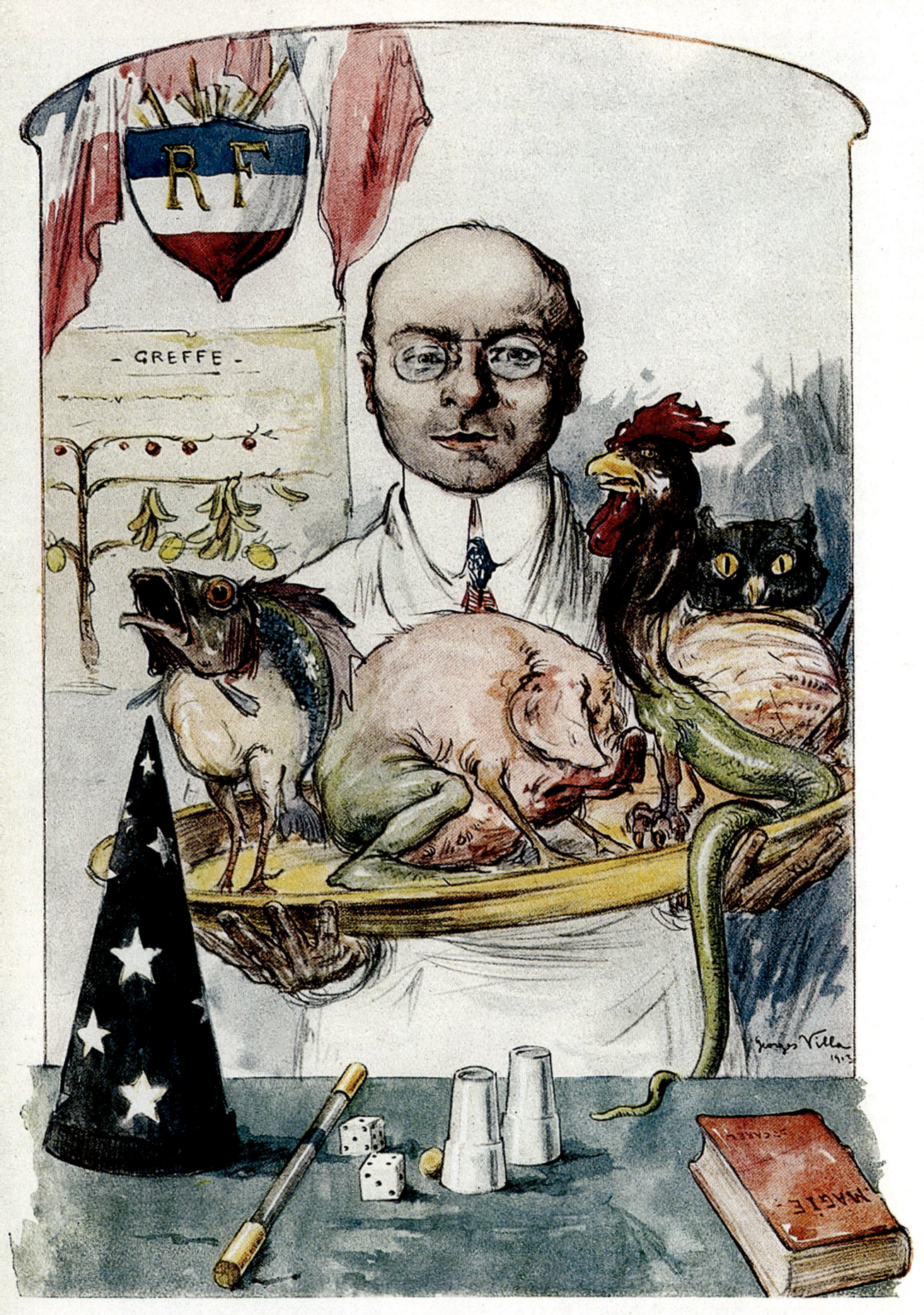

Le Docteur CARREL, de New-York

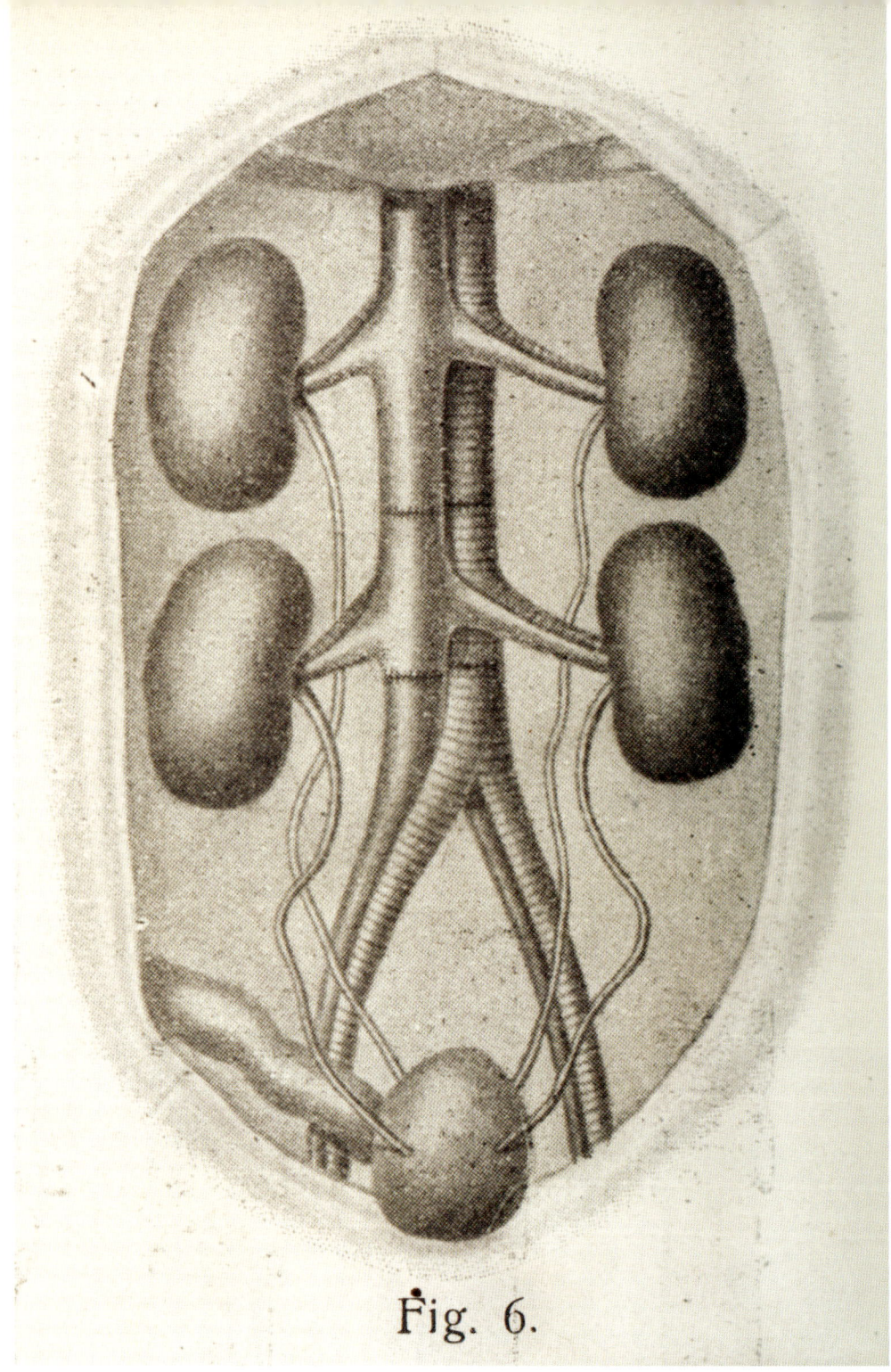

Fig. 6.

Die Abbildung zeigt, wie bei einem Hund zur Erprobung verschiedener Transplantationstechniken zwei zusätzliche Nieren eingepflanzt wurden (1910).

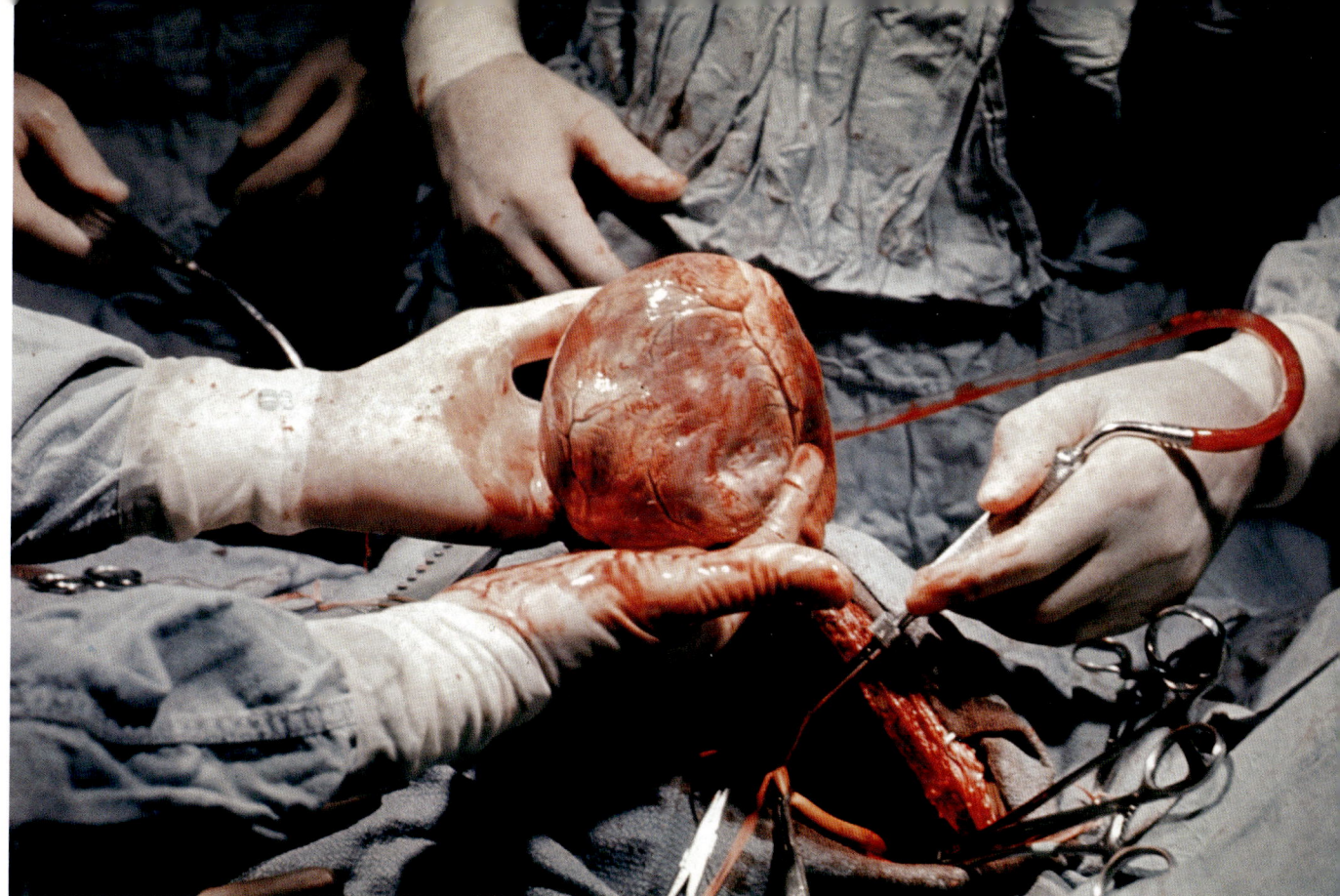

ein neues Kapitel der Transplantationsgeschichte. Obgleich diese und weitere Transplantationen fehlschlugen, wurden die medizinischen Bemühungen diesmal nicht wieder aufgegeben. 1954 erhielt am selben Krankenhaus ein Patient mit schwerem Nierenleiden eine gesunde Niere seines eineiigen Zwillings. Die Transplantation war erfolgreich und brachte dem verantwortlichen Chirurgen Joseph E. Murray (geb. 1919) 1990 den Nobelpreis ein.

DER ERFOLGREICHE AUSTAUSCH

Um die Transplantation auf einer breiteren Ebene nutzen zu können, musste ein Weg zur Unterdrückung der Immunreaktion des Organempfängers gefunden werden. 1962 wurde – wiederum in Boston – die erste Nierentransplantation durchgeführt, bei der Organspender und -empfänger nicht verwandt waren. Dabei konnte die Abstoßungsreaktion des Immunsystems durch den Wirkstoff Azathioprin unterdrückt werden. Diesen Ansatz galt es in der folgenden Zeit weiter zu verbessern, sodass eine wirksamere und gezieltere Immunsuppression erreicht werden konnte. Gleichzeitig versuchte man, mithilfe der Gewebetypisierung

festzustellen, ob sich ein Organ von einem nicht verwandten Spender für die Transplantation eignete. Bei diesem Verfahren wird das sogenannte HLA-System (humanes Leukozyten-Antigen-System) als Indikator für die Kompatibilität genutzt.

Damit war das Problem der Austauschbarkeit von Organen endlich gelöst. Dennoch wird das Thema Transplantation weiterhin für ethische Debatten sorgen, und jeder sollte für sich entscheiden, ob er im Falle des eigenen Todes bereit ist, zum Organspender zu werden.

Während einer Herztransplantation hält einer der Operateure ein lebendes Herz in den Händen. Dies ist heute kein ungewöhnlicher Eingriff mehr, allerdings steht nur eine begrenzte Anzahl an Spenderherzen zur Verfügung.

61. DIE HÜFTGELENKPROTHESE
Aus alt mach neu

Thomas Schlich

*Der künstliche Ersatz aus Kunststoff und Metall nimmt alle Schmerzen
und führt gewöhnlich zu mehr Mobilität. Die Erfolgsquote für solche
Operationen liegt bei 95 Prozent.*
Aus der britischen Zeitung *The Independent*, 17. November 1995

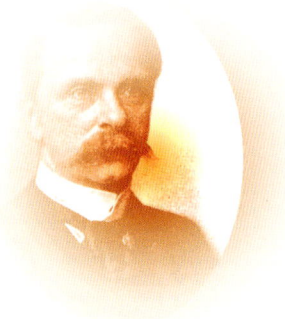

Porträt des orthopädischen Chirurgen Themistocles Gluck. Er nahm
die erste Arthroplastik des Hüftgelenks vor – eine Operation, durch die
das Gelenk neu geformt beziehungsweise seine Beweglichkeit wiederhergestellt wird.

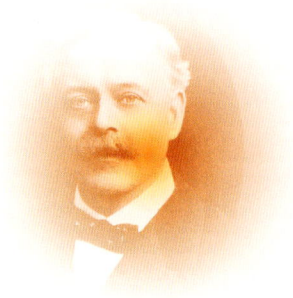

Robert Jones, seinerzeit einer der führenden orthopädischen Chirurgen
Großbritanniens. Seine innovativen Operationstechniken umfassten
unter anderem Arthroplastiken des Hüftgelenks. In dem von Jones mitbegründeten Krankenhaus führte John Charnley später Kurse zur Implantation der von ihm entwickelten Hüftprothese durch.

Das obige Zitat erschien im Zusammenhang mit der
Hüftgelenkoperation, der sich *Queen Elizabeth The
Queen Mother* (1900–2002) im Jahr 1995 unterzog. Die
damals 95-jährige »Queen Mum« erhielt ihre erste Hüftprothese aufgrund chronischer Beschwerden. Drei
Jahre später wurde nach einer Fraktur auch ihr anderes
Hüftgelenk ersetzt. In Großbritannien stieg daraufhin
die Anzahl der künstlichen Hüftgelenke rapide an. Aber
auch Deutschland steht dem nicht nach: Hier werden
heutzutage jedes Jahr rund 200000 Endoprothesen des
Hüftgelenks implantiert.

DIE ERSTEN VERSUCHE
Bis weit ins 20. Jahrhundert standen bei einer degenerativen Erkrankung beziehungsweise Arthrose des
Hüftgelenks, die meist mit Schmerzen und Bewegungs-
einschränkungen verbunden ist, nur wenige Therapie-
möglichkeiten zur Verfügung, obgleich man schon lange

auf der Suche nach einer chirurgischen Lösung war.
Unter anderem wurde versucht, die beschädigten Ge-
lenkteile zu entfernen und zu rekonstruieren (Arthroplastik), teilweise auch mit künstlichen Materialien.
Der deutsche Chirurg Themistocles Gluck (1853–1942)
nahm 1890 die erste Arthroplastik eines Hüftgelenks
vor. Sein britischer Kollege Robert Jones (1857–1933)
verwendete Goldfolie für seine Arthroplastik im Jahr
1908 und Ernest William Hey Groves (1872–1944) ersetzte 1922 einen Hüftkopf (Oberschenkelkopf) durch
eine Prothese aus Elfenbein.

1923 wendete Marius Nygaard Smith-Petersen (1886–
1953) in Boston erstmals eine Arthroplastik an, bei der
eine Kappe aus Glas zwischen Hüftkopf und Hüftpfanne
eingesetzt wurde, aber die Ergebnisse waren nicht zufriedenstellend. 1946 ersetzten die Pariser Brüder Robert (1901–1980) und Jean (1905–1995) Judet den Hüftkopf durch eine Prothese aus Acryl, doch diese nutzte

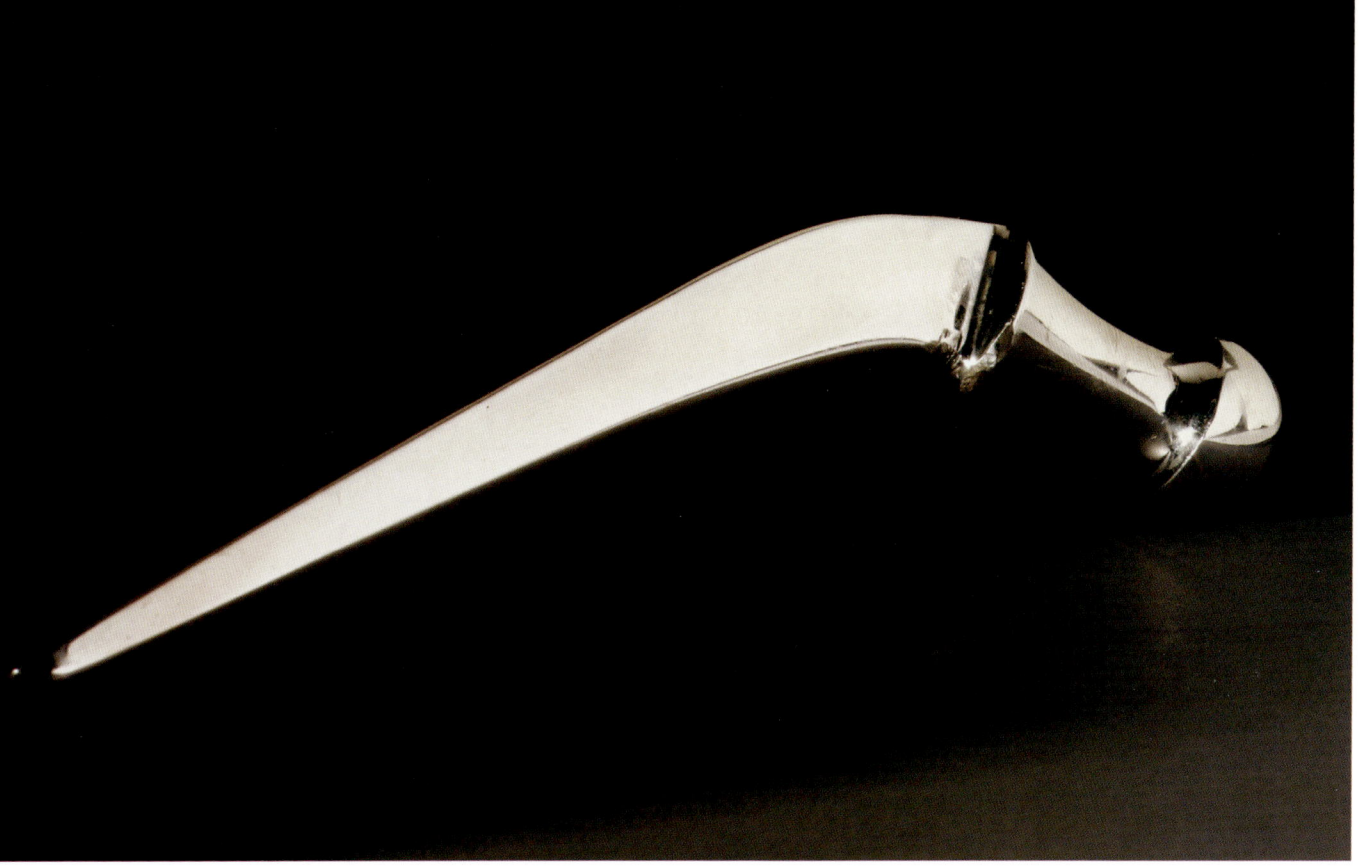

Eine Hüftprothese nach Charnley, hergestellt aus einer Kobaltlegierung.
Bei der Entwicklung bestand neben der grundsätzlichen Gestaltung des
künstlichen Hüftkopfes die Schwierigkeit, mit dieser Gelenkkugel natürliche Bewegungsabläufe zu ermöglichen, ohne dass dabei die Hüftpfanne
verschlissen wurde.

sich bei vielen Patienten mit der Zeit stark ab oder brach
sogar auseinander. Man modifizierte die Form der Prothese und probierte andere Materialien wie Stahl oder
die Metalllegierung Vitallium aus, doch konnten weiterhin keine langfristig erfolgreichen Ergebnisse erzielt
werden.

DIE ERSTEN ERFOLGE

Das erste komplett künstliche Hüftgelenk implantierte
Philip Wiles (1899–1966) im Jahr 1938 am Middlesex
Hospital in London, wenngleich das Resultat auch nicht
vollkommen zufriedenstellend ausfiel. Bei dieser Total-
endoprothese aus rostfreiem Stahl wurden der Prothe-
senkopf und die -pfanne mithilfe von Schrauben am
Knochen fixiert. In den 1950er-Jahren begann in Großbritannien die Weiterentwicklung der Hüfttotalendoprothese. Dabei leistete der Chirurg und Orthopäde
John Charnley (1911–1982) Pionierarbeit. In der nord-

westenglischen Grafschaft Lancashire gründete er eine
eigene Krankenhausstation für Hüftgelenkchirurgie, wo
er sich allen Problemen rund um den Hüftgelenkersatz
widmete.

Die größte Schwierigkeit bei der Weiterentwicklung
der Prothese war die starke Reibung, die innerhalb des
künstlichen Gelenks entstand. Zu ihrer Verminderung
reduzierte Charnley die Größe des Prothesenkopfes.
Während dieser nach wie vor aus rostfreiem Stahl gefertigt war, verwendete Charnley für die künstliche Gelenkpfanne einen abriebarmen Kunststoff – zunächst Teflon, das jedoch auch rasch Abnutzungserscheinungen
zeigte, und dann hochdichtes Polyethylen. Darüber hinaus führte er die Anwendung eines aus der Zahnmedizin stammenden Zements auf Acrylbasis zur Fixierung
der Prothese am Knochen ein. Diese grundlegende Art
der Hüftprothese blieb bis zu den 80ern im Wesentlichen
unverändert.

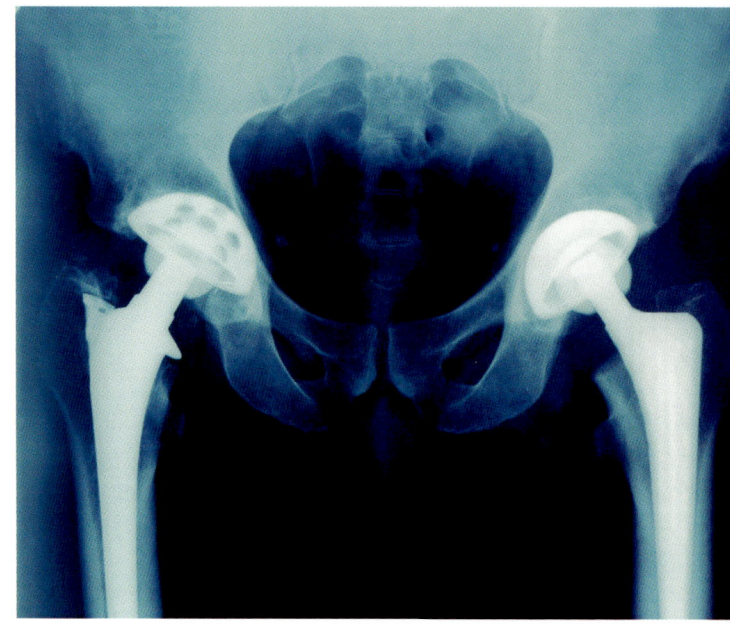

Rechts
Röntgenbild sogenannter Hüfttotalendoprothesen (vollständiger künstlicher Hüftgelenke) auf beiden Seiten. Die Metallprothesen müssen am Oberschenkelknochen und am Hüftknochen befestigt werden. Dieses Problem löste Charnley, indem er das Material Polymethylmethacrylat (Knochenzement) einführte, das in der Zahnmedizin bereits für Zahnfüllungen und -implantate verwendet wurde.

Gegenüber
Röntgenaufnahme einer Hüfttotalendoprothese, bestehend aus Schaft, Kugelkopf und künstlicher Gelenkpfanne. Bei der Operation werden Knorpel und Knochen von der natürlichen Hüftpfanne entfernt, und die künstliche Gelenkpfanne wird mit Knochenzement befestigt und mit einer Schraube temporär fixiert.

TEAMARBEIT

Die Entwicklung des Hüftgelenkersatzes war nicht nur eine chirurgische, sondern auch eine technische Herausforderung, die Charnley nur durch die enge Zusammenarbeit mit Bioingenieuren und spezialisierten Herstellern bewältigen konnte, da die Materialien und die Formgebung der Prothese ganz besonderen Anforderungen genügen mussten. Obwohl sich Charnley gewisse ingenieurtechnische Fähigkeiten selbst angeeignet hatte, ließ er sich durch verschiedene studierte Entwickler und Techniker unterstützen. Zudem konnte er eine Reihe von Firmen und universitäre Einrichtungen in Manchester für die Voranbringung seines Projekts gewinnen.

Schließlich ließ Charnley seine Hüftprothese von dem kleinen Zulieferbetrieb Chas F. Thackray Ltd. in Leeds anfertigen, der für ihn bereits Instrumente hergestellt hatte. Diese Geschäftsbeziehung war in vielerlei Hinsicht die Grundlage für den Erfolg seiner Prothesen. 1966 vereinbarte Charnley mit der Firma, dass sie ihm keine Lizenzgebühren zahlen, sondern ein Pfund Sterling pro verkaufter Prothese in seinen Forschungsfond einzahlen solle. Auf diese Weise sicherte er sich eine unabhängige Finanzierung seiner Arbeit.

Diese umfasste nicht nur die systematische Entwicklung der Prothese, sondern auch das entsprechende Operationsverfahren, womit er hervorragende Behandlungsergebnisse erzielte. Er befürchtete jedoch, dass andere Chirurgen zwar seine Prothese verwenden, nicht aber seine Verfahren exakt übernehmen würden und dass spätere Probleme mit dem künstlichen Gelenk auf ihn zurückfallen und seinen Ruf beschädigen könnten. Daher durften seine Prothesen anfänglich nur durch Chirurgen eingesetzt werden, die Charnley persönlich dazu autorisiert hatte. Genau wie viele andere Entwickler orthopädischer Implantate und Instrumente in der damaligen Zeit veranstaltete er Kurse, in denen er seine Kollegen instruierte. Dadurch schuf er sich ein weltweites Netzwerk von Chirurgen, die seine Technik anwendeten. Dennoch konnte er nicht verhindern, dass sich sein Verfahren auch in abgewandelter Form verbreitete. Beispielsweise wurden andere Hersteller beauftragt, Charnleys Prothesen nachzubauen. Letzten Endes konnte Charnley seine Anwendungsbeschränkungen nicht aufrechterhalten.

Seine Prothese erwies sich trotz allem als zuverlässig und ist in den westlichen Ländern vielfach implantiert und kopiert worden. Bis heute gelten sie und ihre Nachfolgemodelle als internationaler Standard. Im Jahr 2010 wurden weltweit etwa 959 000 künstliche Hüftgelenke eingesetzt. Damit ist die Implantation einer Hüfttotalendoprothese eine der am häufigsten durchgeführten elektiven Operationen (Wahloperationen) in der orthopädischen Chirurgie. Sie ist zu einem Routineeingriff geworden, der die Lebensqualität vieler älterer Menschen entscheidend verbessert.

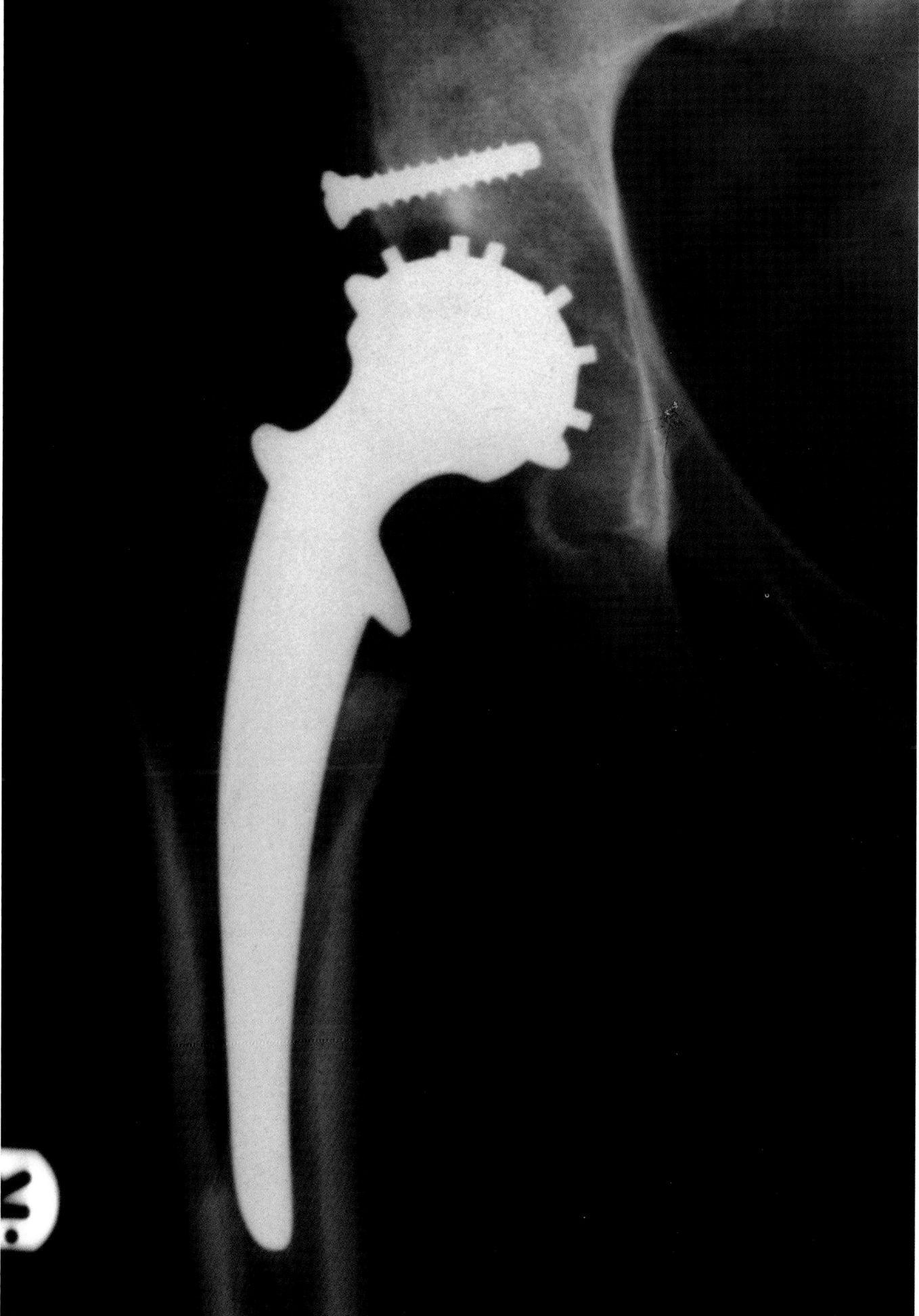

62. DIE MINIMAL-INVASIVE CHIRURGIE
Operationen durchs »Schlüsselloch«

Thomas Schlich

*Wir müssen uns jetzt darauf einstellen, dass die Eingriffe, mit denen wir
unseren Patienten in Zukunft zu helfen versuchen, nicht immer mit einem
Schnitt, Tupfern, Scheren oder Wundnähten verbunden sein werden.*
David L. Nahrwold, 1989

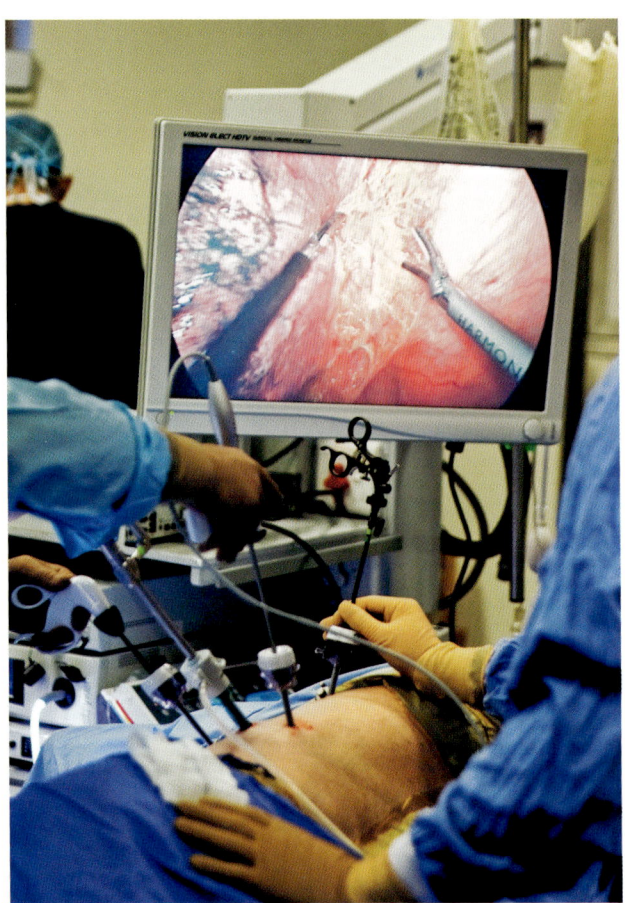

Oben
Minimal-invasive Chirurgie: Am Laparoskop befindet sich eine Kamera,
die Bilder an einen Monitor liefert. Durch weitere kleine Öffnungen werden verschiedene Miniatur-Instrumente eingebracht. So werden großflä-
chige Einschnitte überflüssig.

Seit den 1990er-Jahren konnten viele operative Eingriffe
durch die minimal-invasive Chirurgie (Schlüssellochchirurgie) ersetzt werden. Deren Grundprinzip besteht
darin, dass eine Miniaturkamera in den Körper des Patienten eingeführt wird, die dann hochauflösende Bilder
an einen externen Monitor liefert. Anhand der Vergrö-
ßerungen dieser Aufnahmen und der gleichzeitig eingeführten chirurgischen Instrumente können komplexe
Operationen vorgenommen werden. Bei einer Endoskopie erfolgt die Einführung der Instrumente durch die
natürlichen Körperöffnungen, bei einer Laparoskopie
durch kleine Einschnitte in der Bauchdecke.

Das Prinzip der Schlüssellochchirurgie wurde ursprünglich für die Innere Medizin entwickelt. Im Verlauf des 19. Jahrhunderts hatten Ärzte damit begonnen,
sich unter Verwendung starrer Röhren oder flexibler
Schläuche einen Einblick in den lebenden Körper zu
verschaffen [30]. Die ersten laparoskopischen Eingriffe
dieser Art wurden um 1900 vorgenommen. In den folgenden Jahrzehnten griffen vor allem Gynäkologen
diesen Ansatz auf, und in den 70ern fand die Schlüssellochtechnik in diesem Fachbereich weite Verbreitung –
anfänglich nur zu diagnostischen, später auch zu the-

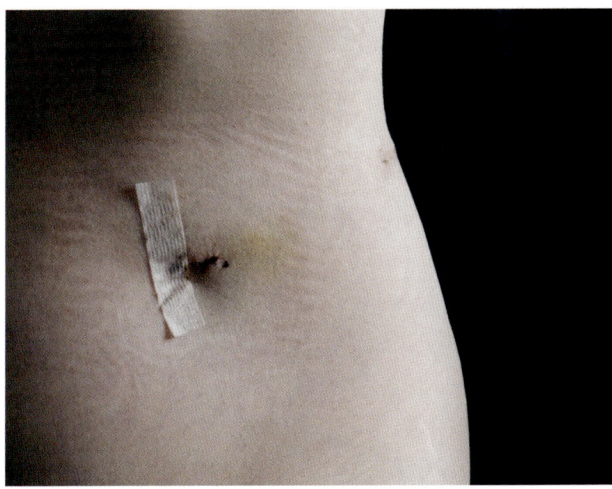

Oben
Für den Patienten bringt die Schlüssellochchirurgie viele Vorteile: minimale Haut- und Gewebeverletzung, schnellere Heilung und kürzere Krankenhausaufenthalte.

Unten
Radierung dreier Konkremente (Steine) aus dem Jahr 1702: Gallenstein (A), Nierenstein (B) und Blasenstein (C). Diese können heute alle durch minimal-invasive Verfahren entfernt werden.

rapeutischen Zwecken. Am häufigsten benutzte man sie für Sterilisationen, bei denen die Eileiter unterbunden wurden. Schließlich begann sich auch die Chirurgie der Schlüssellochtechnik zu bedienen.

Bedeutsame Fortschritte wurden in den 80ern und 90ern erzielt, als die bis dahin verwendeten Optiken der Endoskope und Laparoskope durch die Videotechnik ergänzt wurden. Schon bald entstanden neue Verfahren, mit denen das mittels der optischen Geräte gefundene pathologische Gewebe durch den Einsatz verschiedener Instrumente (z. B. Klingen, Thermosonden, Elektrokauter oder Laser) einfach und effektiv entfernt werden konnte. Daraufhin stieg die Zahl der minimal-invasiven Eingriffe binnen weniger Jahre rapide an. Im Gegensatz zu anderen chirurgischen Innovationen wurde die rasche Verbreitung der Schlüssellochchirurgie vor allem seitens der Patienten vorangetrieben.

Nachdem sich die minimal-invasive Chirurgie weiträumig etabliert hatte, erfolgten intensive Studien zur Bestimmung weiterer Anwendungsmöglichkeiten der Laparoskopie. So umfasst das laparoskopische Spektrum heutzutage auch viele typische Eingriffe der konventionellen, offenen Chirurgie, wie Blinddarmoperationen und die Reparatur von Hernien (Weichteilbrüchen). Besonders bei der Entfernung von Gallensteinen hat sich die Schlüssellochchirurgie als erfolgreich erwiesen, und bereits ab den 90ern hat sie die offene Chirurgie hierbei immer mehr verdrängt. Darüber hinaus kommt sie bei der Behandlung von Dünn- und Dickdarmleiden sowie der Lunge zum Einsatz, und auch ganze Organe wie Milz, Nebennieren, Nieren, Gebärmutter und Lymphdrüsen lassen sich auf diese Weise entfernen. Heute werden offene Eingriffe häufig erst dann vorgenommen, wenn die minimal-invasiven Möglichkeiten ausgeschöpft oder ausgeschlossen wurden.

Eine Fortsetzung dieses Trends ist auch im 21. Jahrhundert zu beobachten, und es kommen immer wieder neue Methoden hinzu. Derzeit befindet sich das sogenannte NOTES-Verfahren in der Erprobung. NOTES steht für »natural orifice transluminal endoscopic surgery« und bedeutet so viel wie »endoskopische Operation durch natürliche Öffnungen«. Dabei wird das mit einem winzigen Skalpell ausgestattete Endoskop etwa in den Mund, die Harnröhre oder den After eingeführt, um dann einen kleinen Einschnitt beispielsweise in die Magenwand zu machen und weiter zu dem Organ vorzudringen, das herausgenommen werden muss. Auf diesem Wege kann beispielsweise die Gallenblase durch den Mund entfernt werden.

Medizinische *Durchbrüche*

In den Industrieländern leben die Menschen heutzutage länger und sind gesünder als frühere Generationen, selbst als die ihrer Großeltern (paradoxerweise haben wir dennoch weniger Vertrauen in die Medizin als unsere Vorfahren). Unsere bessere Gesundheit hat vielschichtige Gründe. Die bedeutenden medizinischen Errungenschaften des letzten Jahrhunderts, von denen einige in diesem Kapitel beschrieben werden, sind nur ein Teil davon. Sie zeigen aber, dass nicht nur wissenschaftliche und technische, sondern auch soziale und andere Faktoren zur Steigerung unserer Lebenserwartung und -qualität beigetragen haben.

Kaum etwas hat die Kindersterblichkeit so entscheidend gesenkt wie die Einführung von Impfprogrammen zum Schutz vor den häufigsten Kinderkrankheiten. Mädchen im Teenageralter kann darüber hinaus seit wenigen Jahren ein Impfstoff verabreicht werden, der sie vor Gebärmutterhalskrebs schützt, da diese Krebsart häufig durch Viren verursacht wird. Dies könnte in Zukunft einen drastischen Rückgang jener Tumorerkrankung bewirken. Die Entdeckung der Vitamine und die Erkenntnis, dass Krankheiten auch durch den Mangel an bestimmten Stoffen verursacht werden können, war ein ebenso maßgeblicher wissenschaftlicher Durchbruch.

Die Behandlung von Diabetes mellitus, der früher oftmals tödlich war, wurde durch das »Wundermittel« Insulin in ganz neue Bahnen gelenkt und ist ein frühes Beispiel für eine der maßgeblichen Qualitäten der modernen Medizin: die Therapie chronischer Leiden. Ärzte können ihren Patienten ein längeres, produktives Leben auch mit der Erkrankung ermöglichen, und das ist genau das, was von ihnen in alternden Gesellschaften erwartet wird. So, wie insulinpflichtige Diabetiker durch die Einhaltung bestimmter Regeln und Maßnahmen mit ihrer Krankheit leben können, ermöglicht es die Dialyse Menschen mit chronischer Niereninsuffizienz, ihr Leben zu meistern, auch wenn sie wohl alle auf ein Spenderorgan hoffen.

Im frühen 20. Jahrhundert wurde das Rauchen von Zigaretten modern; es galt als Symbol für Männlichkeit und weibliche Emanzipation. Zugleich breitete sich der Lungenkrebs massiv aus, doch es bedurfte vieler Jahre, bis der Zusammenhang hergestellt und allgemein bekannt wurde – die Anti-Tabak-Kampagnen dauern bis heute an. Dies zeigt, wie schwierig es ist, der Gewohnheiten und Abhängigkeiten des Menschen sowie der Macht der multinationalen Tabakkonzerne entgegenzuwirken. Das Thema Rauchen spielt auch eine zentrale Rolle in der modernen Gesundheitsmedizin, die vor allem versucht, Krankheiten vorzubeugen. Ihre Maxime lautet: Verzicht auf Tabakkonsum, ausgewogene Ernährung, ausreichend Bewegung und mäßiger Alkoholgenuss.

Die Reproduktionsmedizin kann Paaren helfen, ihren Kinderwunsch zu verwirklichen. Dabei ist viel Wissenschaft und noch mehr Technik im Spiel, die jedoch bei erfolgreicher Behandlung dem Leben dieser Paare von Grund auf neue Inhalte zu geben vermögen. Ein Triumph der ganz anderen Art gelang der Medizin mit der Entdeckung der Hauptursache für Magengeschwüre. Zuvor wurde lange Zeit angenommen, dass eine Übersäuerung des Magens der Grund sei, doch in Wirklichkeit ist es eine Infektion mit dem Bakterium *Helicobacter pylori*, die mit Antibiotika behandelt werden kann. Wie dies erkannt wurde, erfahren wir aus der Perspektive eines der beiden Ärzte, die dafür den Nobelpreis erhielten. Diese Geschichte ist Zeugnis dafür, dass ein außergewöhnlicher Einsatz von Medizinern oftmals zu wegweisenden Entdeckungen führt.

Für eine klinische Studie wird in Hanoi, Vietnam, im Jahr 2008 eine Spritze mit dem Impfstoff gegen die sogenannte Vogelgrippe (H5N1) aufgezogen. Impfstoffe können den Menschen heute vor vielen Erkrankungen schützen, müssen jedoch zur Gewährleistung ihrer Wirksamkeit und Sicherheit wie jedes Arzneimittel vor der Einführung aufwendig getestet werden, um sicherzustellen, dass sie uns nicht eher schaden als nützen.

63. IMPFSTOFFE
Vorbeugen ist besser als heilen

John Ford

Ein Arzt, der uns vor Krankheiten zu bewahren vermag, ist besser als einer, der uns von ihnen kuriert. Vorbeugen ist viel besser als heilen, da es uns die Qualen des Krankseins erspart.
Thomas Adams, 1618

Die Immunisierung ist eine Methode zur Erhöhung der Widerstandsfähigkeit eines Menschen oder Tieres gegen Krankheitserreger, sodass eine Infektion entweder verhindert wird oder nur in stark abgeschwächter Form auftritt. Dadurch konnten die früher gefürchteten Pocken [40] weltweit ausgelöscht und potenziell tödliche Erkrankungen wie Diphtherie oder Masern unter Kontrolle gebracht werden.

NACH JENNERS VORBILD

Auf die gleiche Weise wie Edward Jenner (1749–1823) eine leichtere Form des Pockenvirus zur Förderung der körpereigenen Abwehr gegen den Erreger einsetzte, ging auch Louis Pasteur (1822–1895) im Jahr 1880 vor, als er Hühnern ein attenuiertes (abgeschwächtes) lebendes Bakterium zur Immunisierung gegen Hühnercholera injizierte. 1885 wurde diese Technik erstmals an einem Menschen angewendet. Damals rettete Pasteur das Leben des jungen Joseph Meister (1876–1940), der von einem tollwütigen Hund gebissen worden war.

Lebendimpfstoffe stimulieren das Immunsystem [18], der Organismus wird veranlasst, Antikörper zu bilden. Der 1921 eingeführte Impfstoff gegen die Tuberkulose [38], der Bacillus Calmette-Guérin (BCG), ist ebenfalls ein Lebendimpfstoff. Andere Vakzine enthalten abgetötete Erreger, wie der gegen die Pest [34], der von Waldemar Haffkine (1860–1930) und Alexandre Yersin (1863–1943) entwickelt wurde. Die Erreger von Diphtherie und Tetanus sondern starke Toxine (Giftstoffe) ab. Hiervor kann der Patient durch die Verabreichung des jeweiligen chemisch inaktivierten Toxins – ein sogenanntes Toxoid – geschützt werden.

1931 verwendete Ernest William Goodpasture (1886–1960) erstmals befruchtete Hühnereier als Nährmedium für Viren. Mit dieser Methode entwickelte Jonas Salk (1914–1995) einen inaktivierten Impfstoff gegen

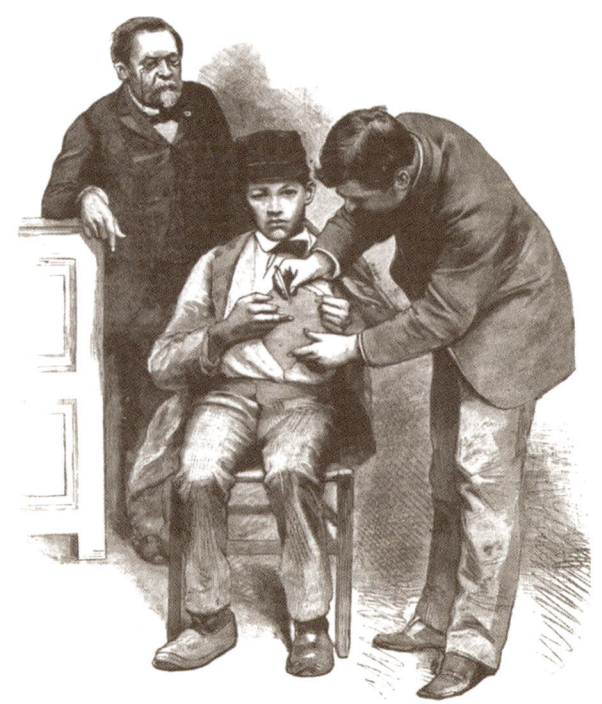

Oben
Louis Pasteur schaut zu, wie Joseph Meister 1885 gegen Tollwut geimpft wird. Pasteur ließ ihm mehrere Dosen verabreichen, deren Virulenz (Infektionskraft) er kontinuierlich erhöhte. Da Pasteur kein ausgebildeter Arzt war, durfte er die Injektion nicht selbst vornehmen. Meister überlebte und arbeitete später zeit seines Lebens als Concierge am Institut Pasteur in Paris.

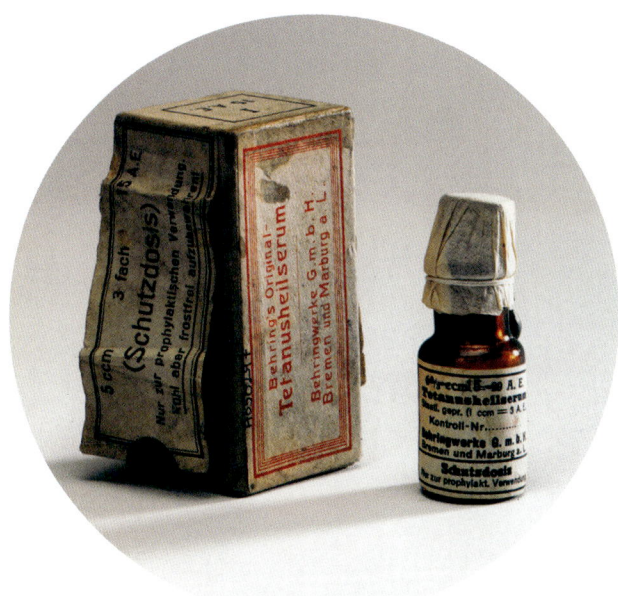

Oben
Ein Fläschchen »Tetanusheilserum« von 1915 samt Verpackung. Der Impfstoff bot nur kurzzeitigen Schutz gegen die auch als Wundstarrkrampf bekannte Infektion. Ihr Erreger ist ein Bakterium, das ein starkes Nervengift absondert und sich in sauerstoffarmen Geweben, etwa tiefen Stich- oder Schnittwunden, vermehrt.

Unten
Eine rasterelektronenmikroskopische Aufnahme eines Coronavirus, Auslöser des Schweren Akuten Respiratorischen Syndroms (SARS). Seine Bezeichnung geht auf das griechische Wort für »Krone« zurück und bezieht sich auf sein kranzförmiges Aussehen mit den nach außen ragenden Proteinstrukturen, welche die Virushülle umgeben.

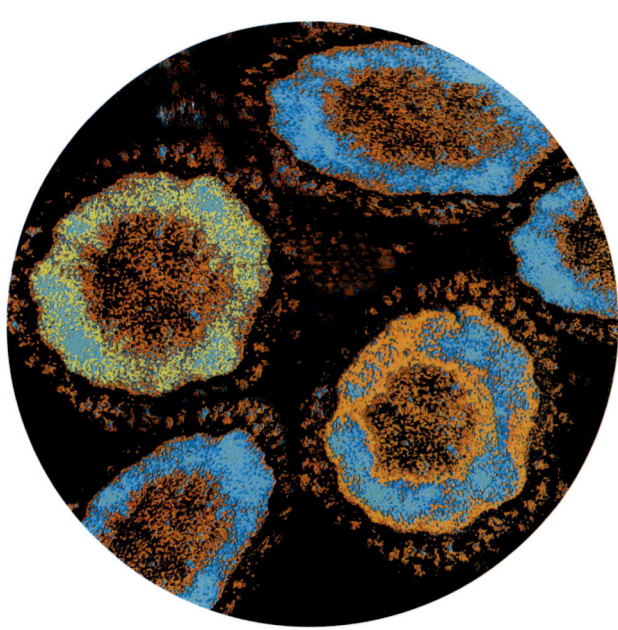

Poliomyelitis (Kinderlähmung [41]) und Albert Sabin (1906–1993) einen entsprechenden Lebendimpfstoff. Die Vor- und Nachteile dieser beiden Impfstoffe wurden vielfach diskutiert, und es entstanden länderspezifische Präferenzen. Entscheidend ist jedoch, dass sich die Krankheit nahezu ausrotten ließ. Auch gegen Masern, Mumps und Röteln konnten durch die erfolgreiche Isolierung der jeweiligen Viren wirksame Impfstoffe hergestellt werden. Seit den 70ern ist gegen diese drei Krankheiten ein einzelner, kombinierter Impfstoff (MMR-Impfstoff) verfügbar, der zu den empfohlenen Schutzimpfungen für Kleinkinder gehört.

PRÄVENTION UND THERAPIE

Bereits in den 1960er-Jahren wurden Lebendimpfstoffe gegen die Influenza [39] hergestellt, aber erst in den 90ern gelang mithilfe neuer Techniken die Bereitstellung eines abgeschwächten Vakzins, das für eine längere Immunität sorgte. Da das Virus jedoch mutiert, muss jedes Jahr ein neues Vakzin entwickelt werden, das sich nach dem Virusstamm richtet, der in der nächsten Grippesaison aller Voraussicht nach vorherrscht. Allerdings kann dieser nicht genau vorhergesehen werden, und daher ist die Herstellung von Impfstoffen mit vielen Schwierigkeiten verbunden. Für verschiedene Virusstämme wurden sogar Massenimpfungen vorbereitet, etwa für die Vogelgrippe H5N1, die 1997 ihr erstes Todesopfer forderte, oder für das viral bedingte Schwere Akute Respiratorische Syndrom (SARS), das 2002/03 beobachtet wurde, sowie für die Schweinegrippe H1N1 in den Jahren 2009/10. Da eine pandemische Ausbreitung dieser Infektionskrankheiten jedoch ausblieb, kam ein Großteil der vorbereiteten Impfstoffe nicht zum Einsatz.

Seit den 50ern ist bekannt, dass virale Infektionen Tumorerkrankungen hervorrufen können, beispielsweise begünstigt eine Hepatitisinfektion Leberkrebs. Ein Impfstoff gegen Hepatitis A ist seit 1996 und einer gegen Hepatitis B schon seit 1981 verfügbar. Bestimmte Typen der Humanen Papillomviren (HPV [69]) können zu Gebärmutterhalskrebs führen. Ein HPV-Impfstoff ist seit 2006 auf dem Markt und wird Mädchen zwischen 12 und 17 Jahren zur Vorbeugung empfohlen. Die wissenschaftliche Forschung beschäftigt sich aktuell mit neuen Impfstoffen zur Prävention und Therapie von Tumorerkrankungen, etwa gegen Prostatakrebs. Zudem testet man die Wirksamkeit von Impfstoffen gegen Nikotin- und Kokainsucht.

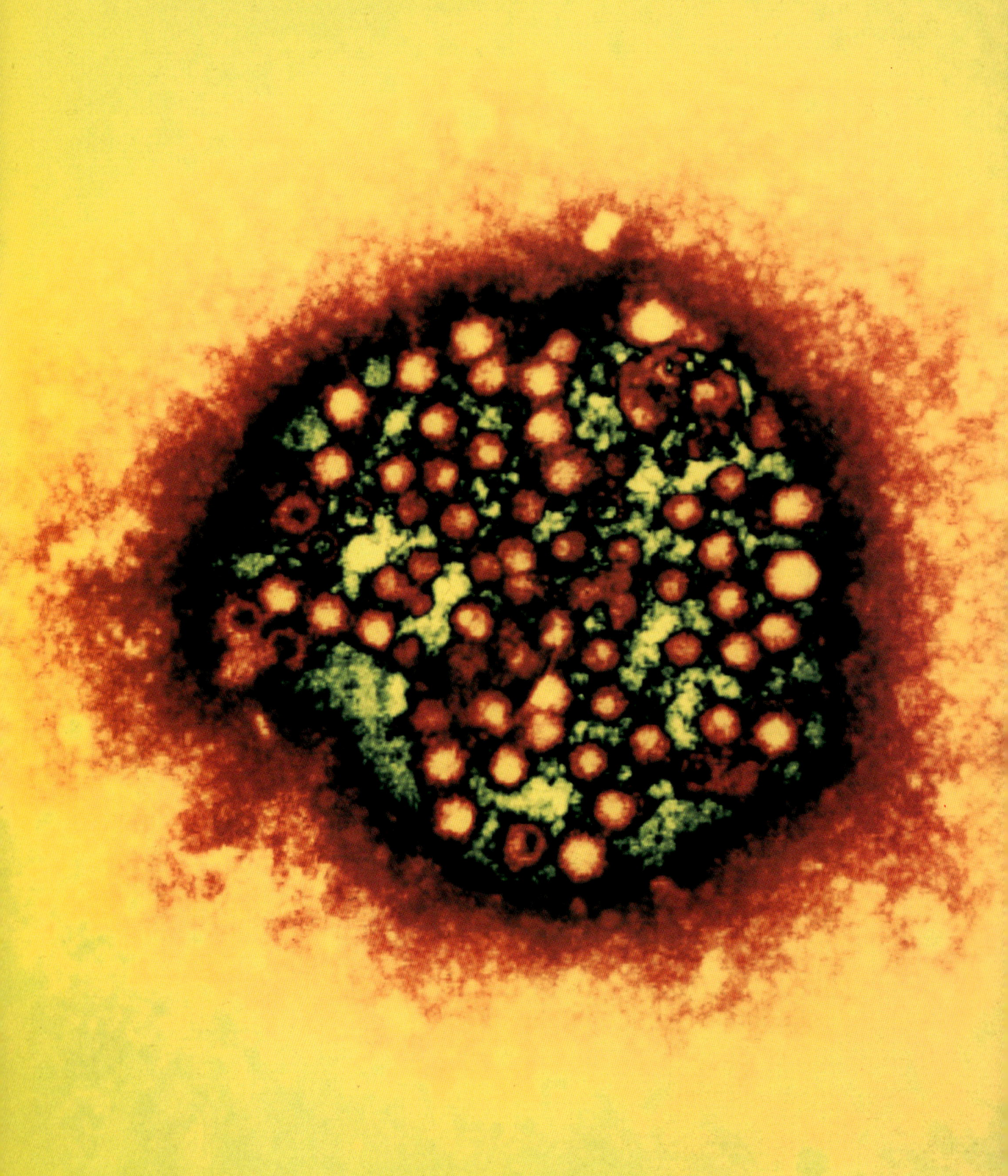

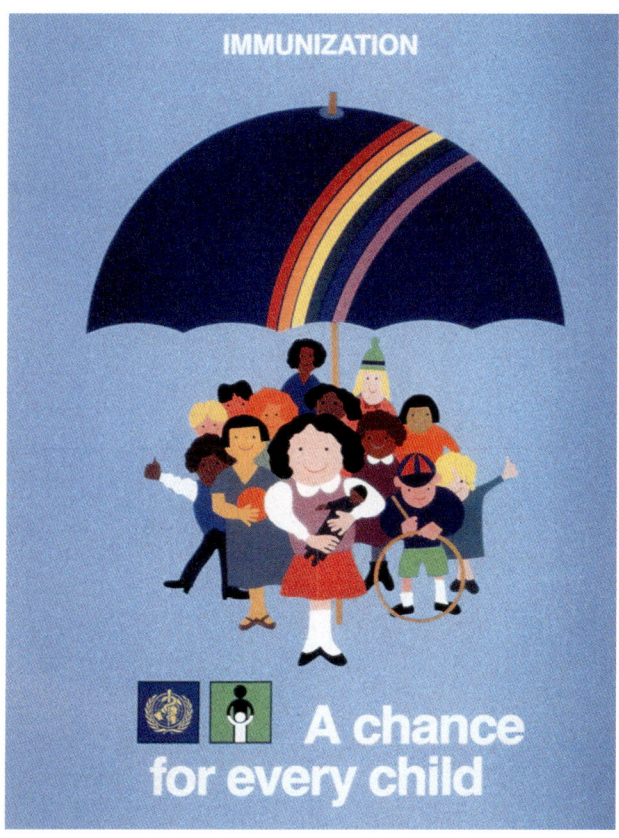

IMMUNIZATION

A chance
for every child

SCHWIERIGKEITEN

Impfungen sind oft ein sehr heikles Thema. Vorurteile und wissenschaftliche Fehlannahmen haben oftmals zu Sicherheitsbedenken in der Öffentlichkeit geführt, woraufhin ein Rückgang der Schutzimpfungen für Kinder zu verzeichnen war. Weitere Probleme sind unter anderem durch kontaminierte Impfstoffe verursacht worden. Beispielsweise wurden 56 Fälle von Kinderlähmung bekannt, nachdem 1955 in einem kalifornischen Labor 120 000 Dosen des Totimpfstoffs fehlerhaft produziert worden waren. Fünf Kinder starben an den Folgen.

Aufgrund der Komplexität des menschlichen Immunsystems variiert die Dauer der Immunität, die bestimmte Impfstoffe verleihen. Manche Impfungen hinterlassen lebenslangen Schutz, andere müssen bei Kleinkindern mehrfach wiederholt und im Jugendalter aufgefrischt werden, und bei einigen ist eine wiederholte Verabreichung in bestimmten Abständen erforderlich. Werden neue oder verbesserte Impfstoffe eingeführt, können sich damit auch die offiziellen Impfempfehlungen ändern. Diese variieren von Land zu Land, und es gibt keinen international gültigen Impfkalender. Mit einigen Vakzinen, etwa dem gegen Hepatitis B, lässt sich mitunter auch nicht die gewünschte Immunität erzielen.

Gegen zwei der gefährlichsten Infektionskrankheiten – Malaria und Aids – konnte trotz vieler Jahre intensiver Forschungsarbeit immer noch kein wirksamer Impfstoff gefunden werden. Bei der Malaria hat der komplexe Lebenszyklus ihres Überträgers, der Anophelesmücke, die Entwicklung eines Impfstoffs bislang verhindert. Der Aids-Erreger, das HI-Virus [42], wurde zwar schon 1983 entdeckt, jedoch stellt sich die für die Impfstoffentwicklung erforderliche Isolierung und Anzucht des Virus äußerst diffizil dar.

Schwierigkeiten in Bezug auf Impfungen können sich auch für Reisende ergeben. Hier gilt es, die laufend aktualisierten Impfempfehlungen für das jeweilige Land zu beachten. In einigen Ländern müssen vor der Einreise Impfnachweise vorgelegt werden, und auch Arbeitgeber können diese einfordern.

Die Impfpolitik unterliegt seit jeher der Gesundheitspolitik und den Bestimmungen jedes einzelnen Landes. Durch nationale Impfkampagnen – sowohl im human- als auch im veterinärmedizinischen Bereich – können Infektionskrankheiten eingedämmt werden, doch immunologische Herausforderungen wird es weiterhin geben. Vielleicht können in Zukunft neue technische Verfahren, etwa die genetische Manipulation von Krankheitserregern, dazu beitragen, diese Herausforderungen zu meistern.

Oben
Mit diesem Plakat machte die Weltgesundheitsorganisation 1987 im angelsächsischen Raum auf ihre Impfprogramme aufmerksam. Es entstand anlässlich des Weltgesundheitstags, der jährlich am 7. April begangen wird und stets einem vorrangigen, globalen Gesundheitsproblem gewidmet ist. In Deutschland lautete das dazugehörige Motto »Impfen nützt – Impfen schützt«.

Gegenüber
Eine farblich optimierte elektronenmikroskopische Aufnahme des Hepatitis-A-Virus (HAV). Gegen HAV, das häufig unter mangelhaften hygienischen Bedingungen auftritt, ist ein inaktivierter Impfstoff verfügbar. Die erste Injektion schützt für etwa 2 bis 4 Wochen vor einer HAV-Infektion, die Auffrischimpfung (6 bis 12 Monate danach) bis zu 20 Jahre.

64

VITAMINE
Lebenswichtige Stoffe

Akihito Suzuki

Stoffe, die in normalen Lebensmitteln (z. B. Milch) vorhanden sind, können bei Ergänzung der Ernährung durch erstaunlich kleine Mengen dieser Lebensmittel die Verwertung von Proteinen und die Energiegewinnung sicherstellen.
Frederick Gowland Hopkins, 1912

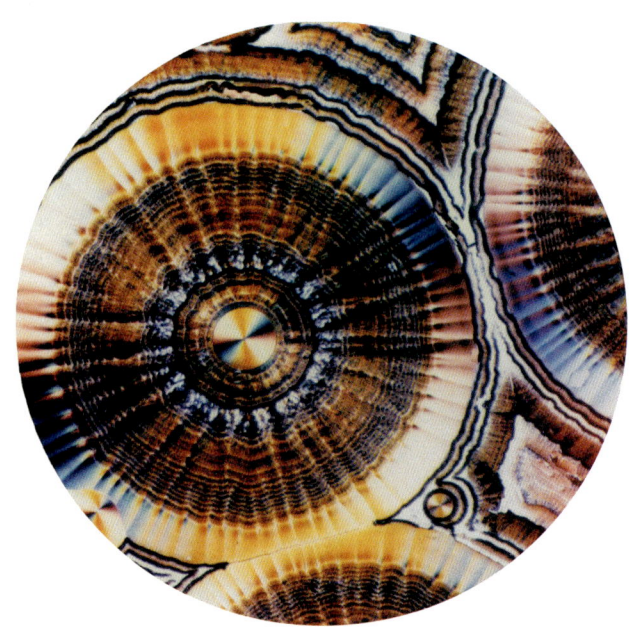

Vitamin C (Ascorbinsäure) ist wasserlöslich und wird daher vom Körper wieder ausgeschieden. Wir müssen es mit unserer Nahrung zu uns nehmen, da unser Körper es – im Gegensatz zu den meisten Säugetieren – nicht selbst herstellen kann.

Ein Vitamin ist ein lebensnotwendiger Stoff, eine organische Verbindung, die Menschen oder Tiere in kleinen Mengen über die Nahrung aufnehmen müssen. Eine Vitaminüberversorgung kann hingegen schädliche Folgen haben. International gelten 13 Vitamine als essenziell. Die Entdeckung der einzelnen Vitamine erfolgte meist nach dem Auftreten von Mangelerkrankungen, wenn das jeweilige Vitamin in der Ernährung fehlte.

Einige dieser Mangelerscheinungen sind bereits seit Jahrhunderten bekannt, doch erst ab dem späten 19. Jahrhundert wurden die wichtigsten von ihnen, wie Skorbut (infolge eines Mangels an Vitamin C), Beriberi (Vitamin B1), Pellagra (Vitamin B3) und Rachitis (Vitamin D), studiert und beschrieben. Bei der Erforschung dieser Erkrankungen brachte vor allem die Untersuchung isolierter Bevölkerungsgruppen (z. B. Soldaten, Gefangene oder Patienten in psychiatrischen Anstalten) grundlegende Aufschlüsse. Für die wissenschaftliche Feststellung der genauen Ursachen waren Tierversuche von entscheidender Bedeutung. Als die Rolle der Vitamine entschlüsselt war, wurde mit der Massenproduktion von nahrungsergänzenden Vitaminpräparaten und entsprechenden Werbemaßnahmen begonnen,

Die wichtigsten Vitaminmangelerkrankungen

Vitamin	Chemischer Name	Krankheit
A	Retinol	Xerophthalmie (Nachtblindheit)
B1	Thiamin	Beriberi
B3	Nicotinsäure	Pellagra
B9	Folsäure	Anämie
B12	Cobalamin	Perniziöse Anämie
C	Ascorbinsäure	Skorbut
D	Calciferol	Rachitis
E	Tocopherol	Nervenschäden

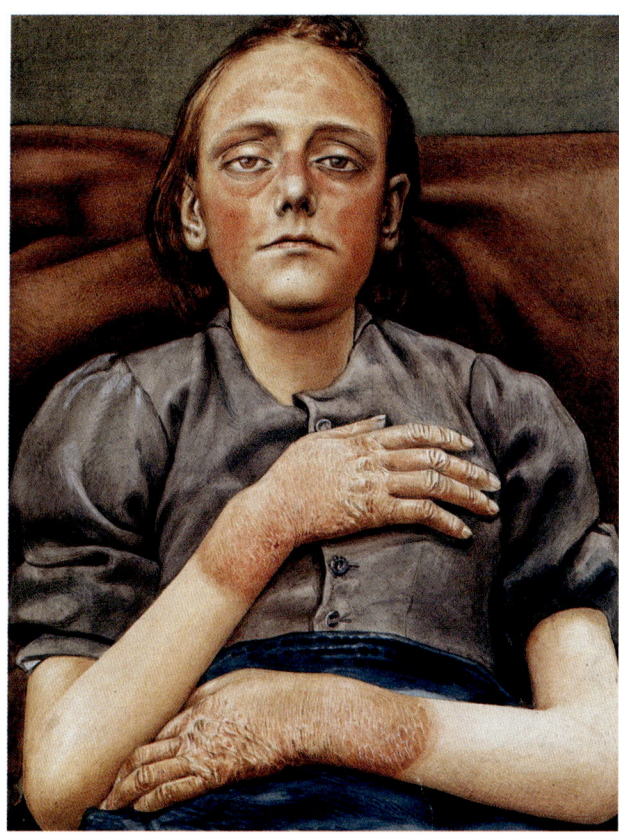

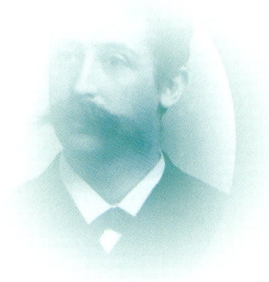

wodurch unser Verständnis von Ernährung nachhaltig geprägt wurde.

SKORBUT

In der Zeit, als die europäischen Entdecker lange Schiffsreisen nach Amerika, Südostasien und zu den pazifischen Inseln unternahmen, war Skorbut häufig ein Problem für die Besatzung. Viele der Seeleute bekamen Flecken auf der Haut und litten an Zahnfleischbluten und Zahnausfall. Die Krankheit endete oft tödlich, bis man herausfand, dass der Verzehr von frischem Obst und Gemüse Abhilfe schaffte. 1747 veröffentlichte der schottische Schiffsarzt James Lind (1716–1794) die Ergebnisse seiner für die damalige Zeit sehr fortschrittlichen, überwachten Studie. Sie zeigten, dass der Skorbut bei Matrosen durch die Ergänzung ihrer Ernährung mit Orangen und Zitronen erfolgreich behandelt werden konnte. Diese Schlussfolgerung blieb für Lind und seine Zeitgenossen allerdings fragwürdig, da auch andere Nahrungs- und Arzneimittel einen Einfluss auf die Krankheit zu haben schienen.

Der Entdecker James Cook (1728–1779) nahm auf seinen Expeditionen Zitronensaft mit an Bord, mit dem der Skorbut relativ erfolgreich verhindert werden konnte, wenngleich niemand genau wusste, warum. Und die Zitronen entfalteten ihre »Heilkräfte« auch nicht immer zuverlässig, da das darin enthaltene Vitamin C leicht durch Hitze oder lange Lagerung denaturieren kann. Daher hielten sich die Zweifel an ihrer Wirksamkeit noch bis zu Beginn des 20. Jahrhunderts. Obgleich die Erfahrung und die ersten Untersuchungen in die richtige Richtung gewiesen hatten, blieb die genaue Ursache des Skorbuts weiterhin im Dunkeln.

BERIBERI

Bei der Vitaminmangelerkrankung Beriberi nahm die Geschichte einen ähnlichen Verlauf. Beriberi trat in Ost- und Südostasien, wo Reis zu den Grundnahrungsmitteln zählt, bereits in frühen Zeiten auf. In Japan wurde Beriberi im 17. Jahrhundert »Edo-« oder »Osaka-Krankheit« genannt – nach den seinerzeit größten japanischen Städten, dem heutigen Tokio und Osaka –, weil vor allem Menschen in Großstädten davon betroffen waren. Heute können wir dieses Phänomen darauf zurückführen, dass man in den Städten vermehrt weißen Reis konsumierte, bei dem das Silberhäutchen, das reich an Thiamin (Vitamin B1) ist, abgeschliffen wurde. Der japanische Marinearzt Kanehiro Takaki (1849–1920) nahm 1882–84 ein Experiment vor, bei dem er den weißen Reis, den die Matrosen erhielten, durch Gerste ersetzte. Dadurch reduzierte sich die Zahl der Beriberi-Fälle drastisch. Weitere Fortschritte konnten durch den niederländischen Arzt Christiaan Eijkman (1858–1930) in Batavia (heute Jakarta) erzielt werden.

Eijkman untersuchte die Polyneuritis bei Geflügel, die mit Beriberi beim Menschen vergleichbar ist. Er konnte nachweisen, dass diese auftrat, wenn Hühner ausschließlich mit weißem Reis gefüttert wurden und dass sie sich besserte, wenn dem Hühnerfutter die Silberhäutchen zugesetzt wurden. Studien in Gefängnissen und psychiatrischen Anstalten zeigten, dass die Erkrankung beim Menschen eine ähnliche ernährungsbedingte Ursache hatte. Eijkman war der Lösung auf der Spur, doch er vermutete, dass im weißen Reis ein Giftstoff steckte, der Beriberi auslöste, und dass die Reishülse ein Gegengift enthielt.

ERNÄHRUNGSWISSENSCHAFTEN

Die Tierversuche des norwegischen Bakteriologen Axel Holst (1860–1931) fachten die Forschungsbemühungen auf diesem Gebiet im Jahr 1907 erneut an. In Cambridge experimentierte Frederick Gowland Hopkins (1861–1947) mit Ratten, die er ausschließlich mit einer Mischung aus reinem Eiweiß, Kohlenhydraten, Fett und Salzen fütterte. Die Ratten wuchsen trotz der vermeintlich ausreichenden Versorgung mit allen wichtigen Stoffen nicht richtig heran. Erst bei Hinzugabe von etwas Milch zu ihrem Futter zeigten sie eine normale Entwicklung. Hopkins erkannte, dass Nahrung bestimmte »akzessorische Nährstoffe«, wie er sie nannte, enthält, deren Fehlen zu Mangelerkrankungen wie Skorbut und Beriberi führen kann, und publizierte seine Ergebnisse 1912. Ebenfalls im Jahr

1912 behauptete der polnisch-amerikanische Biochemiker Casimir Funk (1884–1967), dass Reiskleie ein »vitales Amin« (eine lebenswichtige Stickstoffverbindung) enthalte und prägte dafür das Kunstwort »Vitamin«. Er ging davon aus, dass Beriberi, Skorbut, Pellagra und Rachitis durch einen Vitaminmangel verursacht werden. Aufbauend auf dieser theoretischen Grundlage konnten ab den 1920er-Jahren viele Vitamine isoliert werden. 1932 gelang erstmals die Synthetisierung von Vitamin C (Ascorbinsäure).

Bereits kurz nach ihrer »Enträtselung« wurden Vitamine zunehmend in das Blickfeld der Öffentlichkeit gerückt und aggressiv vermarktet. In den industrialisierten Ländern galt eine vitaminreiche Kost schon bald als allgemeiner Maßstab, und die Industrie half dabei kräftig nach. Bereits Mitte des 20. Jahrhunderts wurden mit Vitaminpräparaten zur Nahrungsergänzung Millionengewinne erzielt – ein Trend, der bis heute andauert.

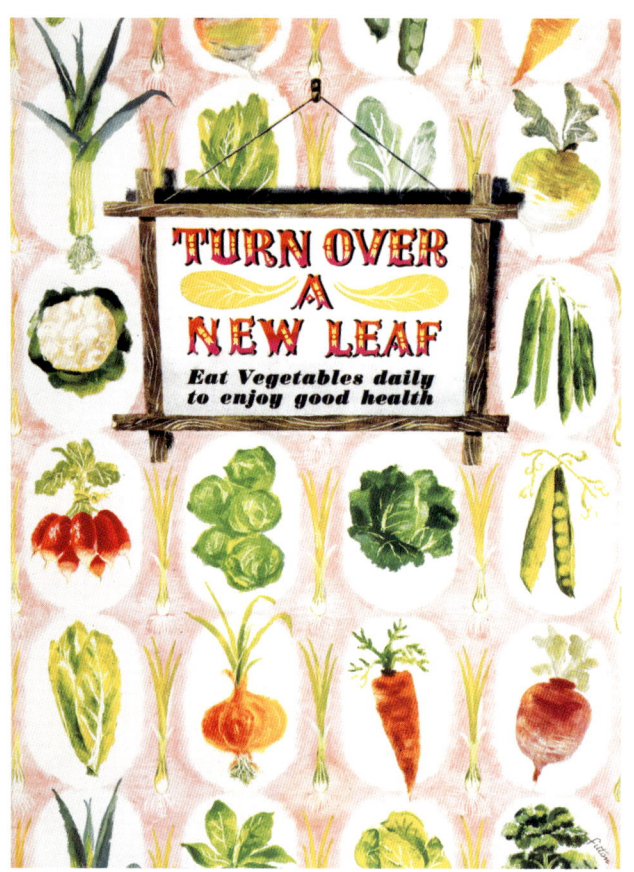

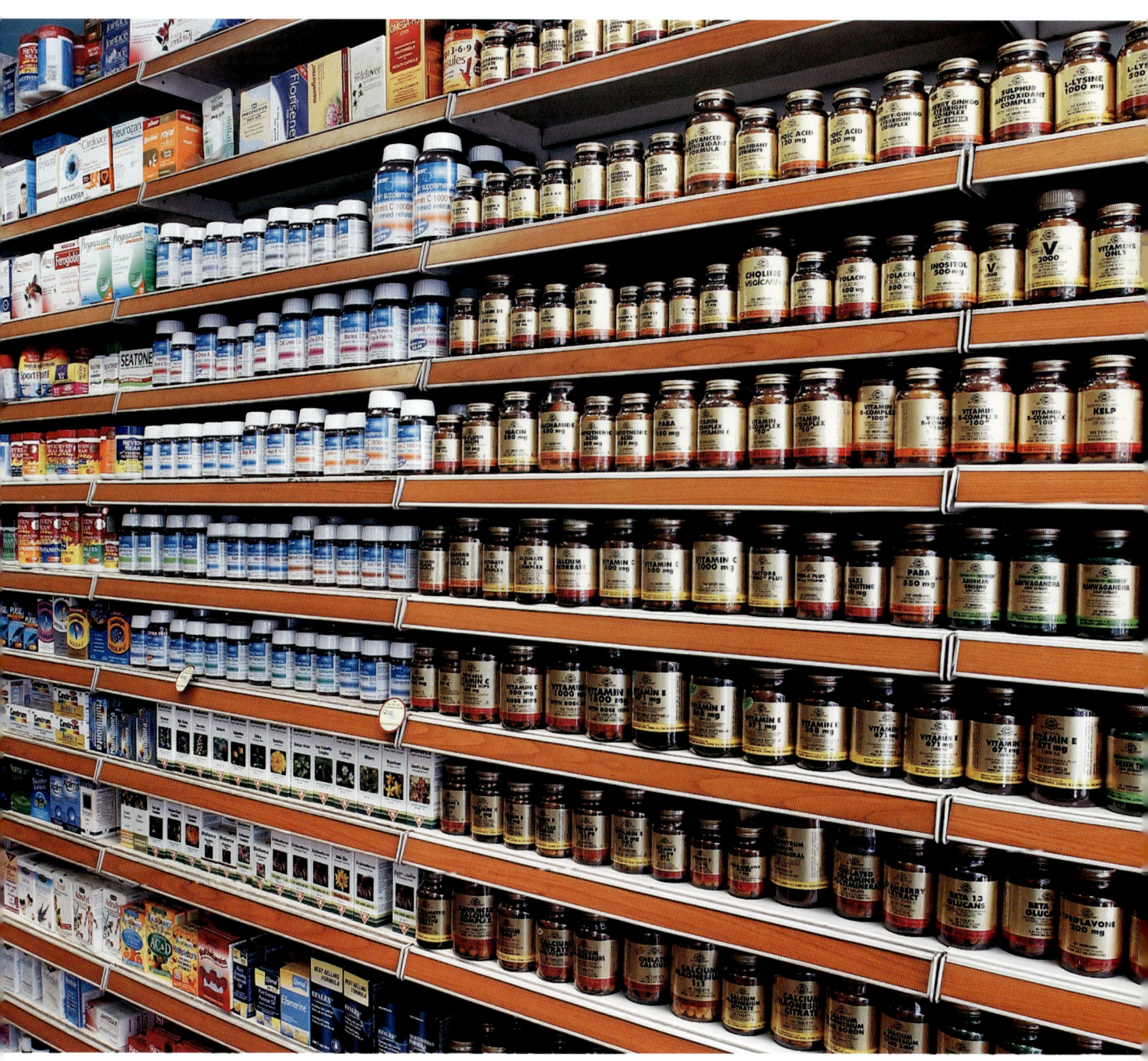

65

INSULIN
Die wundersame Wirkung eines Hormonpräparats

Robert Tattersall

Mit Insulin kann Diabetes nicht geheilt werden, aber es ist ein höchst potentes Mittel, jedoch gleichermaßen nützlich als auch schädlich […] Insulin ist nur etwas für kluge Menschen, seien es Ärzte oder Patienten. Jeder weiß, dass man Verstand braucht, um mit Diabetes lange zu leben, doch um Insulin richtig anzuwenden, braucht man noch mehr Verstand.
E. P. Joslin, H. Gray und H. F. Root, 1922

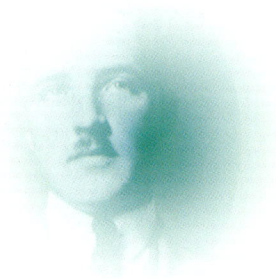

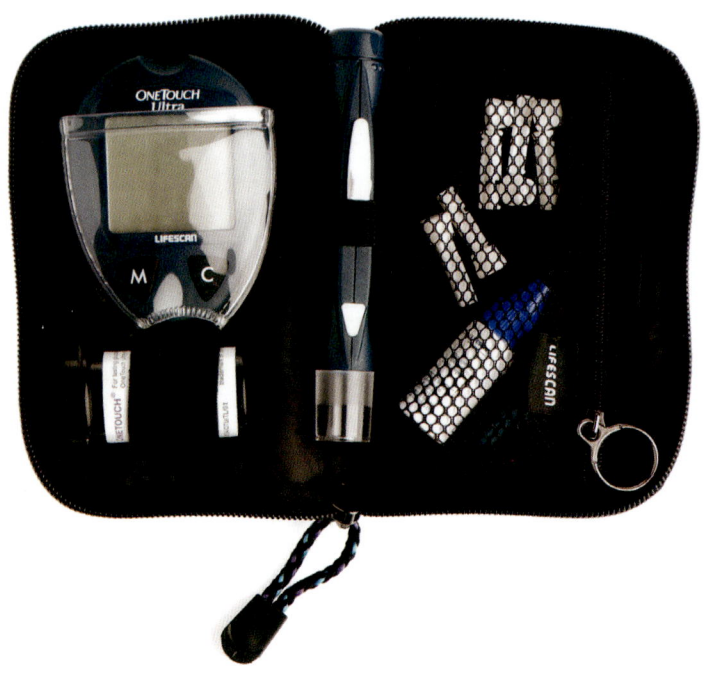

Diabetes mellitus wurde bereits vor 2000 Jahren beschrieben, doch bis zur zweiten Hälfte des 19. Jahrhunderts blieb seine Ursache ein Rätsel. 1866 unterschied George Harley (1829–1896) zwei Typen der Krankheit: Bei dickleibigen Patienten führte er die Erkrankung auf die Überproduktion von Glucose in der Leber zurück und glaubte, dass diese Patienten durch eine verminderte Kohlenhydrataufnahme viele Jahre mit dem Diabetes (der heute »Typ 2« genannt wird) leben könnten. Die weitaus schwerwiegendere Form (Typ 1) betraf hingegen jüngere Menschen und ging mit starkem Gewichtsverlust einher, teilweise mit tödlichen Folgen binnen eines Jahres. Für diese Ausprägung machte Harley eine gestörte Nahrungsverwertung verantwortlich.

1889 lieferte Oskar Minkowski (1858–1931) den ersten Hinweis auf die wahre Ursache des Diabetes Typ 1: Er stellte fest, dass die Entfernung der Bauchspeicheldrüse bei Hunden zu schwerem Diabetes führte, der die Tiere auszehren ließ. Bald darauf wurde vermutet, dass die kleinen Zellgruppen im Pankreas, die sogenannten Langerhans-Inseln, ein relevantes Sekret produzieren [17]. Nachdem es 1891 gelungen war, durch die orale Gabe von Schilddrüsenextrakten das Myxödem

Oben links
Charles Best, der Frederick Banting bei der Isolierung des Insulins unterstützt hatte, wurde bei der Verleihung des Nobelpreises übergangen, woraufhin Banting seinen Teil des Preisgeldes mit ihm teilte. Best wurde 1929 Professor für Physiologie an der Universität von Toronto.

Oben rechts
Insulin ist ein Hormon, das die Aufnahme von Glucose aus dem Blut sowie deren Zwischenspeicherung bis zur Verwendung steuert. Mit diesem Testkit können Diabetiker ihren Blutzuckerspiegel messen und regulieren, indem sie sich die benötigte Menge Insulin selbst verabreichen. Das Kit enthält einen Pen (engl. für Stift), mit dem man in einen Finger sticht, um einen Tropfen Blut zu entnehmen, Teststreifen und ein digitales Lesegerät.

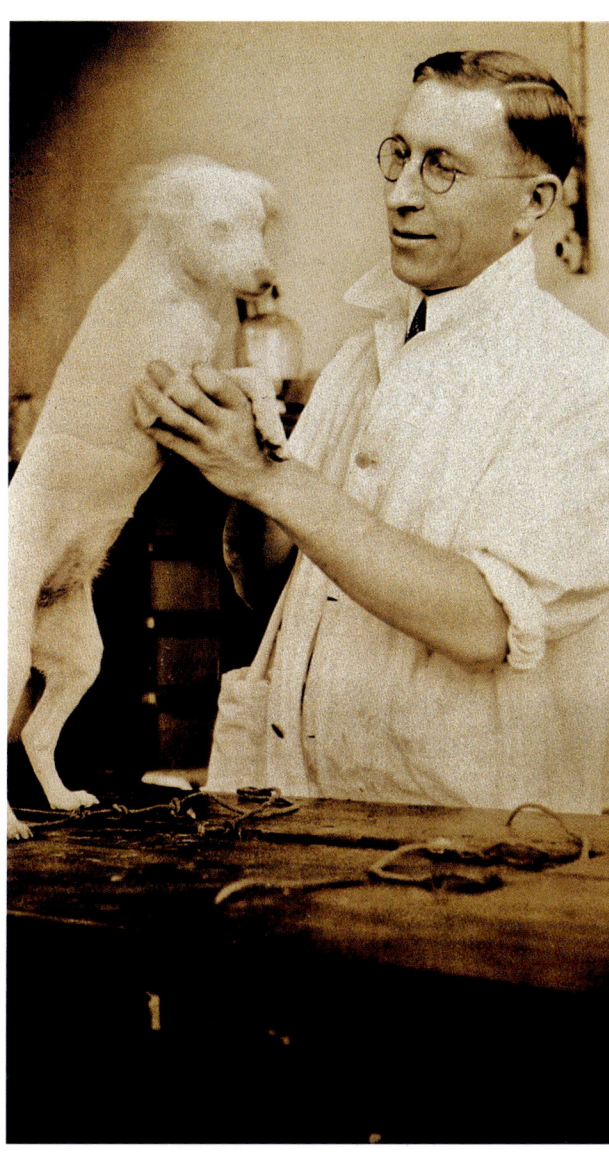

Oben
Frederick Banting mit einem der Hunde, die er für seine Insulinforschung an der Universität von Toronto einsetzte, wo er später eine Professur erhielt. Zudem wurde dort ein Institut eingerichtet, das seinen Namen trägt. Banting empfand es jedoch stets als schwere Bürde, ein Nobelpreisträger zu sein.

(ein Krankheitsbild, das durch Schilddrüsenunterfunktion ausgelöst wird) erfolgreich zu behandeln, hoffte man, bei Diabetikern durch die orale Gabe von Pankreasextrakten eine vergleichbare Wirkung zu erzielen. Dies erwies sich jedoch als nutzlos. Es folgten sporadische Versuche, das fragliche Pankreashormon, das der belgische Pathologe Jean de Meyer (1878–1934) 1909 »Insulin« genannt hatte, zu isolieren. Zwischen 1900 und 1921 standen verschiedene Ärzte kurz vor seiner Entdeckung, doch alle gaben irgendwann entmutigt auf.

DIE ISOLIERUNG DES INSULINS
Schließlich gelang die Isolierung auf ungewöhnlichem Wege: Frederick Banting (1891–1941) hatte an der Universität Toronto 1921 die Idee, dass die Versuche bisher gescheitert waren, weil das Hormon während der Extraktion durch Enzyme im Pankreas abgebaut wurde. Dem wollte er entgegenwirken, indem er den enzymproduzierenden Teil durch Abbinden außer Funktion setzte, nicht aber die Langerhans'schen Inseln. Der dortige Professor für Physiologie, John J. R. Macleod (1876–1935), zeigte sich skeptisch, gewährte Banting aber die Möglichkeit, Versuche durchzuführen und sich dabei durch den Studenten Charles Best (1899–1978) unterstützen zu lassen. Nachdem der Nachweis gelungen war, dass ein diabetischer Hund durch die Injektion von Extrakten aus den Langerhans-Inseln am Leben gehalten werden konnte, stellten sie ein Präparat aus dem Pankreas von Rindern her. Der erste Patient wurde damit im Januar 1922 behandelt, und sein Zustand verbesserte sich enorm. Auch weitere sechs Patienten sprachen auf die Therapie an. Der Blutzucker sank auf normale Werte, und die Patienten gewannen an Gewicht und Lebenskraft. Banting und Macleod erhielten für ihre Arbeit 1923 den Nobelpreis.

FOLGESCHÄDEN
Kurze Zeit später lief die kommerzielle Produktion an, und bereits 1923 waren entsprechende Präparate erhältlich. Anfangs glaubte man, dass der Diabetes damit geheilt werden könne, aber schon bald wurde klar, dass jeden Tag mehrere Injektionen notwendig waren. Zudem stellte sich heraus, dass die erforderlichen Dosen variierten, je nachdem, was der Patient aß und wie viel er sich bewegte; eine falsche Dosierung konnte zu Hypoglykämie (Unterzuckerung) führen, die potenziell tödlich war.

1936/37 wurden modifizierte Insuline eingeführt, die über 24 Stunden wirkten. Daraufhin waren einige

Links
Vorher und nachher. Dieses Mädchen gehörte zu den ersten Typ-1-Diabetikern, die mit Insulin erfolgreich behandelt wurden. Die Bilder erschienen 1922 in der medizinischen Fachpresse und zeigen eindrucksvoll, warum Insulin nach seiner Einführung als ein Präparat mit »wundersamer Wirkung« gepriesen wurde.

Unten
Mikroskopaufnahme eines Schnittes durch das Pankreas (Bauchspeicheldrüse) von einem Patienten mit Diabetes Typ 2. Anstelle der spezialisierten Zellen, die normalerweise in den Langerhans-Inseln vorhanden sind, liegt hier an vielen Stellen ein amorphes Amyloid (stärkeähnliches Protein, hellrot) vor. Die Langerhans'schen Inseln enthalten die hormonproduzierenden Zellen. Sind sie wie hier teilweise zerstört, ist der Körper nicht mehr imstande, das benötigte Insulin herzustellen.

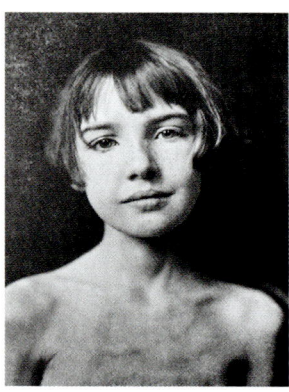

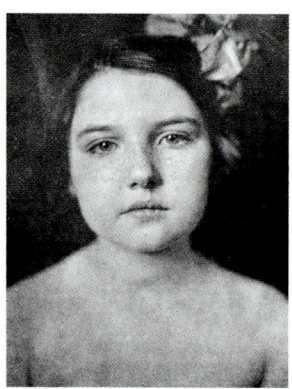

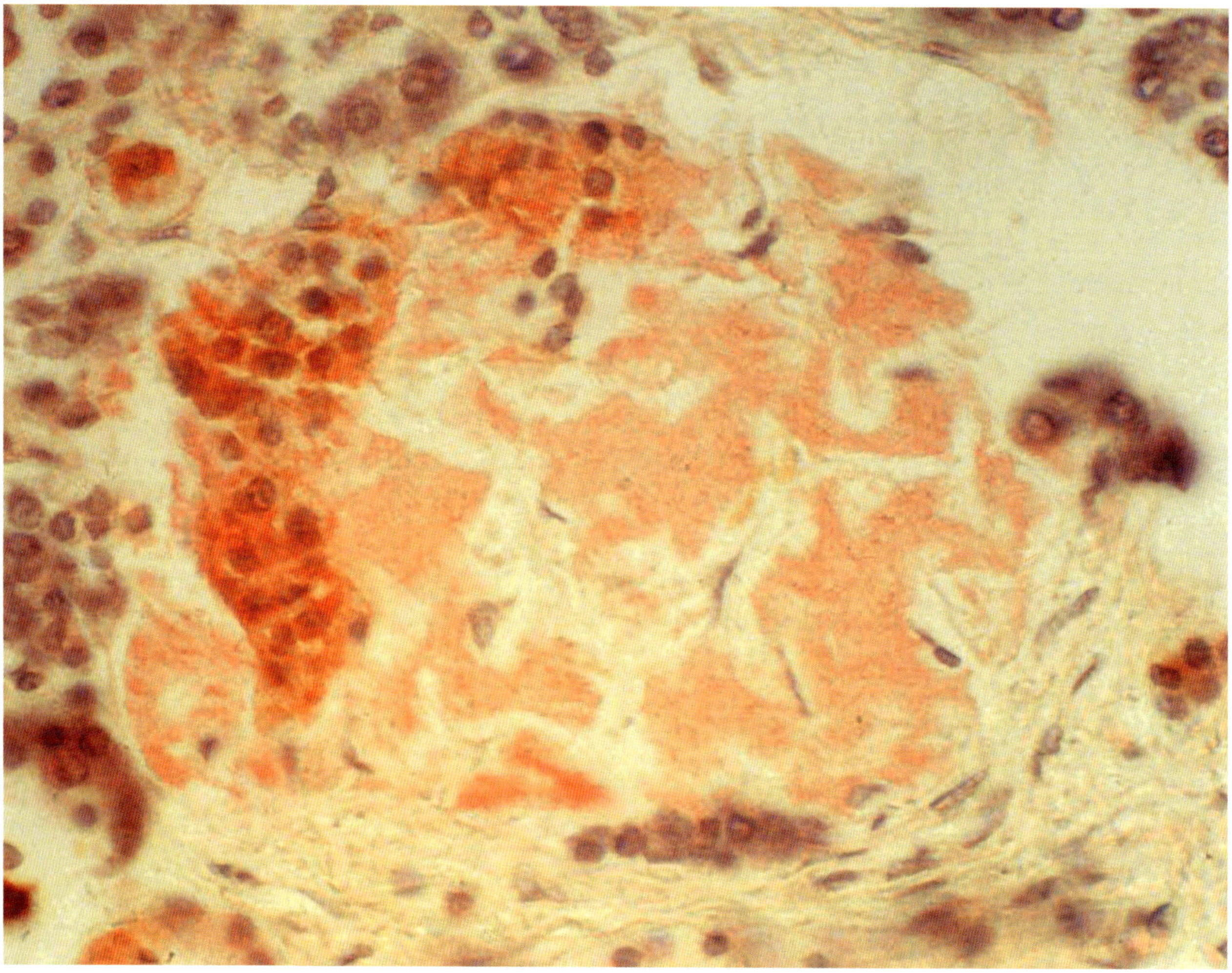

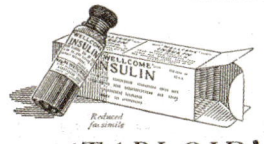

Links
Eine Anzeige für das Insulin des Londoner Herstellers Burroughs Wellcome & Co., die 1929 im *British Medical Journal* abgedruckt wurde. Darin wird besonders die Reinheit des aus dem Pankreas von Rindern gewonnenen Produkts hervorgehoben, da Verunreinigungen allergische Reaktionen hervorrufen können.

Unten
Dorothy Crowfoot Hodgkin, eine Expertin auf dem Gebiet der Röntgenkristallografie. Sie wurde 1964 für die Bestimmung der Struktur von Penicillin [siehe S. 195] und Vitamin B12 mit dem Nobelpreis für Chemie geehrt, bevor sie und ihr Team auch die Insulinstruktur entschlüsselten.

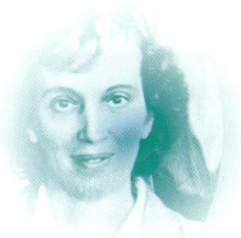

Ärzte der Ansicht, es sei überflüssig, den Blutzucker auf einem normalen Niveau zu halten und die Patienten könnten essen, was ihnen beliebte. Allerdings wurden in den 40ern daraufhin gravierende Spätfolgen bekannt. Junge Menschen, denen Insulin in den 20ern das Leben gerettet hatte, erblindeten und litten an Niereninsuffizienz und anderen Komplikationen, die zuvor nur bei Typ 2 beobachtet worden waren. Seit 1933 weiß man, dass derartige Folgeschäden aber verhindert werden können, wenn der Blutzuckerspiegel auf einem einigermaßen normalen Niveau gehalten wird. Dies ist mit einem rasch wirksamen Insulin, das vor jedem Essen gespritzt wird, einfacher zu erreichen. Das Spritzen wiederum wurde durch die Einführung sogenannter Insulinpens deutlich angenehmer [siehe S. 115].

WEITERE FORSCHUNG

Insulin ist ein Protein, das – wie John Jacob Abel (1857–1938) 1925 erstmals zeigte– kristallisiert werden kann. Diese Entdeckung war die Basis für viele weitere Studien, die sich in den folgenden 60 Jahren mit der Aufreinigung des Insulins befassten. 1955 entschlüsselte der Biochemiker Frederick Sanger (geb. 1918) die Aminosäu-

renstruktur des Insulins, und 1969 konnte ein Team um Dorothy Crowfoot Hodgkin (1910–1994) seine dreidimensionale Struktur aufklären. In den 60ern wurde in verschiedenen Laboren versucht, Insulin synthetisch herzustellen, doch das Verfahren erwies sich als zu aufwendig für die kommerzielle Nutzung.

1974 gelang es dem Basler Pharmaunternehmen Ciba-Geigy, genügend synthetisches Humaninsulin herzustellen, um damit klinische Studien durchzuführen. Deren Ergebnisse legten nahe, dass humanes Insulin besser als tierisches ist. In den 80ern wurde die Herstellung von Humaninsulin durch die Gentechnologie ermöglicht. Dabei gab man ein Insulin-Gen in ein Bakterium oder eine Hefe, die daraufhin Insulin produzierten. Geringfügige Veränderungen an der Aminosäuresequenz führten zu synthetischen Insulinen, die entweder kürzer oder länger wirksam waren als das normale Humaninsulin.

Ein Nachteil der Diabetestherapie ist die Notwendigkeit von Injektionen. Daher wurden in den vergangenen 80 Jahren immer wieder Versuche unternommen, orale oder inhalative Insulinpräparate zu entwickeln, bisher jedoch ohne durchschlagenden Erfolg.

66. DIE DIALYSE
Wenn die Niere versagt

John Turney und John Pickstone

Ist der Mensch, wenn man es recht bedenkt, nicht eine sehr präzise arbeitende, geniale Maschine, die auf unendlich raffinierte Weise einen schönen Rotwein in Urin umwandelt?
Isak Dinesen (Karen Blixen), 1934

Die Hauptfunktion der Niere besteht in der Reinigung des Blutes von Endprodukten der Verdauung und des Stoffwechsels sowie deren Ausscheidung über den Harn. Eine Niereninsuffizienz (Nierenversagen) führt zur Ansammlung von Flüssigkeit und Giftstoffen in den Geweben und kann tödlich sein. Die Dialyse ist eine Nierenersatztherapie, bei der die Elimination der sogenannten harnpflichtigen Substanzen aus dem Blut durch ein Dialysegerät – eine künstliche Niere – übernommen wird. Mit der Erfindung dieses Geräts wurde erstmals die Funktion eines gesamten Organs durch eine Maschine übernommen – ein neues Kapitel der technischen Revolution in der Medizin.

DAS PRINZIP
Die Blutwäsche beruht auf der Diffusion von Toxinen aus dem Blut durch eine semipermeable Membran in eine Lösung mit einer blutähnlichen chemischen Zusammensetzung. Das Phänomen der Osmose durch Membranen wurde bereits 1826 von dem französischen Naturforscher Henri Dutrochet (1776–1847) beschrieben. Später fand der Londoner Chemiker Thomas Graham (1805–1869) heraus, wie die Diffusion von gelösten Stoffen funktioniert und prägte dafür 1861 den Begriff »dialysis« (griech. für Los- oder Auflösung). Doch es gab zunächst keine Membran, mit der die Dialyse von fließendem Blut möglich gewesen wäre, bis im Jahr 1929 aus dem noch jungen Verpackungsmaterial Zellophan ein Kunstdarm für Würste produziert wurde, der sich als geeignet herausstellte. Doch bevor die Dialyse als therapeutisches Verfahren erprobt werden konnte, musste noch eine weitere Voraussetzung erfüllt sein: Es bedurfte eines Stoffes zur Antikoagulation – zur Verhinderung der Blutgerinnung beim Kontakt mit der

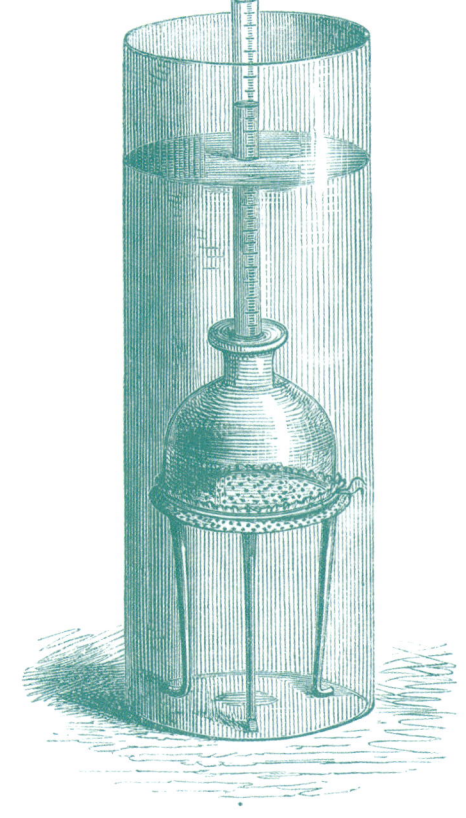

künstlichen Membran. Bei den ersten Dialyseversuchen wurde dazu Hirudin, ein aus dem Speichel von Blutegeln gewonnener Stoff, verwendet. Dieser wurde in den 30ern durch das für den klinischen Gebrauch entwickelte Heparin abgelöst, was mehr Sicherheit bot und bessere Ergebnisse brachte.

DIE ERFINDUNG DER KÜNSTLICHEN NIERE
Ab 1942 entwickelten drei Ärzte etwa zeitgleich Geräte für die Hämodialyse: Willem Kolff (1911–2009) in den Niederlanden, Nils Alwall (1904–1986) in Schweden und Gordon Murray (1894–1976) in Kanada. Kolffs künst-

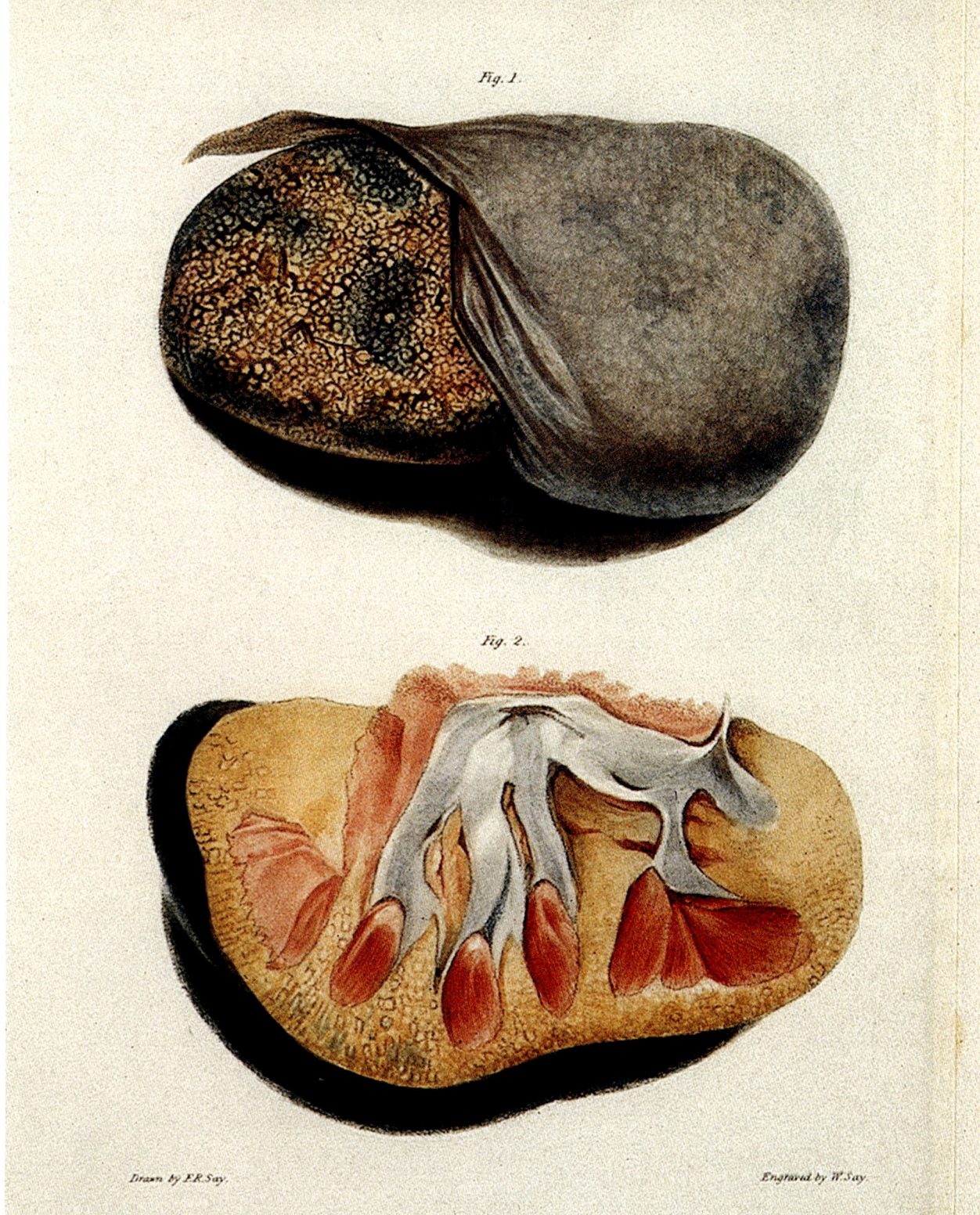

Fig. 1.

Fig. 2.

Drawn by F.R.Say.   Engraved by W.Say.

Gegenüber

Die Dialyse beruht auf dem Prinzip der Osmose: Zusammen mit dem Wasser diffundieren kleinste gelöste Substanzen durch eine semipermeable Membran entlang des Konzentrationsgefälles. Dies ist ein Teil von Thomas Grahams Apparatur, mit der er die Diffusion gelöster Stoffe untersuchte (um 1854).

Oben

Zeichnungen funktionsuntüchtiger Nieren aus Richard Brights (1789–1858) *Reports of Medical Cases* (1827–31). In diesen Fallbeschreibungen korrelierte er Symptome mit Obduktionsbefunden und schlussfolgerte unter anderem, dass Patienten mit Ödemen, deren Urin Albumin aufweist, an Niereninsuffizienz leiden.

liche Niere war die erste, die zum Einsatz gelangte: Bereits 1943 dialysierte er damit die ersten Patienten. Das Gerät umfasste eine mit Zellophanschläuchen umwickelte Trommel aus Holzlatten. Rotierte die Trommel, wurde das Blut durch die Schläuche befördert, die sich im unteren Teil durch ein Lösungsbad bewegten, in das die urämischen Toxine eindiffundierten. Das Gerät war zwar groß, sperrig und schwierig zu handhaben, führte aber zu deutlichen Verbesserungen der Blutwerte und Symptome. Kolff emigrierte später in die Vereinigten Staaten, wo er unter anderem die erste brauchbare Herzprothese entwickelte und an der Verbesserung seines Dialysegeräts arbeitete.

DIE ERSTEN ANWENDUNGEN

Kolffs Erfindung war insbesondere in extremen Fällen von unschätzbarem Wert, jedoch fielen die ersten Therapieergebnisse sehr unterschiedlich aus: Obgleich sich der Zustand der ab 1943 behandelten Patienten verbesserte, überlebte erst der 17. von ihnen. Da es schwierig war, einen kontinuierlichen Blutfluss von den Blutgefäßen hin zur Maschine und zurück zu erlangen, konnten bei einem einzelnen Patienten nur wenige Dialysebehandlungen durchgeführt werden. Daher wurde das Gerät vor allem bei Patienten mit akutem, potenziell heilbarem Nierenversagen eingesetzt.

Während des Zweiten Weltkriegs gab es häufiger Fälle mit traumatisch bedingtem akutem Nierenversagen, jedoch sank das Interesse an der Dialyse nach Kriegsende. Erst der Koreakrieg brachte den untrüglichen Beweis, dass die Dialyse Leben retten konnte, woraufhin sich deren Anwendung nach und nach verbreitete.

ABTEILUNGEN FÜR NEPHROLOGIE UND DIALYSE

Für die zahlreichen Patienten mit chronischer Niereninsuffizienz konnte die Dialyse jedoch weiterhin kaum genutzt werden, bis der amerikanische Arzt Belding Scribner (1921–2003) zusammen mit dem Ingenieur Wayne Quinton (geb. 1921) in Seattle den sogenannten Shunt entwickelte. Dabei handelt es sich um einen mit Teflon beschichteten, kurzen Kunststoffschlauch, der als Verbindung zwischen einer Arterie und einer Vene implantiert wird und einen wiederholten Anschluss der Dialysemaschine erlaubt. Damit konnte nun selbst Patienten mit Nierenversagen im Endstadium zu einem annehmbaren Gesundheitszustand verholfen werden.

Scribner machte sich daraufhin sogleich an den Aufbau der ersten Abteilung für Nephrologie und Dialyse, in deren Mittelpunkt die künstlichen Nieren standen, mit denen bei jedem Patienten dreimal pro Woche eine ambulante Blutwäsche durchgeführt wurde. Die Dialyse

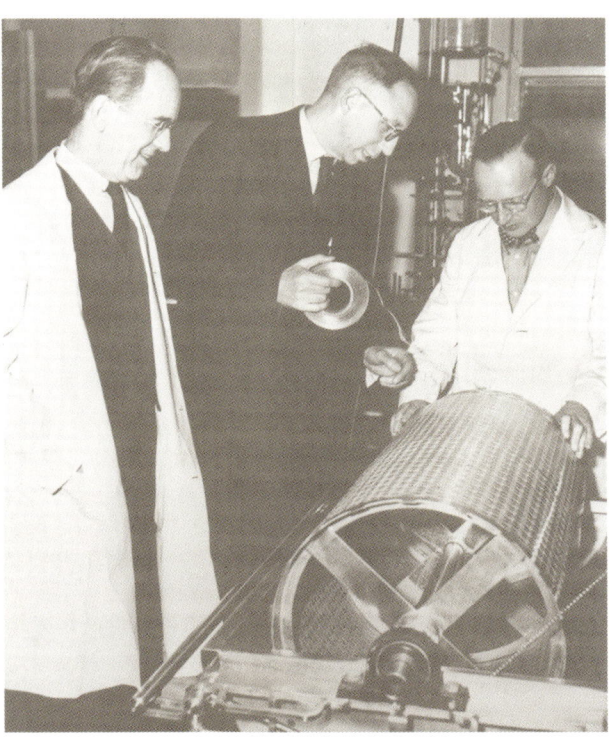

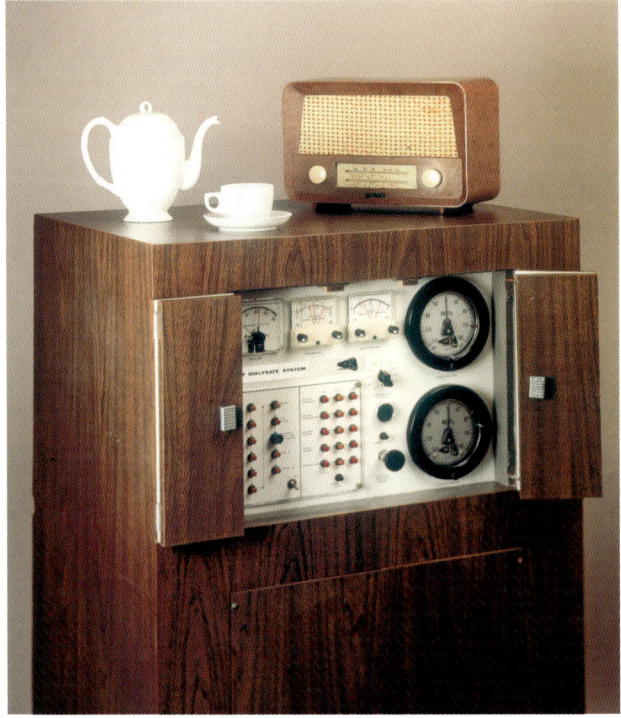

wurde nicht nur von Krankenschwestern und Technikern, sondern auch von den Patienten selbst überwacht, die somit mehr Einfluss auf ihre eigene Behandlung hatten als je zuvor.

Heute erfolgt die Blutwäsche bei einigen Patienten auch über die sogenannte Peritonealdialyse (Bauchfelldialyse), bei der die körpereigenen semipermeablen Membranen zur Ausfilterung der giftigen Stoffwechselprodukte genutzt werden. Bereits in den 1940er-Jahren entwickelt, konnte sich dieses Verfahren erst durch industriell geförderte technische Verbesserungen in den 80ern für die Langzeitbehandlung etablieren. Die Peritonealdialyse bietet den Patienten unter anderem mehr Unabhängigkeit von einem Dialysezentrum.

Dialysegeräte sind für Nierenkranke, deren Zahl kontinuierlich ansteigt, unerlässlich geworden. Mittlerweile sind sie klein, sicher, selbststeuernd und hochentwickelt, basieren aber immer noch auf Kolffs bahnbrechendem Prinzip.

Gegenüber links

Der Niederländer Willem Kolff (Mitte) erläutert die Funktionsweise seines Dialysegeräts 1950 in der Cleveland Clinical Foundation in Ohio, wo er nach seiner Emigration in die USA arbeitete. Neben ihm stehen der Kollege A.C.Corcoran (rechts) und der wissenschaftliche Direktor Irvine H.Page (links).

Gegenüber rechts

Ein von der US-amerikanischen Firma Milton Roy hergestelltes Dialysegerät für zuhause, um 1966. Dieses frühe Modell wurde von seinem Besitzer in Großbritannien neun Jahre lang gebraucht. Er zog die damaligen Kosten für das Gerät und die Wartung in Höhe von 7000 Pfund dem Aufwand mehrmals wöchentlicher Blutwäschen in einem Krankenhaus vor.

Unten

Eine Patientin, die an eines von Kolffs Dialysegeräten angeschlossen ist, 1947. Die Trommel rotiert in einer Kochsalzlösung, während das Blut durch die Zellophanschläuche fließt, die als semipermeable Membran dienen. Die Blutwäsche wird dadurch erreicht, dass die Schadstoffe die Membran durchdringen und in der Lösung verbleiben.

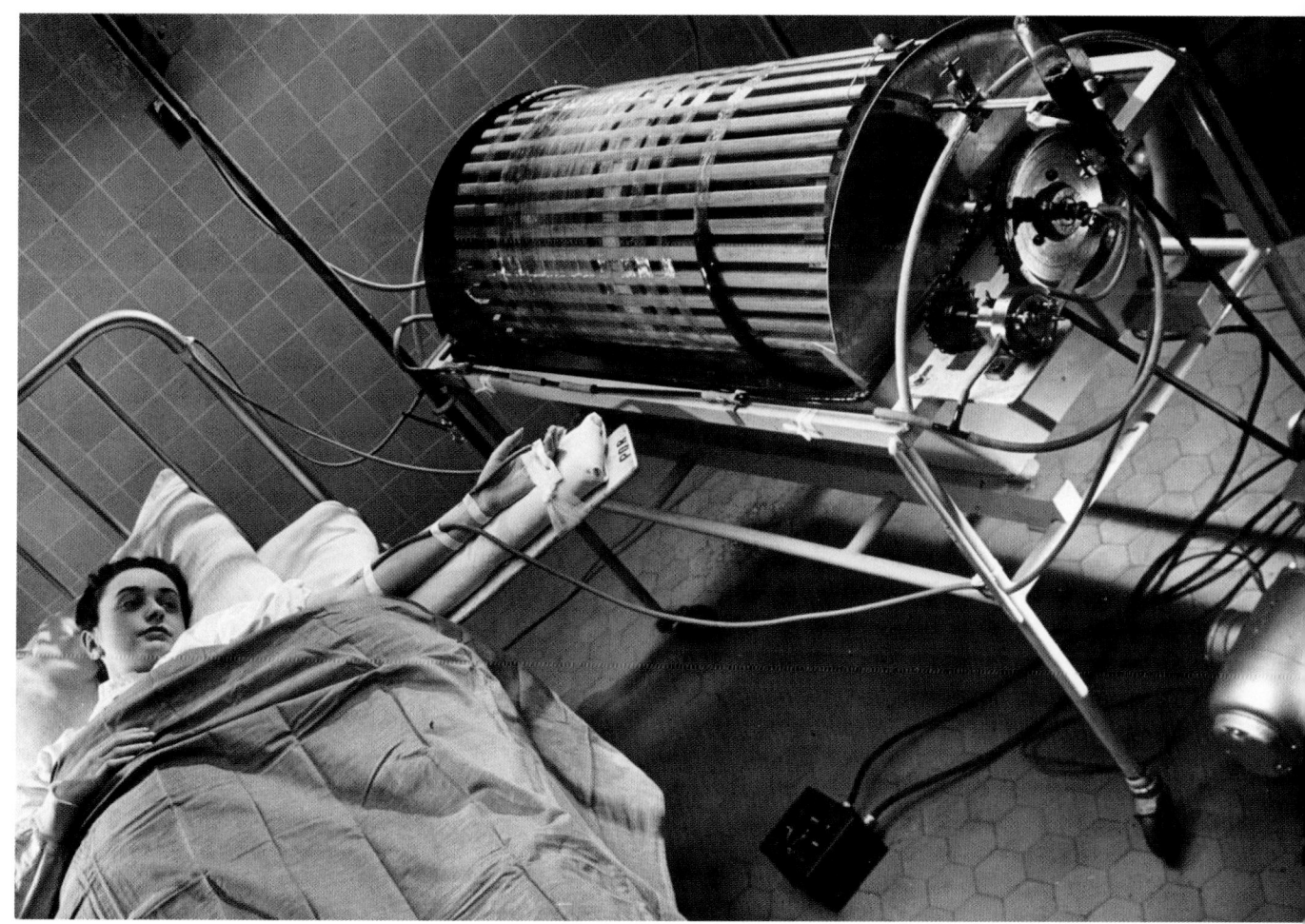

67. GIFTSTOFF TABAK
Lungenkrebs und andere Leiden

Stephen Lock

*Das Risiko für die Entwicklung von Lungenkrebs steigt mit der Menge
der gerauchten Zigaretten beständig an.*
Richard Doll und Austin Bradford Hill, 1950

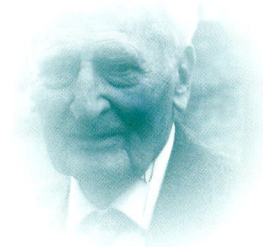

Richard Doll, der als einer der Ersten die Auswirkungen des Rauchens auf die Gesundheit beschrieb. 1950 veröffentlichte er zusammen mit Austin Bradford Hill die Resultate seiner ersten Studie zu diesem Thema, und 2004 wurden die Ergebnisse der Folgestudie, die das Rauchverhalten männlicher Ärzte in Großbritannien über 50 Jahre lang untersuchte, im renommierten *British Medical Journal* vorgestellt.

Vor 60 Jahren waren vier von fünf Männern in Großbritannien Raucher; heute ist es nur noch einer von fünf. Dieser Rückgang lässt sich darauf zurückführen, dass die schädigenden Folgen des Tabakrauchens, allen voran das Bronchialkarzinom (Lungenkrebs), erst ab den 1950er-Jahren einer breiteren Öffentlichkeit bekannt wurden. Auch die Zusammenhänge mit anderen Tumor-, Atemwegs- und Herz-Kreislauf-Erkrankungen sowie fetalen Fehlentwicklungen wurden erst nach und nach festgestellt. In den meisten westlichen Ländern entstanden daraufhin Anti-Tabak-Bewegungen. In Deutschland begannen sogar schon in den 30ern Aufklärungskampagnen, unterstützt von der nationalsozialistischen Regierung, die den Tabakkonsum missbilligte. Tabakprodukte wurden in der Folge mit hohen Steuern belegt und Zigarettenwerbung teilweise verboten. Zudem führte man im Laufe der Zeit entsprechende Warnhinweise auf Zigarettenschachteln ein, und in vielen öffentlichen Gebäuden und Verkehrsmitteln sowie gastronomischen Betrieben ist das Rauchen heute untersagt.

Tabak wurde in Europa um 1600 eingeführt und diente zunächst als Arzneimittel, später als wichtige Einkunftsquelle – einerseits für die Kolonien, in denen er angebaut wurde, andererseits für die heimischen Regierungen, die ihn besteuerten. Bis zum späten 19. Jahrhundert wurde Tabak entweder gekaut oder in Pfeifen geraucht. Dann setzte sich aufgrund neuer maschineller Produktionsverfahren die Zigarettenform durch, und das Zigarettenrauchen wurde zur beliebtesten Form des Tabakkonsums. Während es im Ersten Weltkrieg noch Männerdomäne war, begannen sich im Zweiten Weltkrieg viele Frauen zu starken Raucherinnen zu entwickeln.

ERHÖHTE FALLZAHLEN UND STUDIEN
Ab den 1920ern erhöhte sich die Zahl der Lungenkrebsfälle drastisch, und innerhalb der nächsten 20 Jahre stieg diese in Großbritannien bei Männern um das Sechsfache, bei Frauen um das Dreifache an. Alarmiert von dieser Entwicklung beauftragten die britischen Behörden den Statistiker Austin Bradford Hill (1897–1991) und den Arzt Richard Doll (1912–2005) mit der Durchführung einer Studie. Daraufhin untersuchten die beiden die Rauchgewohnheiten von 1018 Patienten, die an Londoner Krankenhäusern behandelt wurden. Die eine Hälfte der Befragten litt an Lungenkrebs, die andere an unterschiedlichen Erkrankungen. Sie kamen zu dem Ergeb-

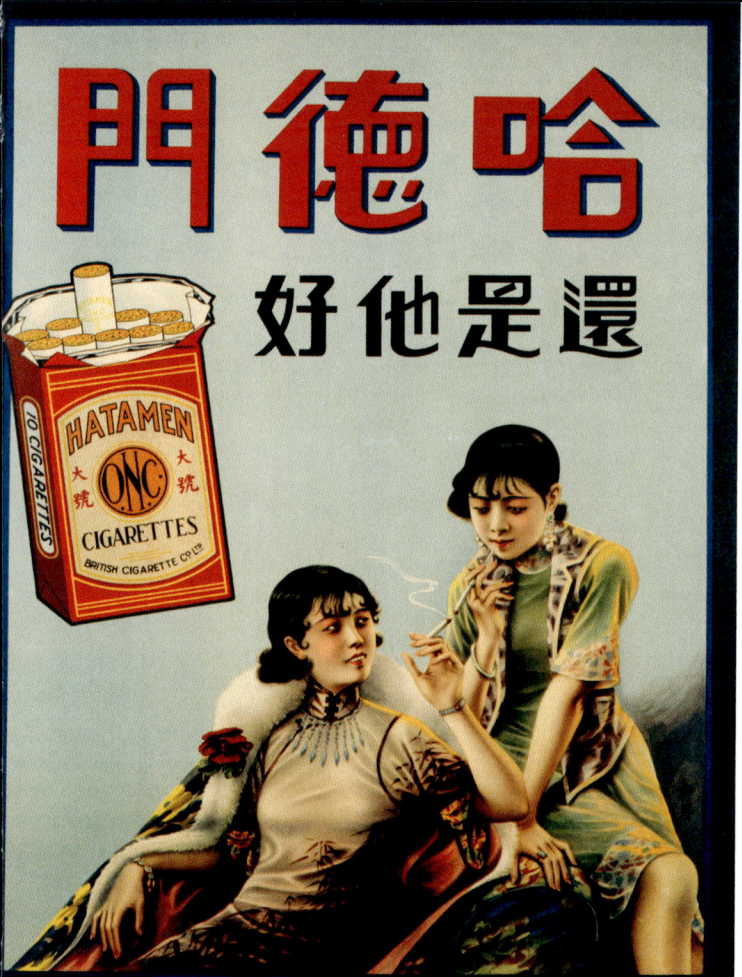

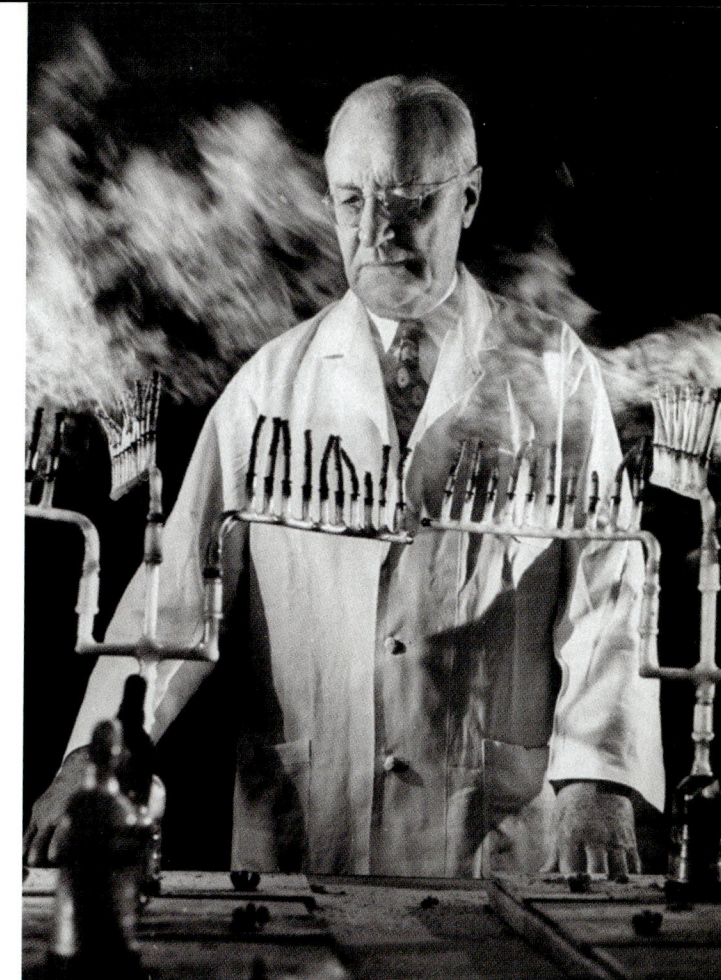

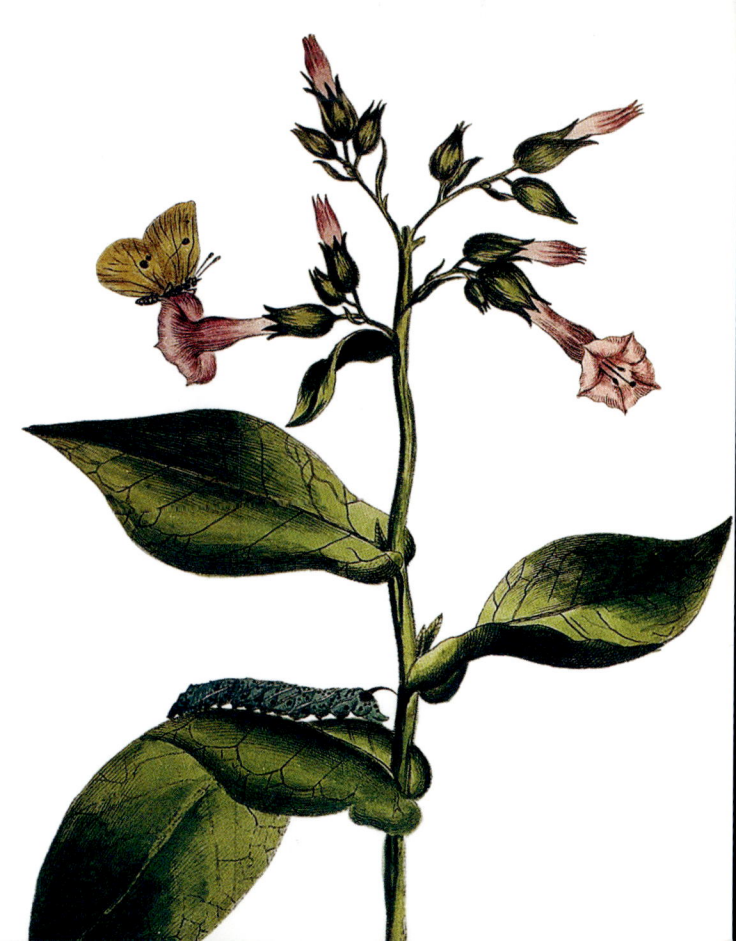

Oben links
Überall suggerierte die Werbung den Frauen, Zigaretten seien ein Zeichen für Emanzipation, Kultiviertheit und erotischen Reiz, wie diese chinesische Anzeige für Zigaretten der Marke *Hatamen* um 1932.

Oben rechts
Evarts A. Graham, ein amerikanischer Chirurg, der sich insbesondere mit der operativen Behandlung des Lungenkarzinoms befasste. Er vermutete schon früh einen Zusammenhang zwischen dieser Erkrankung und dem Rauchen. Graham war vor Beginn seiner Studien selbst Raucher gewesen und starb an Lungenkrebs.

Rechts
Virginischer Tabak, *Nicotiana tabacum*, der heute häufig als Kulturpflanze verwendet wird. Er stammt ursprünglich aus Süd- und Mittelamerika. Die Blätter von Tabakpflanzen enthalten eine höhere Nikotinkonzentration als die anderer Pflanzen. Nikotin ist ein starkes Nervengift und dient der Pflanze in der Natur zur Abwehr von Insekten und Pflanzenfressern.

nis, dass das Risiko für die Entwicklung eines Bronchialkarzinoms bei starken Rauchern im Vergleich zu Nichtrauchern um das 50-Fache erhöht war. Mit einem solch frappierenden Resultat hatte man nicht gerechnet und entschied sich daher, die Zahlen vor einer Veröffentlichung noch durch weitere Studien in anderen Städten zu überprüfen. Bevor es aber dazu kam, meldeten die amerikanischen Wissenschaftler Ernst Wynder (1922–1999) und Evarts A. Graham (1883–1957) ähnliche Daten aus den USA. Daraufhin veröffentlichten Doll und Hill ihre eigenen Ergebnisse kurzerhand doch, um nur wenig später durch die Erkenntnisse anderer Wissenschaftler unterstützt zu werden. Angesichts der offenbar schwerwiegenden Folgen des Tabakkonsums entwickelten Doll und Hill eine weitere Studie zur Überprüfung des vorhandenen Datenmaterials – eine prospektive Studie, wie es sie in der Form noch nie gegeben hatte.

Im Rahmen dieser Langzeituntersuchung wurden die Rauchgewohnheiten britischer Ärzte abgefragt und bis zu deren Tod nachverfolgt. Die Zwischenergebnisse bestätigten die Resultate der ersten Studie, und die Endauswertung, die 50 Jahre nach Beginn der Studie von Doll persönlich vorgestellt wurde, zeigte für Zigarettenraucher eine doppelt so hohe Sterblichkeit. Überdies wurde nachgewiesen, dass Raucher im Durchschnitt zehn Jahre früher sterben als Nichtraucher, dass sich aber die Lebenserwartung bei Aufgabe des Rauchens (selbst im mittleren Alter) erhöht.

Relevante Daten waren vorher auch schon andernorts veröffentlicht worden, so hatte sich etwa der deutsche Internist Fritz Lickint (1898–1960) bereits ab den

Häufige Folgen des Rauchens

Atemwege
Kehlkopf-, Bronchial- und Lungenkrebs; Bronchitis
sowie chronisch obstruktive Lungenerkrankung
Verdauungstrakt
Speiseröhren-, Magen- und Bauchspeicheldrüsenkrebs;
Magen- und Zwölffingerdarmgeschwüre
Harnwege
Nieren- und Blasenkrebs
Kreislaufsystem
Herzinfarkt, periphere Gefäßkrankheiten
Andere
Impotenz, fetale Entwicklungsstörungen, Gesichtsfalten

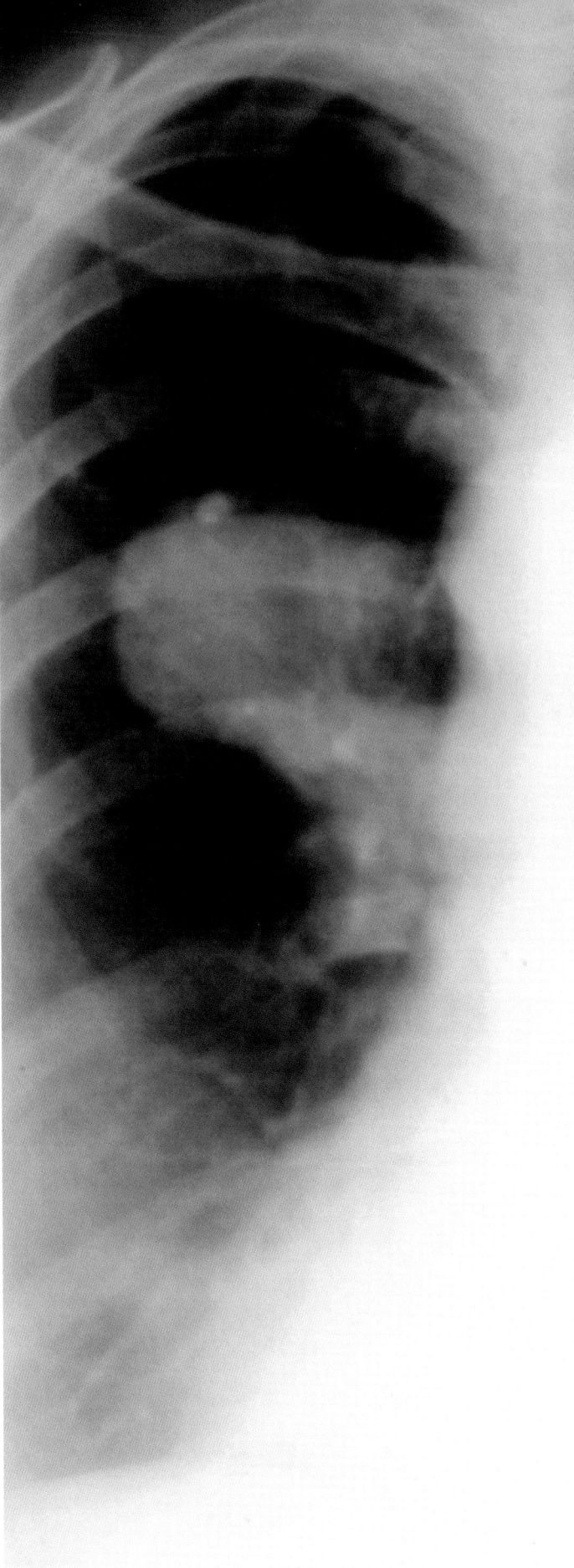

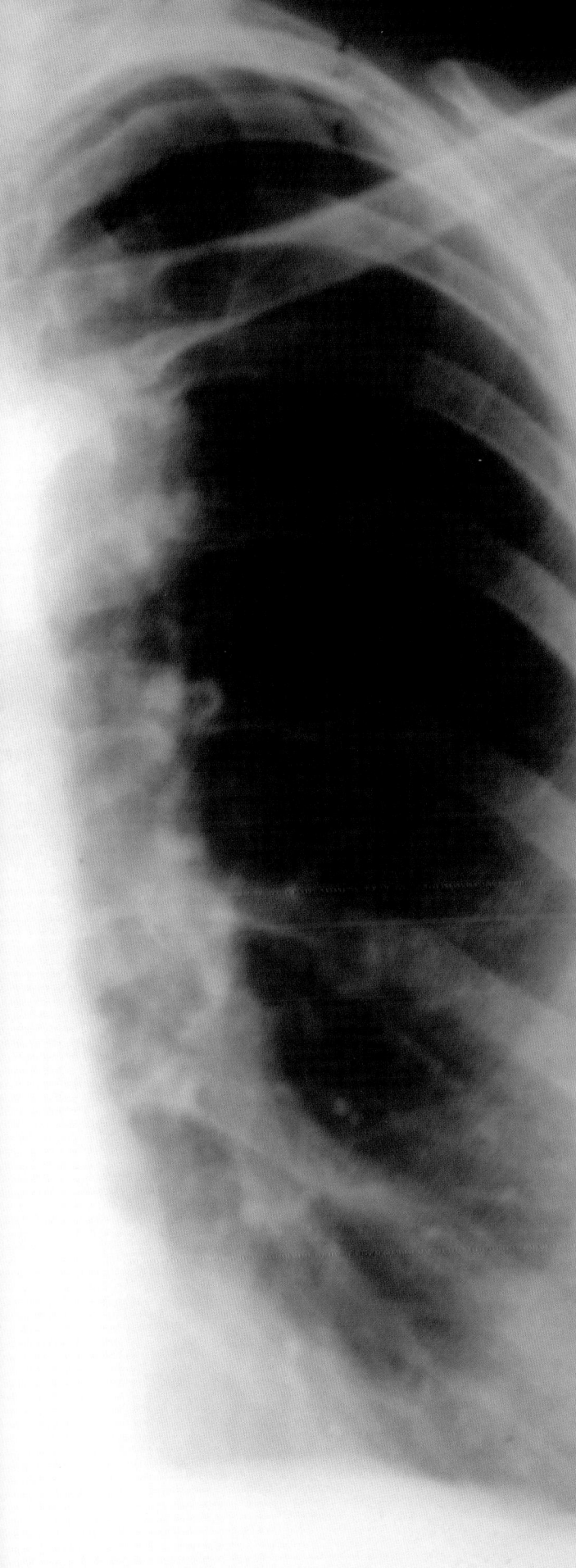

1920ern in einer Reihe von Publikationen den Gesundheitsrisiken des Tabakrauchens gewidmet und sich nicht zuletzt auch durch Vorträge unermüdlich um eine Aufklärung der Bevölkerung bemüht. Lange bevor all diese Tatsachen ans Licht kamen, waren Lungenerkrankungen zwar schon mit einer hohen Belastung durch Staub, Teer oder Dieselabgase in Verbindung gebracht worden, aber das allgemein verbreitete Rauchen von Tabak galt als harmlos, und selbst medizinische Fachzeitschriften enthielten Zigarettenwerbung.

EIN LANGWIERIGES PROBLEM

Mittlerweile sind die Risiken des Tabakkonsums umfassend erforscht. Weniger gut dokumentiert, aber dennoch nachgewiesen, sind die Folgen des Passivrauchens, das ebenfalls zu Lungenkrebs, Atemwegserkrankungen bei Kindern und plötzlichem Kindstod führen kann. Das ist im Grunde nicht überraschend, da man heute weiß, dass Tabakrauch etwa 4800 Substanzen enthält, von denen um die 50 kanzerogen (krebserregend) sind.

Die aktuellen Statistiken sind zudem eindeutig. Rauchen gilt weltweit als die häufigste vermeidbare Ursache für Krankheit und vorzeitigen Tod. Allein in Deutschland sterben jedes Jahr zwischen 100 000 und 120 000 Menschen an den Folgen des Rauchens. Auf schätzungsweise 7,5 Milliarden Euro belaufen sich die jährlichen Kosten für tabakassoziierte gesundheitliche Probleme und Erkrankungen. Und doch beträgt der Anteil der erwachsenen Raucher an der deutschen Bevölkerung knapp 30 Prozent, davon rauchen Frauen zu 22 und Männer zu 35 Prozent. Im europäischen Vergleich wird in Schweden mit 19 Prozent am wenigsten geraucht und in Russland am meisten (über 60 Prozent).

Der Hauptgrund ist in der starken körperlichen und psychischen Abhängigkeit zu suchen, die regelmäßiger Tabakkonsum auslösen kann. Trotzdem ist es schon vielen Menschen gelungen, ihre Sucht zu bezwingen – durch schiere Willenskraft, ärztliche Unterstützung oder andere Methoden. Die um ihren Profit fürchtende Tabakindustrie konzentriert sich nun vermehrt auf die Schwellenländer, in denen die Gefahren des Rauchens noch nicht in vollem Maße ins Bewusstsein der Bevölkerung gedrungen sind.

Eine Röntgenaufnahme der Lunge: Im rechten Lungenflügel (auf der linken Bildseite) ist der Schatten des Karzinoms klar erkennbar. Zigarettenrauch enthält viele verschiedene krebserregende Stoffe, welche die DNA innerhalb der Zellen schädigen können, sodass sich diese Zellen vergrößern und abnorm im Körper vermehren.

KÜNSTLICHE BEFRUCHTUNG
In-vitro-Fertilisation und Embryotransfer

Sarah Franklin und Martin H. Johnson

Menschliche Oozyten wurden in vitro *zur Reifung gebracht und mit Spermatozoen befruchtet. Für menschliche Eizellen, die mithilfe dieses Verfahrens befruchtet wurden, könnte es gewisse klinische und wissenschaftliche Verwendungszwecke geben.*
R. Edwards, B. D. Bavister und P. Steptoe, 1969

Obgleich die künstliche Befruchtung (auch assistierte Reproduktion genannt) häufig mit dem ersten »Retortenbaby«, der 1978 in England geborenen Louise Joy Brown in Verbindung gebracht wird, begann die Geschichte der In-vitro-Fertilisation (IVF) und des damit verbundenen Embryotransfers (ET) bereits vor über einem Jahrhundert. Die ersten Versuche an Säugetieren wurden im späten 19. Jahrhundert von dem Briten Walter Heape (1855–1929) im Rahmen seiner Untersuchungen zum Verständnis der Vererbungsmechanismen durchgeführt. Heape setzte einem schwarzen Hasenweibchen Embryonen eines weißen Angorakaninchenpärchens ein, um zu zeigen, dass die Fellpigmentierung der Nachkommen durch die Heranreifung im Leib des Ammentiers nicht beeinflusst wird.

DIE REPRODUKTIONSMECHANISMEN
In den 1930er-Jahren wiederholte der amerikanische Physiologe Gregory Pincus (1903–1967) Heapes Experimente – diesmal jedoch zur Untersuchung der Reproduktionsmechanismen. Pincus berichtete, partheno-genetische (aus unbefruchteten Eizellen entstandene) Kaninchennachkommen gezüchtet und eine Befruchtung im Reagenzglas versucht zu haben, erwarb sich damit jedoch einen umstrittenen Ruf. 1944, nachdem man ihm in Harvard eine Anstellung verwehrt hatte, setzte Pincus seine Forschungen in einer von ihm mitbegründeten Stiftung für experimentelle Biologie in Massachusetts fort. Dort schloss sich ihm Min Chueh Chang (1908–1991) an, der sich auf die Befruchtung bei Säugetieren spezialisiert hatte. 1951 entdeckte Chang das Phänomen der Kapazitation – des physiologischen Reifungsprozesses, durch den die Spermien im weiblichen Geschlechtstrakt ihre Befruchtungsfähigkeit erlangen. Unabhängig von Chang wurde dieser Prozess auch durch Colin R. Austin (1914–2004) beschrieben. Wenig später waren Pincus und Chang an der Entwicklung der Antibabypille [47] beteiligt. Die Voraussetzungen dafür waren unter anderem die Aufklärung der Rolle der Hormone bei der Ovulation (Eisprung) und der Entwicklung der Ovulationsinduktion gewesen – Erkenntnisse, die sich später als ausschlaggebend für die künstliche Befruchtung beim Menschen erwiesen.

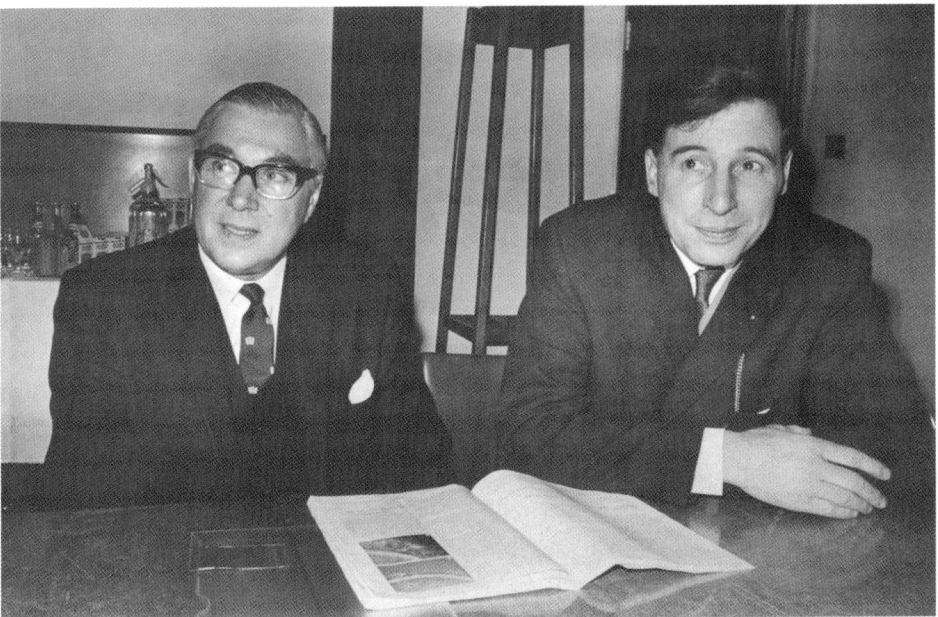

Gegenüber
Ein durch In-vitro-Fertilisation gewonnener Embryo im Acht-Zell-Stadium. Dieser kann in die Gebärmutter einer Frau eingebracht werden (Embryotransfer), wo er sich zum Erreichen der Schwangerschaft einnisten muss.

Oben
Patrick Steptoe (links) und Robert Edwards (rechts) zeichneten zusammen mit ihrer Assistentin Jean Purdy verantwortlich für das erste Retortenbaby Louise Joy Brown, die 1978 geboren wurde. Als einziger noch Lebender der drei Wissenschaftler bekam Edwards dafür 2010 den Nobelpreis verliehen.

Doch zuerst lieferte Chang 1959 den endgültigen Beweis, dass eine erfolgreiche IVF bei Säugetieren möglich ist: Er entnahm einem Kaninchen reife Eizellen und befruchtete sie mit kapazitierten Spermien. Nach der Inkubation setzte er die entstandenen Embryos einem anderen Kaninchenweibchen ein, das dann lebensfähige Nachkommen zur Welt brachte.

IVF UND ET BEIM MENSCHEN
In der Folge befassten sich allerdings nur wenige Wissenschaftler mit dem kontrovers diskutierten Ziel der künstlichen Befruchtung beim Menschen. 1968, inmitten der öffentlichen Debatten um dieses Thema, taten sich der Reproduktionsbiologe Robert Edwards (geb. 1925) und der Gynäkologe Patrick Steptoe (1913–1988) in Großbritannien zusammen, um neue IVF-Techniken beim Menschen zu entwickeln. Unterstützt wurden sie dabei von ihrer Assistentin Jean Purdy (1946–1985). Edwards verfügte über weitreichende Kenntnisse der zeitlichen Abläufe bei der Eizellenreifung, und Steptoe beherrschte die neue Technik der Laparoskopie [62], mit deren Hilfe Eizellen entnommen werden können.

Für seine anfänglichen Versuche, die schließlich 1969 zur ersten erfolgreich in vitro vorgenommenen Befruchtung einer menschlichen Eizelle führten, verwendete Edwards Oozyten, die er mittels Biopsie aus den Eierstöcken der Patientinnen entnommen hatte. Diese wurden kultiviert und zur Reifung gebracht, um dann in einem jüngst von dem Doktoranden Barry D. Bavister (geb. 1943) entwickelten Nährmedium mit kapazitiertem Sperma befruchtet zu werden. Später gelang es Edwards und Steptoe auch, in vivo gereifte Eizellen laparoskopisch zu entnehmen. Die Befruchtung, Zellteilung und Blastozystenbildung (das Stadium, in dem sich aus dem Zellgefüge eine flüssigkeitsgefüllte Höhle entwickelt) erfolgte dann wieder in vitro. Der Embryotransfer begann 1974 bei Frauen, die sich freiwillig gemeldet hatten.

FORTSCHRITTE UND RISIKEN
Doch erwies sich das Herstellen der für eine erfolgreiche Implantation erforderlichen hormonellen Bedingungen als höchst kompliziert. Und so lagen zwischen der ersten erfolgreichen künstlichen Befruchtung einer menschlichen Eizelle und der Geburt von Louise Joy

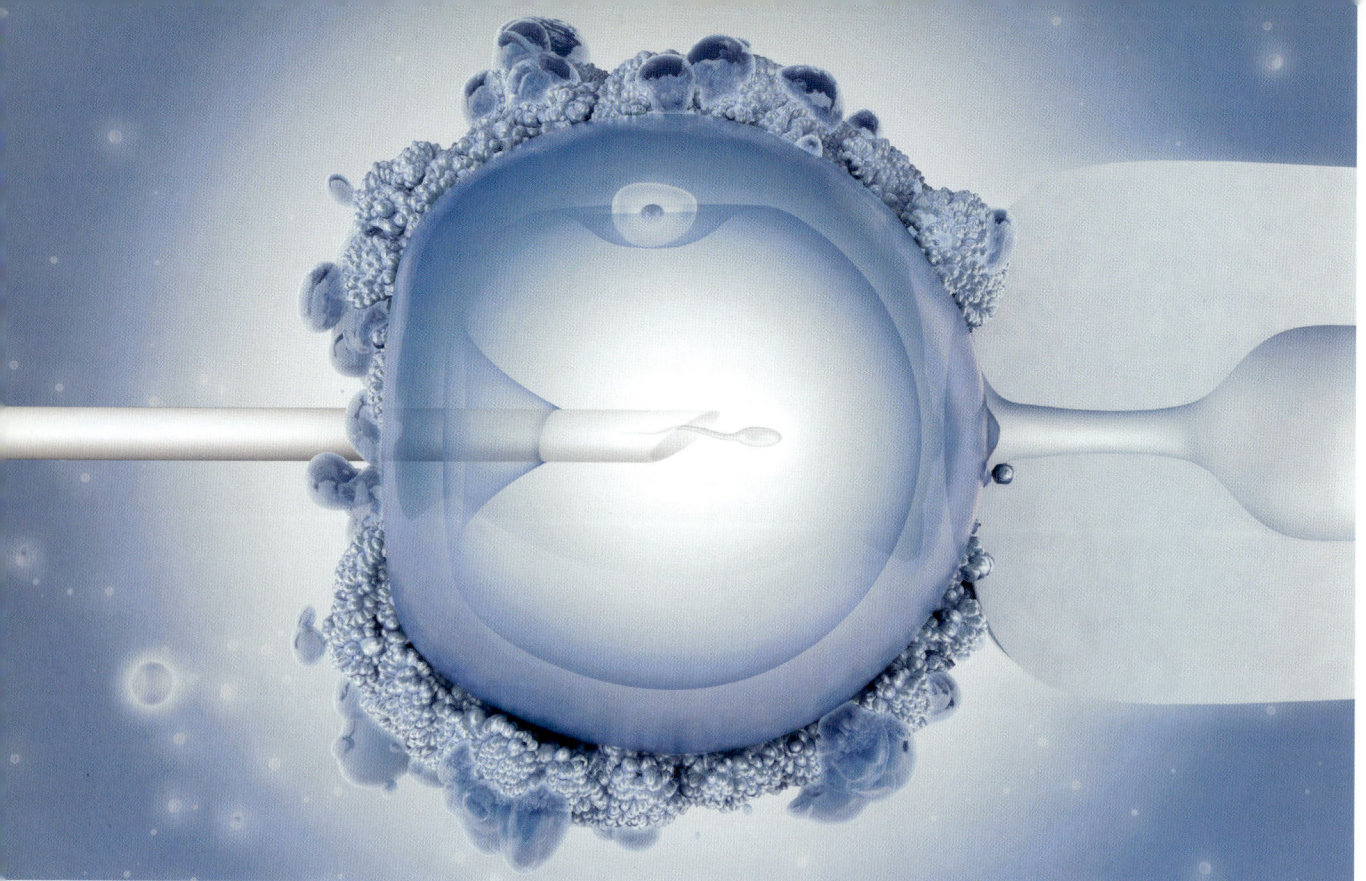

Brown fast zehn Jahre. Edwards und Steptoe sahen sich auch mit ethischen Einwänden konfrontiert, und ihre Arbeit verlief unter der nahezu permanenten Überwachung durch die Medien.

Ihr Erfolg 1978 ebnete den Weg für die rasche Verbreitung von IVF und ET in der klinischen Praxis. Bis heute stellt die assistierte Reproduktion die führende Behandlungsform bei Infertilität dar, und weltweit ist damit Millionen von Paaren mit unerfülltem Kinderwunsch bislang geholfen worden. Gleichzeitig wurde auch die Grundlagen- und Anwendungsforschung in der Gynäkologie vorangebracht, einschließlich der Präimplantationsdiagnostik (PID) zur Erkennung bestimmter Erbkrankheiten ab den 80ern und die intrazytoplasmatische Spermieninjektion (ICSI) zur Überwindung bestimmter Formen der männlichen Infertilität ab den 90ern. Die künstliche Befruchtung bildet überdies auch die Basis für die Anfang des 21. Jahrhunderts einsetzende Forschung mit humanen embryonalen Stammzellen.

Trotz zahlreicher bedeutender Fortschritte auf dem Gebiet der assistierten Fortpflanzung liegt die Erfolgsquote nur bei 25–30 Prozent. Es ist eine physisch und psychisch anstrengende Prozedur, bei der sich die Frauen meist einer rigorosen Hormonbehandlung und mehreren Eingriffen unterziehen müssen. Die damit verbundenen Risiken sind zwar relativ gering, jedoch nicht außer Acht zu lassen. Zudem bestehen weitere Gefahren: Häufig werden mehrere Embryonen eingepflanzt (in Deutschland maximal drei), wodurch sich die Wahrscheinlichkeit für Mehrlingsgeburten erhöht. Epidemiologische Studien haben ferner bei künstlicher Befruchtung ein leicht erhöhtes Risiko für geistige und körperliche Behinderungen des Kindes gezeigt. Ob dieses aber durch die angewendete Technik selbst verursacht wird oder eine Konsequenz der verminderten Fruchtbarkeit darstellt, ist weiterhin unklar.

Oben
Eine Methode der assistierten Reproduktion ist die intrazytoplasmatische Spermieninjektion (ICSI). Dabei werden die Spermien direkt in die Eizelle (die hier von einer Mikropipette festgehalten wird) injiziert. Die ICSI wird eingesetzt, wenn die Anzahl oder die Beweglichkeit der Spermien zu gering und eine natürliche Befruchtung damit unwahrscheinlich ist.

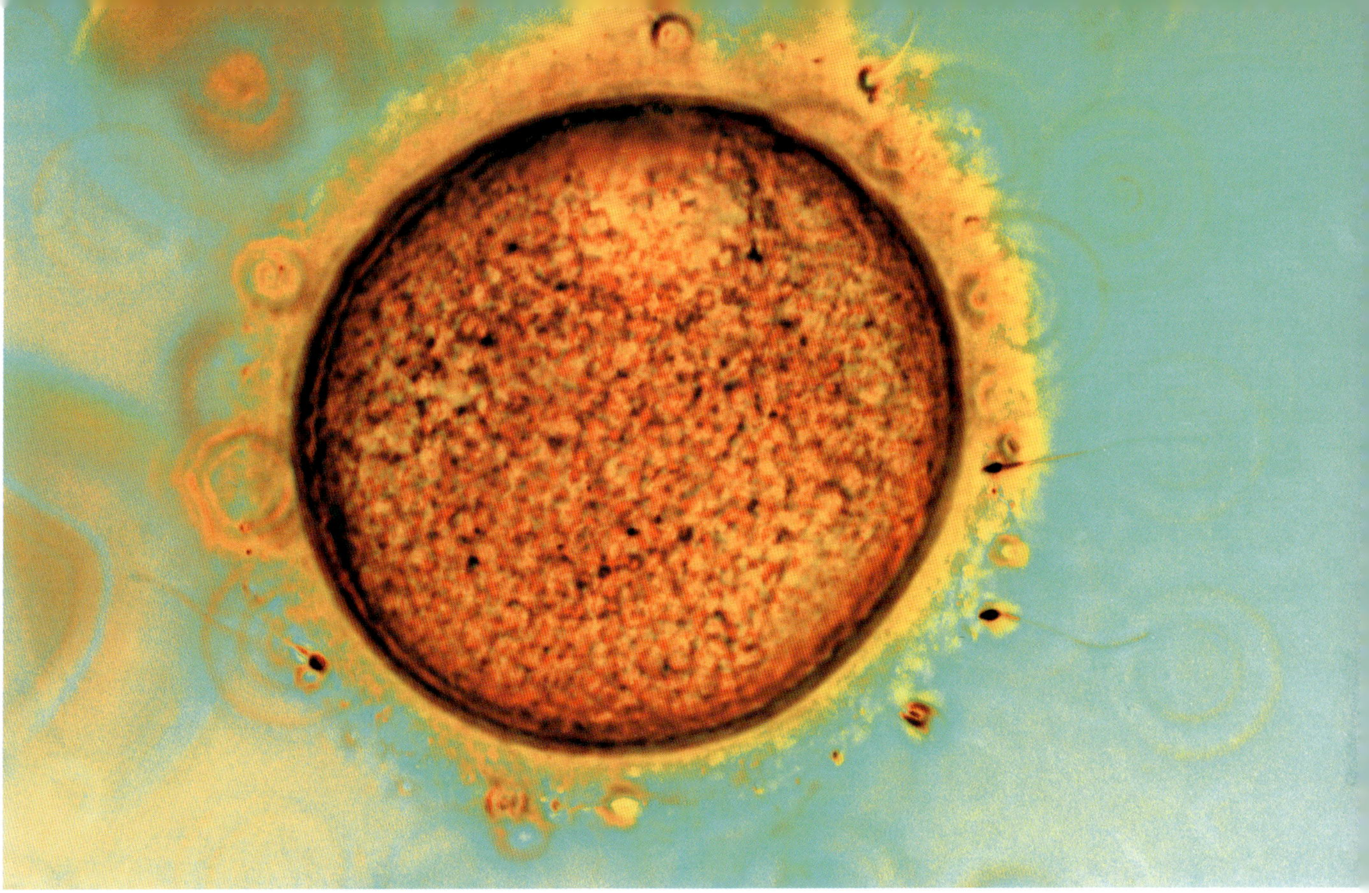

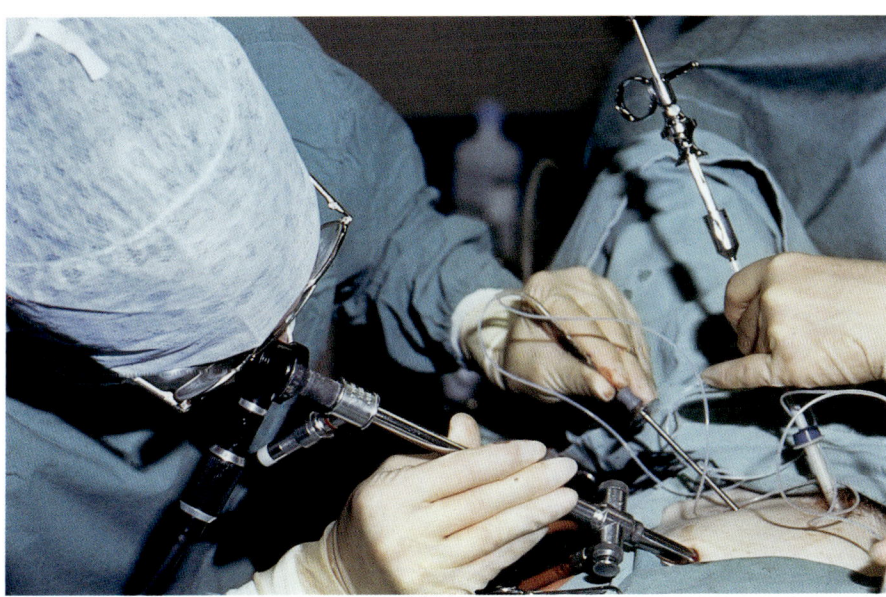

Oben

Männliche und weibliche Keimzellen: Die Eizelle ist von schützenden Kumuluszellen (gelb) umgeben, darunter liegt die Zona pellucida, eine Hüllschicht (braun). Auf dem Spermienkopf befinden sich spezielle Enzyme zur Auflösung dieser Membran, damit das Spermium in die Eizelle eindringen und diese befruchten kann.

Unten

Mit einer Laparaskopie (Bauchspiegelung) erhält der Arzt Einblick in den Bauch- und Beckenraum. Dadurch kann er auch die Eierstöcke genau erkennen und die Follikel mit einer dünnen Hohlnadel punktieren, um Eizellen zu entnehmen. Dies erfolgt durch Aspiration (Ansaugen) des Follikelinhalts.

69. DER PAP-TEST UND DIE HUMANEN PAPILLOMVIREN
Eine vermeidbare Tumorerkrankung

Ariane Dröscher

Wenn es irgendwie gelänge, ein einfaches und kostengünstiges diagnostisches Verfahren zu entwickeln, das bei einem Großteil der Frauen im entsprechenden Alter angewendet werden könnte, wären wir viel häufiger imstande, die Erkrankung in ihrem Frühstadium zu erkennen, als es momentan möglich ist.
George N. Papanicolaou und Herbert F. Traut, 1941

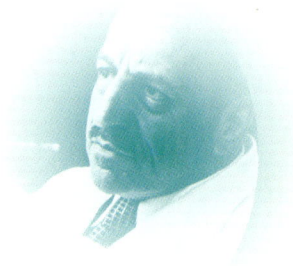

Dank des Pap-Tests kann das Zervixkarzinom (Gebärmutterhalskrebs) bereits in seiner Vorstufe diagnostiziert werden und ist dadurch zu einer der am häufigsten festgestellten, aber auch am besten behandelbaren Krebserkrankungen geworden. Diese Art des zytologischen Abstrichs markiert zudem den Beginn der gynäkologischen Zytopathologie. Durch die Verfügbarkeit dieser Methode hat man ab den späten 1970er-Jahren auch damit begonnen, die Rolle der Humanen Papillomviren bei der Entwicklung des Zervixkarzinoms näher zu untersuchen.

ZWEI NEUE DIAGNOSTISCHE METHODEN
Gegen Ende der 1920er wurden parallel, jedoch unabhängig voneinander, zwei Verfahren zur Diagnose des Zervixkarzinoms erarbeitet, zum einen durch Aurel Babeş (1886–1961), einen rumänischen Pathologen und Gynäkologen, und zum anderen durch den griechisch-amerikanischen Arzt George N. Papanicolaou (1883–1962). Babeş stellte sein Verfahren im Januar 1927 der gynäkologischen Fachgesellschaft in Bukarest vor. Es beruhte auf der Entnahme von Zellen aus dem Gebärmutterhals mithilfe einer Schlinge aus Platin. Die Zellen

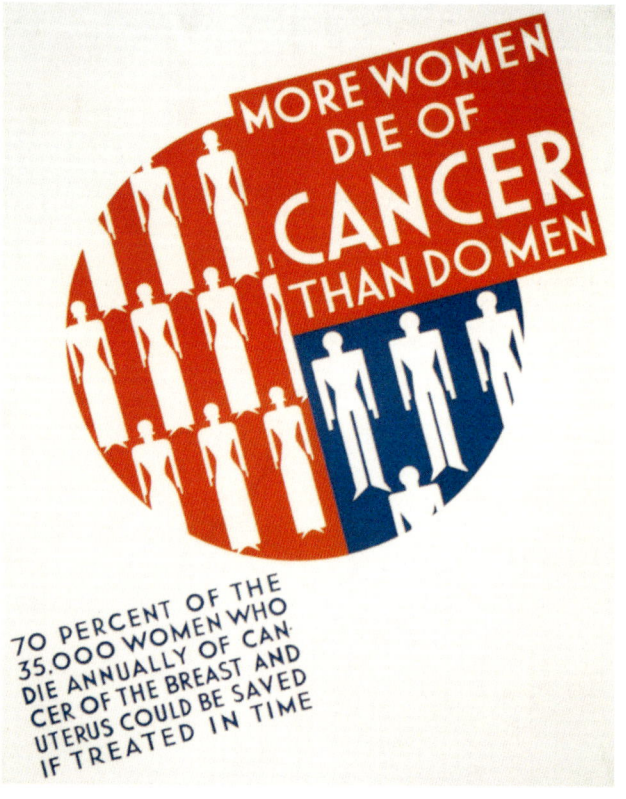

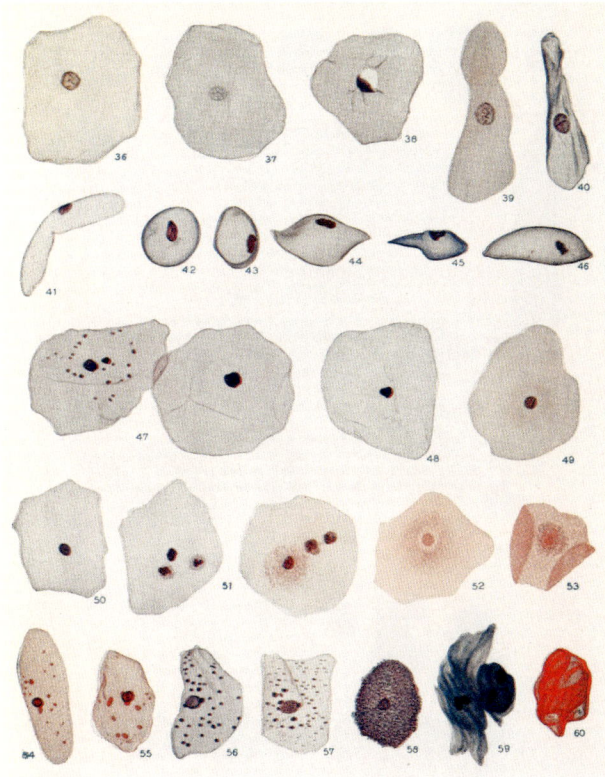

Gegenüber oben
George N. Papanicolaou (»Dr. Pap«) entwickelte den Pap-Test zur Früh-erkennung von Gebärmutterhalskrebs.

Gegenüber unten
Ein Plakat der American Cancer Society aus den 1930er-Jahren. Damit sollten Frauen dazu ermutigt werden, sich frühzeitig auf Brust- und Gebärmutterkrebs (der ein Zervixkarzinom einschließt) untersuchen zu lassen. 1945 legte eine Kampagne derselben Gesundheitsorganisation der weiblichen Bevölkerung auch den Pap-Test ans Herz.

Oben
Papanicolaou entwickelte den Pap-Test im Rahmen seiner Untersuchun-gen zum Fortpflanzungszyklus und dessen hormoneller Regulation. Diese Zeichnung stammt aus einer Veröffentlichung Papanicolaous aus dem Jahr 1933. Sie zeigt verschiedene Zelltypen, die bei Scheidenab-strichen von gesunden Frauen gefunden worden waren und nun zum Vergleich mit präkanzerösen und kanzerösen Zellen dienten.

wurden anschließend auf einem Objektträger getrock-net und eingefärbt. Damit konnten vorhandene Krebs-zellen ohne vorherige Krankheitsanzeichen und ohne Biopsie identifiziert werden. Einige Tage zuvor hatte Papanicolaou (»Dr. Pap«) eine andere Methode auf einer Konferenz in Battle Creek, Michigan, präsentiert.

Papanicolaou war 1913 in die Vereinigten Staaten immigriert, wo er zunächst am New York Hospital arbeitete, bevor er an die zugehörige Cornell Medical School wechselte. Hier entwickelte er eine Methode zur Bestimmung des Ovulationszeitpunktes bei Meer-schweinchen. Dazu entnahm er den Tieren täglich mit-hilfe eines kleinen Nasenspekulums von ihm »exfolia-tiv« getaufte (von der Schleimhaut abgegebene) Zellen aus der Scheide, die er mikroskopisch untersuchte. Die Ergebnisse fielen überraschend deutlich aus, sodass er alsbald den ersten »Pap-Abstrich« an einer Frau, näm-lich seiner Gattin, durchführte und zeigen konnte, dass es sich um eine hervorragende Möglichkeit zur Feststel-lung endokriner Veränderungen handelte. 1925 begann er mit der systematischen Untersuchung zahlreicher Vaginalabstriche und stieß dabei zufällig in einer Probe auf Krebszellen, mit denen er eine zuvor nicht diagnos-tizierte Krebserkrankung aufdeckte.

Sowohl Papanicolaous als auch Babeş' Methode wur-den anfänglich äußerst skeptisch betrachtet, stellten sie doch völlig neue, revolutionäre Ansätze in der Krebsdia-gnostik dar. Die meisten Ärzte waren anfangs nicht da-von überzeugt, dass die exfoliativen Zellen potenzielle Indikatoren für kanzeröse (krebsartige) Veränderungen seien. Zudem war der Pap-Test ihrer Meinung nach zu zeitaufwendig, da viele unauffällige Proben untersucht werden müssten, um eine pathologische zu finden, wäh-rend eine Biopsie des relativ leicht zugänglichen Gebär-mutterhalses eine sicherere Diagnose ermögliche.

DIE VERBREITUNG DES TESTS

Papanicolaou ließ sich von den Skeptikern nicht abhal-ten und entwickelte zur Identifikation präkanzeröser Gebärmutterzellen und zur Verhinderung einer malig-nen Entartung zunächst eine neue Färbetechnik und 1948 dann ein numerisches System zur zytologischen Klassifikation. Dabei wurde er durch seine Kollegen Herbert F. Traut (1894–1963) und Andrew A. Marchetti (1901–1970) entscheidend unterstützt: Die beiden über-zeugten jede Frau, die in der gynäkologischen Abtei-lung des New York Hospital aufgenommen wurde, von der Durchführung eines Vaginalabstriches zur Krebs-vorsorge und lieferten damit Papanicolaou die benötig-

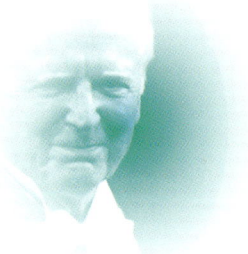

Links
Für die Erforschung der Rolle von Humanen Papillomviren als Auslöser
des Zervixkarzinoms wurde Harald zur Hausen 2008 mit dem Nobelpreis geehrt. Zusammen mit ihm erhielten Françoise Barré-Sinoussi
und Luc Montagnier diese Auszeichnung für die Entdeckung des Aids
verursachenden HI-Virus [42].

Gegenüber
Eine gefärbte Gewebeprobe von der Oberfläche eines mit dem Humanen Papillomvirus des Typs 16 infizierten Gebärmutterhalses. Teil der
pathologischen, kanzerösen Veränderungen ist die Bindung von Virus-
proteinen (grün) an die Keratinfilamente (faserartige Strukturen, rot)
und deren Restrukturierung an den Zellrändern. Die Zellkerne sind
hier blau dargestellt.

ten Daten. Nachdem die American Cancer Society den
Pap-Test vielen Frauen durch ihre Kampagnen gegen
Krebs 1945 nahegebracht hatte, wurde er immer häufi-
ger angewendet.

Dennoch ist ein umfassendes Screening der weiblichen Bevölkerung mit Schwierigkeiten verbunden.
Trotz der relativ einfachen Materialien, die für den Test
benötigt werden (Wattestäbchen, Spatel oder Bürstchen,
Objektträger und Mikroskop), erfordert die Untersuchung des Abstrichs einen geschulten, konzentrierten
Blick. Denn die Interpretation und Klassifikation abnormer Zellen ist selbst für Experten oft keine leichte
Aufgabe. Bis heute ist der Anteil der falsch negativen
Befunde (Fälle, in denen abnorme Zellen nicht erkannt
werden) relativ hoch, genauso muss ein positiver Befund nicht zwangsläufig auf Krebs hindeuten und
kann beim nächsten Abstrich wieder normal ausfallen.
Daher konzentrierte man sich 1. auf die Verbesserung
der Methoden zur Identifikation präkanzeröser Zellen,
2. auf die Erarbeitung zytologischer und morpholo-
gischer Kriterien, um einen allgemeinen Standard zur
Unterscheidung zwischen normalen, hyperplastischen
(sich exzessiv vermehrenden) und malignen Zellen
zu erreichen, und 3. auf die Verringerung des Kosten-
und Zeitaufwands, um den Pap-Test für möglichst viele
Frauen verfügbar zu machen.

Ab den 60ern wurde die Methodik der objektiven
Zellanalyse durch die Festlegung reproduzierbarer
zytologischer Kriterien maßgeblich verbessert. Diese
bildeten fortan auch die Grundlage für automatisierte
Screening-Verfahren. Doch trotz aller Bemühungen ist
eine zuverlässige automatisierte Interpretation des
Pap-Abstrichs bis heute nicht möglich.

DIE HUMANEN PAPILLOMVIREN

In den 70ern ging der deutsche Mediziner Harald zur
Hausen (geb. 1936) dem Verdacht nach, Humane Papillomviren (HPV; von lat. *papilla*, Warze) könnten die Auslöser für Zervixkarzinome sein, und isolierte mit seinem
Team viele verschiedene HPV-Typen aus Genitalwarzen.
1983/84 gelang ihnen die Isolation der DNA von HPV 16
und HPV 18 sowie der Nachweis, dass diese Virustypen in
etwa 70 Prozent der Biopsien von Patientinnen mit einem
Zervixkarzinom vorliegen. Des Weiteren identifizierten sie die beiden wichtigsten viralen Gene (E6 und E7),
die von Krebszellen transkribiert werden. Als Leiter der
Forschungsgruppe erhielt zur Hausen 2008 den Nobelpreis für Physiologie oder Medizin.

In den 80ern begannen mehrere US-amerikanische
und australische Labore mit der Entwicklung eines
HPV-Impfstoffs zum Schutz vor Gebärmutterhalskrebs.
Zu Beginn der 90er wurden die ersten funktionellen
virusartigen Partikel hergestellt, aus denen die 2006 erstmals zugelassenen HPV-Impfstoffe gewonnen werden
konnten.

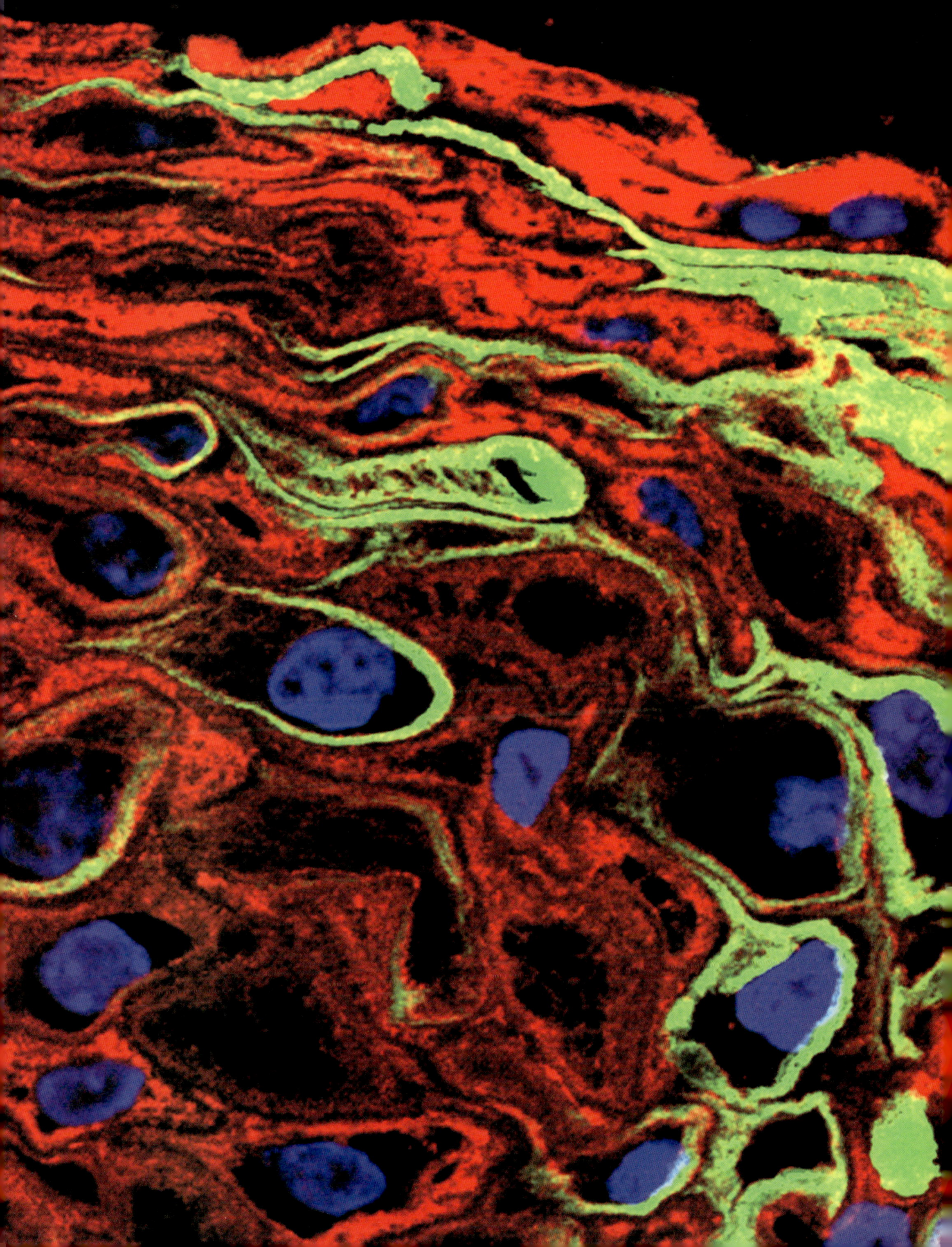

70. MAGENGESCHWÜRE DURCH HELICOBACTER PYLORI
Ein spät entdecktes Bakterium

Barry Marshall

*Das größte Hindernis auf dem Weg zur Entdeckung war nicht das Unwissen,
sondern das vermeintliche Wissen.*
Daniel J. Boorstin, 1984

Ein Magen- oder Zwölffingerdarmgeschwür tritt in einem Bereich des Verdauungstraktes auf, der Säure, nämlich Magensaft, ausgesetzt ist. Typischerweise bildet sich ein Loch in der Schleimhaut der Magenwand im unteren Bereich des Magens oder innerhalb der ersten Zentimeter des Dünndarms, des Duodenums (Zwölffingerdarm). Das Loch hat meist einen Durchmesser von 1–2 cm und ist ungefähr 5 mm tief, die Schleimhaut wird jedoch in der Regel nicht ganz durchdrungen. Es kann Monate oder sogar Jahre bestehen und unvorhersehbar auftreten und auch wieder verschwinden. Gelegentlich können derartige Geschwüre eine Arterie durchdringen und starke Blutungen verursachen, die mitunter zum Tod führen. Teilweise durchbrechen die Geschwüre auch die Wand des Magens beziehungsweise des Darms, sodass deren Inhalte in den Bauchraum austreten und eine potenziell tödliche Peritonitis (Bauchfellentzündung) auslösen.

Im 20. Jahrhundert litten etwa 10 Prozent aller Menschen irgendwann in ihrem Leben an einem Magen- oder Zwölffingerdarmgeschwür und etwa 2–4 Prozent der Erwachsenen nahmen regelmäßig teure Antazida zur Neutralisierung der Magensäure ein. Es wurde allgemein vermutet, dass Stress die Ursache für dieses Problem sei, und die Geschwüre waren so weitverbreitet, dass viele Ärzte sich mit der Behandlung gut auszukennen glaubten.

DER FUND GEKRÜMMTER BAKTERIEN
Alles begann im Juli 1981. Ich war 29 und steckte inmitten meiner dreijährigen Weiterbildung zum Facharzt für Innere Medizin am Royal Perth Hospital an der Westküste Australiens. Zu jener Zeit war ich gerade für sechs Monate in der Abteilung für Gastroenterologie, als mir mein damaliger Chef berichtete, unser Pathologe, Robin Warren (geb. 1937), habe ihm eine Liste mit 20 Patienten

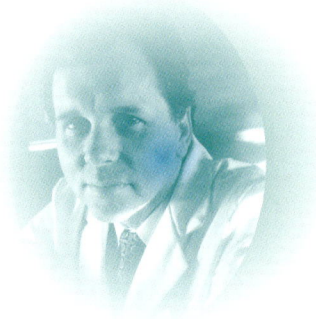

Oben
Der Arzt Barry Marshall (geb. 1951), dem 2005 zusammen mit Robin Warren (unten) der Nobelpreis verliehen wurde. Marshalls Entschlossenheit, zu beweisen, dass *Helicobacter pylori* und nicht Stress oder eine genetische Veranlagung die Hauptauslöser für Magengeschwüre sind, beinhaltete sogar einen Selbstversuch.

Unten
Der Pathologe und Nobelpreisträger Robin Warren, dessen besonderes Interesse über viele Jahre der Gastritis galt. Ursprünglich konnte er *Helicobacter pylori* nur durch eine Magenbiopsie nachweisen. Heute gibt es dafür einen einfachen, nicht-invasiven Urease-Atemtest, der von Marshall entwickelt wurde.

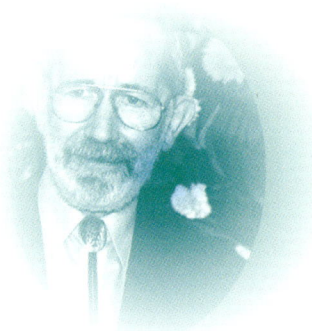

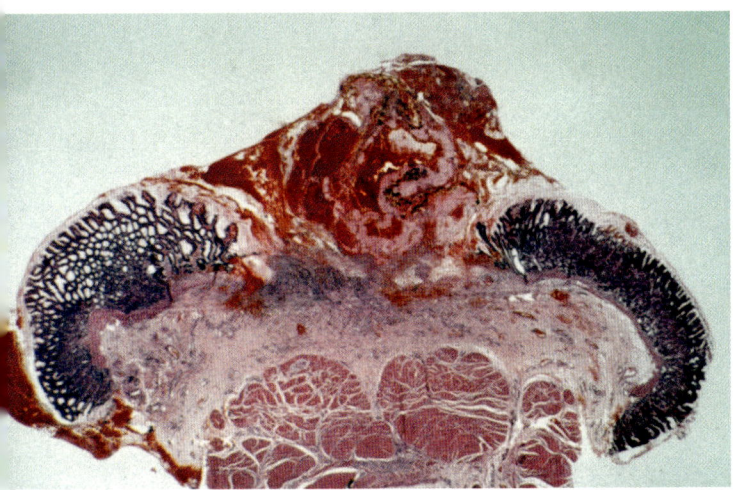

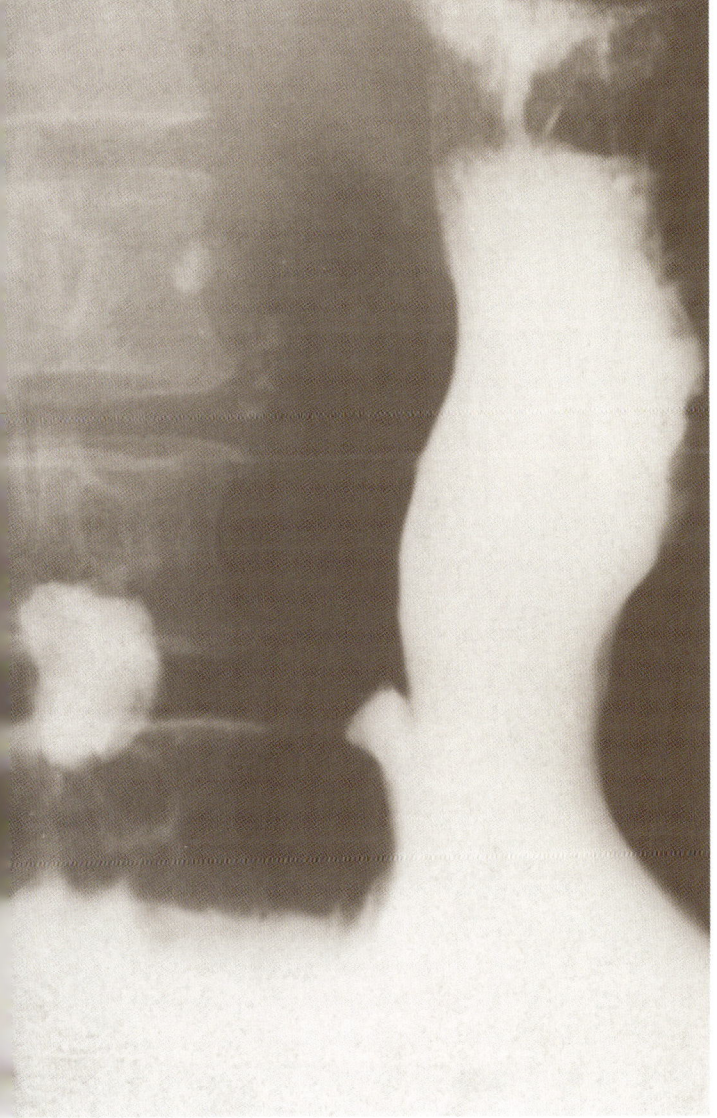

gegeben, in deren entzündetem Magengewebe er neben Leukozyten spiralig gekrümmte Bakterien gefunden habe. Diese waren offenbar säureresistent, schienen jedoch bevorzugt unter der Schleimhautschicht zu leben und sich an die dortigen Epithelzellen anzuheften. Besonders dick waren die Bakterien am Pylorus (Magenpförtner), dem Schließmuskel zwischen Magen und Darm. Daher nannten wir sie *Campylobacter pyloridis* (gekrümmte Pylorus-Bakterien); später wurden sie in *Helicobacter pylori* umbenannt.

Es dauerte acht Monate, bis es Warren und mir schließlich gelang, die Bakterien zu kultivieren. Dabei zeigte sich, dass sie zum Überleben in der Magensäure das Enzym Urease produzieren, das Harnstoff in Ammoniak, einen Säurepuffer, spaltet. 1982 erreichten Warren und ich den endgültigen Durchbruch. Wir stellten fest, dass die Keime bei fast allen Patienten mit Zwölffingerdarmgeschwüren und bei fast 80 Prozent derjenigen mit Magengeschwüren vorlagen. Es schien, als seien diese Bakterien tatsächlich die Verursacher der Geschwüre, doch nur wenige glaubten an unsere neue Theorie, und so verbrachten wir fünf Jahre mit der Suche nach weiteren Beweisen.

EIN SELBSTVERSUCH UND EIN HEILMITTEL

Ich versuchte zunächst, Tiere mit *Helicobacter*-Bakterien zu infizieren, um zu sehen, ob diese daraufhin Geschwüre entwickelten, hatte aber den Verdacht, dass die Bakterien vielleicht nur Menschen infizierten. Daher kam ich zu dem Entschluss, mich selbst als Versuchsmeerschweinchen zu benutzen. Im Juli 1984 trank ich eine Fleischbrühe, die schätzungsweise eine Million der rätselhaften Bakterien enthielt. Nach fünf Tagen begann ich mich zu übergeben, und nach zehn Tagen erfolgte eine endoskopische Untersuchung einschließlich einer Biopsie. Mein Kollege stellte eine massive Magenschleimhautentzündung (Gastritis) fest.

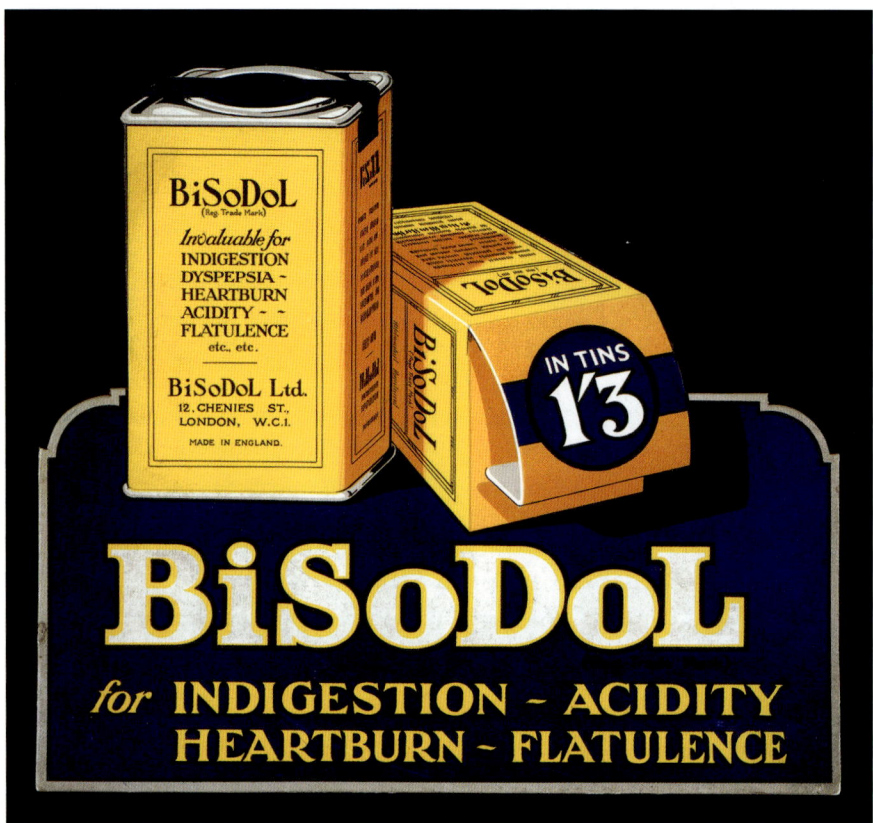

Ich war also der lebende Beweis, dass es sich um einen pathogenen Erreger handelte.

Daraus folgerte ich, dass eine dauerhafte Heilung der Geschwüre nur durch die Eliminierung der Bakterien erreicht werden kann. Dazu verwendeten wir Bismut, genau genommen Bismutsubnitrat, ein Antibiotikum. In einer Studie mit 100 Patienten, die an einem Duodenalgeschwür litten, verabreichten wir neben der herkömmlichen Therapie der Hälfte von ihnen das Antibiotikum und den anderen 50 ein wirkungsloses Placebo. Nach einem Jahr waren 90 Prozent der antibiotisch behandelten Patienten von ihren Geschwüren geheilt. Fünf Jahre später entdeckte man in Schweden, dass ein sehr starker Säureblocker namens Omeprazol die antibiotische Wirkung unterstützt und man damit bereits innerhalb einer Woche denselben Effekt erzielen kann.

DIE WELTWEIT HÄUFIGSTE INFEKTION?

Mittlerweile wissen wir, dass die halbe Weltbevölkerung mit *Helicobacter pylori* infiziert ist. Die meisten Träger zeigen aber nur geringe oder gar keine Symptome, 10 Prozent entwickeln Geschwüre, bei weiteren 10 Prozent liegt eine symptomatische Gastritis vor und

bei 1–2 Prozent entsteht nach einigen Jahren Magenkrebs. Durch das Abtöten der Erreger können die meisten Geschwüre geheilt und wahrscheinlich auch die zukünftige Bildung von Magenkrebs verhindert werden. Das Vorliegen von *Helicobacter pylori* lässt sich in der Regel vom Hausarzt diagnostizieren.

Warren und ich haben 2005 für unsere Entdeckung und den Beweis, dass Magen- und Zwölffingerdarmgeschwüre nicht erblich oder stressbedingt sind, sondern vielmehr durch eine bakterielle Infektion verursacht werden, den Nobelpreis erhalten. Interessanterweise hat Alfred Nobel (1833–1896) stets über Magenbeschwerden geklagt – auch bei ihm könnten *Helicobacter*-Bakterien der Grund gewesen sein.

Oben
Eine Werbung für das Antazidum Bisodol, 1930er-Jahre. Als es gebräuchlich wurde, enthielten viele Antazida Bismutsubnitrat, einen Bestandteil, der, wie wir heute wissen, eine Infektion mit *Helicobacter*-Bakterien unterdrücken, aber nicht vollständig heilen kann.

Gegenüber
Helicobacter pylori: Die stäbchenförmigen Bakterien bewegen sich mithilfe von Geißeln fort und besiedeln die Magenschleimhaut. Menschen sind ihre einzigen bekannten Wirte, und etwa 50 Prozent der Weltbevölkerung gelten als Träger.

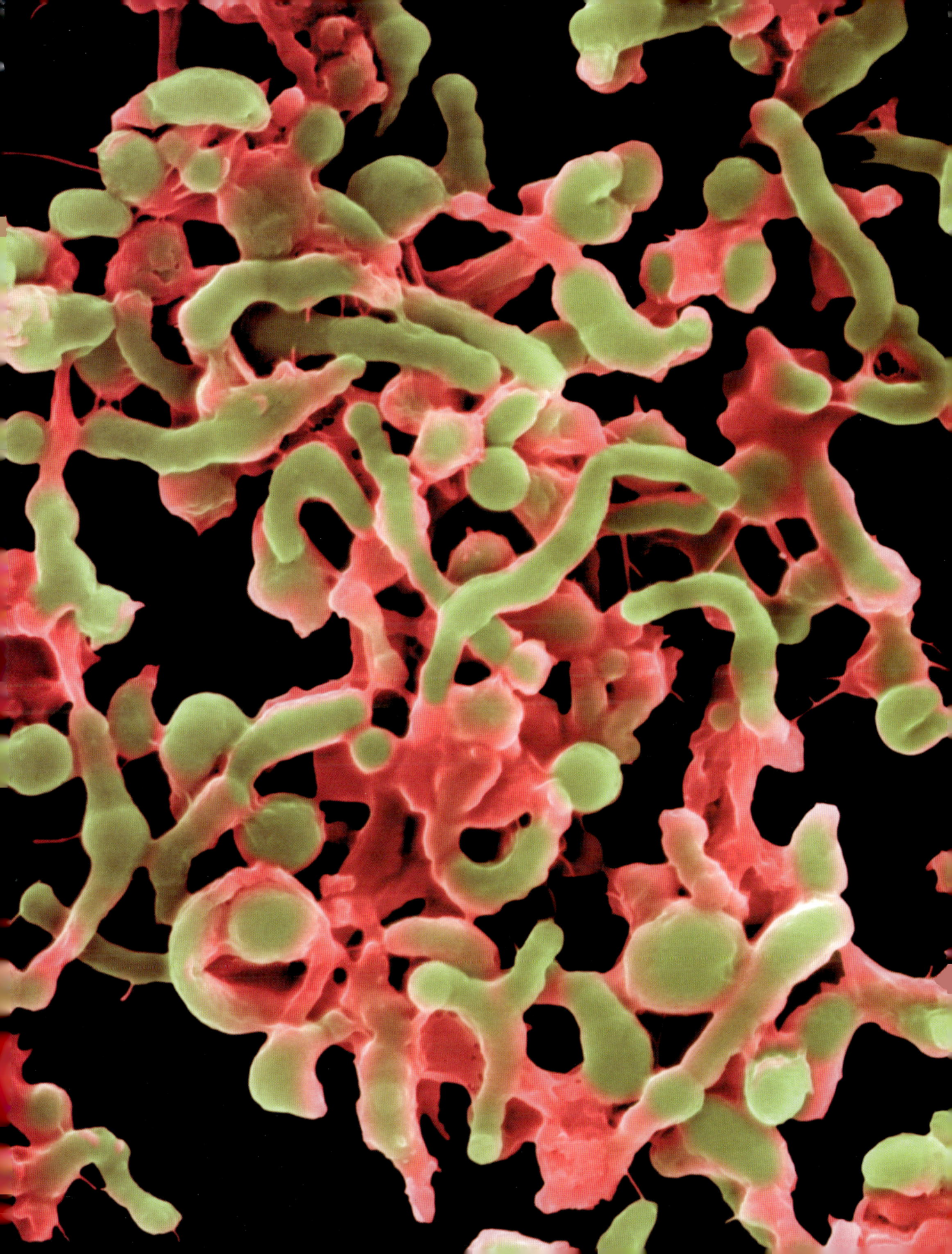

GLOSSAR

Ablation Meist chirurgische Entfernung von Material von der Oberfläche eines Organs oder Gewebes, z.B. mithilfe eines Lasers.

Ätiologie Ursache(n) von Erkrankungen. Beispielsweise werden Infektionskrankheiten durch das Eindringen von Bakterien, Parasiten oder anderen Mikroorganismen verursacht, während Diabetes durch eine Kombination von verschiedenen Faktoren, etwa genetische Veranlagung oder Fehlernährung, hervorgerufen werden kann.

Alkaloid Natürlich vorkommende chemische Verbindung, die u.a. Stickstoff enthält und einen starken, teils abhängig machenden Einfluss auf den Körper hat. Hierzu gehört z.B. Morphin.

Analgesie Zustand der Schmerzausschaltung, der durch Analgetika (Schmerzmittel) oder Anästhetika herbeigeführt werden kann.

Aneurysma Mit Blut gefüllte Erweiterung oder Aussackung einer Arterie, die aus einer Schwächung der arteriellen Muskelwand resultiert. Platzt die betroffene Arterienwand, kann eine potenziell lebensbedrohliche Blutung auftreten.

Angiogenese Bildung neuer Blutgefäße.

antiretroviral Wirkung einer Gruppe von Medikamenten, welche die Vermehrung von Retroviren, insbesondere des HI-Virus, hemmt. Wenn drei oder mehr dieser Substanzen in Kombination verabreicht werden, wird dies als hochaktive antiretrovirale Therapie bezeichnet.

Auskultation Erfassung von Geräuschen im Körper (meist von Herz oder Lunge) und deren Interpretation als normal oder anormal. Bei der unmittelbaren Auskultation wird keine Technik zur Unterstützung des Ohrs verwendet, während bei der mittelbaren Auskultation ein Gerät, meist ein Stethoskop, zur Verstärkung der Töne eingesetzt wird.

Base In der Biochemie der DNA ist eine Base eine organische, stickstoffhaltige Verbindung mit basischen oder alkalischen Eigenschaften. Es gibt vier solcher Verbindungen in der DNA, die jeweils über Wasserstoffbrücken miteinander verbunden sind: Guanin und Cytosin liegen immer paarweise vor, ebenso wie Adenin und Thymin.

Borreliose Oberbegriff für Erkrankungen (Lyme-Krankheit, Rückfallfieber), die durch Borrelien, eine Gruppe von Bakterien, hervorgerufen und durch Bisse von Zecken und Läusen übertragen werden.

Chromosom Spiral- und fadenförmige Struktur von Nukleinsäuren (DNA) und Proteinen, die in einer Doppelhelix angeordnet ist und sich im Zellkern befindet. Sie enthält die Gene und die regulativen Sequenzen.

Elektrokardiogramm (EKG) Aufzeichnung beziehungsweise Visualisierung der elektrischen Herzaktivität. Diese kann dauerhaft gespeichert werden. EKGs werden mit Geräten aufgezeichnet, die man Elektrokardiografen nennt.

Endokrinologie Medizinisches und physiologisches Fachgebiet, das sich mit der Produktion und dem Einsatz von Hormonen innerhalb des Körpers beschäftigt. Die Hormone sind an der Steuerung der Körperfunktionen beteiligt.

Epidemiologie Statistische Erfassung beziehungsweise Lehre von der Häufigkeit und Verteilung von Erkrankungen wie auch von den Faktoren, die diese verursachen, verhindern und beeinflussen.

Histokompatibilität Verträglichkeit von Geweben (einschließlich Blut) von zwei verschiedenen Individuen. Diese muss größtmöglich sein, um eine Abstoßung des gespendeten Gewebes durch das Immunsystem des Empfängers zu verhindern; Abstoßungsreaktionen können durch Medikamente reduziert werden. Eine spezifische Region auf dem Chromosom 6, die als Haupthistokompatibilitätskomplex bezeichnet wird, kontrolliert diese Reaktionen auf genetischer Ebene.

Histologie Lehre von den Körpergeweben unter Verwendung verschiedener Mikroskopier- und Färbetechniken zur besseren Visualisierung.

iatrogen Durch eine ärztliche Maßnahme hervorgerufene Erkrankung, also eine unerwünschte Nebenwirkung eines diagnostischen, chirurgischen oder medizinischen Eingriffs.

immunoproliferativ Erkrankungen oder Störungen des Immunsystems, die durch eine Überproduktion der primären Zellen der körpereigenen Abwehr (B-Zellen, T-Zellen und natürliche Killerzellen) oder von Immunglobulinen (Antikörpern) gekennzeichnet sind.

in vitro Lat. »im Glas«. In der Biologie und Medizin bezeichnet dies das Nachstellen eines Prozesses, der üblicherweise im lebenden Organismus abläuft, unter künstlichen Bedingungen in einer Petrischale oder einem Reagenzglas.

in vivo Der Begriff ist das Gegenteil von »in vitro« und bezieht sich auf Prozesse, die innerhalb des Körpers stattfinden.

Inokulation Methode zum Schutz vor Infektionskrankheiten durch die Injektion einer abgeschwächten Form der entsprechenden (lebenden oder toten) Erreger oder ihrer Stoffwechselprodukte.

Kavitation Hohlraumbildung in zuvor normalem Gewebe durch das Fortschreiten einer Erkrankung, z.B. Lungen- oder Knochentuberkulose.

Knockout Dieser Begriff wird in Bezug auf lebende Organismen in der medizinischen oder biologischen Wissenschaft verwendet. So enthält etwa eine Knockout-Maus oder -Fliege eine künstlich erzeugte Mutation eines oder mehrerer Gene, sodass diese nicht korrekt funktionieren. Die Folgen dieser Fehlfunktion können untersucht und dazu verwendet werden, menschliche Erkrankungen zu imitieren und die Wirkungsweise möglicher Medikamente zu testen.

Läsion Schädigung oder pathologische Veränderung an einem Organ oder Gewebe, ausgelöst durch einen Krankheitsprozess, z.B. durch Tuberkulose verursachte Knoten in der Lunge und anderen Organen oder arteriosklerotische Plaques in den Arterien.

Lymphe Flüssigkeit, welche die Körpergewebe umspült und weiße Blutkörperchen enthält. Sie wird durch das lymphatische System in den Blutkreislauf abgeleitet.

Makuladegeneration Meist altersbedingte Erkrankung, bei der das Zentrum der Netzhaut (Makula) geschädigt ist, wodurch ein Verlust des zentralen Gesichtsfelds auftritt. Dadurch wird die Lesefähigkeit und Gesichtserkennung beeinträchtigt, das periphere Sehen ist jedoch wenig betroffen.

Metastase Krebswachstum an einer vom ursprünglichen Tumor entfernten Stelle, aber aus den gleichen Zellen bestehend. Bei metastatischem Brustkrebs werden z.B. Erkrankungsherde in Knochen, Lunge oder Leber gefunden.

Microarray Automatisiertes Laborverfahren, das die schnelle und effiziente Untersuchung z.B. der Funktion bestimmter DNA-Abschnitte eines Gens ermöglicht. Microarrays sind Teil der labortechnischen Revolution, die in den 1990er-Jahren begann, und kombinieren die Molekularbiologie mit der Mikrochiptechnologie.

Mitochondrien Organellen, die sich im flüssigen Zytoplasma der meisten Zellen befinden. Sie sind die Kraftwerke der Zellen, in denen die biochemischen Prozesse der Atmung und Energieproduktion stattfinden. Sie haben ihre eigene DNA, die bei Studien zur molekularen Evolution wichtige Aufschlüsse gibt.

Monogenie Beschreibt in der Genetik die Ausbildung eines spezifischen Merkmals aufgrund eines einzelnen Gens, auch Mendel'sche Vererbung genannt. Obwohl Gregor Mendel nichts von Genen wusste, beschäftigten sich seine Experimente zu Vererbungsmustern bei Erbsen mit monogenen Merkmalen – die Farbe der Erbsen war entweder grün oder gelb, aber niemals gemischt.

Myelom Maligner Tumor des Knochenmarks.

Myokardinfarkt Unterbrechung der Blutversorgung des Herzens, wodurch Herzmuskelzellen absterben (Herzinfarkt). Die häufigste Ursache ist ein Verschluss der Koronararterien, die das Herz mit sauerstoffreichem Blut versorgen.

Onkologie Medizinisches Fachgebiet, das sich mit der Lehre und der Behandlung von Tumorerkrankungen beschäftigt.

Oozyte Unreife Eizelle, die sich aus einer primären Oozyte zu einer reifen Eizelle entwickelt.

pathogen Alle Mikroorganismen wie Bakterien, Viren oder Parasiten, die eine Erkrankung verursachen.

Peptid/Polypeptid Abfolge von Aminosäuren, den Bausteinen von Proteinen. Diese Ketten werden durch spezifische chemische Bindungen, sogenannte Peptidbindungen, zusammengehalten. Ein Polypeptid ist eine sehr lange Kette von Aminosäuren.

Plasma Flüssigkeit, welche die roten und weißen Blutzellen im Körper umgibt. Sie enthält Salze, Proteine und andere Substanzen.

Prothese Künstliches Körperteil (z. B. Hüftgelenk), das als Ersatz eines fehlenden oder nicht funktionsfähigen Körperteils dient.

Protoplasma Im 19. Jahrhundert eingeführter Begriff zur Beschreibung von lebendem Material. Heute meint man damit allgemein die Inhalte einer Zelle, einschließlich ihrer Strukturen (z. B. Zellkern und Mitochondrien).

Septum Trenn- oder Scheidewand zwischen zwei Hohlräumen. Im Herz trennt das Septum als Teil des Herzmuskels die rechte von der linken Seite (sowohl die Vorhöfe als auch die Kammern). Ein Loch in diesem Septum führt zu einer vermehrten Belastung des Herzens. Die Korrektur von Septumdefekten ist Bestandteil der modernen Kardiochirurgie.

Serologie Wörtlich »Wissenschaft vom Serum«, von der proteinreichen Flüssigkeit, die nach der Blutgerinnung übrig bleibt.

Soma/Somatismus Dem Ursprung nach bedeutet Soma »Körper ohne Reproduktionszellen« (Sperma und Eizellen). Im Allgemeinen bezieht sich Soma heute auf den Körper im Gegensatz zum Geist oder zur Seele. Somatismus meint eine Krankheitslehre, bei der körperliche Aspekte im Vordergrund stehen.

Spekulum Längliches Instrument, mit dem Körperöffnungen zur besseren Betrachtung erweitert werden (z. B. Nase oder Scheide).

Struma Charakteristische Schwellung des Halses durch eine vergrößerte Schilddrüse, auch Kropf genannt. Die Schilddrüse ist eine endokrine Drüse, die das Hormon Thyroxin

produziert, das Wachstum und Entwicklung reguliert.

systolisch Die Kontraktion des Herzens, bei der Blut ausströmt, wird als Systole bezeichnet, die Relaxation, bei der Blut in die Herzkammern fließt, als Diastole. Der systolische Blutdruck ist daher der Maximalwert am Ende der Systole.

Thermolyse Spaltung von Molekülen durch eine konzentrierte Wärmequelle (z. B. Laser).

Thymus Kleines Organ in der Nähe der Schilddrüse, das aus lymphatischen Zellen besteht und entscheidend für die Entwicklung der Immunität ist.

transgen Labortier (z. B. Maus), bei dem Gene einer anderen Spezies im Frühstadium der Entwicklung eingefügt wurden. Diese Technik ist wichtig für die Untersuchung von Genfunktionen.

Trypanosomiasis Durch Trypanosomen (protozoische Parasiten) verursachte Erkrankung, die in Afrika »Schlafkrankheit« heißt. In Südamerika führt eine andere Art von Trypanosomen zur Chagas-Krankheit, die nach ihrem Erstbeschreiber, dem brasilianischen Arzt Carlos Chagas, benannt ist.

urämisch Eines der wesentlichen Stoffwechselendprodukte, die über die Nieren ausgeschieden werden, ist Harnstoff. Bei Nierenversagen steigt die Harnstoffkonzentration im Blut, und der Patient wird als urämisch bezeichnet. Die Symptome umfassen Müdigkeit, Kopfschmerzen und starken Juckreiz.

Vakzination Synonym für Impfung. Ursprünglich bezeichnete der Begriff das von Edward Jenner entwickelte Verfahren, bei dem er das Kuhpocken-Virus zum Schutz vor den menschlichen Pocken nutzte. Nachdem Louis Pasteur und andere Wissenschaftler modifizierte und dadurch weniger gefährliche Mikroorganismen eingeführt hatten, um eine Immunität zu erzeugen, wurde der Begriff breiter verwendet. Ein Impfstoff wird auch als Vakzin bezeichnet.

Zytogenetik Vererbungslehre auf der Ebene der Chromosomen.

Zytologie Lehre von den Strukturen und Funktionen von pflanzlichen und tierischen Zellen.

Zytoplasma Flüssiger Teil einer Zelle innerhalb der Zellmembran. Das Zytoplasma enthält die Zellorganellen mit Ausnahme des Zellkerns, der vom Zytoplasma durch eine eigene Membran getrennt ist.

DIE AUTOREN

Michael Adler ist Professor am Centre for Sexual Health & HIV Research des Fachbereichs Infectious Diseases & Population Health an der Medizinischen Fakultät des University College London und hat das *ABC of AIDS* (5. Aufl. 2001) herausgegeben. *42*

Janette Allotey lehrt Geburtshilfe an der School of Nursing, Midwifery and Social Work der Universität Manchester und ist Leiterin der Forschungsgruppe *De Partu – History of Childbirth*. *58*

Cristina Álvarez Millán arbeitet am Institut für Mittelalterliche Geschichte der spanischen Fernuniversität UNED. Ihr Spezialgebiet ist die Geschichte der islamischen Medizin im Mittelalter mit einem Schwerpunkt auf der Erforschung von Fallgeschichten, über die sie zahlreiche Artikel veröffentlicht hat. *5*

Guy Attewell forscht am Institut Français de Pondichéry (Indien). Er schrieb *Refiguring Unani Tibb. Plural Healing in Late Colonial India* (2007). *3*

Jeffrey Baker ist Professor für Kinderheilkunde und Direktor des Program in the History of Medicine am Trent Center for Bioethics, Humanities & History of Medicine der Duke University & School of Medicine in Durham, North Carolina. Er ist Autor des Buches *The Machine in the Nursery. Incubator Technology and the Origins of Newborn Intensive Care* (1996). *32*

Linda L. Barnes ist assoziierte Professorin an der Universität Boston. Sie lehrt am Fachbereich Familienmedizin der Medizinischen Fakultät sowie am Fachbereich Religion und Theologie. Sie schrieb *Needles, Herbs, Gods, and Ghosts. China, Healing, and the West to 1848* (2005). *2*

Virginia Berridge ist Professorin für Geschichte an der Fakultät für Hygiene und Tropenmedizin der Universität London und leitet das Centre for History in Public Health. Publikationen: *Opium and the People. Opiate Use and Drug Control Policy in Nineteenth and Early Twentieth Century England* (1999); *Voluntary Action and Illegal Drugs. Health and Society in Britain since the 1960s* (2010, mit Alex Mold). *43*

Sanjoy Bhattacharya ist Dozent für Medizingeschichte am Historischen Seminar der Universität York. Publikationen: *Expunging Variola. The Control and Eradication of Smallpox in India. 1947–1977* (2006); *Fractured States. Smallpox, Public Health and Vaccination Policy in British India. 1800–1947* (2005, mit Mark Harrison und Michael Worboys). *40*

Michael Bliss ist emeritierter Professor für Geschichte an der Universität Toronto. Publikationen: *William Osler. A Life in Medicine*

(1999); *Harvey Cushing. A Life in Surgery* (2005). *56*

Robert Bud ist Chefkurator für Medizin am Londoner Science Museum und Gastprofessor an der Queen Mary University of London. Er schrieb *Penicillin. Triumph and Tragedy* (2007). *46*

Helen Bynum studierte Humanwissenschaften und Medizingeschichte am University College London und am Wellcome Institute for the History of Medicine, London; anschließend Dozentin für Medizingeschichte an der Universität Liverpool und Tätigkeit als freie Dozentin, Herausgeberin und Autorin. Publikationen: *Tropical Medicine in the 20th Century* (1998, als Helen Power); Mitherausgeberin des *Dictionary of Medical Biography* (2007, mit William Bynum) sowie der Reihe *Biographies of Disease*. *29, 38*

William Bynum studierte Medizin in Yale und Geschichte in Cambridge. Er ist Mitglied des Royal College of Physicians of London und emeritierter Professor für Medizingeschichte am University College London. Publikationen: *Science and the Practice of Medicine in the Nineteenth Century* (1994); *The History of Medicine. A Very Short Introduction* (2008; dt. unter dem Titel *Geschichte der Medizin*, Stuttgart 2010); Herausgeber zahlreicher Werke, darunter *Companion Encyclopedia of the History of Medicine* (1993); *The Oxford Dictionary of Scientific Quotations* (2005, beide zusammen mit Roy Porter). *45, 55*

Douglas Chamberlain ist Honorarprofessor für Kardiologie an der Brighton & Sussex Medical School. Seit 1960 beschäftigt er sich mit dem Thema Reanimation und war von 1991 bis 1997 Herausgeber der Fachzeitschrift *Resuscitation*. *28*

Simon Chaplin ist Leiter der Wellcome Library der Wellcome Collection, London. *6, 52*

Angus Clarke ist Professor und Fachbereichsleiter für Klinische Genetik an der Universität Cardiff. Zu seinen Forschungsschwerpunkten gehören die Gendiagnostik und die damit verbundenen gesellschaftlichen und ethischen Fragen. *19*

Gilberto Corbellini ist Professor für Bioethik und Medizingeschichte an der Fakultät für Medizin und Pharmazie der Universität La Sapienza in Rom. Sein Forschungsgebiet umfasst die Geschichte der Mikrobiologie, Malariamedizin, Immun- und Neurowissenschaften sowie der medizinischen Genetik, Evolutionsmedizin und Bioethik. *15, 18*

Dorothy Crawford bekleidet die Robert-Irvine-Professur für Medizinische Mikrobiologie an der Universität Edinburgh und ist Vizedirektorin des Fachbereichs Public Understanding of Medicine. Publikationen: *The Invisible Enemy. A Natural History of Viruses* (2002);

Deadly Companions. How Microbes Shaped our History (2007). *34, 39* (mit Ingo Johannessen), *41*

A. Rosalie David ist Professorin am Zentrum für biomedizinische Ägyptologie an der Fakultät für Lebenswissenschaften der Universität Manchester. Publikationen: *The Experience of Ancient Egypt* (2000); *Egyptian Mummies and Modern Science* (2008, Hg.). *1*

Ariane Dröscher lehrt an den Universitäten von Bologna und Bolzano. Publikationen: *Die Zellbiologie in Italien im 19. Jahrhundert* (1996); *Le facoltà medico-chirurgiche italiane. 1860–1915* (2002); *Biologia. Storia e concetti* (2008). *8, 9, 23, 69*

John Ford ist Medizinhistoriker und Allgemeinmediziner im Ruhestand. Er war Präsident der British Society for the History of Medicine und Leiter des Seminars für Medizingeschichte der Worshipful Society of Apothecaries of London. Zu seinen Forschungsschwerpunkten gehört die Geschichte der medizinischen Grundversorgung in Großbritannien. *11, 25, 63*

Sarah Franklin ist Professorin im Fach Social Studies of Biomedicine an der London School of Economics und Vizedirektorin des dortigen BIOS Centre. Sie ist Autorin von *Dolly Mixtures. The Remaking of Genealogy* (2007). *68* (mit Martin H. Johnson)

Mel Greaves ist Professor für Zellbiologie am Institute of Cancer Research, London, und Mitglied der Royal Society. Publikationen: *The Evolutionary Legacy* (2000); *White Blood. Personal Journeys with Childhood Leukaemia* (2008, Hg.). *20*

Christine Hallett ist Professorin für die Geschichte des Pflegewesens an der School of Nursing, Midwifery and Social Work der Universität Manchester. Sie schrieb *Containing Trauma. Nursing Work in the First World War* (2009). *37*

Christopher Hamlin ist Geschichtsprofessor an der Universität in Notre Dame, Indiana. Publikationen: *Public Health and Social Justice in the Age of Chadwick* (1998); *Cholera. The Biography* (2009). *36*

Mark Harrison ist Professor für Medizingeschichte und Leiter der Wellcome Unit for the History of Medicine an der Universität Oxford. Publikationen: *Medicine and Victory. British Military Medicine in the Second World War* (2004); *Disease and the Modern World. 1500 to the Present Day* (2004); *The Medical War. British Military Medicine in the First World War* (2010). *35*

Mark Jackson ist Professor für Medizingeschichte und Direktor des Centre for Medical History an der Universität Exeter. Publikationen: *Allergy. The History of a Modern Malady* (2006); *Asthma. The Biography* (2009). *49*

Michael Jackson ist klinischer Radiologe mit Schwerpunkt pädiatrische Radiologie und arbeitet in der South-East Scotland Deanery. Er ist Mitglied im Beirat der British Society for the History of Radiology. *26*

Ingo Johannessen ist Mitglied des Fachbereichs Klinische Virologie an der Royal Infirmary of Edinburgh. *39* (mit Dorothy Crawford)

Martin H. Johnson ist Professor für Reproduktionswissenschaften am Fachbereich Physiologie, Entwicklung und Neurowissenschaften der Universität Cambridge. Er ist Autor des Buches *Essential Reproduction* (6. Aufl. 2007, mit Barry J. Everitt). *68* (mit Sarah Franklin)

Stephen Lock ist der ehemalige Herausgeber des *British Medical Journal*. Publikationen: *Ashes to Ashes. The History of Smoking and Health* (1998, Hg.); *The Oxford Illustrated Companion to Medicine* (2001, Hg.). *67*

Lara Marks ist Dozentin an der Open University und Visiting Senior Scholar an der Universität Cambridge und am King's College, London. Sie schrieb das Buch *Sexual Chemistry. A History of the Contraceptive Pill* (Neuausgabe 2010). *47*

Barry Marshall erhielt 2005 den Nobelpreis für Physiologie oder Medizin. Er ist Mitglied der Royal Society, Professor für Klinische Mikrobiologie an der University of Western Australia und Herausgeber der Publikation *Helicobacter Pioneers. Firsthand Accounts from the Scientists Who Discovered Helicobacters. 1892–1982* (2002). *70*

Malcolm Nicolson ist Professor und Direktor des Centre for the History of Medicine der Universität Glasgow und Autor des Buches *Imaging and Imagining the Fetus. The Development of Obstetric Ultrasound* (2011). *7, 22, 31*

Vivian Nutton ist emeritierter Professor für Medizingeschichte am University College London und Mitglied der British Academy. Er schrieb *Ancient Medicine* (2004). *4*

John Pickstone bekleidet die Wellcome-Forschungsprofessur am Centre for the History of Science, Technology and Medicine der Universität Manchester. Publikationen: *Ways of Knowing. A New History of Science, Technology and Medicine* (2000); *Medical Innovations in Historical Perspective* (1992, Hg.); *Medicine in the Twentieth Century* (2000, Hg.). *57, 66* (mit John Turney)

Andrew Robinson ist Autor, Journalist und ehemaliger Visiting Fellow des Wolfson College, Cambridge. Publikationen: *The Story of Measurement* (2007); *The Last Man Who Knew Everything. Thomas Young* (2007); *Sudden Genius. The Gradual Path to Creative Breakthroughs* (2010). *33*

Ana Cecilia Rodríguez de Romo ist Professorin am Seminar für Medizingeschichte der Universidad Nacional Autónomo de México und Leiterin des Labors für Medizingeschichte am Instituto Nacional de Neurología y Neurocirugía in Mexiko-Stadt. Sie hat mehrere Aufsätze und Bücher zur Wissenschaftsgeschichte der Medizin, zur Geschichte der Medizin in Mexiko sowie Biografien mexikanischer Mediziner verfasst. *13*

Thomas Schlich ist Professor an der McGill University in Montreal und Inhaber des Canada Research Chair in the History of Medicine am Fachbereich Social Studies of Medicine. Publikationen: *Surgery, Science and Industry. A Revolution in Fracture Care. 1950s–1990s* (2002); *The Origins of Organ Transplantation. Surgery and Laboratory Science. 1880s–1930s* (2010). *54, 60, 61, 62*

Andrew Scull ist Professor am Fachbereich für Soziologie der University of California in San Diego. Publikationen: *Museums of Madness. The Social Organization of Insanity in Nineteenth-Century England* (1982); *Madhouse. A Tragic Tale of Megalomania and Modern Medicine* (2004); *Hysteria. The Biography* (2009). *12, 16, 48*

Stephanie Snow ist Wellcome Research Fellow am Centre for the History of Science, Technology and Medicine der Universität Manchester. Publikationen: *Operations Without Pain. The Practice and Science of Anaesthesia in Victorian Britain. 1846–1900* (2006); *Blessed Days of Anaesthesia. How Anaesthetics Changed the World* (2008). *53*

Akihito Suzuki ist Professor für Geschichte an der Keio-Universität in Japan und Autor des Buches *Madness at Home* (2006). *51, 64*

Tilli Tansey ist Professorin im Fach Modern Medical Sciences an der Queen Mary University of London; Autorin der Publikation *Burroughs Wellcome & Co. Knowledge, Trust, Profit and the Transformation of the British Pharmaceutical Industry. 1880–1940* (2007); seit 1997 Mitherausgeberin der Reihe *Wellcome Witnesses to Twentieth Century Medicine*. *44, 50*

Robert Tattersall ist emeritierter Professor für Klinische Diabetesforschung am Queen's Medical Centre, Nottingham und Autor des Buches *Diabetes. The Biography* (2009). *17, 24, 65*

Rodney Taylor, Gastroenterologe, war zunächst Professor für Medizin und lehrt heute als Gastprofessor für Bioethik am St Mary's University College, Twickenham. Er ist ehemaliger Leiter des Fachbereichs Geschichte und Philosophie der Medizin und Pharmazie, Vorsitzender des Prüfungsrates für das Diplom in Medizingeschichte und stellvertretender Dekan der Worshipful Society of Apothecaries of London. *30*

Carsten Timmermann ist Dozent für Medizingeschichte und Biowissenschaften an der Universität Manchester. Seine Veröffentlichungen befassen sich mit der Geschichte der Herz-Kreislauf-Erkrankungen, mit Lungenkrebs, Arzneimitteln, klinischen Studien und anderen Themen der neueren Medizingeschichte. *27*

Tom Treasure ist Professor für Herzchirurgie in der Clinical Operational Research Unit des University College London. *59*

John Turney ist Fachbereichsleiter für Nierenheilkunde am Allgemeinen Krankenhaus von Leeds, ehemaliger Vorsitzender des British Renal Symposium und Mitglied des Exekutivkomitees der Renal Association. *66* (mit John Pickstone)

David Weatherall ist Mitglied der Royal Society, emeritierter Regius-Professor und ehemaliger Honorardirektor des Weatherall-Instituts für Molekularmedizin an der Universität Oxford, Kanzler der Universität Keele und Ausländisches Mitglied der Akademie der Wissenschaften der Vereinigten Staaten. 2010 wurde er mit dem Lasker-Koshlane Special Achievement Award in Medical Science ausgezeichnet. Publikationen: *Science and the Quiet Art. Medical Research and Patient Care* (1995); *Thalassaemia. The Biography* (2010). *10*

James Whorton ist emeritierter Professor am Fachbereich für Bioethik und Geisteswissenschaften der Medizinischen Fakultät der Universität Washington. Publikationen: *Nature Cures. The History of Alternative Medicine in America* (2002); *The Arsenic Century. How Victorian Britain was Poisoned at Home, Work and Play* (2010). *21*

Michael Worboys lehrt als Professor am Centre for the History of Science, Technology and Medicine der Universität Manchester, dessen Leiter er ist. Publikationen: *Spreading Germs. Disease Theories and Medical Practice in Britain. 1865–1900* (2000); *Mad Dogs and Englishmen. Rabies in Britain. 1830–2000* (2007, mit Neil Pemberton). *14*

LITERATURHINWEISE DER AUTOREN

Kapitel 1: *Die Entdeckung des Körpers*

01. Medizin im alten Ägypten

Cockburn, A., Cockburn, E. und Reyman, T. A. (Hg.), *Mummies, Disease and Ancient Cultures*, Cambridge 1998

David, A. R., »The Art of Medicine. The Art of Healing in Ancient Egypt. A Scientific Appraisal«, in: *The Lancet*, Heft 372, 2008, S. 1802f.

David, R. (Hg.), *Egyptian Mummies and Modern Science*, Cambridge 2008

Ghalioungui, P., *Magic and Medical Science in Ancient Egypt*, Amsterdam 1973

Leitz, C., *Magical and Medical Papyri of the New Kingdom*, London 2000

Nunn, J. F., *Ancient Egyptian Medicine*, London und Norman 1996

02. Chinesische Medizin

Barnes, L. L., *Needles, Herbs, Gods, and Ghosts. China, Healing, and the West to 1848*, Cambridge 2005

Hinrichs, T. J. und Barnes, L. L. (Hg.), *Chinese Medicine and Healing. An Illustrated History*, Cambridge 2011

Kaptchuk, T. J., *Das große Buch der chinesischen Medizin. Die Medizin von Yin und Yang in Theorie und Praxis*, München 2010

Lu, G.-D. und Needham, J., *Celestial Lancets. A History and Rationale of Acupuncture and Moxa*, London 2002

Scheid, V., *Chinese Medicine in Contemporary China. Plurality and Synthesis*, Durham 2002

Unschuld, P., *Medicine in China. A History of Pharmaceutics*, Berkeley 1986

03. Indisches Heilwissen

Attewell, G., *Refiguring Unani Tibb. Plural Healing in Late Colonial India*, Hyderabad 2007

Banerjee, M., *Power, Knowledge, Medicine. Ayurvedic Pharmaceuticals at Home and in the World*, Hyderabad 2009

Dash, B. und Kashyap, L., *Basic Principles of Ayurveda*, Neu-Delhi 1980

Langford, J., *Fluent Bodies. Ayurvedic Remedies for Postcolonial Imbalance*, Durham 2002

Wujastyk, D., *The Roots of Ayurveda. Selections from Sanskrit Medical Writings*, Neu-Delhi 1998

Zimmermann, F., *The Jungle and the Aroma of Meats. An Ecological Theme in Hindu Medicine*, Berkeley 1987

04. Körpersäfte und Temperamente

Arikha, N., *Passions and Tempers. A History of the Humours*, New York 2007

Filipczak, Z. Z., *Hot Dry Men, Cold Wet Women. The Theory of Humors in Western European Art 1575–1700*, New York 1997

Jackson, S. W., *Melancholia and Depression. From Hippocratic Times to Modern Times,* New Haven 1986

Kagan, J., *Galen's Prophecy. Temperament in Human Nature,* New York 1994

Klibansky, R., Panowsky, E. und Saxl, F., *Saturn und Melancholie. Studien zur Geschichte der Naturphilosophie und Medizin, der Religion und der Kunst,* Frankfurt am Main 2006

Nutton, V., *Ancient Medicine,* London 2004

05. Islamische Medizin

Jacquart, D., *La médicine arabe et l'occident médiéval,* Paris 1990

Pormann, P. E. und Savage-Smith, E., *Medieval Islamic Medicine,* Edinburgh 2007

Savage-Smith, E., »Attitudes toward dissection in medieval Islam«, in: *Journal of the History of Medicine and Allied Sciences,* Heft 50, 1995, S. 68–111

Savage-Smith, E., »Europe and Islam«, in: *Western Medicine. An Illustrated History,* Oxford 1997, S. 40–53

Savage-Smith, E., »The Practice of Surgery in Islamic Lands. Myth and Reality«, in: *The Year 1000. Medical Practice at the End of the First Millennium,* Oxford 2000, S. 307–321

Ullmann, M., *Islamic Medicine,* Edinburgh 1997

06. Anatomie und Wissenschaft

Carlino, A., *Books of the Body. Anatomical Ritual and Renaissance Learning,* Chicago 1999

Cunningham, A., *The Anatomical Renaissance. The Resurrection of the Anatomical Projects of the Ancients,* Aldershot 1997

Cunningham, A., *The Anatomist Anatomis'd. An Experimental Discipline in Enlightenment Europe,* Farnham 2009

French, R., »The Anatomical Tradition«, in: *Companion Encyclopedia of the History of Medicine,* London und New York 1993

French, R., *Dissection and Vivisection in the European Renaissance,* Aldershot 1999

Payne, L., *With Words and Knives. Learning Medical Dispassion in Early Modern England,* Aldershot 2007

07. Pathologische Anatomie

Hannaway, C. und La Berge, A. (Hg.), *Constructing Paris Medicine,* Amsterdam 1998

Long, E. R., *A History of Pathology,* New York 1965

Maulitz, R. C., *Morbid Appearances. The Anatomy of Pathology in the Early 19th Century,* Cambridge und New York 1987

Maulitz, R. C., »The Pathological Tradition«, in: *Companion Encyclopedia of the History of Medicine,* London und New York 1993, S. 169–191

Moore, W., *The Knife Man. The Extraordinary Life and Times of John Hunter,* London 2005

Rodin, A. E., *The Influence of Matthew Baillie's Morbid Anatomy. Biography, Evaluation and Reprint,* Springfield 1973

08. Zelltheorie

Bechtel, W., *Discovering Cell Mechanisms. The Creation of Modern Cell Biology,* New York 2006

Duchesneau, F., *Genèse de la théorie cellulaire,* Montreal und Paris 1987

Harris, H., *The Birth of the Cell,* New Haven 1999

09. Neuronentheorie

Barona, J. L., »Ramón y Cajal, Santiago«, in: *Dictionary of Medical Biography,* Westport und London 2007, S. 1049–1053

Mazzarello, P., *Golgi. A Biography of the Founder of Modern Neuroscience,* New York und Oxford 2009

Rubio, H., José, F. und López Piñero, J. M., *Neuronismo y filosofía en Cajal,* Murcia 2008

Shepherd, G. M., *Foundations of the Neuron Doctrine,* New York und Oxford 1991

10. Moleküle

Brock, W. H., »The Biochemical Tradition«, in: *Companion Encyclopedia of the History of Medicine,* London und New York 1993, S. 153–169

Collins, F. S., *The Language of Life. DNA and the Revolution in Personalised Medicine,* New York 2010

Goertzel, T. und Goertzel, B., *Linus Pauling. A Life in Science and Politics,* New York 1995

Holmes, F. L., *Hans Krebs. Band 1: The Formation of a Scientific Life 1900–1933; Band 2: Architect of Intermediary Metabolism,* Oxford 1991 und 1992

Morage, M., *A History of Molecular Biology,* Cambridge 1998

Wallace, D. C., »Bioenergetics, the Origins of Complexity, and the Ascent of Man«, in: *Proceedings of the National Academy of Sciences,* Heft 107, 2010, S. 8947–8953

Kapitel 2: *Gesundheit und Krankheit*

11. Blutkreislauf

Frank, R. G., *Harvey and the Oxford Physiologists,* Berkeley 1980

Harvey, W., *Circulation of the Blood and Other Writings,* London 1963

Keynes, G., *The Life of William Harvey,* Oxford 1966

Whitteridge, G., *William Harvey and the Circulation of the Blood,* London 1971

12. Die Anfänge der Psychiatrie

Digby, A., *Madness, Morality and Medicine. A Study of the York Retreat 1796–1914,* Cambridge 1985

Goldstein, J., *Console and Classify. The French Psychiatric Profession in the Nineteenth Century,* Chicago 1987

Scull, A., *Decarceration. Community Treatment and the Deviant – A Radical View,* Cambridge 1984

Scull, A., *The Most Solitary of Afflictions. Madness and Society in Britain 1700–1900,* London und New Haven 1993

Tomes, N., *A Generous Confidence. Thomas Story Kirkbride and the Art of Asylum Keeping 1840–1883,* Philadelphia 1984

13. Das Milieu intérieur

Bernard, C., *An Introduction to the Study of Experimental Medicine,* New York 1957

Cannon, W. B., *The Wisdom of the Body,* New York 1939

Holmes, F. L., *Claude Bernard and Animal Chemistry. The Emergence of a Scientist,* Cambridge 1974

Lovelock, J., *The Revenge of Gaia. Earth's Climate Crisis & the Fate of Humanity,* London 2007

Rodríguez de Romo, A. C., »Bernard, Claude«, in: *Dictionary of Medical Biography,* Westport und London 2007, S. 194 ff.

14. Keime

Bynum, W. F., *Science and the Practice of Medicine in the Nineteenth Century,* Cambridge 1994

Tomes, N., *The Gospel of Germs. Men, Women and the Microbe in American Life,* Cambridge 1998

Waller, J., *The Discovery of the Germ,* Cambridge und New York 2002

Worboys, M., *Spreading Germs. Disease Theories and Medical Practice in Britain 1865–1900,* Cambridge und New York 2000

15. Parasiten und Vektoren

Chapin, C. V., *The Sources and Modes of Infection,* New York 1910

Kiple, K. F. (Hg.), *Plague, Pox and Pestilence. Disease in History,* London 1997

Winslow, C.-E. A., *The Conquest of Epidemic Disease. A Chapter in the History of Ideas,* Princeton 1944

16. Psychoanalyse und Psychotherapie

Caplan, E., *Mind Games. American Culture and the Birth of Psychotherapy,* Berkeley 1998

Hale Jr, N. G., *Freud and the Americans. The Beginnings of Psychoanalysis in the United States 1876–1917,* Oxford 1971

Hale Jr, N. G., *The Rise and Crisis of Psychoanalysis in the United States. Freud and the Americans 1917–1985,* Oxford 1995

Makari, G., *Revolution in Mind. The Creation of Psychoanalysis,* London 2008

Scull, A., *Hysteria. The Biography,* Oxford 2009

17. Hormone

Bliss, M., *Harvey Cushing. A Life in Surgery,* New York 2005

Cannon, W. B., »Some Conditions Controlling Internal Secretion«, in: *Journal of the American Medical Association,* Heft 79, 1922, S. 92–95

Medvei, C., *The History of Clinical Endocrinology. A Comprehensive Account of Endocrinology from Earliest Times to the Present Day,* Carnforth 1993

18. Immunologie

Mazumdar, P. M. H., *Species and Specificities. An Interpretation of the History of Immunology,* Cambridge 1995

Silverstein, A. M., *A History of Immunology,* New York 2009

Szentivany, A. und Friedman, H. (Hg.), *The Immunologic Revolution. Facts and Witnesses,* Boca Raton 1994

Tauber, A., *The Immune Self. Theory or Metaphor?,* Cambridge und New York 1994

19. Die genetische Revolution

Ashley, E. A. und andere, »Clinical Assessment Incorporating a Personal Genome«, in: *The Lancet,* Heft 375, 2010, S. 1525–1535

Gluckman, P. und Hanson, M., *The Fatal Matrix. Evolution Development and Disease,* Cambridge 2005

Jobling, M. A., Hurles, M. E. und Tyler-Smith, C., *Human Evolutionary Genetics. Origins, Peoples and Disease,* New York 2004

Weatherall, D., *Thalassemia. The Biography,* Oxford 2010

20. Kampf gegen den Krebs

Greaves, M., *Cancer. The Evolutionary Legacy,* Oxford 2000

Knowles, M. und Selby, P. (Hg.), *Introduction to the Cellular and Molecular Biology of Cancer,* Oxford 2005

Mukherjee, S., *Der König aller Krankheiten. Krebs – eine Biografie,* Köln 2012

Weinberg, R. A., *The Biology of Cancer,* New York 2007

21. Komplementärmedizin

Cooter, R. (Hg.), *Studies in the History of Alternative Medicine,* New York 1988

Coulter, H., *Divided Legacy. A History of the Schism in Medical Thought,* Washington 1975

Gevitz, N., *The D. O. s. Osteopathic Medicine in America,* Baltimore 1982

Gevitz, N., *Other Healers. Unorthodox Medicine in America,* Baltimore 1988

Moore, J. S., *Chiropractic in America. The History of a Medical Alternative,* Baltimore 1993

Whorton, J., *Nature Cures. The History of Alternative Medicine in America,* Oxford und New York 2002

Kapitel 3: *Medizinische Instrumente*

22. Das Stethoskop

Bynum, W. F. und Porter, R. (Hg.), *Medicine and the Five Senses,* Cambridge und New York 1993

Duffin, J., *To See with a Better Eye. A Life of R. T. H. Laennec,* Princeton 1998

Reiser, S. J., *Medicine and the Reign of Technology,* Cambridge und New York 1978

Reiser, S. J., »The Science of Diagnosis. Diagnostic Technology«, in: *Companion Encyclopedia of the History of Medicine,* London und New York 1993, S. 826–851

23. Das Mikroskop

Rasmussen, N., *Picture Control. The Electron Microscope and the Transformation of Biology in America 1940–1960,* Stanford 1997

Schickore, J., *The Microscope and the Eye. A History of Reflections 1740–1870,* Chicago 2007

Wilson, C., *The Invisible World. Early Modern Philosophy and the Invention of the Microscope,* Princeton 1995

24. Die Spritze

Howard-Jones, N., »A Critical Study of the Origins and Early Development of Hypodermic Medication«, in: *Journal of the History of Medicine and Allied Sciences,* Heft 1, 1947, S. 201–249

Mogey, G. A., »Centenary of Hypodermic Injections«, in: *British Medical Journal,* Heft 2, 1953, S. 1180–1185

25. Das Thermometer

Allen, L. G., »The History of Clinical Thermometry in the History of Anaesthesia«, in: *Royal Society of Medicine International Congress and Symposium,* Heft 134, 1989, S. 368–371

McGuigan, H. A., »Medical Thermometry«, in: *Annals of Medical History,* Band IX, 1937, S. 148–154

Reiser, S. J., *Medicine and the Reign of Technology,* Cambridge 1978, S. 110–121

26. Röntgenstrahlen und Radiotherapie

Brecher, R. und E., *The Rays. A History of Radiology in the United States and Canada,* Baltimore 1969

Burrows, E. H., *Pioneers and Early Years. A History of British Radiology,* Alderney 1986

Glasser, O., *Wilhelm Conrad Röntgen and the Early History of the Röntgen Rays,* London 1933

Thomas, A. M. K., Isherwood, I. und Wells, P. N. T., *The Invisible Light. 100 Years of Medical Radiology,* Oxford 1995

27. Das Blutdruckmessgerät

Crenner, C. W., »Introduction of the Blood Pressure Cuff into U.S. Medical Practice. Technology and Skilled Practice«, in: *Annals of Internal Medicine,* Heft 128, 1998, S. 488–493

Evans, H., »Losing Touch. The Controversy over the Introduction of Blood Pressure Instruments into Medicine«, in: *Technology and Culture,* Heft 34, 1993, S. 784–807

Postel-Vinay, N., *A Century of Arterial Hypertension,* Chichester 1996

Roguin, A., »Scipione Riva-Rocci and the Men Behind the Mercury Sphygmomanometer«, in: *International Journal of Clinical Practice,* Heft 60, 2006, S. 73–79

Swales, J. D., *Platt Versus Pickering. An Episode in Recent Medical History,* London 1985

Timmermann, C., »A Matter of Degree. The Normalisation of Hypertension, c. 1940–2000«, in: *Histories of the Normal and the Abnormal,* London 2006, S. 245–261

28. Defibrillatoren

Eisenberg, M. S., Baskett, P. und Chamberlain, D., »A History of Cardiopulmonary Resuscitation«, in: *Cardiac Arrest,* Cambridge 2007

29. Laser

Bertolotti, M., *Masers and Lasers. An Historical Approach,* Bristol 1983

Bromberg, J. L., *The Laser in America 1950–1970,* Cambridge 1991

Taylor, N., *Laser. The Inventor, the Nobel Laureate, the Thirty-Year Patent War,* New York 2000

Townes, C. H., *How the Laser Happened. Adventures of a Scientist,* Oxford 1999

30. Das Endoskop

Andrews, C., Cosgrove, J. M. und Longo, W. E. (Hg.), *Minimally Invasive Surgery. Principles and Outcomes,* Newark 1998

Classen, M., Tytgat, G. N. J. und Lightdale, C. J., *Gastroenterologische Endoskopie. Das Referenzwerk zur endoskopischen Diagnostik und Therapie,* Stuttgart 2003

DiMarino, A. J. und Benjamin, S. B. (Hg.), *Gastrointestinal Disease. An Endoscopic Approach,* Thorofare 2002

31. Bildgebende Verfahren

Blume, S., *Insight and Industry. On the Dynamics of Technological Change in Medicine,* Cambridge und London 1992

Kevles, B. H., *Naked to the Bone. Medical Imaging in the Twentieth Century,* New Brunswick 1997

McNay, M. B. und Fleming, J. E. E., »Forty Years of Obstetric Ultrasound 1957–1997. From A-Scope to Three Dimensions«, in: *Ultrasound in Medicine and Biology,* Heft 25, 1999, S. 3–56

Webb, S., *From the Watching of Shadows. The Origins of Radiological Tomography,* Bristol 1990

Wolbarst, A. B., *Looking Within. How X-ray, CT, MRI, Ultrasound and Other Medical Images are Created,* Berkeley 1999

32. Der Inkubator

Baker, J. P., *The Machine in the Nursery. Incubator Technology and the Origins of Newborn Intensive Care,* Baltimore 1996

Cone Jr, T. E., *History of the Care and Feeding of the Premature Infant,* Boston 1985

MacFarquhar, D. M., *Newborn Medicine and Society. European Background and American Practice (1750–1975),* Austin 1998

Meckel, R. A., *Save the Babies. American Public Health and the Prevention of Infant Mortality 1850–1929,* Ann Arbor 1998

Pernick, M. S., *The Black Stork. Eugenics and the Death of ›Defective‹ Babies in American Medicine and Motion Pictures Since 1915,* Oxford 1996

33. Medizinische Roboter

Ichbiah, D., *Robots. From Science Fiction to Technological Revolution,* New York 2005

Kapitel 4: *Die großen Seuchen*

34. Die Pest

Benedictow, O., *The Black Death 1346–1353. The Complete History,* Woodbridge 2004

Crawford, D. H., *Deadly Companions. How Microbes Shaped our History,* Oxford 2007

Kiple, K. F. (Hg.), *Plague, Pox and Pestilence. Disease in History,* London 1997

Sherman, I. W., *The Power of Plagues,* Washington 2006

35. Das Fleckfieber

Harrison, M., *Disease and the Modern World. 1500 to the Present Day,* Cambridge 2004

McNeill, W. H., *Plagues and Peoples,* New York 1976

Pelis, K., *Charles Nicolle, Pasteur's Imperial Missionary. Typhus and Tunisia,* Rochester 2006

Weindling, P., *Epidemics and Genocide in Eastern Europe 1890–1945,* Oxford 2000

Zinsser, H., *Rats, Lice and History,* New Brunswick 2007

36. Die Cholera

Barua, D. und Greenough III, W. B. (Hg.), *Cholera,* New York 1992

Briggs, C. und Mantini-Briggs, C., *Stories in the Time of Cholera. Racial Profiling During a Medical Nightmare,* Berkeley 2003

Drasar, B. S. und Forrest, B. D. (Hg.), *Cholera and the Ecology of Vibrio Cholerae,* London 1996

Hamlin, C., *Cholera. The Biography,* Oxford 2009

Rosenberg, C. E., *The Cholera Years. The United States in 1832, 1849, and 1866,* Chicago 1962

Wachsmuth, I. K., Blake, P. A. und Olsvik, Ø. (Hg.), *Vibrio Cholerae and Cholera. Molecular to Global Perspectives,* Washington 1994

37. Das Kindbettfieber

Hallett, C., »The Attempt to Understand Puerperal Fever in the Eighteenth and Early Nineteenth Centuries. The Influence of Inflammation Theory«, in: *Medical History,* Heft 49, 2005, S. 1–28

Holmes, O. W., »The Contagiousness of Puerperal Fever«, in: *Medical Essays,* Cambridge 1883

Loudon, I., *Death in Childbirth. An International Study of Maternity Care and Maternal Mortality 1800–1950,* London 1993

Loudon, I., *The Tragedy of Childbed Fever,* Oxford 2000

Wilson, A., *The Making of Man-Midwifery. Childbirth in England 1660–1770,* Cambridge 1995

38. Die Tuberkulose

Dormandy, T., *The White Death. A History of Tuberculosis,* London 1999

Reichmann, L. B., *Timebomb. The Global Epidemic of Multi-drug Resistant Tuberculosis,* New York 2002

Roberts, C. A. und Buikstra, J. E., *The Bioarchaeology of Tuberculosis. A Global View on a Reemerging Disease,* Gainsville 2008

Rothman, S. M., *Living in the Shadow of Death. Tuberculosis and the Social Experience of Illness in America,* New York 1994

39. Die Influenza

Crawford, D. H., *The Invisible Enemy. A Natural History of Viruses,* Oxford 2000

Crawford, D. H., *Deadly Companions. How Microbes Shaped our History,* Oxford 2007

Honigsbaum, M., *Living with Enza. The Forgotten Story of Britain and the Great Flu Pandemic of 1918,* London 2009

Phillips, H. und Killingray, D. (Hg.), *The Spanish Influenza Pandemic of 1918–19. New Perspectives,* London 2003

40. Die Pocken

Bhattacharya, S., *Expunging Variola. The Control and Eradication of Smallpox in India 1947–1977,* Hyderabad und London 2006

Fenner, F., Henderson, D. A. und andere, *Smallpox and its Eradication,* Genf 1988

Henderson, D. A., *Smallpox. The Death of a Disease. The Inside Story of Eradicating a Worldwide Killer,* New York 2009

Pead, P. J., *Vaccination Rediscovered. New Light in the Dawn of Man's Quest for Immunity,* Chichester 2006

41. Die Kinderlähmung

Closser, S., *Chasing Polio in Pakistan. Why the World's Largest Public Health Initiative May Fail,* Nashville 2010

Crawford, D. H., *The Invisible Enemy. A Natural History of Viruses,* Oxford 2000

Gould, T., *A Summer Plague. Polio and its Survivors,* New Haven 1995

Oshinsky, D., *Polio. An American Story,* Oxford und New York 2005

42. HIV

Iliffe, J., *The African AIDS Epidemic. A History,* Oxford 2006

Whiteside, A., *HIV/AIDS. A Very Short Introduction,* Oxford 2008

Kapitel 5: *Medikamente und ihre Wirkung*

43. Opium

Berridge, V., *Opium and the People. Opiate Use and Drug Control Policy in Nineteenth and Early Twentieth Century England,* London 1999

Brook, T. und Wakabayashi, B. T. (Hg.), *Opium Regimes. China, Britain and Japan 1839–1952,* Berkeley 2000

Courtwright, D., *Forces of Habit. Drugs and the Making of the Modern World,* Cambridge 2001

Dikotter, F., Laamann, L. und Zhou, X., *Narcotic Cultures. A History of Drugs in China,* London 2004

McAllister, W. B., *Drug Diplomacy in the Twentieth Century. An International History,* London und New York 2000

Musto, D., *The American Disease. Origins of Narcotic Control,* New York 1987

44. Chinin

Bureau tot Bevordering van het Kinine-Gebruik (Hg.), *Chininum. Scriptiones collectae,* Amsterdam 1924

Honigsbaum, M., *The Fever Trail. The Hunt for the Cure for Malaria,* New York 2001

Honigsbaum, M. und Willcox, M., »Cinchona«, in: *Traditional Medicinal Plants and Malaria,* Boca Raton 2004, S. 21–41

Markham, C. R., *Peruvian Bark. A Popular Account of the Introduction of Chinchona Cultivation into British India,* London 1880

Taylor, N., *Plant Drugs that Changed the World,* London und New York 1965, S. 72–100

45. Digitalis

Aronson, J. K., *An Account of the Foxglove and its Medical Uses 1785–1985,* London 1985

Sheldon, P., *The Life and Times of William Withering. His Work, His Legacy,* Studley 2004

Worth Estes, J., *Hall Jackson and the Purple Foxglove. Medical Practice and Research in Revolutionary America 1760–1820,* Hannover 1979

46. Penicillin

Brown, K., *Penicillin Man. Alexander Fleming and the Antibiotic Revolution,* Stroud 2004

Bud, R., *Penicillin. Triumph and Tragedy,* Oxford 2007

Lax, E., *The Mould in Dr Florey's Coat,* New York 2004

Tansey, E. M. und Reynolds, L. A. (Hg.), *Post-Penicillin Antibiotics. From Acceptance to Resistance,* London 2000

47. Die Pille

Asbell, B., *The Pill. A Biography of the Drug That Changed the World,* New York 1995

Marks, L. V., *Sexual Chemistry. A History of the Contraceptive Pill,* New Haven 2010

Marsh, M. S. und Ronner, W., *The Fertility Doctor. John Rock and the Reproductive Revolution,* Baltimore 2008

May, E. T., *America and the Pill. A History of Promise, Peril and Liberation,* New York 2010

48. Psychopharmaka

Healy, D., *The Anti-Depressant Era,* Cambridge 1998

Healy, D., *The Creation of Psychopharmacology,* Cambridge 2002

Herzberg, D., *Happy Pills in America. From Miltown to Prozac,* Baltimore 2009

Swazey, J., *Chlorpromazine in Psychiatry. Study of Therapeutic Innovation,* Cambridge 1974

Tone, A., *The Age of Anxiety. A History of America's Turbulent Affair with Tranquilizers,* New York 2009

49. Salbutamol

Brewis, R. A. L. (Hg.), *Classic Papers in Asthma,* 2 Bände, London 1991

Brookes, T., *Catching My Breath. An Asthmatic Explores His Illness,* New York 1995

Bryan, J., »Ventolin Remains a Breath of Fresh Air for Asthma Sufferers, After 40 Years«, in: *Pharmaceutical Journal,* Heft 279, 2007, S. 404f.

Jack, D., »Drug Treatment of Bronchial Asthma 1948–1995 – Years of Change«, in: *International Pharmacy Journal,* Heft 10, 1996, S. 50ff.

Jackson, M., *Allergy. The History of a Modern Malady,* London 2006

Jackson, M., *Asthma. The Biography,* Oxford 2009

50. Betablocker

Bylund, D. B., »Alpha- and Beta-Adrenergic Receptors. Ahlquist's Landmark Hypothesis of a Single Mediator With Two Receptors«, in:

American Journal of Physiological Endocrinological Metabolism, Heft 293, 2007, E1479–E1481

McGrath, J. C. und Bond, R. A. (Hg.), »Special Issue Celebrating the Life and Work of James Whyte Black«, in: *British Journal of Pharmacology,* Heft 160, 2010

Nachruf, »Sir James Black. Nobel Prize Winner Who Discovered Beta-Blockers«, in: *The Times,* 24. März 2010

Quirke, V., »Putting Theory into Practice. James Black, Receptor Theory and the Development of the Beta-Blockers at ICI 1958–1978«, in: *Medical History,* Heft 50, 2006, S. 69–92

51. Statine

Li, J. J., *Triumph of the Heart. The Story of Statins,* Oxford 2009

Kapitel 6: *Meilensteine in der Chirurgie*

52. Paré und die Wundversorgung

Drucker, C., »Ambroise Paré and the Birth of the Gentle Art of Surgery«, in: *Yale Journal of Biology and Medicine,* Heft 81, 2008, S. 199–202

Dumaître, P., *Ambroise Paré. Chirurgien de quatre rois de France,* Paris 1986

Malgaigne, J.-F., *Surgery and Ambroise Paré,* Norman 1965

Paré, A., *The Apologie and Treatise of Ambroise Paré,* London 1951

Shah, M., »Premier Chirurgien du Roi. The Life of Ambroise Paré 1510–1590«, in: *Journal of the Royal Society of Medicine,* Heft 85, 1992, S. 292–295

53. Die Anästhesie

Dormandy, T., *The Worst of Evils. The Fight Against Pain,* New Haven und London 2006

Duncum, B. M., *The Development of Inhalation Anaesthesia,* London 1994

Pernick, M. S., *A Calculus of Suffering. Pain, Professionalism and Anesthesia in Nineteenth-Century America,* New York 1985

Rushman, M. S., Davies, N. J. H. und Atkinson, R. S., *A Short History of Anaesthesia. The First 150 Years,* Oxford 1996

Snow, S. J., *Blessed Days of Anaesthesia. How Anaesthetics Changed the World,* Oxford 2008

Sykes, K. und Bunker, J., *Anaesthesia and the Practice of Medicine. Historical Perspectives,* London 2007

54. Die Antisepsis und die Asepsis

Crowther, A. und Dupree, M. W., *Medical Lives in the Age of Surgical Revolution,* New York und Cambridge 2007

Lawrence, C. (Hg.), *Medical Theory, Surgical Practice. Studies in the History of Surgery,* London und New York 1992

Wangensteen, O. H. und Wangensteen, S. D., *The Rise of Surgery. From Empiric Craft to Scientific Discipline,* Folkstone 1978

Worboys, M., *Spreading Germs. Disease Theories and Medical Practice in Britain 1865–1900,* Cambridge und New York 2000

55. Die Bluttransfusion

Diamond, L. K., »A History of Blood Transfusion«, in: *Blood, Pure and Eloquent,* New York 1980

Lederer, S. E., *Flesh and Blood. Organ Transplantation and Blood Transfusion in Twentieth-Century America,* Oxford 2008

Moore, P., *Blood and Justice. The 17th Century Parisian Doctor Who Made Blood Transfusion History,* Chichester 2002

Starr, D., *Blood. An Epic History of Medicine and Commerce,* New York 1998

56. Die Neurochirurgie

Bliss, M., *Harvey Cushing. A Life in Surgery,* New York 2005

Greenblatt, S. H., *A History of Neurosurgery, in its Scientific and Professional Contexts,* Washington 1997

Sachs, E., *The History and Development of Neurological Surgery,* New York 1952

Spencer, D. und Cohen-Gadol, A., *The Legacy of Harvey Cushing. Profiles of Patient Care,* Stuttgart und New York 2007

Walker, A., *A History of Neurological Surgery,* New York 1951

57. Die Kataraktchirurgie

Apple, D. J., *Sir Harold Ridley and his Fight for Sight. He Changed the World So That We May Better See It,* Thorofare 2006

Kwitko, M. L. und Kelman, C. D., *The History of Modern Cataract Surgery,* Den Haag 1998

Metcalfe, J. S., James, A. und Mina, A., »Emergent Innovation Systems and the Delivery of Clinical Services. The Case of Intraocular Lenses«, in: *Research Policy,* Heft 34, 2005, S. 1283–1304

Metcalfe, J. S., James, A., Mina, A. und Pickstone, J., »Replacing Hips and Lenses. Surgery, Industry and Innovation in Postwar Britain«, in: *New Technologies in Health Care,* Basingstoke 2006, S. 146–160

58. Der Kaiserschnitt

Blumenfeld-Kosinski, R., *Not of Woman Born. Representations of Caesarean Birth in Medieval and Renaissance Culture,* Ithaca und London 1990

Churchill, H., *Caesarean Birth, Experience, Practice and History,* Hale 1997

Francome, C., Savage, W. und Churchill, H., *Caesarean Birth in Britain. 10 Years On. A Book for Health Professionals and Parents,* London 2006

Mander, R., *Caesarean. Just Another Way of Birth?,* London 2007

59. Die Herzchirurgie

Tansey, E. M. und Reynolds L. A. (Hg.), »Early Heart Transplant Surgery in the UK«, in: *Wellcome Witnesses to Twentieth Century Medicine,* Heft 5, 1999, S. 1–72

Treasure, T., »Cardiac Surgery«, in: *British Cardiology in the 20th Century,* London, Berlin und Heidelberg 2000, S. 192–213

Treasure, T. und Hollman, A., »The Surgery of Mitral Stenosis 1898–1948. Why Did It Take 50 Years to Establish Mitral Valvotomy?«, in:

Annals of the Royal College of Surgeons of England, Heft 77, 1995, S. 145–151

Westaby, S., *Landmarks in Cardiac Surgery,* Oxford 1997

60. Transplantationen

Brent, L., *A History of Transplantation Immunology,* San Diego 1997

Fox, R. C. und Swazey, J. P., *The Courage to Fail. A Social View of Organ Transplants and Dialysis,* Chicago 1974

Küss, R. und Bourget, P., *An Illustrated History of Organ Transplantation. The Great Adventure of the Century,* Rueil-Malmaison 1992

Lederer, S. E., *Flesh and Blood. Organ Transplantation and Blood Transfusion in Twentieth-Century America,* Oxford 2008

Nathoo, A., *Hearts Exposed. Transplants and the Media in 1960s Britain,* Basingstoke 2009

Schlich, T., *The Origins of Organ Transplantation. Surgery and Laboratory Science 1880s–1930s,* Rochester 2010

61. Die Hüftgelenkprothese

Anderson, J., Neary, F. und Pickstone, J. V., *Surgeons, Manufacturers and Patients. A Transatlantic History of Total Hip Replacement,* Basingstoke 2007

Klenerman, L. (Hg.), *The Evolution of Orthopaedic Surgery,* London 2002

Reynolds, L. A. und Tansey, E. M. (Hg.), »Early Development of Total Hip Replacement«, in: *Wellcome Witnesses to Twentieth Century Medicine,* Heft 29, 2007

Schlich, T., *Surgery, Science and Industry. A Revolution in Fracture Care 1950s–1990s,* Basingstoke 2002

Waugh, W., *John Charnley. The Man and the Hip,* London und Berlin 1990

62. Die minimal-invasive Chirurgie

Litynski, G. S., *Highlights in the History of Laparoscopy,* Frankfurt am Main 1996

Zetka, J. R., *Surgeons and the Scope,* Ithaca und London 2003

Kapitel 7: *Medizinische Durchbrüche*

63. Impfstoffe

Parish, H. J., *A History of Immunization,* Edinburgh 1965

Plotkin, S. (Hg.), *Vaccines,* Philadelphia 2008, S. 1–11

Silverstein, A. M., *A History of Immunology,* Amsterdam 2009

64. Vitamine

Apple, R., *Vitamania. Vitamins in American Culture,* New Brunswick 1996

Carpenter, K., *The History of Scurvy and Vitamin C,* Cambridge 1988

Carpenter, K., *Beri-beri, White Rice, and Vitamin B. A Desease, a Cause and a Cure,* Berkeley 2000

65. Insulin

Bliss, M., *The Discovery of Insulin,* Chicago 2009

Cox, C., *The Fight to Survive. A Young Girl, Diabetes and the Discovery of Insulin,* New York 2009

Ferry, G., *Dorothy Hodgkin. A Life,* London 1998

Straus, E., *Rosalyn Yalow, Nobel Laureate. Her Life and Work in Medicine. A Biographical Memoir,* New York 1999

Tattersall, R., *Diabetes. The Biography,* Oxford 2009

66. Die Dialyse

Cameron, J. S., *A History of the Treatment of Renal Failure by Dialysis,* Oxford 2002

Crowther, S. M., Reynolds, L. A. und Tansey, E. M. (Hg.), »History of Dialysis in the UK. c. 1950–1980«, in: *Wellcome Witnesses to Twentieth Century Medicine,* Heft 37, 2009

Heiney, P., *The Nuts and Bolts of Life,* Stroud 2002

Peitzman, S. J., *Dropsy, Dialysis, Transplant. A Short History of Failing Kidneys,* Baltimore 2007

Van Noordwijk, J., *Dialysing for Life. The Development of the Artificial Kidney,* Dordrecht 2001

67. Giftstoff Tabak

British Medical Association (Hg.), *Smoking Out the Barons. The Campaign Against the Tobacco Industry, Report of the British Medical Association Public Affairs Division,* Chichester 1986

Hilton, M., *Smoking in British Popular Culture 1800–2000,* Manchester 2000

Lock, S., Reynolds, L. A. und Tansey, E. M. (Hg.), *Ashes to Ashes. The History of Smoking and Health,* Amsterdam 1998

Royal College of Physicians, *Health or Smoking?,* London 1983

Taylor, P., *Smoke Ring. The Politics of Tobacco,* London 1984

68. Künstliche Befruchtung

Edwards, R. G., »The Bumpy Road to In Vitro Fertilization«, in: *Nature Medicine,* Heft 7, 2001, S. 1091–1094

Edwards, R. G., und Steptoe, P. C., *A Matter of Life,* London 1980

Henig, R. M., *Pandora's Baby. How the First Test-Tube Babies Sparked the Reproductive Revolution,* New York 2004

Marsh, M. und Ronner, W., *The Fertility Doctor. John Rock and the Reproductive Revolution,* Baltimore 2008

69. Der PAP-Test und die Humanen Papillomviren

Carmichael, E., *The Pap Smear. Life of George N. Papanicolaou,* Springfield 1973

Clarke, A. E. und Casper, M. J., »From Simple Technology to Complex Arena. Classification of Pap Smears 1917–90«, in: *Medical Anthropological Quarterly,* Heft 10, 1996, S. 601–623

Diamantis, A., Magiorkinis, E. und Androutsos, G., »What's in a Name? Evidence That Papa-

nicolaou, not Babes, Deserves Credit for the PAP Test«, in: *Diagnostic Cytopathology,* Heft 38, 2010, S. 473–476

Meisels, A. und Morin, C., *Modern Uterine Cytopathology. Moving to the Molecular Smear,* Chicago 2007

70. Magengeschwüre durch Helicobacter pylori

Marshall, B. (Hg.), *Helicobacter Pioneers. Firsthand Accounts from the Scientists Who Discovered Helicobacters 1892–1982,* Carlton und Oxford 2002

BILDNACHWEIS

1, 2–3, 5 o, 5 M WL; 5 u Anne Weston, LRI, CRUK / WL; 6 ol, 6 ul, 6 ur WL; 6 or Privatsammlung; 7 ol University of New Mexico, Albuquerque; 7 u, 7 r, 8, 10, 11, 12 WL; 14 New York Academy of Medicine; 15 l Science Museum, London / WL; 15 r Carole Reeves; 16, 17, 18, 19 WL; 20 o Science Museum, London / WL; 20 u WL; 21 o Mark de Fraeye / WL; 21 u aus: *San-ts'ai t'u-hui,* 1607; 22, 23, 24–25 o, 24 u, 25 u, 26, 27 WL; 28 British Museum, London; 29 Mark de Fraeye / WL; 30 aus: *Colofón Libro de Medicina de Razi,* 1250–60; 31 Freer Gallery of Art, Smithsonian Institution, Washington, D. C.; 32 l S&S; 32 r, 33 WL; 34 Courtesy History of Science Collections, University of Oklahoma Libraries; 35, 36 l, 36 r, 37, 38 l, 38 r, 39, 40 o WL; 40 u Courtesy History of Science Collections, University of Oklahoma Libraries; 41 o, 41 u, 42, 43, 44, 45 o WL; 45 u aus: Nehemiah Grew, *The Anatomy of Plants,* London 1682; 46 l, 46 r WL; 47 University of Edinburgh / WL; 48 o Privatsammlung; 48 u WL; 49 o Ludovic Collin / WL; 49 u Isabella Gavazzi / WL; 51 l aus: Joseph Priestley, *Experiments and Observations on Different Kinds of Air,* London 1774; 51 r Underwood & Underwood / Corbis; 52 Peter Artymiuk / WL; 53 l, 53 r, 54 WL; 56 l John P. McGovern Historical Collections and Research Center, Houston Academy of Medicine, Texas; 56 r, 57 WL; 58 Gordon Museum / WL; 59 S&S; 60, 61, 62, 63 l, 63 r WL; 64 o Privatsammlung; 64 u, 65, 66 WL; 67 Spike Walker / WL; 68, 69 o, 69 u WL; 70 o aus: *The Graphic,* 1885; 70 u S&S; 71, 72, 73, 74, 75 l, 75 r, 76 o, 76 u WL; 77 l U. S. National Library of Medicine, Maryland; 77 r U. S. National Archives and Records Administration, Maryland; 78, 79 WL; 80 bpk; 81, 82, 84, 85 l, 85 r, 86, 87 l, 87 r, 88 WL; 89 R. Dourmashkin / WL; 91 Wessex Regional Genetics Centre / WL; 92 Nicoletta Baloyianni / WL; 93 o Sanger Institute / WL; 93 u Wessex Regional

Genetics Centre / WL; 94 Professor Ott; 95 Anne Weston, LRI, CRUK / WL; 96 l Dr. M. A. Konerding, Professor der Anatomie, Institut für Funktionelle und Klinische Anatomie der Universitätsmedizin der Johannes Gutenberg-Universität Mainz; 96 r Natural History Museum, London; 97 l Dr. David Becker / WL; 97 r Dr. Lyndal Kearney, Section of Haemato-Oncology, The Institute of Cancer Research, Sutton; 98, 99, 100, 101 WL; 102 aus: D. D. Palmer, *Science, Art and Philosophy of Chiropractic,* Portland 1910; 103 Kate Whitley, WL; 104 WL; 106 Privatsammlung; 107 o, 107 u, 108, 109 o, 109 u, 110 WL; 111 aus: Francesco Stelluti, *Melissographia,* 1625; 112 WL; 113 o M. Johnson / WL; 113 u S&S; 114 WL; 115 o, 115 ul Science Museum, London / WL; 115 ur, 116 l WL; 116 r S&S; 117 l WL; 117 r Science Museum, London / WL; 118, 119, 120, 121 o WL; 121 u S&S; 122 l, 122 r, 123 WL; 124 o S&S; 124 u WL; 125 S&S; 126, 127 l, 127 r WL; 128 Bettmann / Corbis; 129 o medicalpicture / Alamy; 129 u Yang Yu / iStockphoto.com; 130 l, 130 r, 131 o, 131 u, 132, 133, 134 l WL; 134 r Privatsammlung; 135 Mark Lythgoe & Chloe Hutton / WL; 136 WL; 137 Visuals Unlimited / Corbis; 138 WL; 139 Stefano Bianchetti / Corbis; 140 Library of Congress, Washington, D. C.; 141 o Intuitive Surgical, Inc.; 141 u Oliver Burston / WL; 142 WL; 144 o CDC / PHIL / Corbis; 144 u, 145, 146 WL; 147 British Library, London; 148, 149 WL; 150 l Library of Congress, Washington, D. C.; 150 r U. S. National Archives and Records Administration, Maryland; 151, 152, 153, 154 o WL; 154 u Science Museum, London / WL; 155 o WL; 155 u Science Museum, London / WL; 156 l Kunsthistorisches Museum, Wien; 156 r National Portrait Gallery, London; 157 Kunsthistorisches Museum, Wien; 158, 159 o WL; 159 u Science Museum, London / WL; 160 Time Life Pictures / Getty; 161 o C. N. R. I. / Photolibrary; 161 u, 162 WL; 163 Library of Congress, Washington, D. C.; 164 Dr. Terrence Tumpey / Centers for Disease Control and Prevention; 165 l Office of Public Health Service Historian, Maryland; 165 r U. S. Army; 166 Anna Tanczos / WL; 167 Wang Ying / EPA / Corbis; 168, 169 o, 169 u, 170 WL; 171 l S&S; 171 r WL; 172 o Visuals Unlimited / Corbis; 172 u Library of Congress, Washington, D. C.; 173 Bettmann / Corbis; 174 l, 174 r WL; 175 Bettmann / Corbis; 176 o R. Dourmashkin / WL; 176 u Alfredo Aldai / EPA / Corbis; 177 Carole Morgane / Corbis; 178 o, 179 o, 178–179 u WL; 180 Worden Sports College / WL; 182 Royal Botanic Gardens, Kew / WL; 183 S&S; 184 WL; 185 l Library of Congress, Washington, D. C.; 185 r S&S; 186, 187 o WL; 187 u Science Museum, London / WL; 188 S&S; 189, 190 l, 190 r, 191 o, 191 u WL; 192 NMeM Daily Herald Archive / S&S; 193 ol, 193 or WL; 193 u David Gregory & Debbie Marshall / WL; 194 o, 194 u WL; 195 l U. S. National Archives and Records Administration, Maryland; 195 r S&S; 196 Bettmann / Corbis; 197 Annie Cavanagh / WL; 198 George Grantham Bain Collection / Library of Congress, Washington, D. C.; 199 l S&S; 199 r Henry Diltz / Corbis; 200 l S&S; 200 r Pfizer Inc.; 201 NMeM Daily Herald Archive / S&S; 202, 203, 204 l WL; 204 r Privatsammlung; 205 Spike Walker / WL; 206 WL;

207 o Annie Cavanagh/WL; 207 u WL; 208 Anne-Katrin Purkiss/WL; 209 WL; 210 Arran Lewis/WL; 211 l Reid Parham; 211 r WL; 212 Tokyo University of Agriculture and Technology; 213 WL; 214 Biblioteca Casanatense, Rom; 216 o Courtesy History of Science Collections, University of Oklahoma Libraries; 217 o Universitätsbibliothek Basel; 216–217 u, 218 l WL; 218 r aus: John Snow, *On Chloroform*, London 1858; 219 o, 219 u, 220, 222, 223, 224 o, 224 u, 225 WL; 226 Bettmann/Corbis; 227, 228, 229 o WL; 229 u aus: Matthäus Gottfried Purrmann, *Chirurgischer Lorbeer-Krantz oder Wund-Artzney*, Halberstadt 1684; 230 l, 230 r WL; 231 o Harvey Cushing/John Hay Whitney Medical Library, Yale University; 231 u S&S; 232 Harvey Cushing/John Hay Whitney Medical Library, Yale University; 233 Library of Congress, Washington, D.C.; 234, 235 l WL; 235 r Joe McNally/Getty Images; 236 Bibliothèque Nationale, Paris; 237, 238, 239, 240, 241 WL; 242 Johns Hopkins School of Medicine, Baltimore; 243, 244 l, 244 r WL; 245 S&S; 246 l Pictorial Press Ltd/Alamy; 246 r WL; 247 aus: Theodor Kocher, *Chirurgische Operationslehre*, Jena 1907; 249 WL; 250 aus: Max Borst und Eugen Enderlen, *Beiträge zur Gefäßchirurgie und zur Organtransplantation*, 1910; 251 Bettmann/Corbis; 252 l Privatsammlung; 252 r WL; 253 S&S; 254 Photomorgana/Corbis; 255 WL; 256 Gallo Images/Getty Images; 257 o Tessa Oksanen/WL; 257 u WL; 258 Kham/Reuters/Corbis; 260 aus: *Harper's Weekly*, 1885; 261 o S&S; 261 u, 262 WL; 263 U.S. National Library of Medicine, Maryland; 264 Gwyneth Thurgood/WL; 265 l WL; 265 r Museum Boerhaave, Leiden; 266 S&S; 267, 268 l, 268 r, 269, 270 o WL; 270 u Anne Clark, University of Oxford/WL; 271 l WL; 271 r NMeM Daily Herald Archive/S&S; 272, 273 WL; 274 l Bettmann/Corbis; 274 r S&S; 275 Fritz Goro/Time Life Pictures/Getty Images; 276 C.J.Dub; 277 o l Swim Ink 2, LLC/Corbis; 277 o r Fritz Goro/Time Life Pictures/Getty Images; 277 u, 278–279 WL; 280 K. Hardy/WL; 281 Trinity Mirror/Mirrorpix/Alamy; 282 Maurizio de Angelis/WL; 283 o Spike Walker/WL; 283 u WL; 284 o Bettmann/Corbis; 284 u Library of Congress, Washington, D.C.; 285 WL; 286 Bob Strong/Reuters/Corbis; 287 MRC NIMR/WL; 288 o Tony McDonough/EPA/Corbis; 288 u Oliver Berg/EPA/Corbis; 289 o, 289 u, 290 WL; 291 Dennis Kunkel Microscopy, Inc./Visuals Unlimited/Corbis

ZITATNACHWEIS

S. 14 John F. Nunn, *Ancient Egyptian Medicine*, London 1996; S. 30 Abu Marwan 'Abd al-Malik b. Zuhr, *Kitab al-Taysir fi al-mudawat wa-l-tadbir*, hg. von M. Khouri, Damaskus 1983, S. 290; S. 34 William Hunter, *Two Introductory Lectures […]*, London 1784; S. 40 Xavier Bichat, *Anatomie générale*, Paris 1801; S. 44 Robert Hooke, *Micrographia*, London 1665, Observation XVIII; S. 48 Wilhelm von Waldeyer-Hartz, *Ueber einige neuere Forschungen im Gebiete der Anatomie des Centralnervensystems*, Berlin 1891; S. 50 Claude Bernard, *Introduction to the Study of Experimental Medicine*, übers. von Henry Copley Green, New York, 1957, S. 63; S. 56 William Harvey, *De motu cordis et sanguinis in animalibus*, Frankfurt 1628; S. 60 Samuel Tuke, *Description of the Retreat, an Institution near York […]*, York 1813; S. 64 Walter B. Cannon, »Organization for physiological homeostasis«, in: *Physiological Reviews*, Heft 9, 1929, S. 399–431; S. 68 Charles Singer, *A History of Biology. A General Introduction to the Study of Living Things*, New York 1950; S. 74 Charles Chapin, *The Sources and Modes of Infection*, New York 1910; S. 78 Richard C. Cabot, *Psychotherapy and its Relation to Religion*, Boston 1908; S. 82 Walter B. Cannon, »Some conditions controlling internal secretion«, in: *Journal of the American Medical Association*, Heft 79, 1922, S. 92–95; S. 86 Frank Macfarlane Burnet, »Immunology as a scholarly discipline«, in: *Perspectives in Biology and Medicine*, Heft 16, 1972, S. 1–10; S. 90 A. E. Garrod, »The Incidence of Alkaptonuria. A Study in Chemical Individuality«, in: *The Lancet*, Band ii, 1902, S. 1616–1630; S. 94 Rudolf Virchow, zit. nach: J. Ewing, »Pathological aspects of some problems of experimental cancer research«, in: *Journal of Cancer Research*, Bd. 1, Heft 21, 1916; S. 98 August Andrew Erz, *The Medical Question. The Truth About Official Medicine* […], New York 1914; S. 106 René Laënnec, *Traité de l'auscultation médiate et des maladies des poumons et du coeur*, Paris 1826; S. 110 Robert Hooke, *Micrographia*, London 1665, Vorwort; S. 114 Arthur Conan Doyle, *Sherlock Holmes. Im Zeichen der Vier*, München und Weinheim 1987; S. 116 Carl Wunderlich, *Medical Thermometry and Human Temperature*, New York 1871; S. 118 Dr. Henry W. Cattell, *The New York Times*, 15. Februar 1896; S. 122 George White Pickering, *High Blood Pressure*, New York 1955; S. 126 W. B. Kouwenhoven, J. R. Jude und G. G. Knickerbocker, »Introducing the Modern Age of Resuscitation«, in: *Journal of the American Medical Association*, Heft 178, 1960, S. 1064; S. 128 Thomas Gray, *Odes*, [London] 1757, The Progress of Poesy, Zeile 101; S. 138 Pierre Budin, *The Nursling*, London 1900; S. 140 Arianna Menciassi, Dozentin für Biomedizinische Technik an der Scuola Superiore Sant'Anna, Pisa, http://www.rcseng.ac.uk/museums/exhibitions/archive/sci-fi-surgery/sci-fi-surgery-medicalrobots; S. 144f. zit. nach: Ole Jørgen Benedictow, *The Black Death 1346–1353*, Woodbridge 2004, S. 143; S. 148 Hans Zinsser,

Rats, Lice and History, London 1935; S. 152 R. L. Guerrant, B. A. Carneiro-Filho und R. A. Dillingham, »Cholera, Diarrhea, and Oral Rehydration Therapy. Triumph and Indictment«, in: *Clinical Infectious Diseases*, 2003, S. 398–405; S. 156 Alexander Gordon, *The Treatise on the Epidemic Puerperal Fever of Aberdeen*, London 1795; S. 160 John Bunyan, *The Life and Death of Mr Badman*, London 1680; S. 164 Charles Creighton, *A History of Epidemics in Britain*, Bd. 3, London 1965: 508; S. 168 http://www.who.int/mediacentre/news/notes/2010/smallpox_20100517/en/index.html; S. 186 Bernardo Ramazzini, *Opera omnia, medica et physica*, London 1717; S. 190 William Withering, *An Account of the Foxglove and some of its Medical Uses*, Birmingham 1785; S. 192 Ritchie Calder, *Medicine and Man. The History of the Art and Science of Healing*, London 1958, S. 204; S. 202 Peter D. Kramer, *Listening to Prozac*, New York 1993, S. 300; S. 206 David Jack, »Drug Treatment of Bronchial Asthma 1948–1995. Years of Change«, in: *International Pharmacy Journal*, Heft 10, 1996, S. 50ff.; S. 212 *New England Journal of Medicine*, Heft 304, 1981; S. 216 Ambroise Paré, *The Apologie and Treatise, Containing the Voyages Made into Diverse Places*, hg. von Geoffrey Keynes, London 1951, S. 88; S. 218 Charles Darwin, Brief 1293 an J. S. Henslow, 17. Januar 1850; S. 222 Charles Barrett Lockwood, *Aseptic Surgery*, Edinburgh 1896, S. 193; S. 230 William Osler, zit. nach: Michael Bliss, *Harvey Cushing. A Life in Surgery*, New York 2005, S. 126; S. 234 http://www.who.int/blindness/causes/priority/en/index1.html; S. 236 Margaret Stephen, *Domestic midwife; or, the best means of preventing danger in child-birth*, London 1795, S. 23; S. 240 Stephen Paget, *The Surgery of the Chest*, Bristol 1896; S. 246 Otto Lanz, *Zur Schilddrüsenfrage*, Leipzig 1894, S. 55; S. 256 David L. Nahrwold, »The Surgeon and Biliary Lithotripsy«, in: *Archives of Surgery*, Heft 124, 1989, S. 780; S. 260 Thomas Adams, *The Happiness of the Church […]*, London 1618; S. 264 Frederick Gowland Hopkins, »Feeding experiments illustrating the importance of accessory food factors in normal dietaries«, in: *Journal of Physiology*, Heft 44, 1912, S. 425; S. 268 *The Times*, 7. August 1923; S. 268 E. P. Joslin, H. Gray und H. F. Root, »Insulin in Hospital and Home«, in: *Journal of Metabolic Research*, Heft 2, 1922, S. 651–699; S. 272 Isak Dinesen (Karen Blixen), *Seven Gothic Tales*, London 1934; S. 276 R. Doll und A. B. Hill, »Smoking and Carcinoma of the Lung«, in: *British Medical Journal*, 1950, S. 746; S. 280 R. G. Edwards, B. D. Bavister und P. Steptoe, »Early Stages of Fertilization in Vitro of Human Oocytes Matured in Vitro«, in: *Nature*, Heft 221, 1969, S. 632; S. 284 G. N. Papanicolaou und H. F. Traut, »The Diagnostic Value of Vaginal Smears in Carcinoma of the Uterus«, in: *American Journal of Obstetrics and Gynecology*, Heft 42, 1941: 193; S. 288 Daniel J. Boorstin, *The Discoverers*, New York 1984